英國IFA
芳香療法聖經

THE COMPLETE
AROMATHERAPY
TUTOR

written by_喬安娜·霍爾
Joanna Hoare

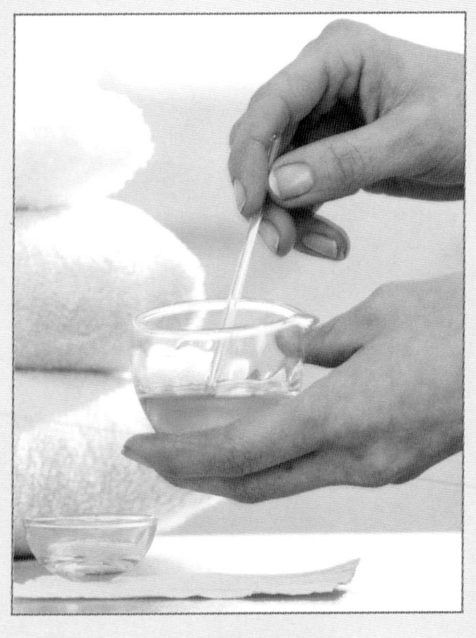
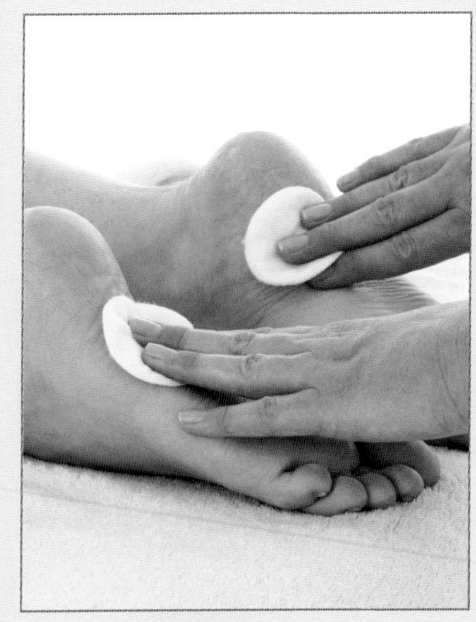
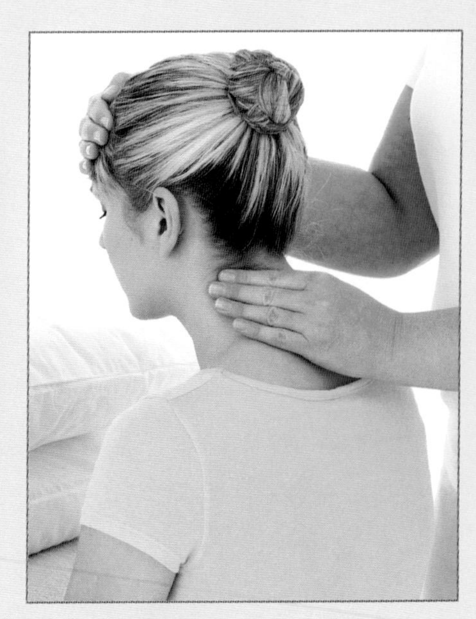
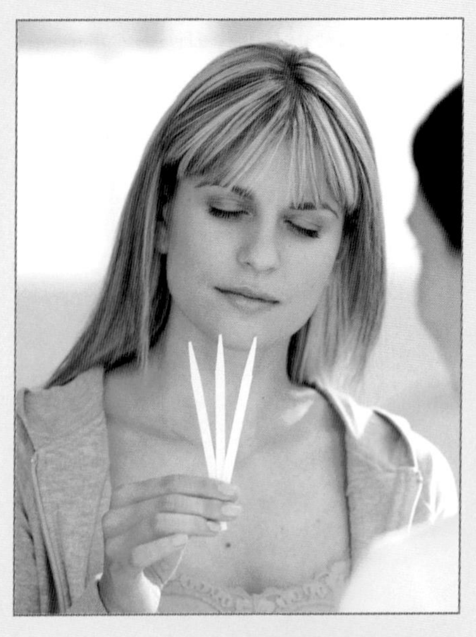
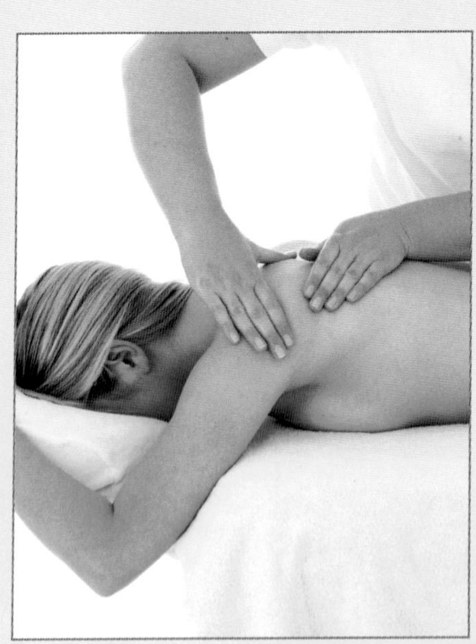
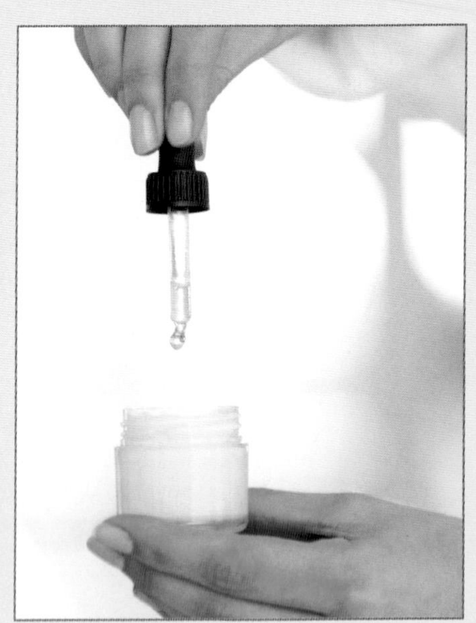
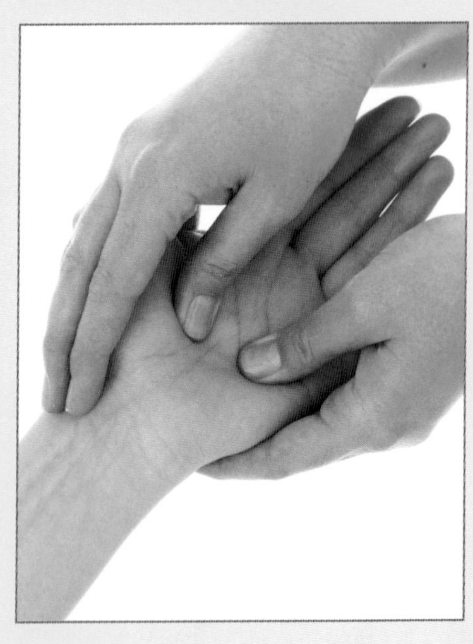
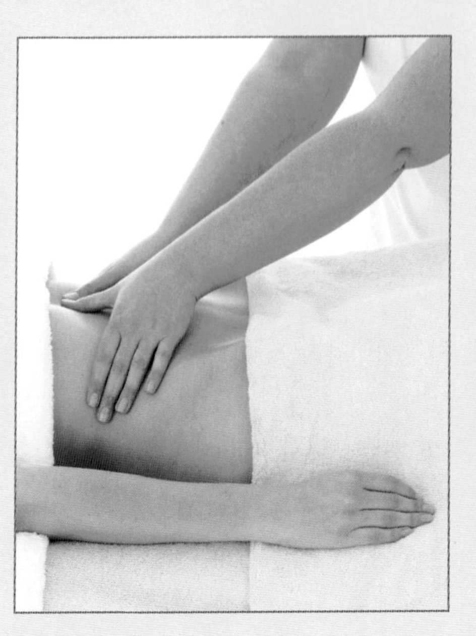
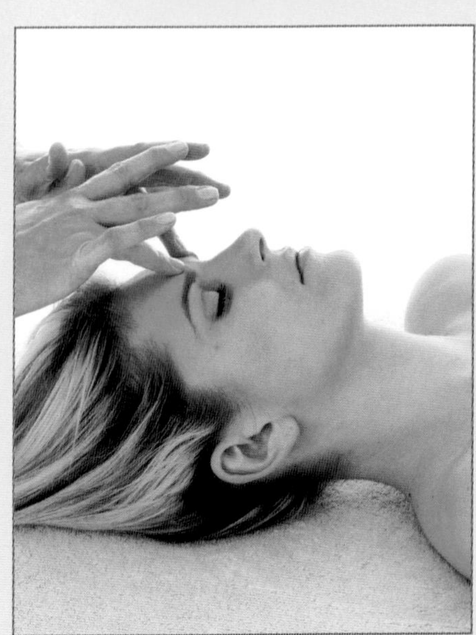

推薦序

十多年前，當我從加拿大完成大學學業回到台灣與親友團聚的時候，大家總會問我在做什麼工作。每次我回答「我是芳療師」，十個裡面有九個的反應都是「什麼？芳療師？什麼是芳療師？」當時的我，剛成為芳療師一兩年而已，許多事情都還在摸索，一時也很難跟別人說清楚自己平常在做的事。

但其實直到現在，每次我被問到這個問題，還是會覺得不知該怎麼回答和解釋，因為很多人一聽到「我是芳療師」，就直覺反應「你替別人做按摩喔？」

其實芳療師的工作不只是按摩、用精油。芳香療法之所以與一般美容 Spa 不同，就在於芳香療法所延伸觸及的層面，從日常生活應用到內在心靈覺察，幾乎全部涵蓋。而芳療師在面對一個人的問題時，他所要看的不只是表面呈現的問題，還需要較為全面地觀察與了解這個「人」。透過詳細的諮詢，從談話的過程中，以客觀的角度收集各種來自身、心方面的「訊息」。然後他要在這過程中抽絲剝繭，把這些片面訊息資料像玩拼圖一樣，一一拼湊起來，才能看見整體的問題所在，進而決定正確的用油方向。而能將這些片面訊息串連起來的，就是芳療師的「基本功」，其中包括——精油知識與香氣搭配的掌握、對人體結構、生理運作和對疾病病理的理解、身心變化之間的影響、正確營養觀念……等各種層面。

芳香療法的世界何其豐富多采。在尋求療癒智慧的路上，我們能接觸到各種不同面向的芳香療法。有從心靈層面切入的聯想式用油、精油原生植物形態學用油、星座用油、脈輪用油等等，各種門派各家說法，其實都是非常有趣的。

但我個人的想法是，療癒的基礎在於「人」。不只是被治療者或是治療師本身，都是以人為根本。而在討論「人」這個「being」的時候，基本功其實是最重要的，因為這是所有參與者共同的語言。而這本書的內容，就是芳療師應該要具備的基本功。

最近在華人芳療圈當中，許多人一直在討論「英系芳療」與「法系芳療」的差異。在我個人眼中，英系與法系芳療之間，其實沒有什麼必要硬要分什麼高下。英系芳療的「少即是多（Less is more）」原則是凡事謹慎用油；以安全、不造成任何傷害、身體與心靈層面都納入思考的思路下油，並且強調用油之間的香氣協調度。而法系芳療則是將精油以等同藥品的眼光看待來治療生理疾病的大家，強調精油化學成份對應的藥理功效，用油精準不迂迴，劑量也是非常大方。這兩個派系其實一個文，一個武，是一體的兩面，不同詮釋角度而已。

用油，其實還是在於自己對精油的看法與態度。學習芳療並不難，成為芳療師也不難，但若要成為一個優秀、專業的芳療師，還是需要花時間下苦功的。短短的推薦序篇幅很難說得完整，Joanna 老師的這本參考書，能幫助你將成為一位優秀芳療師的基本功打好。本書的內容紮實完整又不刻版，非常適合作為英系芳療證照課程的教科書或參考資料。

Joanna 老師是在我第一次教的 IFA 班級考試時認識的，那次剛好是她擔任監考官。和藹可親的 Joanna 老師當時已經 80 多歲，一頭銀白的智慧髮，卻是渾身充滿活力，永遠笑容滿面地與身邊的人說笑相處。謝謝 Joanna 老師在即將退休之際，將自己畢生所累積的知識精華化為文字，將正確又有趣的芳療應用知識傳給後輩的精油愛好者們。

原文嘉 Gloria

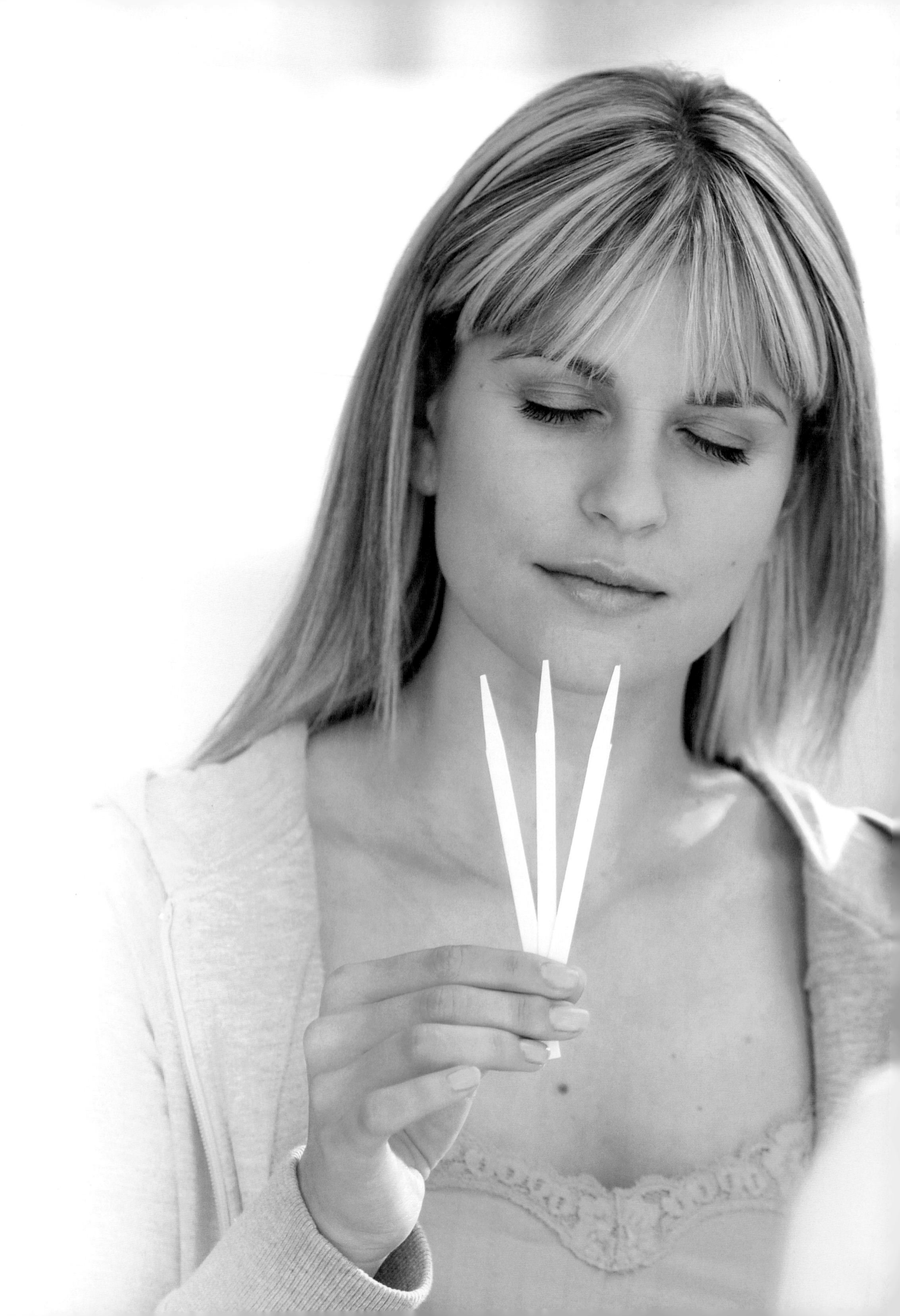

目錄

前言

植物精油的療癒效果在很早以前就已受到人們認可。歐洲與遠東國家數千年以來都一直在使用植物進行治療。

在西方文化中，歷史文獻曾記載古埃及時代的人們會從植物中萃取精油，而希臘與羅馬時期則用它們來維持個人衛生或進行治療。而在東方世界，植物精油則被添加在寺廟的燃香中，數百年來都是如此。

自從英國國際芳療師協會（International Federation of Aromatherapists，簡稱 IFA）在 1980 年代的共濟會皇家醫院（Royal Masonic Hospital）首創芳療認證考試以來，我曾是 IFA 的會員、審查委員，也曾擔任高級教師一職。在投入芳療領域超過 30 年的這段期間，我見證了替代療法[1]（complementary medicine），尤其是其中的芳香療法，從一開始被認為膚淺浮泛，到現在成為最熱門也最為人所知的另類療法之一。

現在，受過訓練的芳療師都知道，芳香療法是一種溫和的整體療法[2]（holistic therapy）。它運用植物的療癒力量，幫助身體重新回到和諧的狀態，並且為功能正常的部位重新注入活力。芳香療法使用的精油具有平衡身心與情緒的能力，能讓人們不僅看起來更健康，心情也更為美好。

現代人透過芳香療法與精油來改善身心狀態，而在專業醫療領域中，芳香療法則被用來緩解疼痛、失眠、感染與憂鬱症。科學研究已清楚證實，香氣在生理層面具有深切的影響力，同時，精油能在現代人最容易失調的神經系統中發揮作用，使人們更加放鬆，或在情緒上獲得改善。在我過去 10 年為癌症病患進行的志工治療經驗中，尤其見證了這一點。

這是一本關於芳香療法各個面向及其療癒能力的全方位參考用書。希望你會喜歡。

Joanna Hoare

英國國際芳療師協會是全世界歷史最悠久的專業芳療師體系之一。它是一個國際性組織，學院與會員分佈世界各地，在專業芳香療法領域的發展中具有領導性的地位，並且率先將芳香療法引進醫院、收容所、特殊照護中心與家庭醫師的治療方式當中。

如需更多資訊，請參考 IFA 網站：
www.ifaroma.org

---

1. 以現有科學無法完全說明的方式來達到治療效果的療癒方法，例如自然療法、能量療法，或包括中醫與阿育吠陀在內的傳統療法。
2. 以整體性的觀點來看待病症，包括患者的生心理狀態、飲食與生活習慣等因素皆考量在內。於是同樣的病徵在不同患者身上可能反映出不同的意義，也便會以不同方式進行治療。

如何使用本書

本書適合每一位有興趣了解或運用芳香療法的讀者閱讀，不管你是正在學習的準芳療師，或是專業的從業人員，都一樣適用。

本書將以詳盡的基礎知識讓你了解芳香療法的全貌，包括說明芳香療法的運作機制，以及正確運用芳香療法的重要知識。

根據本書的章節安排，你將在第 1 章先了解芳香療法的起源，以及芳療發展史上的重要人物。

第 2 章會對芳香療法背後運作的植物學與化學原理進行仔細的說明，接著在第 3 章再說明如何為個別個案選擇合適的精油，以及如何將精油與植物油調合在一起用來按摩。

第 4 章是常見精油的使用指南，這部份提供的訊息包括精油的產地、屬性、萃取部位、萃取方式、適合共同調合的精油，以及最常見的治療用途。

第 5 章是介紹芳香按摩的章節，在這一章會搭配專業芳療師的示範照片，逐步拆解身體各部位的按摩方式，尤其著重在手掌與手指的手勢。第 6 章則會介紹人體各生理系統的基本知識，詳細說明各個系統的運作機制，以及芳香療法能如何用來處理各個器官或生理系統的問題。

最後，第 7 章與第 8 章則分別著重在特定疾病與特殊身體狀態下適合使用的精油，以及設立個人芳療工作室的方法。

跟著照片逐步練習

本書將一系列的芳香按摩動作拆解成不同步驟進行說明，每一個步驟都搭配照片，示範在處理特定身體部位時，按摩師的手應如何移動。在此以右側的範例圖片，說明本書在芳香按摩段落裡所包含的各種資訊。

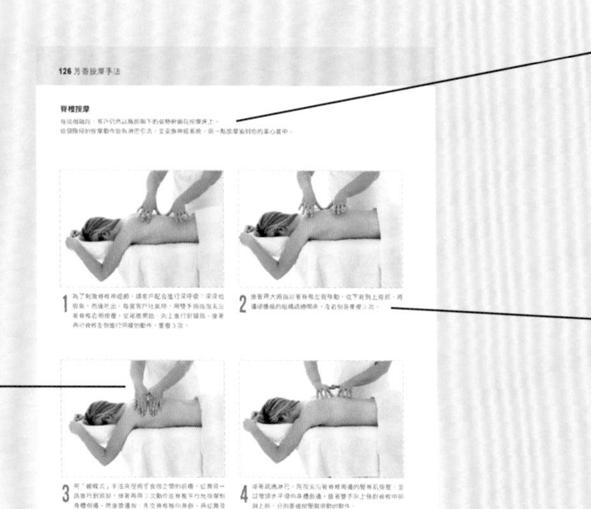

專業芳療師透過照片示範按摩手勢。

開頭以文字介紹接下來要處理的身體部位、被按摩者應採取的姿勢，以及此處示範的按摩目的，例如淋巴排毒、鎮定神經或紓緩壓力。

在各個步驟以文字說明此處使用的按摩技巧、手掌與手指的移動方式，以及應使用的力道大小。

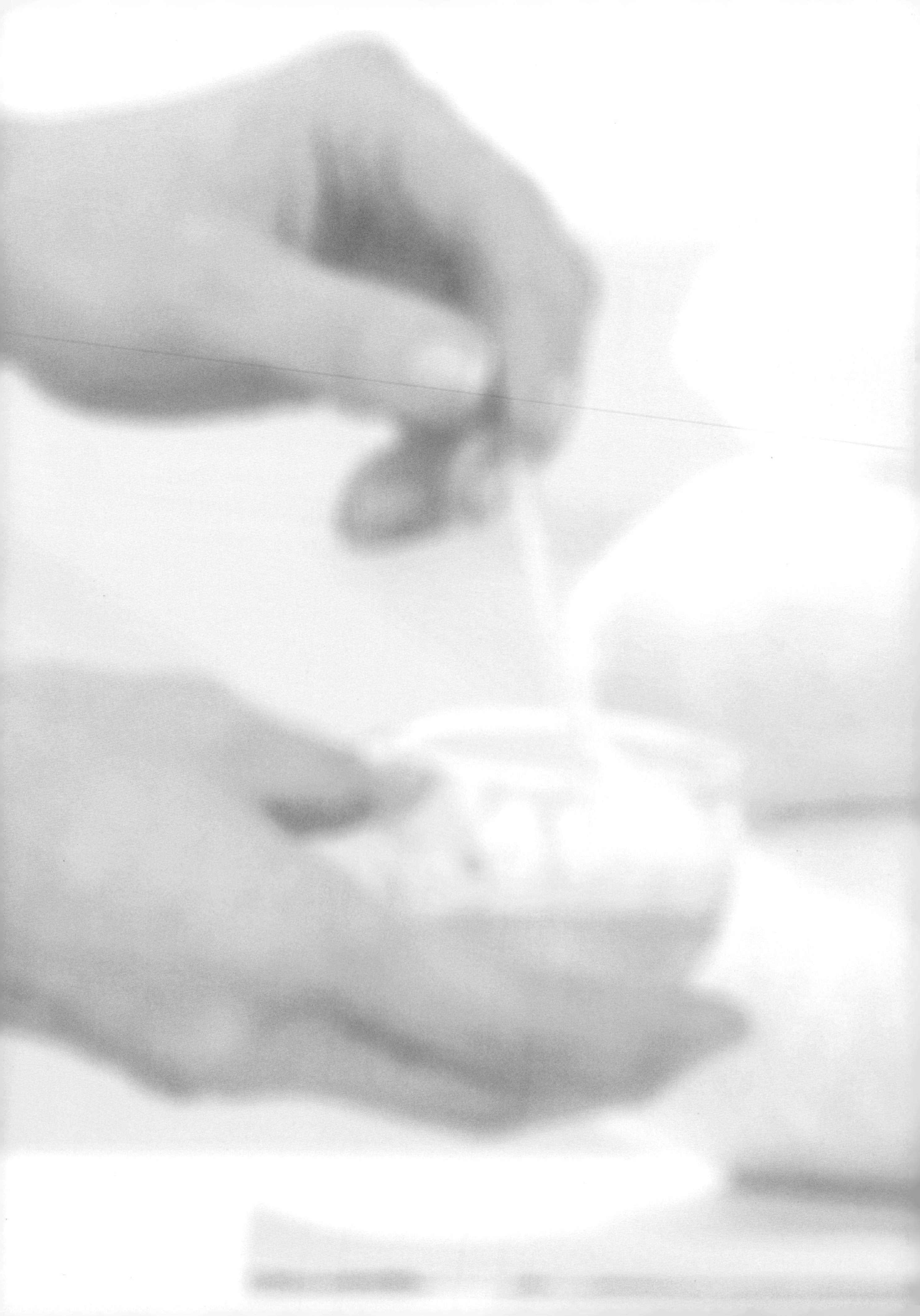

一、芳香療法的起源

近代芳香療法的起源可以追溯到1930年代，當時的法國化學家雷內・摩里斯・蓋特佛賽（René-Maurice Gattefossé）對多種精油進行實驗，並發現了它們驚人的療癒潛力。自此之後，20世紀的科學家針對精油進行了更多的前瞻性研究，芳香療法於是才發展成現在這種廣為人知的療癒方式。不過，早在蓋特佛賽發現精油療效的幾千年以前，人類的祖先就懂得從植物中萃取芳香精質來使用了。

歷史與背景

數千年以來，植物的芳香精質都被人類用來進行治療，這樣的做法可以追溯到所有主要的人類古文明當中。

上古時期

在人類最初的文明發展階段，人們就會在日常儀式與宗教典禮時薰燃香氣，來體現並營造出一種無所不在的神聖氛圍。香氣被視為是神靈在人間的表現形式，也是人與神之間的連結。它既是媒介，也是傳遞訊息的使者，是物質的昇華，也是靈魂的化身。

在印度，精油的使用已有上千年的歷史，印度可能是全球唯一尚未遺失這項古老傳統的國家。印度的寺廟幾乎全是以檀香木建造，來散發出獨特的香氣。除此之外，源自印度的阿育吠陀療法（ayurvedic medicine）至今已有超過萬年的歷史，是世界最古老的傳統療法之一。而世上現存最古老的醫學典籍，是中國神農氏撰寫的草藥學著作《神農本草經》。這本書大約完成於西元前 2800 年，書中囊括了超過 1 百種草藥植物的資訊。中國人除了將植物用作草藥醫療之外，也會在敬拜神明時運用富含香氣的植物，或是燃燒能釋放香氣的木材與線香。

古埃及時期

歐洲和西方世界運用芳香植物進行醫療的歷史，可以回溯到至少 6 千年以前的古埃及法老王時代。當時的埃及人會用浸泡的方式萃取出植物中的芳香油質，而焚香可以說是運用植物香氛最古老的方式之一。埃及人相當重視個人衛生，因此在西元前 1500 年的古埃及醫學典籍《埃伯斯紙草文稿》（*Ebers Papyrus*）當中，就記載了史上最早的體香劑配方。埃及人會在沐浴後以按摩的方式使用芳香油，也以製作護膚和美容用品聞名於世。此外，埃及人也是防腐專家，他們會用最強效的抗菌精油，讓身體組織完好地保存千年以上。知名香水奇斐（kyphi）就是古埃及人發明的香水配方，它的作用可不只是增添香氣而已，還具有防腐、鎮靜與安神的效果。

埃及人的作法影響了整個中東與地中海盆地。巴比倫人會將香料混入建造神殿的泥漿中，而阿拉伯人隨後也承襲這項技藝，用同樣的方式建造回教清真寺。耶路撒冷知名的所羅門王聖殿大約建於西元前 960 年，所使用的材料就是雪松木與石頭。

當時的腓尼基商人在東方世界航行時，會在地中海地區與阿拉伯半島，用藥膏或芬芳的美酒，換回珍貴的肉桂、乳香、薑與沒藥。乳香與沒藥就是耶穌誕生時，東方三博士獻上的其中兩樣禮物[3]。

古典時期

古希臘時代的人們則會在公共澡堂使用芳香用品，芳香油的使用在當時非常普遍，且多半基於健康因素。更重要的是，當時大部分的醫療知識都留有文字記錄，也因此代代流傳至今。希臘醫者希波克拉底（Hippocrates）曾親身研究大量的藥用植物並加以紀錄，他的發現對現今的芳香療法仍具有重要的意義。科學家狄歐佛拉托斯（Theophrastus）則寫下了第一本關於香氣的專書：《香氣論》（*Concerning Odours*）。他蒐集了所有希臘本地與外來的芳香植物，並在書中討論它們的可能用法。另一位醫者佩丹尼斯・迪奧科里斯（Pedanius Dioscorides），則著有草藥學名作《藥物誌》（*De Materia Medica*）。這本西元 1 世紀完成的醫藥典籍，在作者身後的 1200 年間，一直仍是西方醫學界的經典參考用書。現代醫學中的藥用植物知識，也多半源自迪奧科里斯的發現。

羅馬人的醫療知識多半承襲自希臘，但他們加以改進，增加芳香植物在衛生、醫療與美容護膚的用途。服侍過多位羅馬帝王的宮廷醫師蓋倫（Galen，西元 130 至 200 年）對藥學史具有極大的貢獻。

---

3. 第三樣禮物是黃金。

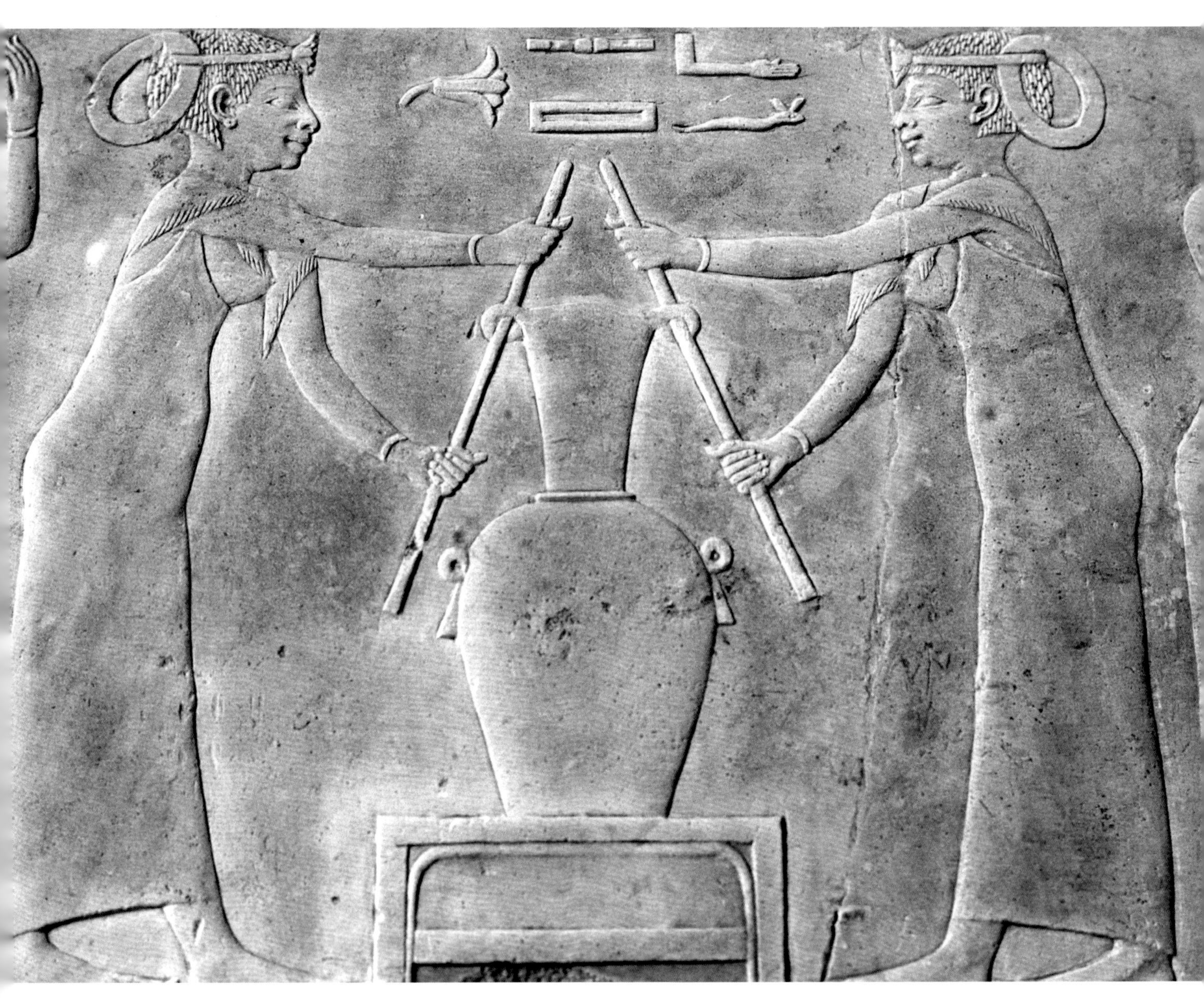

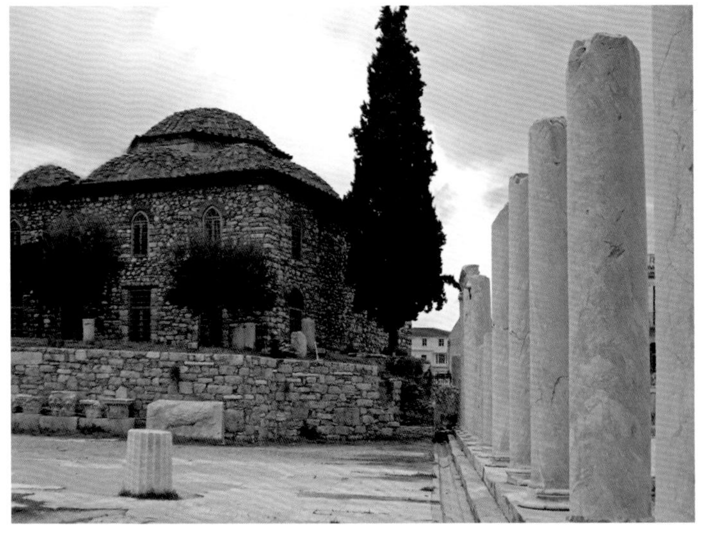

▲**埃及侍女**正將花草塞入甕中製作藥用油與芳香油。古埃及人從芳香植物中提取芳香油質，製成燃香、體香劑，或用來按摩與防腐。

▶**四風澡堂遺跡**（Bath House of the Four Winds）（照片前側）。古代的希臘與羅馬人會在澡堂使用芳香按摩油，起初是基於衛生因素，後來也用來治療與護膚。

中世紀時期

這個時期的歐洲人並不常清洗自己的身體或衣服，所以他們會把芳香植物鋪在地上，以遮掩不雅的氣味。手套裁縫師會在成品中混入芳香油，而根據記載，當時人們常用類似的芳香應用方式來對抗盛行的瘟疫。例如隨身攜帶一種芳香球（pomander，將丁香或其他香草束插入橘子表面製成）來預防感染，尤其是瘟疫。基於同樣的理由，醫生也常會帶著一種「鼻用香包」（nose-bag）看診。明顯可以看出，當時的人們已懂得使用植物成分來處理許多內在與外在的問題。瑞士植物學家康拉德・格斯納（Conrad Gesner）在西元 1559 年就曾寫道，植物精油具有「養精蓄銳，延年益壽」的能力。

在世界的另一頭，阿茲提克人本身的草藥治療能力就相當出名，而遠征歸來的軍隊會從外地帶回更多藥用植物與芳香油的使用知識。北美地區的原住民也同樣懂得運用芳香油，並能製作出民族特有的草藥。

16 世紀，瑞士的內外科醫師兼鍊金術士帕拉塞爾斯（Parascelus），是成功從植物中分離出活性化學藥劑並加以紀錄的第一人，這項技術在現代是製藥過程的基本步驟。到了 17 世紀，植物學家、草藥學家兼醫師尼可拉斯・卡爾佩伯（Nicholas Culpepper），則完成了著名的《藥草大全》（Complete Herbal），這本書的內容直到現在仍被後人引用。

阿維森納（Avicenna）

阿維森納是阿拉伯最著名的醫師之一，在他生活的時代，阿拉伯是西方世界醫療技術最先進的國家。阿維森納出生於西元 980 年的波斯布哈拉城（Bukhara, Persia）。他的重要成就之一，是成功改良了當時簡陋的蒸餾設備。他用迴旋的方式增加了冷卻管的長度，使蒸氣能更快、更有效地冷卻，並因此改善了蒸餾製程，萃取出世上首見的純精油。據說他第一次成功蒸餾出的精油，就是用玫瑰花瓣萃取的千葉玫瑰（*Rosa centifolia*）精油。

阿維森納畢生著書超過 1 百本，其中包括一本討論玫瑰精油功效的書。他最著名的兩本著作分別是討論自然科學、心理學、占星學與音樂的《治療之書》（*The Book of Healing*），以及純粹討論醫學的《醫典》（*The Canon of Medicine*）。阿維森納的《醫典》融合了希臘、羅馬與阿拉伯先賢流傳下來的醫學知識，並加上自己的體會與發現。在《醫典》中列出的藥品有超過 760 種。

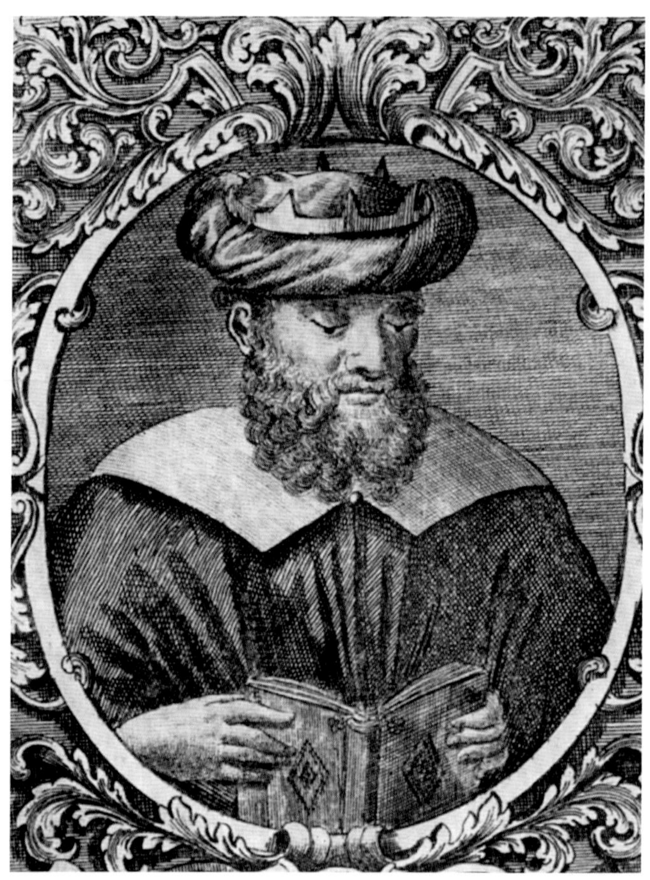

▲**阿維森納**是 10 世紀末至 11 世紀初的波斯醫師。他在改良了蒸餾設備之後，成為史上蒸餾出純精油的第一人。他對玫瑰的香氣特別情有獨鍾。

芳香療法的先驅

現在我們所熟悉的芳香療法，大多歸功於 19 至 20 世紀法國與義大利科學家的研究貢獻。

肺結核在法國曾經是一種常見疾病，但人們卻發現，平日與花卉和香草為伍的花農很少罹患呼吸系統疾病。當時人們推測，植物的精油成分可能是讓花農常保健康的原因；於是在 1887 年，就出現了史上第一個研究精油抗菌效果的實驗。這項實驗開啟了科學史上最初針對精油和它的微生物作用所進行的研究，這個階段的研究主要由法國微生物學家尚柏朗（Chamberland）進行，並且經過卡達克（Cadac）和莫尼埃（Meunier）的驗證。尚柏朗的研究發現，精油能殲滅傳播腺熱與黃熱的微生物。

芳香療法（aromathérapie）一詞的創始者是法國科學家蓋特佛賽（Gattefosse）。他對芳療史的重要貢獻發生在 1910 年。當時，他在一次實驗爆炸意外中嚴重灼傷了自己的手，出於本能反應，他將手浸入旁邊的薰衣草精油中，結果發現傷口的疼痛大大減輕，傷口也因為這段無心插柳的經驗而恢復得更好了。

在 1920 與 1930 年代，義大利科學家則針對精油的心理功效進行了研究。雷納多・卡尤拉博士（Dr Renato Cayola）與喬凡尼・蓋里博士（Dr Giovanni Garri）研究了精油對於神經系統、血壓、呼吸與脈搏速度的影響，並且仔細觀察精油的激勵與安撫效果。同時，他們也研究了精油的抗菌效果。

法國軍醫尚・瓦涅（Dr Jean Valnet）在 1948 到 1959 年間的印度支那戰爭中，以精油取代抗菌藥品，來治療軍士的傷口與嚴重燒傷。戰爭結束後，身為醫師的他仍繼續使用精油來治療病患。而後，他開始在精神病院使用精油和其他植物製品來治療病患，都產生極好的效果。1964 年，他出版了《芳香療法的應用》（*The Practice of Aromatherapy*）一書。

義大利藥學教授帕羅・羅維斯第（Paolo Rovesti）則研究精油在憂鬱症與歇斯底里症病患身上的情緒影響效果。他甚至在 1975 年率領考古團隊遠赴巴基斯坦，考察與 5 千年前印度河流域文明美容用品有關的文化遺跡。在喜馬拉雅山腳下，一個叫做塔克西拉（Taxilla）的小鎮博物館中，他發現了一個以紅土製成的蒸餾儀器，至今仍保存地相當良好。根據紀錄，這個蒸餾器的年代可以追溯到西元前 4000 年。

大約在同一時間，生化學家瑪格麗特・摩利夫人（Marguerite Maury）也正在研究精油在醫療與美容護膚方面的功效。她以按摩作為醫療或美容療法的基礎，研究芳香分子在身體、心靈與皮膚的作用機轉。她的自然護膚理念似乎有極大部分源自印度和中國的醫學知識。

現代盛行的芳香療法有很大部份是承襲了摩利夫人的研究成果。1959 年，米雪琳・阿契爾（Micheline Arcier）在一場美容護膚研討會遇見了摩利夫人，這個特殊的際遇使她終其一生獻身於芳香療法，同時師承摩利夫人與尚・瓦涅醫師。

米雪琳・阿契爾是英國國際芳療師協會（IFA）第一批訓練的芳療師之一，IFA 成立於 1985 年，在當時不僅是英國當地，也是全世界首屈一指的芳療機構。IFA 不僅成功制定出芳療師的訓練標準，也將芳香療法的概念推廣到醫療及大眾領域。

摩利夫人

摩利夫人（1895-1968）被後人尊為當代芳香療法之母。在她生活的年代，她就是芳香療法的研究先鋒，打從 1940 年代開始，她將一生都投入在芳香療法研究當中。摩利夫人撰寫的《青春的財富》（*Le Capital Jeunesse*），先是在 1961 年以法文出版，隨後在 1964 年由法籍芳療師丹尼兒・雷曼（*Daniele Ryman*）翻譯為英文版，書名為《青春永駐的秘訣》（*The Secret of Life and Youth*）。這本書至今仍是芳療師珍貴的經典參考書。透過不懈的努力，摩利夫人發掘了各種芳香分子作用活躍的領域，並特別著重於它們被皮膚吸收或透過嗅聞進入身體後的作用。

摩利夫人持續地透過研究驗證，並向世人展示精油的功效。她在歐洲各地舉辦演講，並且在巴黎、瑞士與英國開設芳療診所。她的芳療美容研究成果分別在 1962 與 1967 年都獲得了國際性的獎項。摩利夫人的研究成果使當代芳療領域受惠良多，所有的芳療師都將永遠感激她卓越的貢獻。

▼尼可拉斯・卡爾佩伯在 1653 年出版的《藥草大全》中記載了數百種醫用藥草的研究發現，對醫學界造成了深遠的影響。

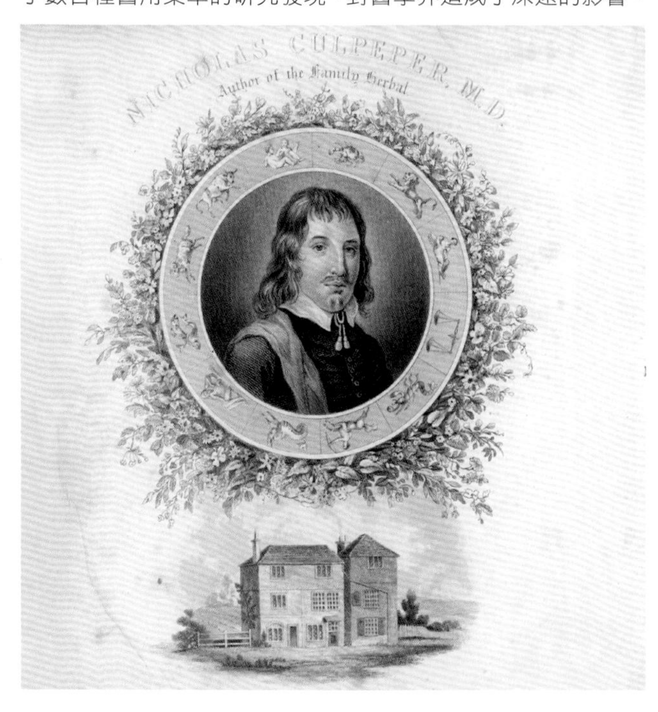

當代芳香療法

當醫學界對另類療法的興趣與日俱增，也有越來越多證據顯示，芳香療法確實有其效果。精油對身心的幫助現在普遍受到人們肯定，因此芳香療法也越來越受重視。

研究結果

來自全球各地實驗室的理論或臨床研究都已證實，芳香療法確實具有實際的效果。這些研究大部分是針對精油的抗菌防腐能力，以及討論它們能如何為對抗療法[4]所用。

有些精油在外用時能產生抗菌的作用，例如茶樹。所以如果在醫院使用精油，它的效果會特別有說服力，因為精油能減少空氣中的病菌傳染，解決多數醫院的實際困擾。科學家曾經以實驗測試茶樹精油預防多種不同病菌感染的效果，並且證實，當遇上像抗藥性金黃色葡萄球菌（MRSA）這種頑強的病菌時，茶樹精油的滅菌效果就如同抗生素一樣有效。

打從 1980 年代早期，英國華威大學（Warwick University）的一群學者就一直致力於研究人類的嗅覺，以及吸聞精油對人體的影響。精油對於改善生理症狀有極佳的效果，因為它們能處理實際的身體問題；然而，精油對心理問題也具有影響力，因為它們能透過香氣以及嗅覺作用來影響心理層面。許多研究都已證實精油能對情緒產生正面的影響，使人感到幸福愉悅，並且起到激勵或放鬆的作用。舉例來說，迷迭香就具有激勵的作用，而薰衣草能使人放鬆。其他研究還說明了某些特定精油能帶來的益處，例如薄荷精油就有助於維持腸道健康。

除此之外，精油也開始出現在心血管健康、老人照護與睡眠失調等領域的研究中。精油透過塗抹或吸聞進入人體之後會進入血液，並且被身體新陳代謝。《英國醫學期刊》（*British Medical Journal*）曾刊登一篇研究，說明芳香療法有助於平撫阿茲海默症或其他失智症患者的不安情緒，進而改善患者的生活品質。該研究建議使用芳香療法來改善失智症患者常見的行為問題，並協助罹癌患者保持樂觀正向的情緒。觸摸與按摩能帶來幸福感，這也是芳香療法進行的主要方式之一。

芳香療法在替代療法中的角色

芳香療法是以整體療法的原則為基本理念，也就是用全人的整體觀點來思考疾病，而不是只將疾病視為某些症狀的代名詞（「整體」[holistic] 一字源自希臘文的 holos，也就是「完整」或「全部」之意）。這是一個高度以人為本的過程，以按摩撫觸、溝通和尊重個別差異的方式來進行，而不只是機械式地書寫處方籤。芳療師在治療過程中，會對個案的生活型態、飲食與運動習慣、醫療史與健康概況進行詳細的詢問，依此進行全面性的了解。重要的是，如果患者也一起參與治療的過程，其個人情況被考量在內，並且治療師能夠提出患者本人可理解和認同的建議，那麼治療的效果通常會更好。芳香療法主要著重在增強身體免疫系統，並尋找疾病的根本原因，以及可能的處理方式。

芳香療法是透過選擇適當的精油來增進身體與情緒的健康狀態。從天然植物中萃取的精油具有特殊的療癒效果，可以用來增進健康、預防疾病。精油在整合療法當中，可以與其他的治療方式並用。目前芳香療法中最常使用的精油包括真正薰衣草（舒緩安撫）、迷迭香（激勵）與茶樹（抗菌）。芳香療法也很受美容界的歡迎，精油可以添加在護膚產品中，或是透過按摩的方式改善肌膚狀況。

基本上芳香療法適合與所有的自然療法並用，不過如果是順勢療法的話，目前仍有爭議。有些人認為某些精油會影響順勢療法的治療效果，不過大部分人還是傾向專一使用單獨一種療法。畢竟，如果患者同時進行針灸治療與芳香療法，那麼治療師就很難判斷自己的治療方式發揮了哪些效果。

4. 對抗療法是主流醫學使用的治療方式，也就是根據病症本身提供消減、緩解的方式。例如以退燒藥來降低發燒時過高的體溫，或用抗生素來消滅細菌等。

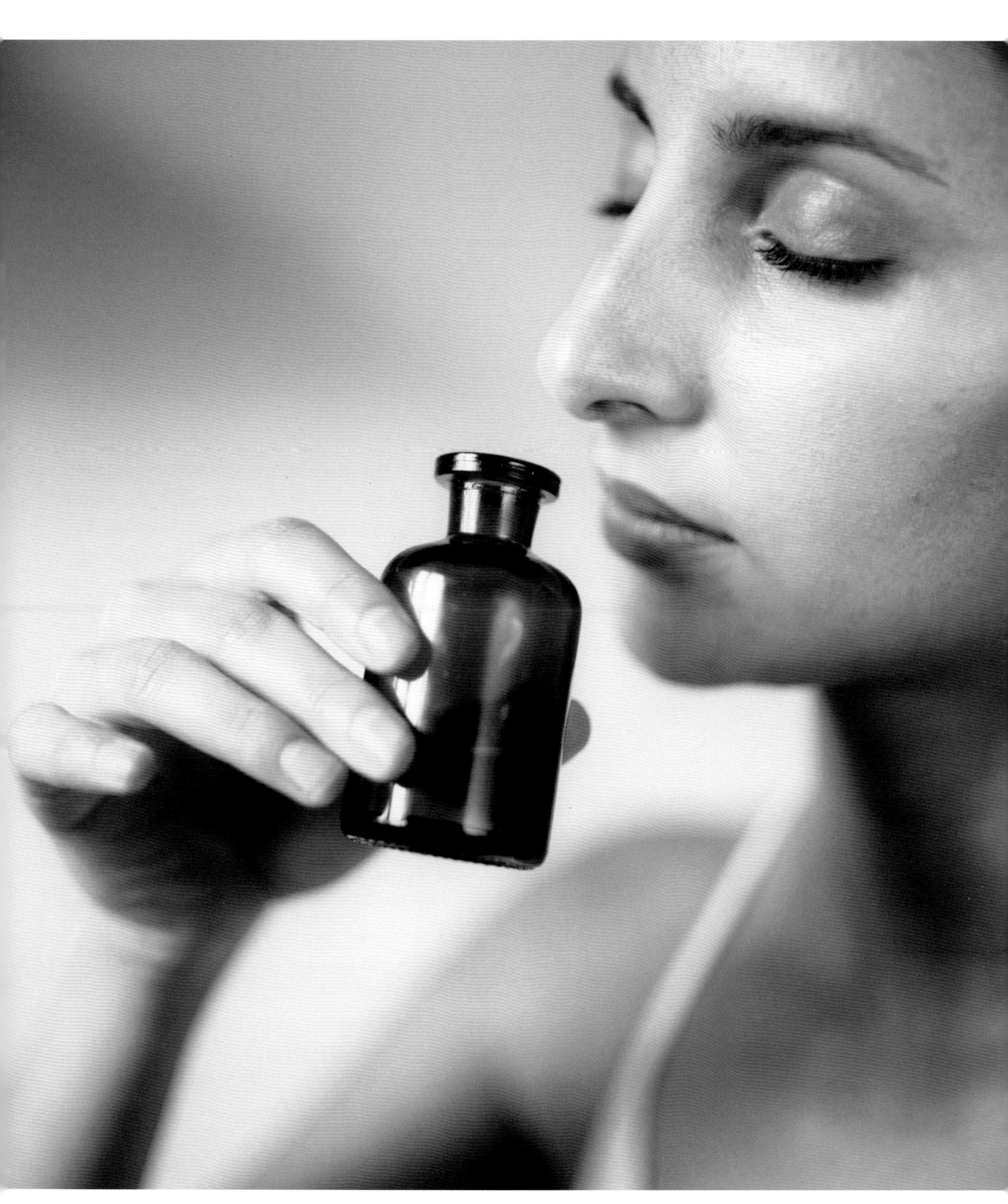

▲**芳香分子一旦透過吸聞進入體內**，就能產生激勵或放鬆的效果，
因此能改善情緒，增進心理健康。

芳香療法是一種療癒的藝術

精油雖然無法取代醫學藥物，卻對維護身心健康扮演著重要的角色。

芳香療法的優點

芳香療法能帶來許多方面的益處。當你面臨緊繃的壓力狀態時，它能助你一臂之力，讓你更為專注冷靜。芳香療法能為各個年齡層的人們帶來幫助，無論是改善某些病症，或是讓身體的整體健康獲得提升。除此之外，芳香療法在心理層面的作用更是無庸置疑。

芳香療法也是一種有效的預防保健型療法，它能激勵免疫系統，並且消除壓力帶來的負面影響。現代人常處於巨大的壓力之下，包括長時間使用電腦、食用過度處理的加工食品、糟糕的空氣品質、姿勢不良、睡眠不足、時間緊縮、經濟壓力……等等，都一再讓我們的身體與心靈付出代價。壓力與疾病常常脫不了關係，於是人們通常會用「整合生物學」（integral biology）這個字，來探討身體、環境與社會因素彼此相互作用，進而影響身心健康的各種可能狀況。

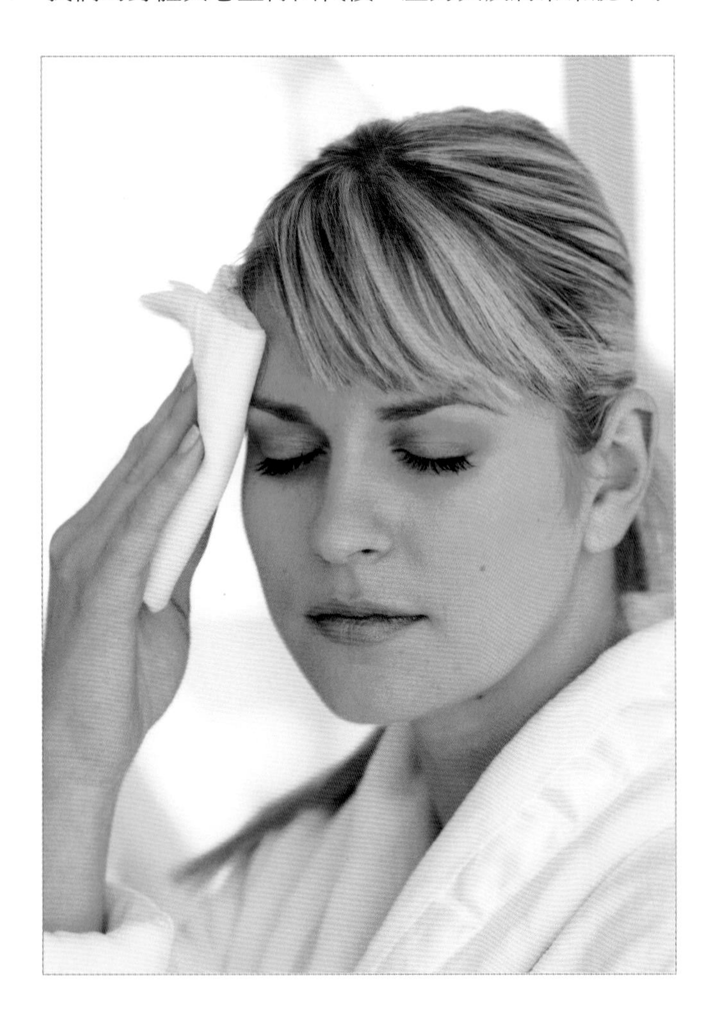

研究結果顯示，患者認為最有效果的療法，是與按摩或其他放鬆技巧有關的療法。的確，芳香療法現在如此受到歡迎的原因之一，就是因為它是一種能讓人放鬆、並且是以雙手撫觸進行的療法。它不僅能帶來幸福感，也能消除生活壓力伴隨而來的緊張與焦慮。

如果定期進行芳香療法，也可以處理因日常生活而出現或持續累積的身體大小症狀。例如，德國有研究顯示，胡椒薄荷與尤加利精油可以用來減輕與頭痛有關的症狀。這個研究發現，用海綿沾上這些精油敷在額頭或太陽穴，對超過一半的受試者來說都能減輕疼痛。此外，無論是透過皮膚按摩或吸聞的方式使用精油，都有助於在漫長的工作日、身體疲憊不堪或為時差所苦時，維持精神與活力。精油也經證實能增進注意力與記憶力，並且有助於處理注意力不足過動症（ADHD）。美國科學家也正在研究哪種氣味能夠幫助減重。

精油也有助於處理各種常見的身體不適，從氣喘到女性更年期或月事問題，或是輕微的各種疼痛，以及青春痘與疹子等皮膚問題，還有膀胱炎與支氣管炎等感染症狀。一般來說，芳療師不會去治療像癲癇、癌症或腦膜炎這種嚴重的疾患，但對於願意接受替代療法並有醫生協助的患者來說，芳療可以發揮很大的幫助。這部分在本書第 7 章將有更多的說明。

◀**如要減輕頭痛**，可以將複方精油加入清涼的水中，以布浸濕之後敷在額頭或太陽穴上。

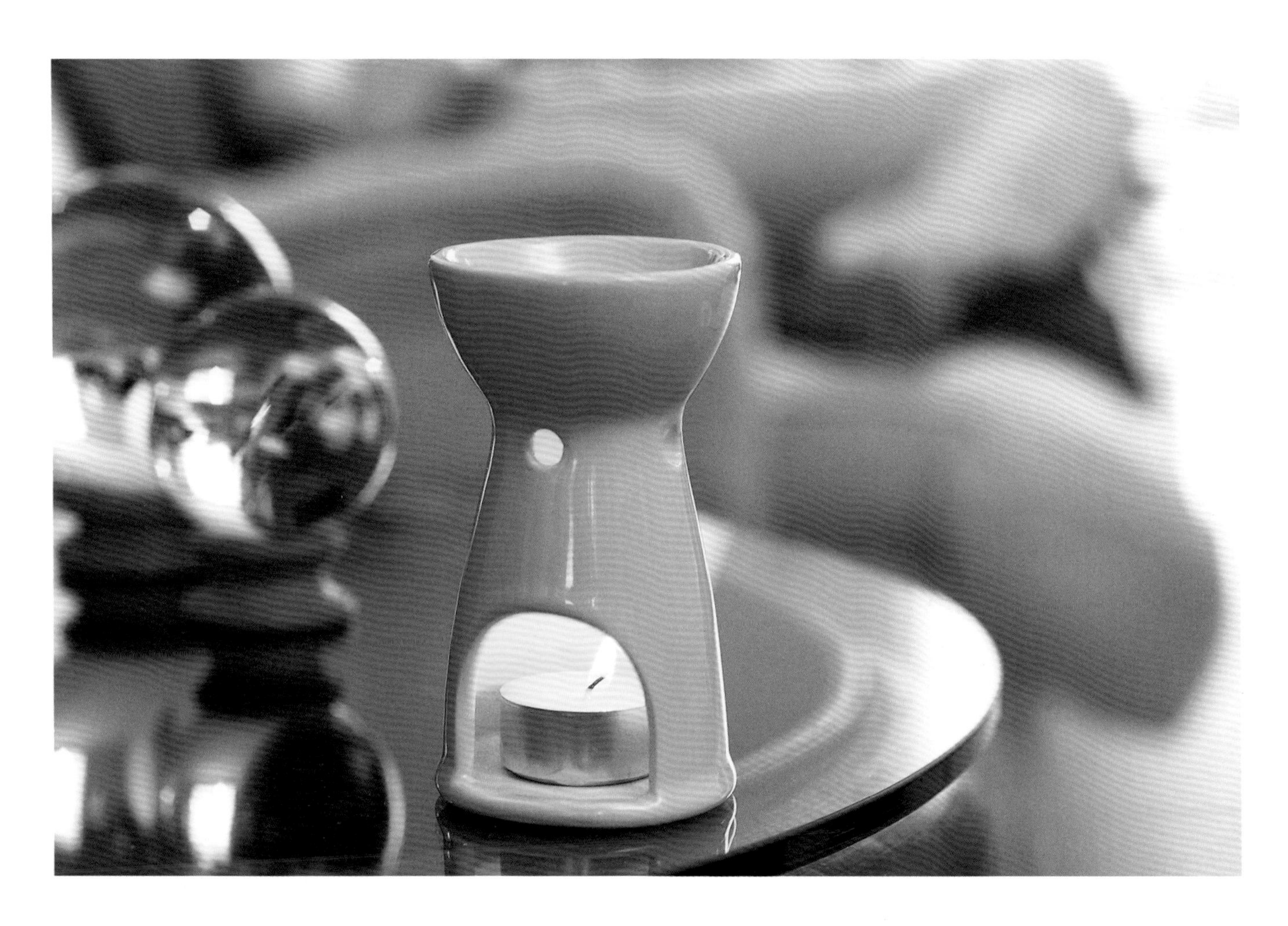

▲**在房間裡擴香**有助於改善許多身體與情緒的不適，例如減輕頭痛、增進注意力與記憶力，或是讓你在忙了一天之後好好放鬆一下。

大部分的精油都是裝在能一滴滴倒出的專用精油瓶裡進行販售。未經稀釋的精油不應直接使用在皮膚上，不過也有例外的時候，例如輕微燙傷或被蚊蟲叮咬時，可以直接使用少量的真正薰衣草（Lavandula angustifolia）或茶樹（Melaleuca alternifolia）精油。至於多久塗擦一次，主要視受傷的皮膚範圍大小以及精油的吸收程度來決定。塗擦精油後，每個人的反應可能有很大的差異，這點務必要列入考量。

用整體療法促進健康

摩利夫人在《青春永駐的秘訣》這本書中曾指出，單單使用芳香療法並不會帶來健康、青春與快樂，必須輔以健康而均衡的生活方式才能辦到。這樣的生活方式包括健康均衡的飲食、吃合時宜的當季食物、不偏食、不嗜酒、有足夠且規律的睡眠時間，並且注意維持情緒平衡。盡量用最沒有壓力的方式生活，也就是別總是著急或匆促地忙著什麼。以上或許並不是每一項都容易做到，但無庸置疑的是，客戶會樂於聽到任何能讓自己更健康快樂，或是有助於治療的建議。

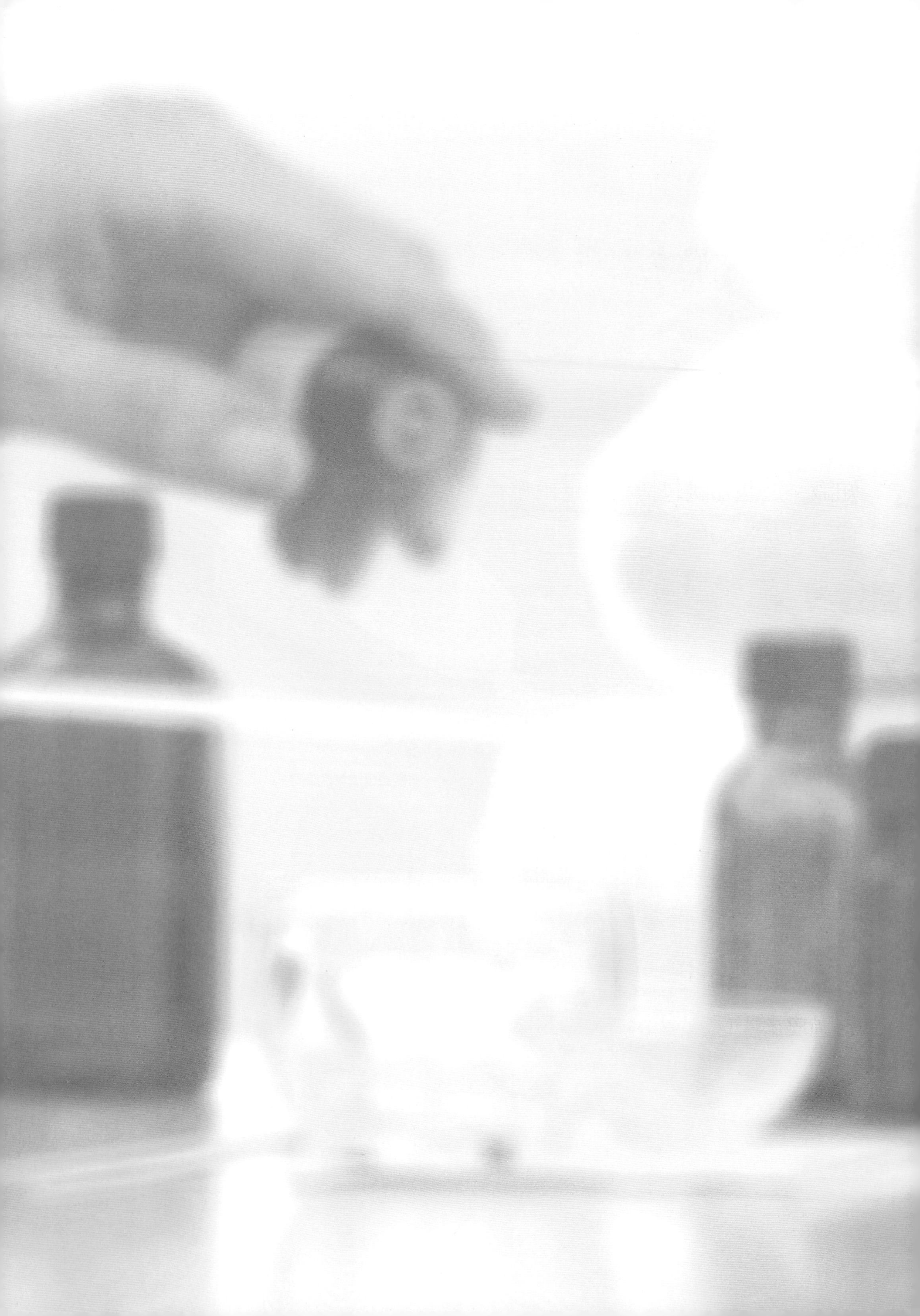

二、從科學角度看精油

由於人們對芳香療法的科學解釋越來越感興趣，而且學界發表的研究報告與科學論文也日益增加，芳療師有必要好好了解芳香藝術背後的科學知識。這些知識包括精油是由哪些基本化學分子所組成、植物的生命週期，以及植物的生長條件如何影響精油的品質。除此之外，芳療師也必須了解香氣經由吸聞進入人體之後的運作機制，以及皮膚是以何種方式吸收精油成分。這些知識都是無價的寶藏，能幫助芳療師在療程中選擇適合的精油。

基礎化學知識

芳香療法所使用的精油是一種混合多種化學分子的綜合體。精油的化學與構成精油的化學分子類型有關，所以要理解精油的化學結構，就必須從原子及分子的層面來進行探究。

原子（Atoms）

原子是自然界所有物質的基本構成單位，它也是構成化學元素（element）的最小單位，讓元素能以穩定的方式存在於世界中。元素是由化學性質相同的原子所組成的物質。在此舉個例子說明原子的大小，例如我們常見的鋁製瓶蓋，大約就是由35億兆個鋁元素的原子所組成。每一種化學元素都有一個名稱縮寫，是由一或兩個字母構成的符號。在芳香療法中最重要的幾個化學元素是碳（C）、氧（O）、氫（H）、氮（N）與硫（S）。

雖然原子是最小的構成單位，但它本身也分為幾個部分。原子是由帶有質子與中子的原子核，以及環繞在原子核之外的一個或多個電子所組成，這些電子分布於不同的電子層或「電子殼層」（shells）當中。質子帶正電（+），中子為中性（0），而電子則帶負電（－）。

原子會不斷追求穩定性，也就是讓帶正電的質子與帶負電的電子取得平衡，進入一種零電荷的狀態。以氦原子來說，它擁有兩個電子與兩個質子，因此它本身就是穩定的。但是大部分的原子都不是如此，於是它們會與其他的原子結合，彼此共享電子數目，以取得所需的電子數量，進而達到穩定的狀態（參見第21頁方格說明）。

氫（H）是宇宙中最常見的原子之一，結構也最為簡單。它的原子核中有1個質子（＋），環繞在外的電子（－）也是1個，因此它唯一的電子層中還有1個空位。

氦（He）的原子核中有2個質子（＋）與2個中子（0），環繞在外的電子（－）有2個。它的電子層空位已滿，所以這個原子是穩定的。

碳（C）的原子核中有6個質子（＋）與6個中子（0），環繞在外的電子（－）有6個，分別有2個在第1層，4個在第2層。因此它最外圍的電子層還有4個空位。

氧（O）的原子核中有8個質子（＋）與8個中子（0），環繞在外的電子（－）有8個，分別有2個在第1層，6個在第2層。因此它最外圍的電子層還有2個空位。

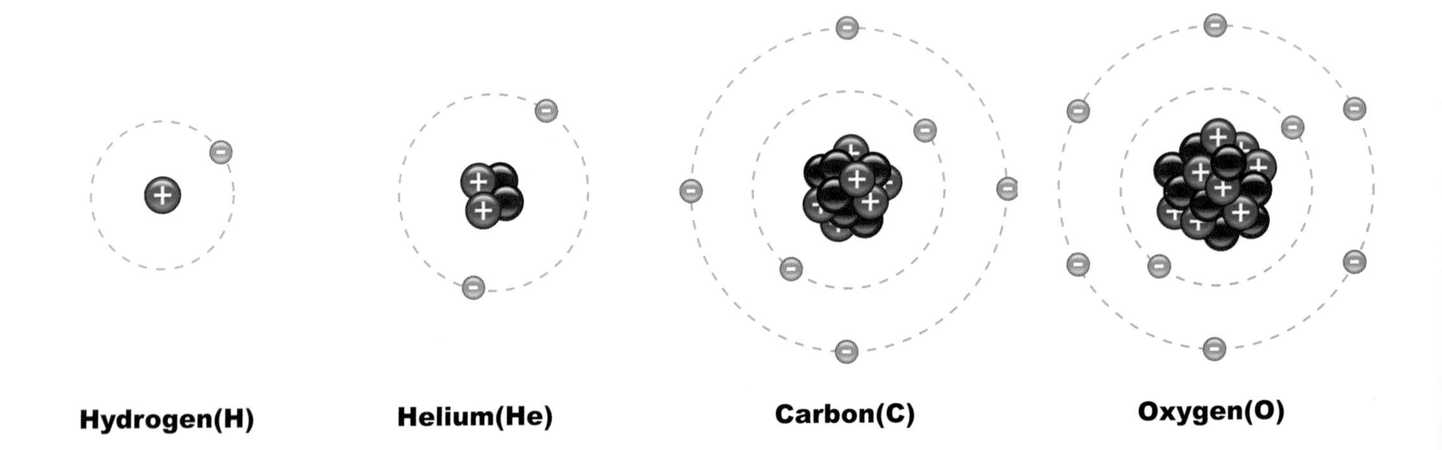

分子（Molecules）

原子可以與其他相同類型的原子結合（結合成長鏈的碳原子是地球上所有有機體的構成基礎），不過大部分的原子似乎更喜歡與性質相異的原子結合。當兩個以上屬於不同元素的原子彼此結合，就會形成一種單一物質，也就是分子。例如水分子（H_2O）就是由兩個氫原子與一個氧原子所構成的。分子是一種由兩個以上的元素所構成的化合物（compound），它與混合物（mixture）不同，分子的成分無法以分離的方式還原回原本的性質。

分子的屬性與構成它的原子特質、數量和排列方式有關。分子的大小越大，揮發性（也就是在空氣中消散的速度）就越低。精油分子通常都很小，所以精油的揮發性高，也容易快速地消散掉。

原子的結構

環繞在原子核外圍的電子，會分布在電子層或電子殼層中。最內層的電子層最多只能容納兩個電子，當電子數目超過該層的最大容納量時，多餘的電子就會在第 2 層集結，第 2 層電子層最多可容納 8 個電子，當電子數目超過時，會再形成可以多容納 18 個電子的第 3 層，依此類推。

原子會不斷尋求外層電子數量的飽和。它們會與其他原子結合來拋棄、取得或共享電子。如果兩個原子在結合的過程中，其中一個原子必須將自己的一個電子給對方，雙方最外層的電子數目才能飽和，而且彼此分別成為正原子與負原子，它們就形成了一個離子鍵（ionic bond）。如果兩個原子必須互相共享電子才能達到外層飽和，那麼它們形成的就是共價鍵（covalent bond）。

精油的化學組成

所有的精油分子幾乎都是由碳、氫與氧構成。原子之間會互相依附，或透過化學鍵彼此連結、產生分支，因此最終形成的分子鏈型態可能極為複雜。精油分子最常見的型態有兩種，一種由 5 個碳原子以分岔的鏈狀形成的化合物異戊二烯（isoprene），另一種是芳香環。芳香環組成只需要 3 個碳原子，不過常見的芳香環通常具有 5 或 6 個碳原子。以這種方式結合的分子通常帶有甜美的香氣，因此取名為芳香環。

精油的化學作用通常取決於下列兩個因素：

- 來源植物分泌的芳香精質本身的化學特性。與植物的品種和生長條件有關（參見第 31 頁）。
- 精油的萃取過程。舉例來說，如果以蒸餾的方式萃取精油，那麼只能收集到具有揮發性並可溶於水的植物成分。有關更多萃取方式的說明，可以參考本書第 3 章。

精油的化合物種類有以下兩大類：

- 烯類，也就是只由碳與氫構成的化合物。
- 含氧化合物，除了碳與氫之外還包含氧。可依照官能基（functional group）[5] 的不同為含氧化合物進行分類（參見第 22 頁）。

萜烯類（Terpenes）

烯類是一個龐大且非常重要的不飽和芳香烴家族（烴也稱為碳氫化合物；稱之為不飽和的原因，是因為這些化合物的氫原子數量並沒有達到飽和）。從英文名稱就可以辨認出萜烯類，它們的名字帶有常見的字尾：-ene。

萜烯類分子由兩個以上的異戊二烯單元所組成，根據大小可區分為：

- 單萜烯（monoterpenes）由 2 個異戊二烯單元構成，帶有 10 個碳原子（C10）。
- 倍半萜烯（sesquiterpenes）由 3 個異戊二烯單元構成，帶有 15 個碳原子（C15）。
- 雙萜烯（diterpenes）由 4 個異戊二烯單元構成，帶有 20 個碳原子（C20）。

幾乎所有精油的化學成分都含有萜烯類（茶樹精油的萜烯類成分就占將近 3 成）。最常見的成分是單萜烯，它們的揮發性高，香氣清淡，所以存在感並不高。倍半萜烯與雙萜烯相對罕見，但卻以濃烈的氣味著名。舉例來說，丁香油烴（Caryophyllene）就是一種倍半萜烯，它的香氣造就了許多氣味獨特的精油，例如依蘭、真正薰衣草與大西洋雪松。

5.官能基指的是構成化合物的原子團排列形式，其中原子的種類、數目與排列方式將決定化合物的化學性質，以及能夠進行的化學反應。

精油的化學類屬

精油會因成分性質的不同，而呈現出特定的香氣與療癒作用。成分的性質取決於其中的氫、碳、氧原子以何種方式結合，並形成什麼樣的含氧化合物。這些含氧化合物的種類有許多，一般以官能基（functional groups）來做區分，屬於同一種官能基的成分，會帶有類似的特質。每一種精油本身都可能包含許多不同的化合物種類，可能來自少數某些官能基族群，也可能囊括每一種官能基族群的成分。這些不同的成分組合，造就了每一種精油獨有的特色與性質。

醛類（Aldehydes）

精油成分中英文名稱字尾是 -al 的，就是醛類。檸檬香茅帶有一股大家熟悉的檸檬香氣，它的主要來源成分就是醛類當中的檸檬醛（citral）與香茅醛（citronellal）。檸檬尤加利（Eucalyptus citriadora）當中也含有香茅醛。

療癒作用：

- 局部消炎，能直接或間接作用於發炎的部位。
- 安撫和紓緩，能直接影響中樞神經系統。
- 有使皮膚發紅的作用，能增進局部血液流量。
- 能激勵消化腺。
- 能消除空氣中的細菌，抑制病菌的空氣傳染速度。
- 能消滅真菌，抗真菌效果顯著。

酮類（Ketones）

字尾是 -one 的就是酮類，例如迷迭香當中的馬鞭草酮（verbenone），以及側柏、艾草與鼠尾草中的側柏酮（thujone）。酮類是一種親水的化合物，也就表示在芳香植物蒸餾後產生的純露當中（參見第 40 頁），也可能含有酮類。

療癒作用：

- 促進受損肌膚或皮膚傷口癒合新生，以及促進組織再生。
- 有消解黏液的作用。與其他精油成分合併使用時，能有效處理消化系統和生殖系統黏液過多的問題。
- 對於嚴重外傷後留下的大量瘀血，可以使用酮類含量高的精油，讓身體迅速而有效地消除瘀血（化瘀）。
- 酮類含量高的精油對中樞神經系統能產生振奮的效果，但若長期使用則可能產生神經毒性。

醇類（Alcohols）

字尾是 -ol 的大部分是醇類，例如苦橙葉與百里香中的沉香醇（linalol），以及玫瑰、玫瑰天竺葵與玫瑰草當中的牻牛兒醇（geraniol）。這些精油當中的單萜醇比例通常不小。

療癒作用：

- 抗感染：防腐、抗菌、抗病毒。
- 利尿：能促進排尿。
- 激勵免疫：能強化免疫系統。
- 調節心跳：作用於心血管系統。

酸類（Acids）

酸類是一種罕見的成分，在精油當中的含量通常不會很高。最常見的酸類是安息香當中的安息香酸（benzoic acid），以及天竺葵當中的牻牛兒酸（geranic acid）。酸類並不容易揮發，不過，當酸類與醇類結合，就會形成一種重要而常見的芳香分子：酯類。

酯類（Esters）

酯類是醇類與酸類結合後的產物。從名稱上可以輕易地分辨出來，首先字尾 -yl 代表的是醇類，而字尾 -ate 則代表酸類。舉例來說，乙酸（acetic acid）加上沉香醇（linalol），就會形成乙酸沉香酯（linalyl acetate）。酯類的氣味通常甜美而芬芳。精油中的酯類成分揮發性很高，也就表示一旦接觸到空氣，味道很快就會消散。在花朵盛開的時候萃取的精油，酯類含量最高。

療癒作用：

- 安撫鎮靜：能直接安撫中樞神經系統。
- 抗痙攣：某些酯類的抗痙攣效果相當驚人（羅馬洋甘菊的抗痙攣效果主要就來自於它的酯類成分）。
- 抗黴菌：有些酯類成分對於抑制念珠菌（Candida）特別有效，例如真正薰衣草、快樂鼠尾草與苦橙葉中大量的乙酸沉香酯。天竺葵所含的酯類成分也有不錯的抗菌效果。

酚類（Phenols）

由於酚類與醇類有某些共通的特質（但並非全部），酚類和醇類一樣以字尾 -ol 來表示，例如百里酚（thymol）與香荊芥酚（carvacrol），這有時會讓人混淆。在處理傳染問題時，酚類可以說是最有效的一種芳香分子。例如百里香當中的百里酚，或是羅勒中的丁香酚（eugenol）都是代表的例子。

療癒作用：

- 能消滅細菌、黴菌、病毒與寄生蟲。
- 具有極佳的激勵效果，並且因為能舒張支氣管，因此用在治療氣喘有顯著的效果。
- 能使肌肉放鬆，有效緩和抽筋。
- 能激勵免疫系統。

氧化物類（Oxides）

氧化物通常是由醇類衍生而來，因此它們的名稱通常會保留醇類成分的名稱，再加上「oxide」這個字，例如沉香醇氧化物（linalool oxide）。精油中常見的氧化物成分是桉油醇（cineole），一般稱為 1,8 桉油醇，這也是尤加利精油的主要成分。

療癒作用：

- 強效祛痰：氧化物能強化呼吸系統的黏液腺。

內酯類（Lactones）與香豆素類（coumarins）

內酯類通常都以俗名表示，因為它們的化學名稱實在太長了。它們的名字通常以 -in 作字尾，例如：山金車中的堆心菊內酯（helenalin）；不過有時也會有以 -one 結尾的內酯類，例如繖型科植物（如胡蘿蔔或歐白芷）所含的傘型花內酯（umbelliferone）。內酯有類似酮類的作用，但效果更強（參見下方方格說明），從它消解黏液的超強效果就可以證實功效。香豆素是從內酯類衍生而來的，它們的名稱也一樣，通常帶有 -one 或 -in 的字尾。

療癒作用：

- 內酯類可以強化肝臟功能。
- 香豆素對於中樞神經系統有特殊的作用，它們可以：安撫驚嚇的情緒，發揮鎮靜、放鬆的作用。
- 抗凝血。
- 促進排汗：主要透過中樞神經系統來增進排汗。

關於內酯與香豆素的重要須知

如果誤用含有大量內酯與香豆素的精油，有可能會產生神經毒性。它們也有可能使皮膚曬傷，或造成皮膚過敏。幸好，大多數精油的內酯與香豆素含量都相當低。

香豆素與它的近親**呋喃香豆素**有可能造成光敏性，在進行日光浴或光照療程之前應避免使用。佛手柑精油當中的**佛手柑內酯（bergaptene）**就是一種呋喃香豆素，它的紫外線敏感性眾所皆知。一般認為它會干擾皮膚細胞中負責產生黑色素的細胞 DNA。而皮膚如果缺乏黑色素，就表示它不再能阻擋紫外線，於是就可能導致皮膚曬傷或甚至是皮膚癌。

注意事項

大量使用含醛類的精油時，有可能刺激皮膚，或出現過敏症狀。請務必小心使用酮類含量高的精油。

以「-ol」為字尾的成分也有可能是醚類。不過其中對於芳香療法比較重要的，只有洋茴香所大量蘊含的洋茴香腦（anethol）。洋茴香精油有顯著的抗痙攣與消脹氣作用，通常用來幫助消化。

酚類精油有可能使身體出現像發燒一樣的體溫過高症狀。所有的酚類化合物都具有輕微的肝毒性，如果長期或高劑量使用，情況將不可忽視。

藍膠尤加利（*Eucalyptus globulus*）當中含有高濃度的桉油醇，不應將它使用在嬰兒身上，因為它的效果太過強烈，有可能使孩子的肺泡封閉。

植物的構造與新陳代謝

每一位芳療師都應該對植物的構造與生命周期有基本的了解，才能體會每種植物的型態與生長方式，是如何影響精油的特色、品質與療癒效果。

細胞與組織

植物是由許多不同細胞所組成的。就像動物細胞一樣，植物細胞基本上也是以細胞膜為界，裡面有細胞質與細胞核，還有各種構造相異的細胞器，在細胞中分別負責不同的功能（關於人體細胞的構造可以參見本書第 160 頁）。不過，植物細胞與動物細胞的不同點在於，植物細胞有堅實的細胞壁包圍在外，能防止細胞水分散失。

植物的細胞器當中，特別重要的是葉綠體，葉綠體通常只存在於葉子的細胞當中。葉綠體當中含有綠色的葉綠素（chlorophyll，名稱來自於希臘文中代表「綠色」的 chloros，與代表「葉子」的 phyllon），能捕捉陽光的能量，在光合作用中扮演著重要的角色（參見第 26 頁）。

細胞構成組織，植物的組織可以根據各自的功能來說明：

- 儲藏組織（或稱薄壁組織）：這是一種柔軟的組織，在細胞之間有充足的空間。芳療師最感興趣的芳香油質或樹脂成分，有時就儲存於這類組織中。
- 支持組織：這是一種由纖維素或木質素所構成的組織，可以支撐植物，並且運輸水分和養分。
- 腺體組織：這種組織包含許多不同構造，能分泌樹膠、黏液、樹脂、油質等等。

根系

植物的根系具有兩個主要功能，並且呈現出兩種典型的根系型態：大量分散的鬚根，或是一條長而深的軸根（主根）。根能將植物牢牢地固定在土地上，而它大量細小如鬚的分支，會吸收土地中的礦物質、營養成分與水分，然後輸送到葉部，轉化為植物的養分（參見第 26 頁）。根也可以用來儲存養分，有些植物的根會長成特別大的儲存器官（塊根），馬鈴薯就是一個常見的例子。

除了實際的根之外，許多植物還會在地面或地表之下長出其他構造，因此容易被誤認為根，例如：

- 地下莖是一種變態莖，它通常是一系列塊狀的莖節，在很接近地面的土壤中生長，例如薑（Zingiber officinale）。
- 鱗莖是一種芽的變形，通常用來儲存養分，例如包括洋蔥在內的蔥屬植物（Allium spp.）。
- 球莖是一種膨大的莖，具有儲存養分的功能。例如番紅花（番紅花屬，Crocus spp.）與荸薺（Eleocharis dulcis）。

◀**植物葉片的大小、型狀與結構**會因葉綠素的運作方式、養分與水分的輸送和儲存方式，以及自我防禦機制等因素而不同。葉綠素對植物來說至關重要，有了它才能利用陽光進行光合作用。

▼花朵構造示意圖：下圖標示了花朵構造中負責繁殖與生育的雄蕊和雌蕊構造。

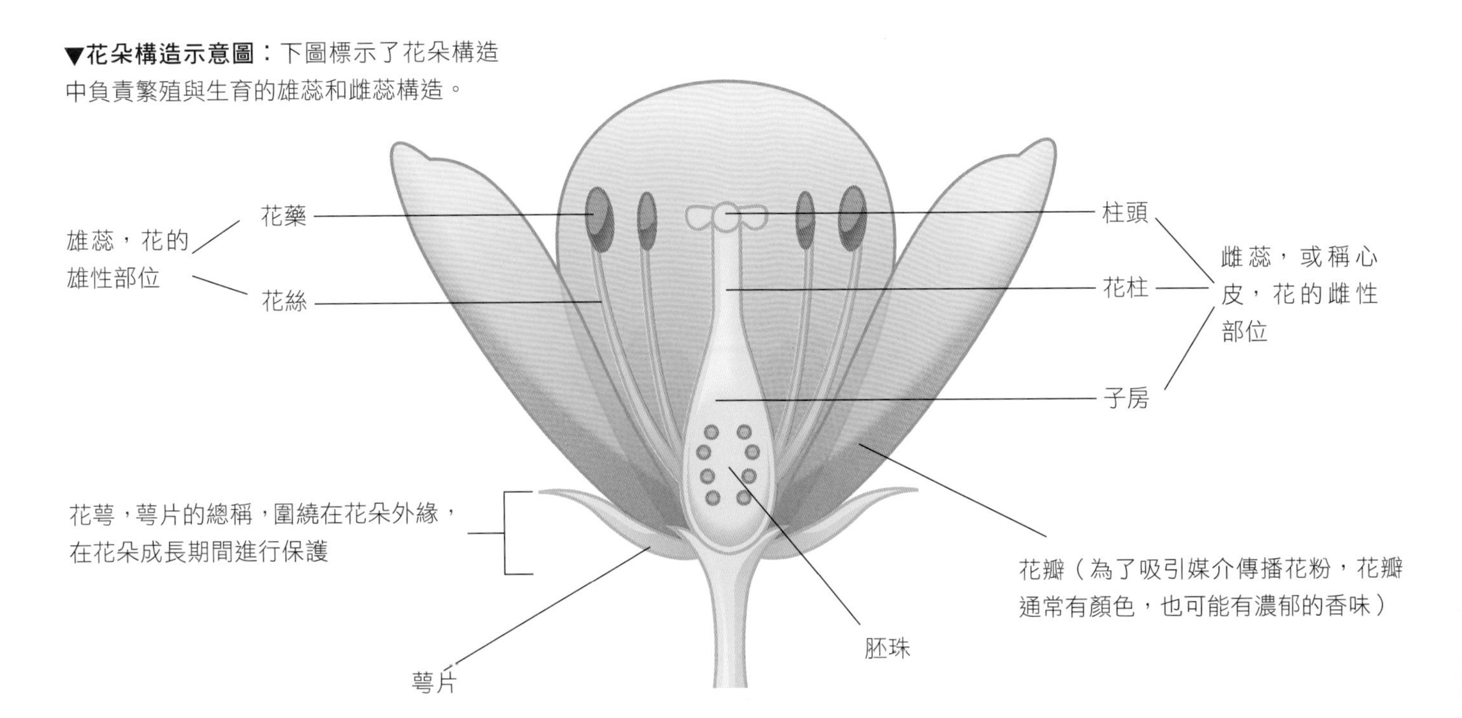

枝系

植物在地表之上的部分就稱為枝系。這包括支撐整體的莖、梗、樹幹、樹枝、葉片，以及大多數植物都擁有的花朵。

莖或枝幹

莖與枝幹不僅在構造上支撐了整個植物，也提供了通道，讓水分、礦物質與植物本身儲存的養分（如葡萄糖）能夠輸送到植物的各個部位。輸送的過程是透過木質部與韌皮部這兩種特別的植物組織來進行，它們從根部、莖部一直綿延到葉部。某些草本植物的莖與花葉一樣帶有香氣。

葉

葉是負責呼吸與蒸散的植物器官，就像人類的肺一樣負責交換氣體（參見第 26 頁關於光合作用與蒸散作用的說明）。不同植物的葉片結構、形狀、大小和質地可能有極大的不同，這與它們的光合作用、水分代謝、養分儲存與自我防衛的方式有關係。許多植物的葉片都帶有香氣。

花、果與種籽

雖然也有特例，不過大部分的植物都是透過授粉來進行有性生殖，於是花朵的作用就是要吸引傳播花粉的媒介。花朵如何施展功力與它們想要吸引哪一種媒介有關係，這就是為什麼有些花的顏色特別鮮豔，或是帶有誘人的斑紋，或者花瓣會呈現能在夜裡發光的白色（在它們需要吸引夜行的媒介時）。香氣對昆蟲來說也是另一種強大的引誘劑（參見第 29 頁，植物與香氣）。

苞片

是一種顏色鮮豔的變態葉，某些植物會長出苞片來保護花朵。

花被

是花瓣與花萼的統稱，尤其在很難區分出這兩者時，會以花被來表示。某些植物的雄性與雌性部位會分別出現在不同的花朵，甚至是不同的植株當中。

一旦授粉完成，花朵就可以功成身退了。花瓣會凋落（有時花瓣還會停留一段時間，但它的顏色會改變，表示授粉已經完成），花的香氣也會消失。這說明，採集花朵的時間點對於精油萃取是很重要的。

能夠孕育出新生命的種籽也具有多種型態。它們可以是會隨風起舞落入新家的細小顆粒，也可能像堅果一樣，被堅硬的外殼或果核保護著，外面還包覆著肥厚的果肉。許多來自種籽的產物都能運用在芳香療法當中，例如酪梨油、黑胡椒精油與杏桃核仁油。

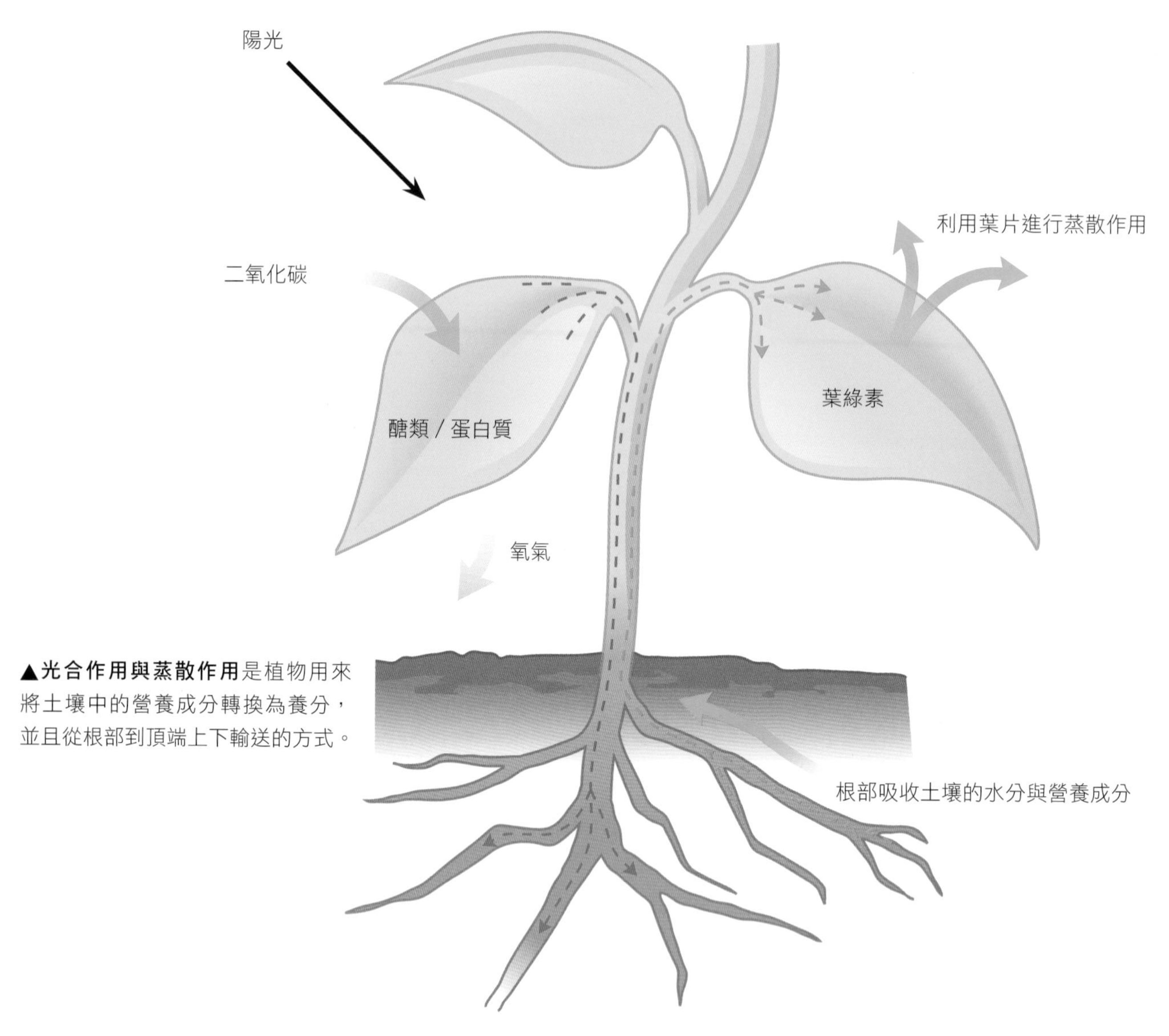

▲**光合作用與蒸散作用**是植物用來將土壤中的營養成分轉換為養分，並且從根部到頂端上下輸送的方式。

光合作用與蒸散作用

植物不像動物一樣，可以透過進食從食物獲取能量。綠色植物只能利用基本的自然元素進行新陳代謝，然後透過一連串的物理與化學作用來製造出養分。

光合作用是一種化學反應，通常當綠色植物受到光照，自然就會由葉片進行光合作用。光合作用能將植物根部吸收的基本養分轉化為成長所需的澱粉、醣類與蛋白質。不過，光合作用只在滿足以下條件時才會發生：

- 陽光，或類似的光源。
- 水分。
- 二氧化碳，通常會從葉片周圍的空氣自然滲入葉片組織中。
- 葉綠素，葉綠體當中的綠色色素。

當葉綠素攝取了陽光中的能源，二氧化碳會與水反應，形成碳水化合物（例如葡萄糖）與氧氣。接著植物會將糖分解為成長與再生所需的能量，然後把氧氣釋放到大氣中。

因為葉片進行的蒸發產生了吸力，在根部吸收的水分與營養才得以向上輸送到植物的各個部位，這就是所謂的蒸散作用。植物多孔的細胞構造使得光合作用後產生的養分能夠在植物體內回流，這就是所謂的輸導作用。

科學家一直到 20 世紀才了解植物將日光轉換為化學能量的方式，即便是現在，其中還有某些步驟未能被科學解釋。

植物的科屬分類

植物的種類辨識對於芳香療法來說非常重要。舉例來說，真正薰衣草（*Lavandula angustifolia*）與穗花薰衣草（*Lavandula latifolia*）萃取出來的精油，可不會是一樣的。除此之外，關於植物科屬的基本知識也能成為選油的指引，並幫助你了解它們的作用。

植物的分類方式

植物的分類方式，是在不同植物當中，按照能夠反映自然天性與演化關係的共有特徵來進行歸類。分辨的依據是科學界持續累積的研究成果，以及世世代代的植物學家對各種植物構造及生長狀況所做的詮釋。一般來說，用以參考的特徵有下面幾項：

- 莖幹上的葉片構造、數量及位置。
- 花朵的形狀、位置，以及其他組成構造（如花瓣、雄蕊等）的數量。
- 果實的構造。

根據這些條件，就能按照植物之間相同的特徵數量多寡，將整座植物王國逐步細分為更多個特徵明確的群組。

最基本的分類單位是種（species），英文簡寫是 sp.（單數）或 spp.（複數）。同一個種的植物具有同樣的血統，結構與行為幾乎一致，彼此的天性也相當雷同。

特質相近的種可按共有的特徵歸類成屬（genus，複數以 genera 表示），特徵相近的屬會再歸為科（family），類似的科可再歸為目（class），然後再歸為綱（order）。芳療師最關心的 3 個分類階層是科、屬與種。

同科植物通常會在特有的部位分泌精油。例如唇形科與桃金孃科植物通常在葉片分泌精油，薔薇科植物的油分通常蘊含在花朵中，而芸香科植物（也就是所有的柑橘類植物）的花、果與葉片都能分泌精油。

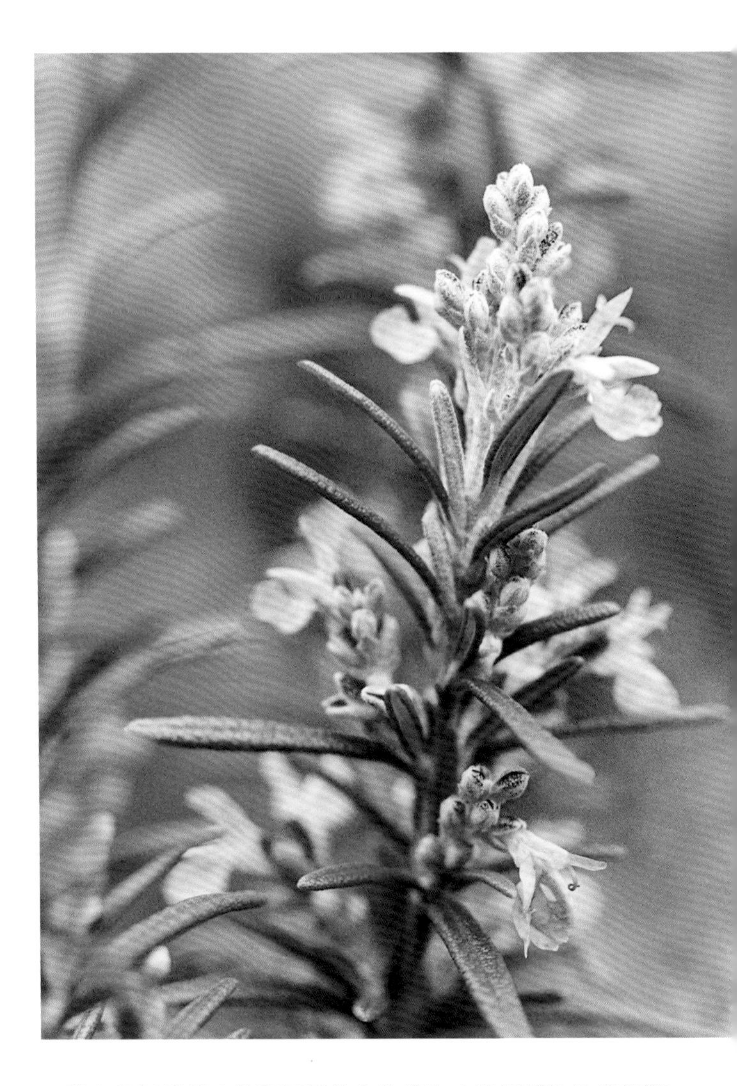

▲**龐大的唇型科家族**囊括了許多能萃取出實用精油的香草類植物。雖然唇型科植物的型態與樣貌各有千秋，它們卻有許多共同的特徵，例如葉片與種籽囊（花萼包覆 4 個「小種籽」）的樣態。唇型科植物的另一大特色是花朵。它們的花朵通常有 4 或 5 片花瓣，位在底部的花瓣形狀特別寬大，就像是嘴唇一樣（本科之前曾叫做唇型花科 [Labiatae]，就是「像嘴唇一樣」的意思）。唇型科植物的花朵通常會在葉與莖的節點上密集地叢生，或呈環狀輪生，通常一朵花會有 4 個雄蕊（少數情況下有 5 個）。

植物命名法

植物學家林內（Linnaeus）所發明的雙名法（binominal system），能讓我們精準地辨識出每個植物的品種。每一種植物都被賦予了以拉丁文表示的植物學名，包含兩部分：

- **屬名：**屬的名稱（就像人的姓氏，例如史密斯）
- **種名：**種的名稱（就像人的名字，例如羅傑）

舉例來說，大馬士革玫瑰的拉丁學名是 *Rosa damascena*，其中 *Rosa* 是屬名，而 *damascena* 是種名。拉丁學名一般以斜體表示，這是不成文的慣例，此外，屬名的開頭字母必須大寫，而種名則全部小寫。科名的開頭字母也以大寫表示，但不使用斜體。

植物的種名通常會透露出了解這種植物的有用線索。例如 *damascena* 這個字就意味著這是一種源自大馬士革的玫瑰（或至少是近東地帶靠近大馬士革的區域）。除此之外，種名也可能是指首先發現這種植物的人、來源地區，或生長習性。熟悉某些特定字彙，例如 *rubra*（紅色）或 *officinalis*（表示可藥用或烹飪用），能讓你更擅於解讀植物學名。

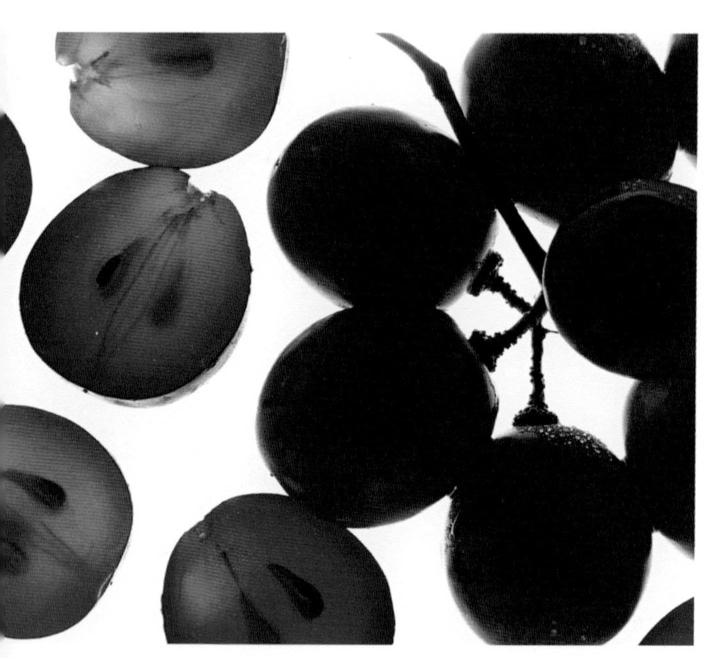

▲以雙名法為植物命名表示每種植物會被賦予由兩個拉丁字組成的名稱，分別用來表示屬名與種名。例如葡萄籽的拉丁學名就是 *Vitis*（葡萄樹）*vinifera*（能製酒）。

植物在種之下還能被分成幾個類別。除了植物學家之外，它們彼此之間的差異可能不容易分辨出來，但不同類別的植物所產出的精油性質與品質也會有所不同。

亞種（subspecies，簡寫為 subsp. 或 subspp.）指的是同種植物中，能特別區分出來的次分類，這些植物通常是因為生長在獨特的地區，於是與其他同種植物的樣態有所不同。它們的拉丁學名是這麼寫的：*Lavandula stoechas* subsp. *Lusitanica*。同種植物中，較不顯著的差異則可能以**變型（variety，簡寫為 var.）**或**變種（forma，簡寫為 f.）**來表示。它們的拉丁學名是這麼寫的：*Lavandula stoechas* var. *rosea* 與 *Lavandula stoechas* f. *leuchantha*。透過人工配種的方式也可能培育出許多新的品種，人工培育的品種會以這樣的方式表示：*Lavandula stoechas* 'Kew Red'。可以參考本書第 31 頁關於化學屬性的段落。

了解植物生長的地理區域，能有助於判斷精油的化學屬性。例如產自非洲科摩羅島的羅勒精油會是以甲基醚蔞葉酚為主要成分的熱帶羅勒（醚類），而產自澳洲的羅勒精油會是有甜美沉香醇香氣的甜羅勒（單萜醇類）。甜羅勒能讓人舒緩放鬆，而熱帶羅勒則能讓精神更輕快機敏，就像為沉重的腦袋「注入一股氧氣」一樣。

早期分類系統

分類學（Taxonomy），也就是將動植物分為不同群組（或類別），並加以命名的學門，是科學最早的分支之一。數千年以來，科學家曾發展出許多種分類的方式。舉例來說，古希臘時代的普林尼（Pliny）就曾依大小和形狀，將植物分為三類：草本植物、灌木與樹木。中世紀則是依照植物的用途分為：藥用植物、食用植物與有毒植物。現在從許多植物的俗名中，仍然可以看出它的用途，例如肺草（肺草屬，Pulmonaria spp.）就是一種對肺病有益的植物。

到了 18 世紀，偉大的瑞典植物學家卡爾洛斯 · 林內（Carolus Linnaeus）根據植物的雄蕊數目建立了一種分類方法。而當科學進展讓我們對植物彼此之間的關係有了新的觀察方式時，林內的分類系統就被更新的分類方式取代了。不過，他所創造的雙名命名法（如前文所述）成功代替了先前冗長費解的植物名稱，直到現在都還是通用的標準命名法。

植物與香氣

分泌芳香精質是植物的求生方式之一。不同科屬植物所分泌的香氣性質都有所不同，甚至同一株植物中不同部位的香氣也有不同作用。

為什麼植物會分泌芳香精質？

一般認為，植物分泌芳香精質（易揮發、凝練而輕盈的油分）有兩個主要原因：防止動物咬食的防禦作用，或是促進授粉和傳播種籽的誘引作用。植物可能採取其中一種策略，也可能兩者並行。舉例來說，西方杜鵑花（*Rhododendron occidentale*）葉片的氣味有如臭鼬一般，能讓愛吃嫩枝的動物敬而遠之，而它的花朵又以甜美誘人的香氣來吸引傳粉媒介。

葉的香氣：防禦作用

許多植物的葉片表面都覆蓋著飽含精油的小型細胞，其中大部分精油的化學類屬都是萜烯類（參見第21頁）。這些精油不僅散發出讓覓食的動物聞起來既噁心又倒胃口的氣味，也能在炎熱的天氣中迅速揮發，降低葉片表面的溫度。除此之外，某些萜烯類透過水滴滲入土壤後，還能抑制周邊植物與種籽的生長。

花的香氣：誘引作用

花朵的香氣、顏色與形狀，無論是單獨來看或整體而論，都是為了吸引傳粉媒介。有些植物的花香只能在靠近時聞到，甚至要等傳粉媒介停在花朵上的時候才聞得到；也有其他花朵遠遠地就用香氣吸引傳粉者前來。

花香的性質是根據它想吸引的傳粉者類型而有不同。要吸引蜜蜂或蝴蝶的花朵通常會有甜美的氣味，而像夜香樹（*Cestrum nocturnum*）這種在夜間開花的植物，為了吸引蛾，會散發出更濃重，甚至令人煩膩的氣味。用來誘引的花香並不全是討喜的味道，例如有些植物為了吸引蒼蠅前來傳粉，會散發出肉類腐敗的味道。我們可以從中發現有趣的動物／人類溝通方式。舉例來說，飄散在空氣中的芳香分子可能不合草食動物的口味，或能趕走某些昆蟲，但另一方面，我們又知道蜜蜂特別喜歡薄荷與香蜂草的味道。

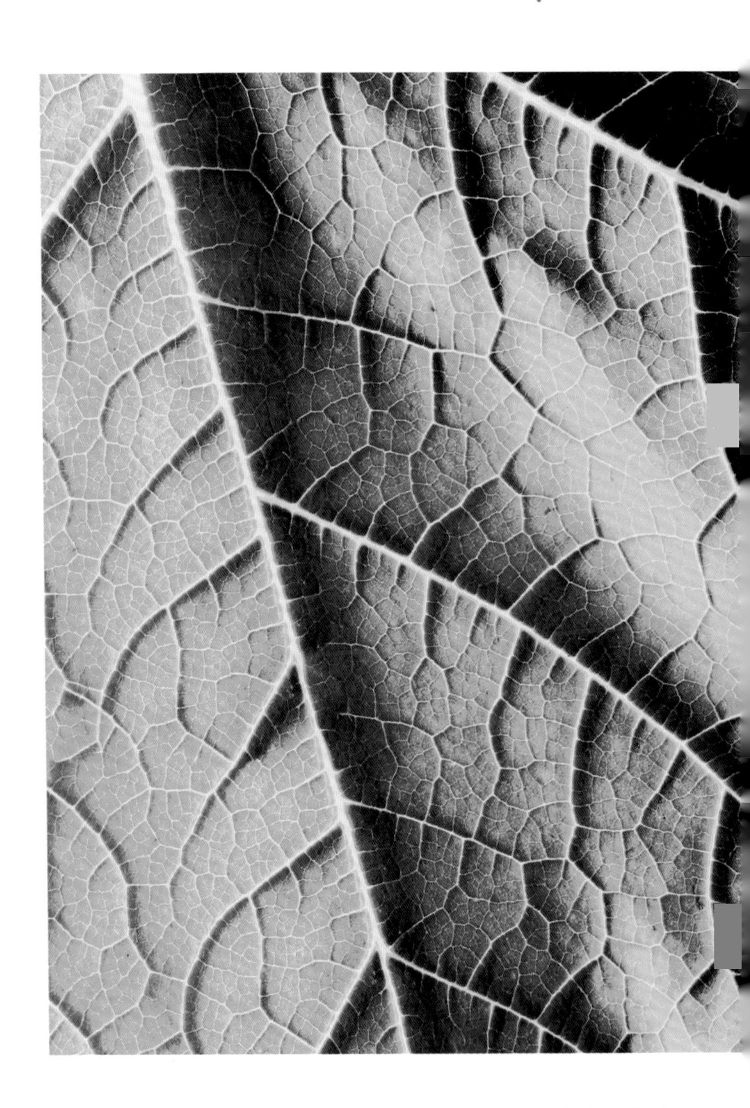

▲**氣味芬芳的葉片表面**覆蓋著飽含精油的細胞。若你用指尖搓揉帶有香氣的葉片，例如薄荷葉，這些細胞就會釋放出精油，為你帶來陣陣美妙的香味。

芳香精質的作用強度，也與植物生長的環境與成長方式有關。例如，生長在熱帶的植物，就需要高溫和熾熱的陽光來發散出強烈的氣味，而生長環境氣候溫和的植物，通常會散發出更細緻的香氣（參見第31頁風土條件的段落）

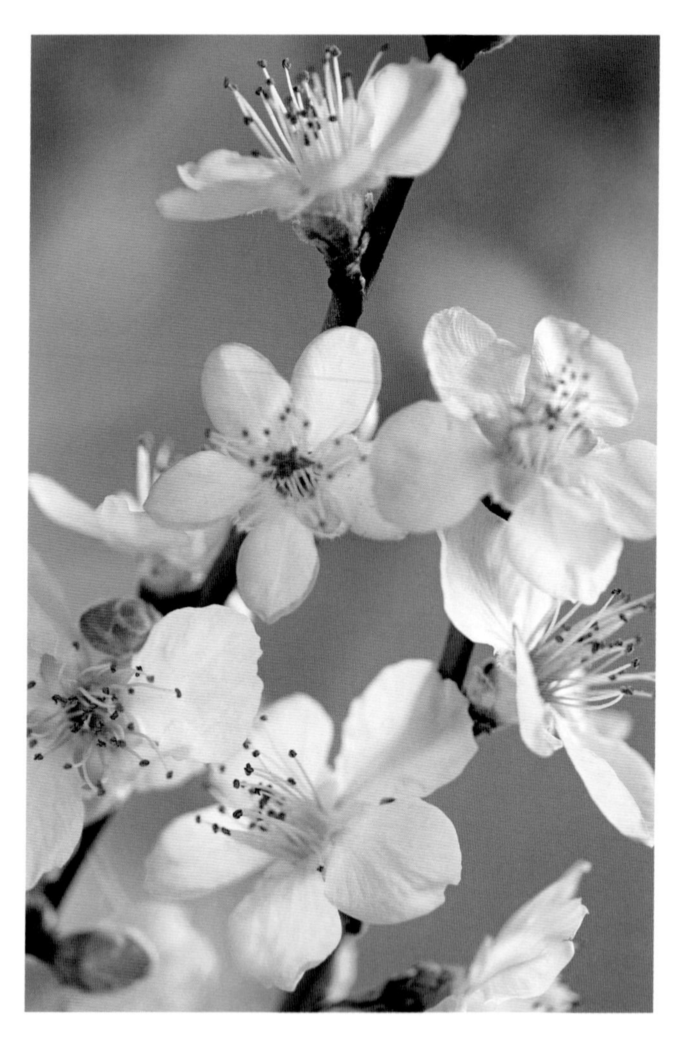

▲甜杏仁樹的花朵（*Prunus dulcis var. amygdalis*）甜杏仁油是一種常見的基礎油，透過冷壓的方式從植物的核仁中取得。

分泌油質的植物構造

不同的植物細胞會分泌不同種類的精油。這就能解釋為什麼我們能夠從同一株植物的葉片、莖幹與花朵，分別萃取出具有不同化學成分的精油。花朵的芳香精質由花瓣的表皮細胞分泌，而植物其他部位的油質分泌工作通常由腺毛負責。

許多植物的表面都有柔軟的纖毛，表示有毛狀體覆蓋在外。這些毛髮可能覆蓋整株植物，也可能只出現在某些部位（如葉片或花萼），質地可能纖柔也或許粗糙。負責分泌油質的腺毛具有專門的分泌組織，它是從表皮細胞發展而來，它的細胞核大，而細胞質密度高（參見第 24 頁關於細胞的段落）。

分泌油質的腺毛可能是**頭狀腺毛**（有一到兩個頭部細胞）或是**盾狀腺毛**（有多達十個頭部細胞）。以盾狀腺毛來說，頭部細胞連結成的細胞壁會與細胞之外的角質層分離，不僅空出空間，也會使角質層再向外擴張。油質就是儲存在這些空間當中。

儲存油質的植物構造

油質能儲存在植物內部許多不同的構造當中。植物所能儲存的儲油量，取決於植物的種類、年紀，以及分泌細胞的老化程度。

腺體、腺毛與腺鱗

這是植物表面隆起的單細胞或多細胞構造，或稱為油囊（pockets）。以這種方式儲存油分的植物包括百里香（*Thymus vulgaris*）、甜馬鬱蘭（*Origanum marjorana*）、迷迭香（*Rosmarinus officinalis*），以及所有唇型科的植物。

油質細胞與樹脂細胞

有些植物會發展出專用的細胞（其中有些仍具活性）來儲存油分或樹脂。例如肉桂（*Cinnamomum zeylanicum*）與芳香羅文莎葉（*Ravensara aromatica*）等樟科植物。

油質或樹脂腺道

有些植物則將一個個腺體細胞騰出的空間，發展成管狀的腺道或導管。例如甜茴香（*Foeniculum vulgare*）與芫荽（*Coriandrum sativum*）等繖型科植物。松柏科植物也有樹脂腺道，從中可以萃取出大量的樹脂。有些樹脂必須用割裂的方式採收（tapping），也就是將樹皮割出刻痕，蒐集滲流出來的汁液。

油質腺囊

當分泌細胞的油質多到使細胞壁破裂，鄰近的細胞群就會形成一個小型的儲存囊，也就是油質腺囊。（這個現象叫做次生腔室形成 [secondary cavity formation]，而這種油質腺囊稱為離破生腺囊 [lysigenous reservoir]）。芸香科植物的油質腺囊就是它們的招牌特色之一。

風土條件與精油化學屬性的關係

我們可以用法國釀酒業常用的單字「*terroir*」（風土條件）來概括植物生長條件對植物本身以及精油屬性的影響。這些風土條件包括：

- 土壤：土壤的種類，它的深度、質地、肥沃度與排水性，根據地理位置的不同可能產生極大的差異。
- 地區：海拔高度、日照充足或半陰、室內或室外、生長在平地或斜坡。
- 氣候：年雨量與降雨的月分能直接影響到花朵和種籽的大小，以及植物化學分子的濃縮程度。風量也會影響植物生長。同一地區每年的氣候變化也有重要的參考意義。

生長在不同地區或生長在不同條件之下的同一種植物，萃取出來的精油通常會有不同的化學成分組成。我們會用化學屬性（*chemotype*）來表示這個差異性。每一種精油的特質都來自它的化學屬性。你可以把單一精油的成分組合想成是單一精油的「配方」。例如，迷迭香（*Rosmarinus officinalis*）就可以分為 3 種不同的化學屬性，各自含有較高的樟腦（龍腦）、1,8 桉油醇與馬鞭草酮（可以參考第 22 頁，精油的化學類屬）。植物的化學屬性通常用這樣的方式標示：*Rosmarinus officinalis ct. borneol*。

▼**風土條件**足以影響葡萄樹結出的果實，對於釀酒業來說，是至關重要的決定性因素。土壤的種類與品質，以及植物生長的環境條件，都會對它所分泌的油質造成影響。

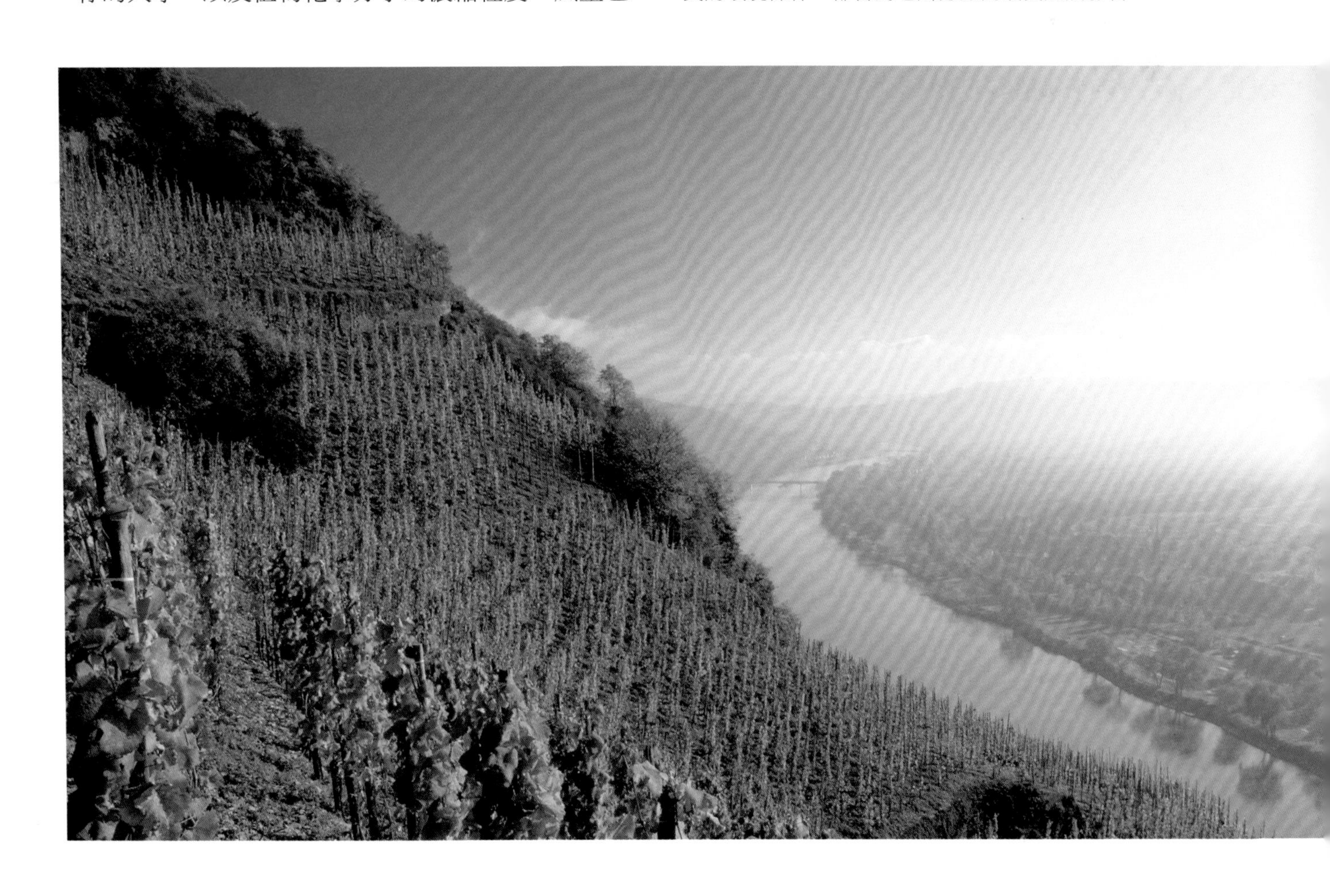

透過嗅覺吸聞香氣

嗅覺在芳香療法中扮演著非常重要的角色。人類的嗅覺既是與生俱來，也受後天經驗的影響，對我們的身心健康產生基本的貢獻。探索身體中產生嗅覺的構造，以及嗅聞氣味所帶來的感受，就像是進入大腦深處進行一場奇妙的旅行。

嗅覺生理學

物質若要能被嗅聞，就必須具有揮發性，因為唯有如此，分子才能透過鼻孔進入鼻腔。這個物質也必須能溶於水，才能被鼻腔通道的黏液溶解，進而接觸到黏液中的嗅覺細胞。除此之外，它也必須能溶於油脂，因為嗅毛的細胞膜多半是由脂肪構成。

鼻腔吸入空氣的同時，也讓它變得溫暖。其中任何帶有氣味的分子，例如精油中的芳香分子，就會被分布於鼻腔內部的黏液溶解。鼻腔內部兩側的頂端，差不多與眼睛同高的地方，就是嗅球的所在地。嗅球的直徑大約只有 1 公分（1/2 吋）左右，由一層黏膜包覆著。這層排列在鼻腔兩側的黏膜叫做嗅覺上皮，它是一種特別的組織，在薄薄的一層黏液當中，含有大約 1 千萬個嗅覺細胞。

嗅覺黏膜中的嗅覺細胞是一種神經細胞：這是人體中樞神經系統中，唯一暴露在外並能與外界環境直接接觸的神經細胞。嗅覺細胞每 28 天就會汰換更新。每個嗅覺細胞帶有 6 到 8 條細小的纖毛（或稱嗅毛），纖毛上有嗅覺受體。就像每片拼圖有專屬的位置一樣，氣味分子根據結構的不同，也有各自契合的嗅覺受體。科學家長久以來都在研究氣味分子究竟以什麼方式刺激這些細小的嗅毛，讓嗅覺細胞能將它轉化為電流信號，從而進入大腦。

嗅覺細胞上的嗅毛（約有 8 千萬個）能夠承載大量的資訊，比人體中任何已知的分析系統能處理的資訊量還要多。我們的每一次呼吸，都是在接收有關周圍環境的資訊線索。從出生的那一刻起，我們的嗅覺功能就已齊備，在我們接下來的一生當中，具有重大的影響力。

我們如何感知香氣

嗅覺主要運作於我們的潛意識當中。它可以分為兩種，初級嗅覺（或稱本能嗅覺）與次級嗅覺（從經驗中習得的嗅覺）。

初級嗅覺

這種嗅覺是我們的生存本能。例如嬰兒很快就能學會辨認母親的氣味，這也是形成母嬰親密關係的過程之一。擁有初級嗅覺，意味著我們能分辨出食物或危險的氣味差異。在青春期的時候，我們會因為荷爾蒙的氣味（費洛蒙）潛意識地受到具有性吸引力的對象吸引。

次級嗅覺

從出生起，當我們逐漸體驗到越來越多不同的氣味，我們的嗅覺系統也在不斷地成長和發展，將這些新的氣味與愉快或不悅的經驗連結在一起。氣味、情緒和回憶的連結是鮮活的。每個人能感知的氣味種類數目因人而異。在香水業當中，調製出醉人香氣的最大功臣，就是在英文中與鼻子同名的「調香師」（the nose）。專業的調香師能辨識出多達 3000 種不同的氣味，要達到這等境界，可能需要花上 20 年的訓練。

嗅覺與芳香療法

若要觸動視覺或聽覺，需要有聲音或光線的刺激。然而要啟動嗅覺，只需要空氣中出現氣味分子，就能在一吸一吐之間於大腦中留下印記。像醋或氨水這種刺鼻而辛辣的氣味，是由專門負責這類氣味的特定神經細胞進行處理，然而芬芳的香氣分子卻會直接進入大腦的邊緣系統（和其他許多刺激物一樣），不需經過大腦皮質。它們會深入大腦深處保存氣味資訊的控制中心。也就是說，早在我們意識到之前，我們的潛意識就已經接收到氣味，並產生反應了。

▶**邊緣系統** 當鼻腔中的嗅覺細胞偵測到氣味分子，就會向大腦發出電波信號。

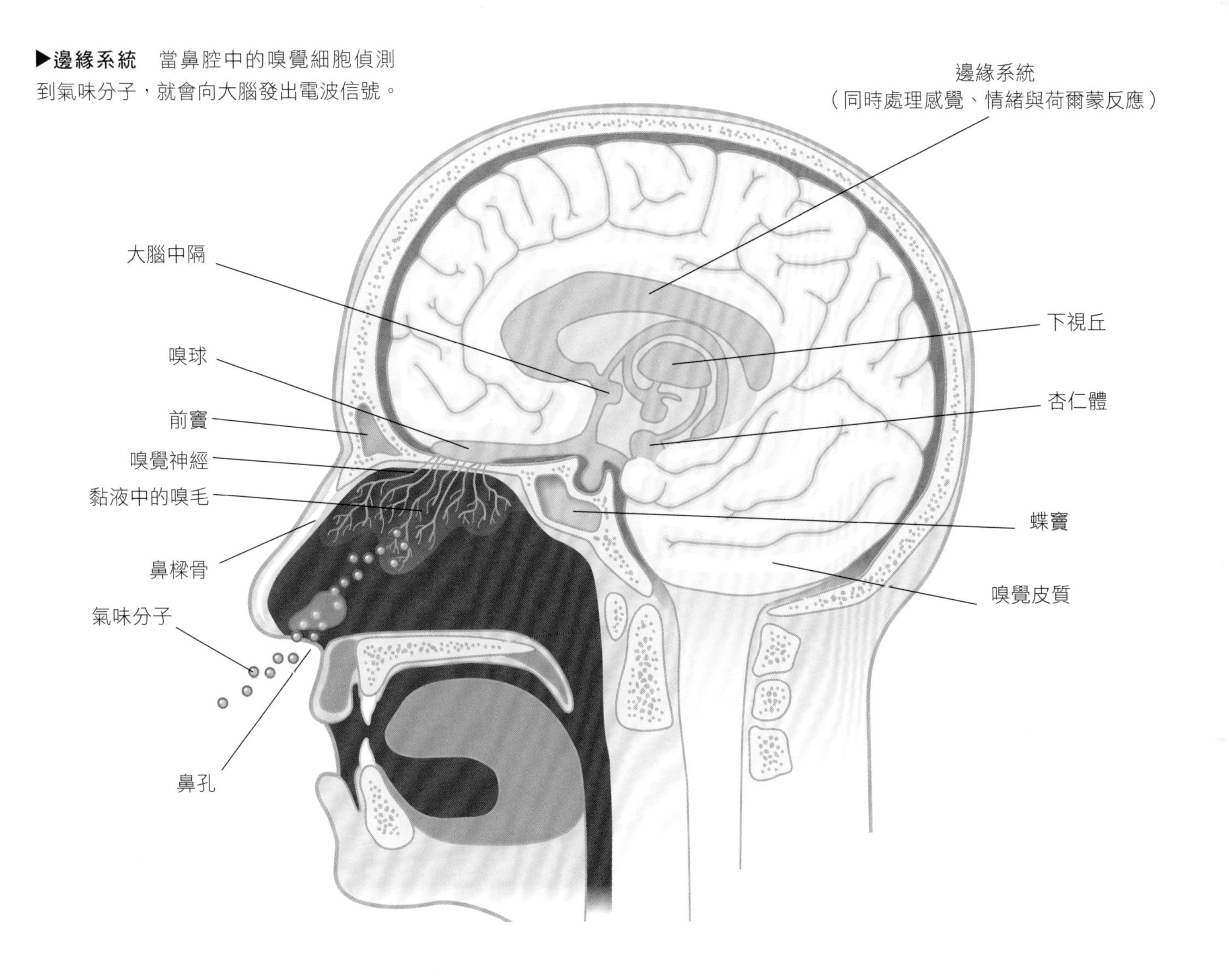

大腦的邊緣系統

從演化的角度來看，大腦的邊緣系統（一度被稱為嗅覺腦）是大腦最先出現的部位之一。它的主要構造（包括杏仁體、視丘、下視丘、腦下垂體與松果體，以及海馬迴）功能各自不同，分別負責處理情緒（尤其是快樂、痛苦、憤怒、恐懼、悲傷和性慾）、記憶（包括長期記憶與短期記憶）、行為模式、學習機制以及思想。上述的某些功能，也扮演著控制身體對刺激物產生何種反應的角色。嗅覺受體與大腦邊緣系統這種直接的連結關係，說明了為什麼氣味能讓人產生情緒反應，或是回想起過去的某段記憶（氣味記憶存留的時間比視覺記憶還要久）。這也是為什麼每當聞到某些氣味，就彷彿回到了記憶中的某些時光。

神經系統與大腦這種直接的互動關係，是精油強大療癒力量的根源。尤其負責掌管心理狀態與情緒的就是邊緣系統，更使精油能產生直接的影響作用。

每個人對氣味的看法都相當主觀，部分原因可能就是因為氣味、回憶和情緒之間具有複雜的關係。在下一個章節中（特別是第 51-56 頁），我會更詳細探討香氣的分析方式，以及調製既有效又好聞的配方的重要性。我們不要求芳療師的鼻子像專業調香師一樣靈敏，但是身為芳療師必須要學會鍛鍊自己的嗅覺。

世世代代以來，人類都用香氣來促進心情的愉悅，如果妥善運用，它們還能幫助我們找回與自然的連結。如果某個精油的香氣能讓你聯想到美好的經驗，這樣的心理作用便有助於平衡身心。

透過皮膚吸收精油

皮膚是人體中最大的器官，皮膚的吸收力使它成為芳療師運用精油的第二種主要使用方式。皮膚也被稱為是人體的外皮系統。

皮膚的滲透性

皮膚約占人體體重的 12%，它的主要功能之一，就是作為身體的防線，讓外界物質不容易侵入人體。因此，只有非常小的物質能穿透皮膚。的確，大約在 50 年以前，人們還以為皮膚是不具滲透性的。當然，這樣的看法並不完全正確。大小精微的物質（至多到精油芳香分子的兩倍大小）可以被吸收進入身體，特別是像精油這種具有脂溶性的物質。

皮膚的第一道防線，也是主要的吸收屏障，就是表皮。表皮因為分布著毛囊與腺體通道而具有缺口，此時，水溶性（親水）的分子能從汗腺進入人體，而脂溶性（親油）的分子則會以皮脂腺作為通道。（關於皮膚不同層面的構造說明在本書第 6 章會有更詳細的解釋，參見第 164 頁）。

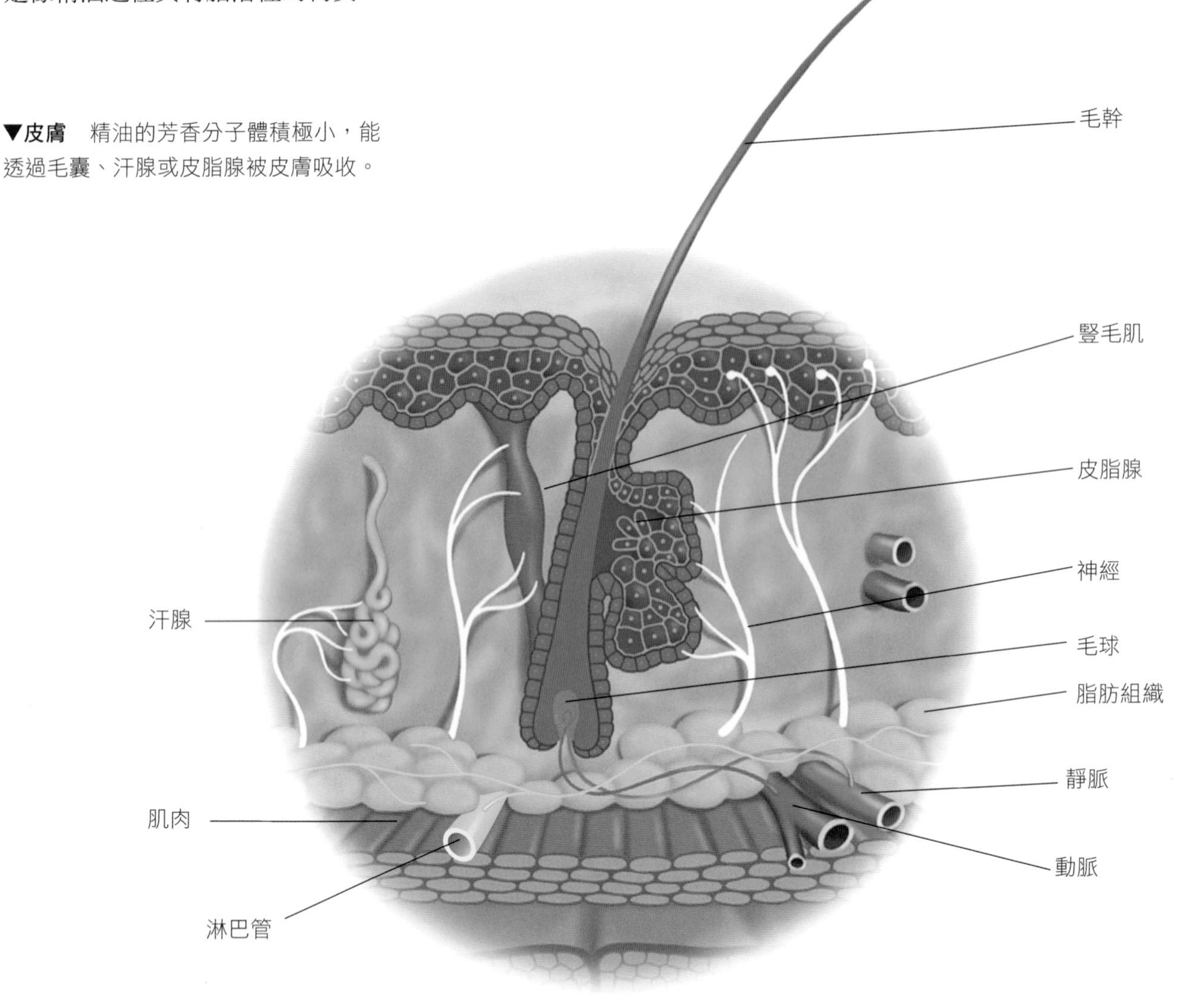

▼皮膚　精油的芳香分子體積極小，能透過毛囊、汗腺或皮脂腺被皮膚吸收。

人體不同部位的表皮會有厚薄的差異，其中腳底與手掌的表皮最厚，而眼皮則最薄。不同部位的皮膚滲透性也有不同。舉例來說，腿部的皮膚就比額頭或手腕內側的皮膚更不容易吸收。

表皮之下

表皮層中並沒有血管分布，一旦精油分子穿過表皮進入下方的真皮層，就會看到密密麻麻的血管與淋巴網，在這個區域建立了巨大的網絡。於是，精油分子就能藉此進入血液與淋巴循環系統，進而周遊全身。

比起透過消化系統進行吸收，透過皮膚的好處是能直接進入血液當中，而不需要經過有可能濾除掉某些成分的肝。除此之外，由於精油具有脂溶性，它們也能跨越阻隔，直接從血液進入大腦。

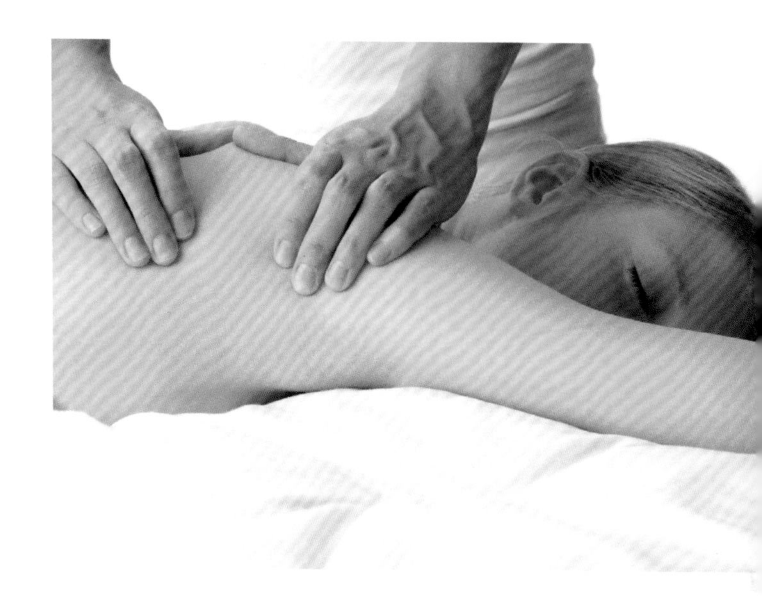

▲**芳香按摩**是一種放鬆的治療方式，能促進精油從汗腺或皮脂腺穿透至皮膚當中。

皮膚吸收度

下列幾項因素可能會影響精油穿透表皮的程度。首先，因老化或曬傷而導致缺水的肌膚較不容易吸收油質，因為皮膚本身蘊藏油分的細胞已經萎縮。男女的皮膚吸收度也有差異，女性具有額外的皮下脂肪層，這也表示具脂溶性的化學分子在她們身上的吸收程度會比男性來的好。

對芳療師來說，最有助益的因素就是溫度。正在大量出汗的皮膚，吸收效果會大打折扣，因為汗腺在向外排除水分時，無法同時往內吸收。不過，溫暖的肌膚就有助於良好吸收，因為：

- 溫暖的皮膚能使油脂的黏性降低，更利於吸收。
- 暖和的溫度能讓位於真皮層的血管擴張，使精油更容易進入血液中。
- 接近皮膚表層的血流速度增快，也使得精油能更快進入身體其他部位。

受傷／受損肌膚的吸收程度可能比一般皮膚還大得多，所以必須避開這些部位，以免出現皮膚過敏或太過刺激的狀況。

芳香浴

在泡澡水中加入精油是常見的居家芳療建議（參見第150頁）。雖然建議的精油用量看似很少（1澡盆的水用量為6到8滴精油，並且必須先稀釋於基礎油中，再加入澡盆），但被水分充分浸潤的皮膚，吸收油份的速度其實極快，再加上泡澡時溫暖放鬆的作用，會讓精油更快進入皮膚當中。除此之外，使用精油泡澡還有一項附加的好處，就是當精油揮發到空氣當中，還能藉由呼吸進入體內。

使用方式

上述內容說明了，芳香按摩具有讓人在愉快的氣氛下，有效促進皮膚吸收的優勢。另一個常用的替代方式是濕敷，也就是只針對局部部位來治療。

精油是一種易揮發物質，其中有些揮發性非常高，只要情況允許就可能快速消散。基於這個原因，我總是建議芳療師除了正在按摩的部位之外，其餘身體部位都要覆蓋起來。芳香按摩的技巧會在本書第5章有更詳細的說明（參見第110頁）。

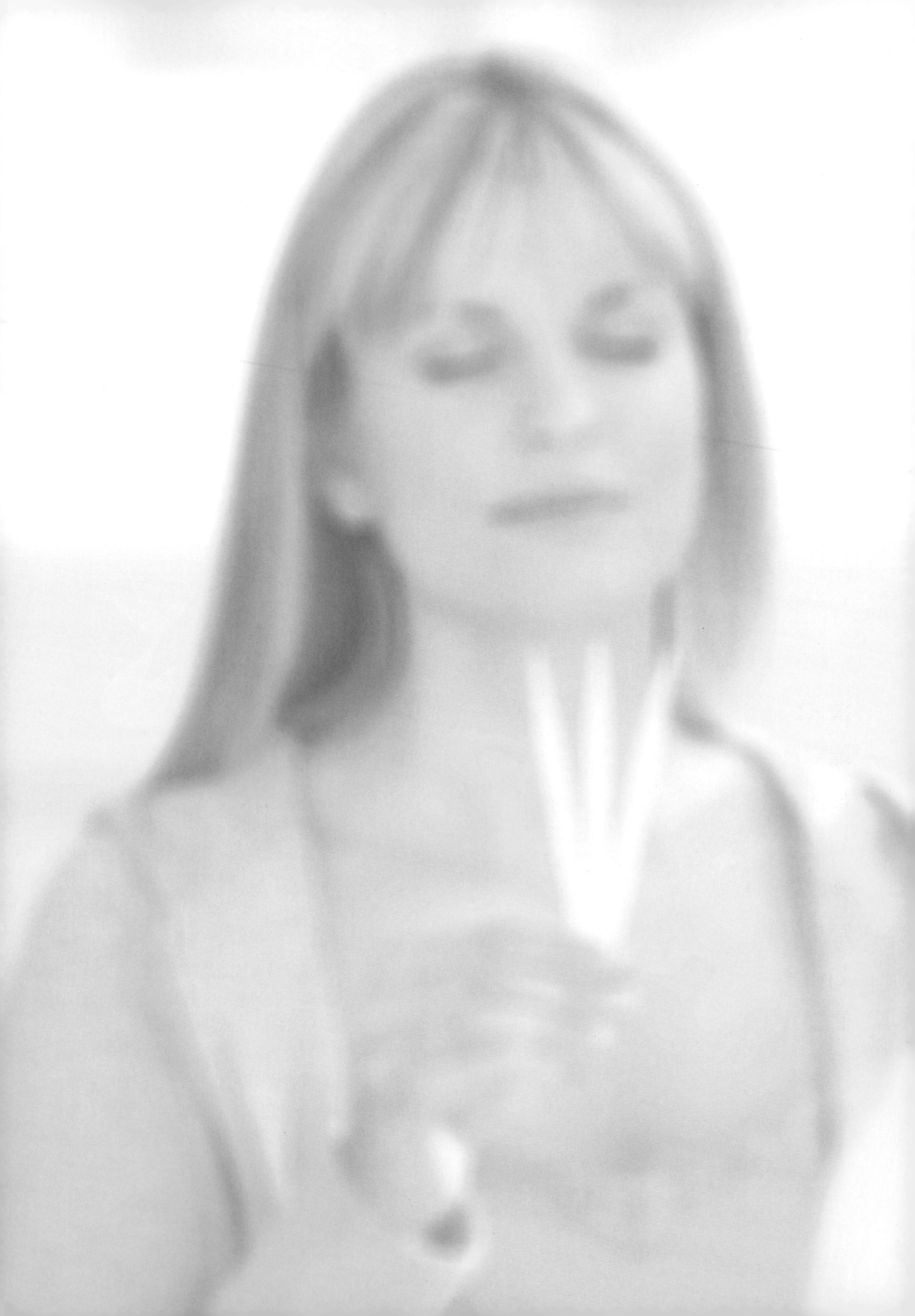

三、精油的選購與使用

精油來自各式各樣不同的植物，萃取的方式也有許多種。一旦你了解傳統的精油萃取方法有多麼費時，而現代化的技術又需要多麼昂貴的設備才能進行，就知道為什麼未經混摻的純精油如此珍貴，而其中某些種類就連價格也非常昂貴。精油被萃取出來之後，就能發揮各自擅長的舒緩、放鬆、激勵或療癒等作用，但為了了解精油更多的可能性，每位芳療師都需要學會調製配方精油的藝術。

精油的來源

精油是植物身上最微小的一種構成物質。植物的不同種類，或是同株植物的不同部位，都有不同的含油量。這就是為什麼有些精油的萃取難度會特別高。

精油是什麼？

有些人會將精油稱為精質／植物精華（essences），這樣的說法嚴格來說並不正確。精質是由植物專門負責分泌的細胞所生成的一種物質，在植物的葉片、花朵、樹皮或根、果肉或果皮可以找到，並且通常位在靠近表面的地方。精質就是儲存在這些部位細胞，或是其他特別的儲存細胞當中。精質只有在蒸餾過後，才會成為精油。只有少數例外，例如柑橘類精油就是精質本身（參見第 44 頁）。

精油的特性

- 精油通常是液狀的，只有某些精油（例如安息香或奧圖玫瑰）是半固體狀。
- 雖然精油的名字有個「油」字，但它們的觸感通常並不油膩。
- 精油具有揮發性，在空氣中消散的速度有不同程度之分，而且也是易燃物質。所以，精油應該存放在陰涼處，並且不可靠近火源。
- 精油可以溶於油脂與酒精，但不會溶於水，只會在漂浮在水面上。
- 精油具有香氣，用於治療時，香氣的作用格外重要。
- 未經稀釋的精油作用非常強烈，因此在使用時通常會先以基底油、油脂或酒精進行稀釋。

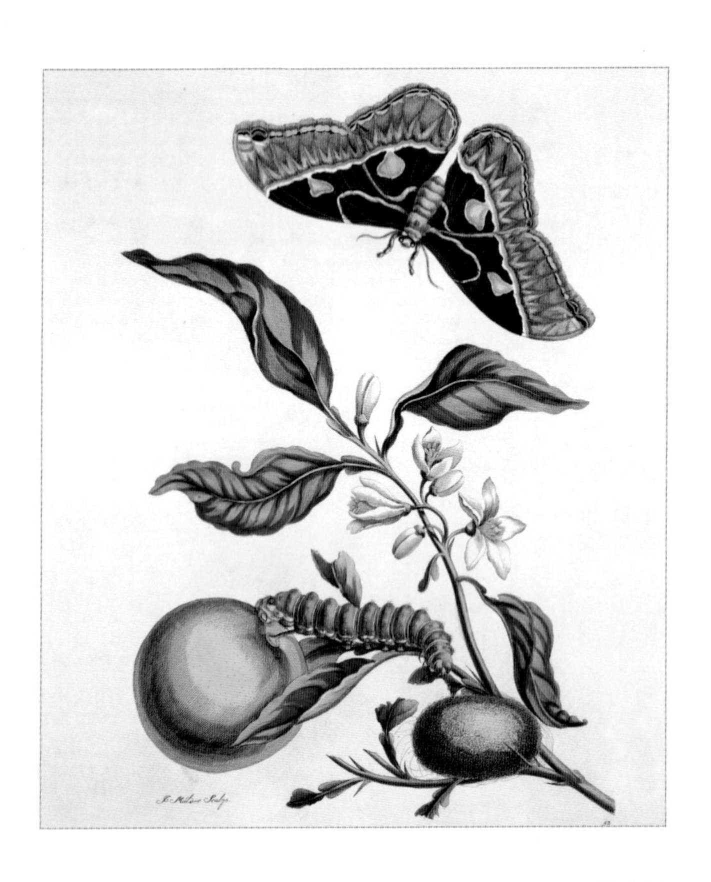

▲苦橙（Citrus aurantium）是唯一能萃取出三種不同精油的植物：從果皮萃取的苦橙精油、從葉片萃取的苦橙葉精油，以及從花朵萃取的橙花精油。

大多數的植物只會從一個特定部位生成一種精油。例如羅勒（*Ocimum basilicum*）與歐洲赤松（*Pinus Sylvestris*）精油是透過葉片分泌精油；胡蘿蔔籽（*Daucus carota*）精油是儲存在種籽中。不過苦橙（*Citrus aurantium* var. amara）卻可從不同部位萃取出三種精油，而且使用的萃取方式也各自不同。

精油的萃取方式

如要取得植物材料中的植物精質，在採收植物之後，就需要進行萃取。萃取精油的方式有許多種，但大部分都非常消耗人力。在接下來的幾頁中，會一一介紹植物精油的蒸餾法與其他萃取方式。

完成品和副產品

下面介紹的這些精油萃取法，依照植物材料性質的不同，各自有最適合萃取的精油。有些萃取方式在萃取過程中會產生副產品，這些副產品可以用在芳香療法當中，有時也用在香水業。

各種主要精油萃取方式的優劣分析

萃取方式	優點	缺點
蒸餾法	較符合經濟效益的作法，用簡單的儀器就能萃取出大量的精油。	以高溫方式進行，因此可能影響到精油的芳香分子結構。
溶劑萃取法	以低溫方式進行，因此比較不會破壞精油的成分。	可能會有溶劑殘留。
超臨界二氧化碳萃取法	以低溫方式進行，因此比較不會破壞精油的成分。	需要使用到高壓設備，價格非常昂貴。
碳氫化合物萃取法／環保溶劑（phytonic）萃取	速度快、精油成分完整。	價格高昂。
浸泡法	無	費時費工，現在已經很少採用這種方式。
脂吸法	以低溫方式進行，因此比較不會破壞精油的成分。	非常耗時，並且需要花費大量人工。
壓榨法	不需加熱就可以進行。	只適用於柑橘類精油。

從芳香植物中取得的芳香物質種類

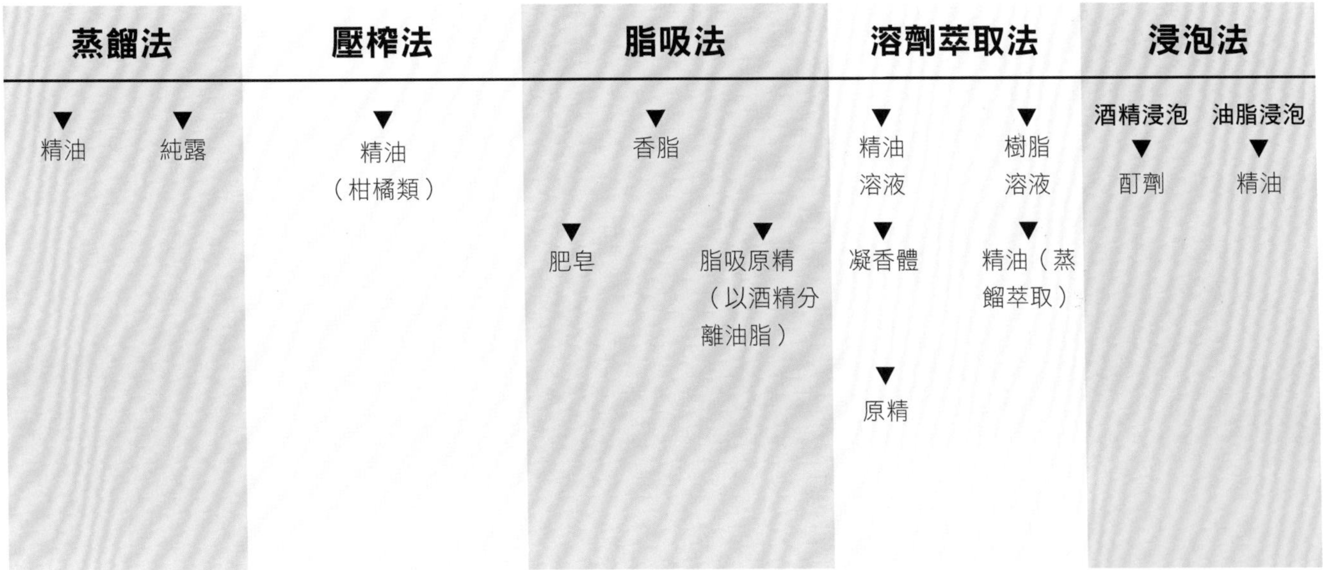

蒸餾法
- ▼ 精油
- ▼ 純露

壓榨法
- ▼ 精油（柑橘類）

脂吸法
- ▼ 香脂
  - ▼ 肥皂
  - ▼ 脂吸原精（以酒精分離油脂）

溶劑萃取法
- ▼ 精油溶液
  - ▼ 凝香體
    - ▼ 原精
- ▼ 樹脂溶液
  - ▼ 精油（蒸餾萃取）

浸泡法
- 酒精浸泡
  - ▼ 酊劑
- 油脂浸泡
  - ▼ 精油

蒸餾法

蒸餾法是一種世代相傳的古老技術，在過去是由專門的蒸餾工匠以小規模方式進行。蒸餾精油與蒸餾烈酒（例如威士忌或白蘭地）的原理是一樣的。

前置工作

花朵與葉片在蒸餾之前通常不太需要處理，不過有時候會需要把它們切碎或磨碎，以便破壞植物的細胞壁，讓芳香精質揮發出來。同理，堅硬的果實、種籽或樹皮在蒸餾之前通常需要處理成碎片或粉末（這個過程稱為粉碎處理），如此一來，才能讓儲存精油的細胞暴露在滾水當中。有些植物葉片，例如廣藿香（*Pogostemon cablin*），甚至需要先靜置一會兒，利用短時間的發酵來破壞細胞壁。

蒸餾法是將一種液體或固體加熱到蒸發，然後讓蒸氣穿透植物材料，帶走芳香精質，再將混合芳香精質的蒸氣冷卻，回到原本的液體或固體狀。用來萃取精油的蒸餾法主要有兩種：水蒸餾法與蒸氣蒸餾法。

▼早期的銅製蒸餾器相當具有觀賞價值，在法國格拉斯（Grasse）的香水博物館中有展示。格拉斯是位在南法的香水小鎮，那裡的香水業起源可以追溯到 18 世紀末期。

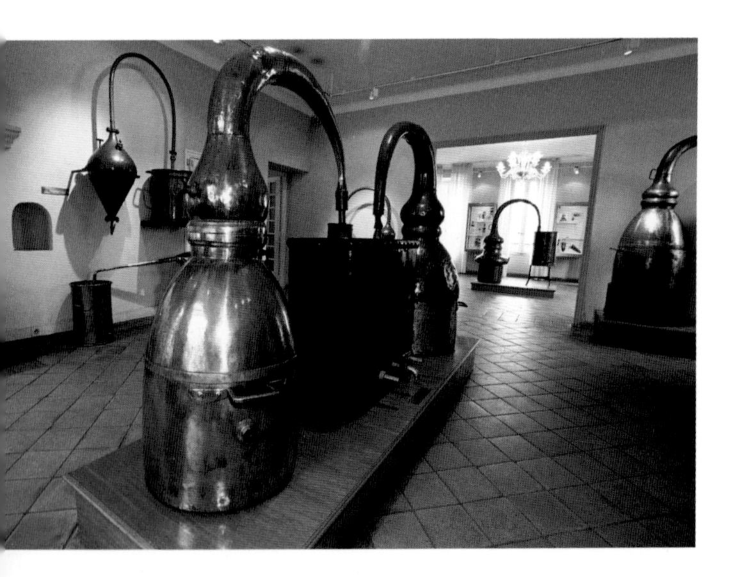

水蒸餾法

水蒸餾法的程序是先將芳香植物與足量的水一起放在蒸餾容器中，然後將蒸餾槽蓋緊。在持續加熱的過程中，水會沸騰，使其中的芳香植物軟化，並從油脂腺中釋放出精油。藉著滾水形成的陣陣蒸氣，精油（也就是芳香分子）會跟著水蒸氣一起蒸發，循管路進入冷卻槽。水蒸氣與芳香分子經過冷卻之後，會各自還原成液體，流入收集桶當中。

由於精油的密度比水低，所以在冷卻過後，精油會與水分離，聚集在水的上方。接著這層精油會被取出，如有需要的話會再使用無水硫酸鈉（*anhydrous sodium sulphate*）去除殘餘的水分。接著，精油會在過濾後裝入適當的容器中，進行保存或運輸。

蒸氣蒸餾法

蒸氣蒸餾與水蒸餾的過程差不多，原理也一樣，只不過將加熱槽與蒸餾槽分開，蒸氣先在加熱槽中蒸發，才進入放有芳香植物的蒸餾槽。此處的蒸氣壓力比大氣壓力大，所以它的溫度會比一般的沸點（100°C ／ 212°F）還要高。芳香植物中易揮發又不溶於水的芳香精質會被蒸氣帶走，接著進入冷卻槽冷卻，再流入收集桶中，就和水蒸餾法一樣。

蒸氣蒸餾的進行速度比水蒸餾更快，於是能使精油成分被破壞的程度降到更低。它也很適合用來萃取容易揮發的萜烯類成分（參見第 21 頁）。

除了這兩種方法之外，還有其他的變化方式。例如蒸氣和水蒸餾法就結合了這兩種蒸餾法，蒸氣同樣是從另一個加熱槽中生成，但蒸餾槽中既有芳香植物也有水。

▼**大部份的精油都是以蒸餾法萃取**，主要過程是以加熱芳香植物的方式，使精油揮發成氣體，然後再進行冷卻，讓蒸氣還原成水和精油，流入收集桶中。

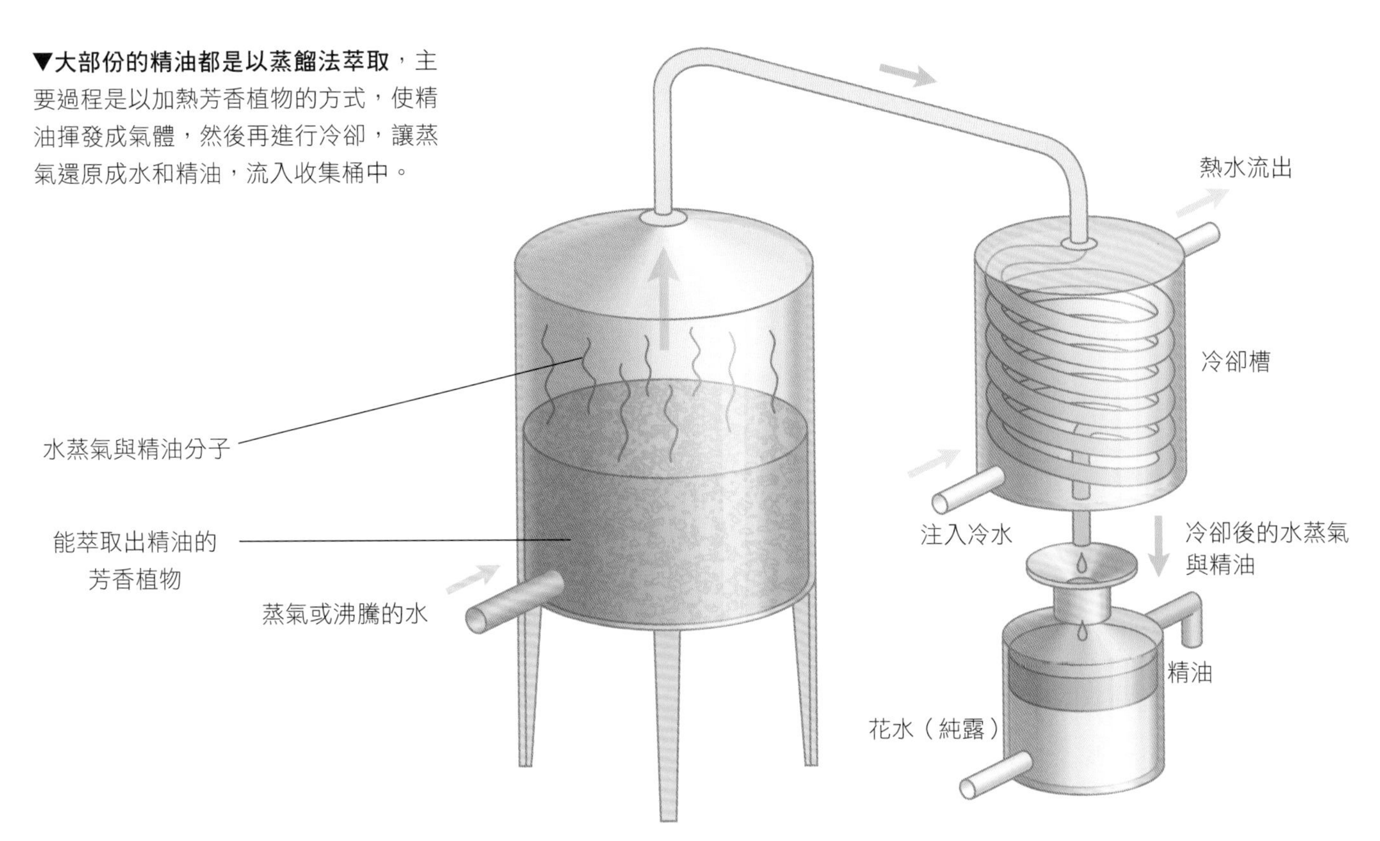

滲透蒸餾法（*hydrodiffusion*）是蒸餾法的另一種變化方式，主要的差別在於滲透蒸餾法的蒸氣是從頂部往下進入蒸餾槽中，而不是一般從底部往上的方式。此外，揮發的芳香分子與水蒸氣是直接在蒸餾槽中冷卻，在芳香植物下方置有一個帶孔的托盤，蒸氣在托盤下方進行冷卻。這個方法的好處在於所需的蒸氣量較少，蒸餾時間更短，能萃取的油量卻更多。

二次蒸餾 Redistillation（精餾 Rectification）

精油中如果存有不易揮發的雜質，可以用二次蒸餾的方式（例如蒸氣蒸餾或真空萃取法）加以淨化。二次蒸餾也叫做精餾，精餾過的精油就叫做精餾精油。精油的二次蒸餾可以在不同的溫度下進行，這就是所謂的分餾（*fractional distillation*），利用分餾的方式可以控制精油成品的成分，包括取得或是去除某些成分。分餾的過程與一般蒸餾方式沒有什麼不同，但是在二次蒸餾過程中取得的精油會區分出不同批次，不會持續累積蒐集，這些不同的批次就會區分出等級。舉例來說，分餾得出的依蘭精油（Canaga odorata）就被區分為特級依蘭，以及一級、二級、三級依蘭。分餾萃取的樟樹精油（*Cinnamomum camphora*），就分為白色、黃色與棕色三種（分餾得出的棕色精油被認為具有高度的危險性，因此芳療師通常不使用）。

循環蒸餾（*coho bation*）也是一種二次蒸餾，主要是萃取奧圖玫瑰時會使用的蒸餾程序，也就是將每次蒸餾得出的玫瑰純露，重新注入蒸餾槽中再次蒸餾。

純露（hydrosol/Hydrolat）

純露（或稱為花水） 是用蒸餾法取得精油後，收集桶中剩下的液體。純露只能透過蒸餾法取得，而且可以說是一種 100% 不含酒精的蒸餾產物。純露不是芳香噴霧，也不是加了精油的水，它們也無法在實驗室中以人工化學的方式合成出來。常見的純露有玫瑰純露與薰衣草純露。

寇特・史納伯特博士（Kurt Schnaubelt）在他的著作《醫用芳香療法》（*Medical Aromatherapy*）中曾提到，純露含有芳香植物中可溶於水且具揮發性的物質，通常會和同種植物的精油氣味相似，只是更為柔和。精油與純露的成分也不盡相同，純露中含有較多的水溶性成分，並且不含萜烯類成分。這也使得純露的耐受度非常高，能處理發炎症狀，且具有抗菌效果。

現在，純露在芳香療法中越來越熱門了。有些純露被當作化妝水使用，或者像茶樹純露（*Melaleuca alternifolia*），就在按摩療程之前被用來擦拭足部，達到抗菌清潔的效果。

其他萃取方式

其他主要的精油萃取方式，大部分是用氣體或溶劑來沖洗或浸泡芳香植物，雖然這麼做能吸附植材中的精油成分，但有時其他物質也會一併被萃取出來。

溶劑萃取法（solvent extraction）

如果和蒸餾法相比，溶劑萃取法是一種非常溫和細緻的萃取方式，因為它對精油成分的破壞程度比較低。這種萃取法通常會使用在不能進行蒸餾法的芳香植物上，也就是當芳香植物具有以下特質時：

- 不能加熱，例如摩洛哥茉莉（*Jasminum officinale*）。
- 含油量低，例如千葉玫瑰（*Rosa centifolia*）。
- 含有樹脂成分，例如安息香（*Styrax Benzoin*）。

溶劑萃取得出的精油氣味馥郁芬芳，但是不具揮發性的物質（例如植物蠟與植物色素）也會和精油一起被萃取出來。

進行溶劑萃取時，會將芳香植物與有機溶劑（丙酮、苯、二甲基酮或已烷）一起置於密閉的容器中，溶劑會將植物中的精油、天然植物蠟、樹脂成分、葉綠素與其他色素「溶解出來」。使用過的芳香植物會不斷以更多溶劑沖洗浸泡，以盡可能萃取出更多的精油。溶合了芳香精質的溶劑稱為精油溶液（*extract*）。

接著會將精油溶液置於一個低壓的蒸餾器中。低壓能使溶劑的沸點降低，於是只需要稍微提高一點溫度就能使溶劑揮發，同時將精油完好地保留下來。

冷卻後，極度濃縮的精油溶液會凝固成像蠟一樣的質地，也就是凝香體（*concrete*），其中不帶香味的植物蠟成分可高達50%。為了將蠟質與精油分離，接下來會用酒精沖刷凝香體，使精油溶解於其中。最後再將酒精溶液冷凝、過濾，再以真空方式除去酒精。最後這個步驟留下的物質就叫做原精（*absolute*）（參見方格說明）。

如果初次萃取出的溶液包含樹脂成分，就叫做樹脂溶液（*resinoid*）。例如安息香（*Styrax benzoin*）、沒藥（*Commiphora myrrha*）與乳香（*Boswellia carteri*）都是樹脂類精油。如果樹脂溶液中可揮發的精油分子含量足夠，就可以透過蒸餾的方式萃取精油。樹脂溶液與凝香體一樣，常被香水業用來當作定香劑，加強香氣的持久度。它們的香氣調性永遠是後調。

超臨界二氧化碳萃取法（Carbon dioxide extraction）

超臨界二氧化碳萃取法是一種相對較新的技術。它是在極高壓的環境之下，利用二氧化碳來溶解精油分子，適用的芳香植物種類非常廣[6]。這種萃取法有幾種優點：

- 精油分子不會被高溫破壞。
- 萃取時間非常短（大約只需幾分鐘），卻能萃取出完整的成分。
- 作為溶劑的二氧化碳性質並不活潑，所以不會與精油分子產生化學作用。

以蒸氣蒸餾法來說，它需要的時間可能長達48小時，而且總會有殘留的精油未能被萃取出來，此外還有許多物質會在蒸餾的過程中被氧化。超臨界二氧化碳萃取法全程在一個密閉的容器中進行，也就表示即便是最容易揮發、最脆弱的芳香分子，也能被收集起來。雖然它需要的儀器體積龐大且價格不斐，但目前全球有好幾個精油廠都在使用這種萃取方式，並且生產出品質極佳的精油。

原精

芳療師最感興趣的幾種原精就是大馬士革或千葉玫瑰原精（*Rosa damascena or R. centifolia*）、摩洛哥茉莉或大花茉莉原精（*Jasminum officinale or J. grandiflorum*），以及橙花原精（*Citrus aurantium*）。原精有濃厚的香氣和極佳的療癒力，通常需要稀釋到更低的濃度來使用。比起一般精油，原精的顏色通常更深、質地更濃稠黏膩。例如玫瑰原精放在室溫下就可能凝結成固態，但只要用手加溫，就會很快回復為液態。

6. 二氧化碳在高壓環境下會成為一種「超臨界流體」，也就是介於氣體與液體之間的狀態。於是在高壓下可以將芳香分子溶解出來，其後只需調整溫度和壓力，就能將二氧化碳變回氣態，直接揮發。

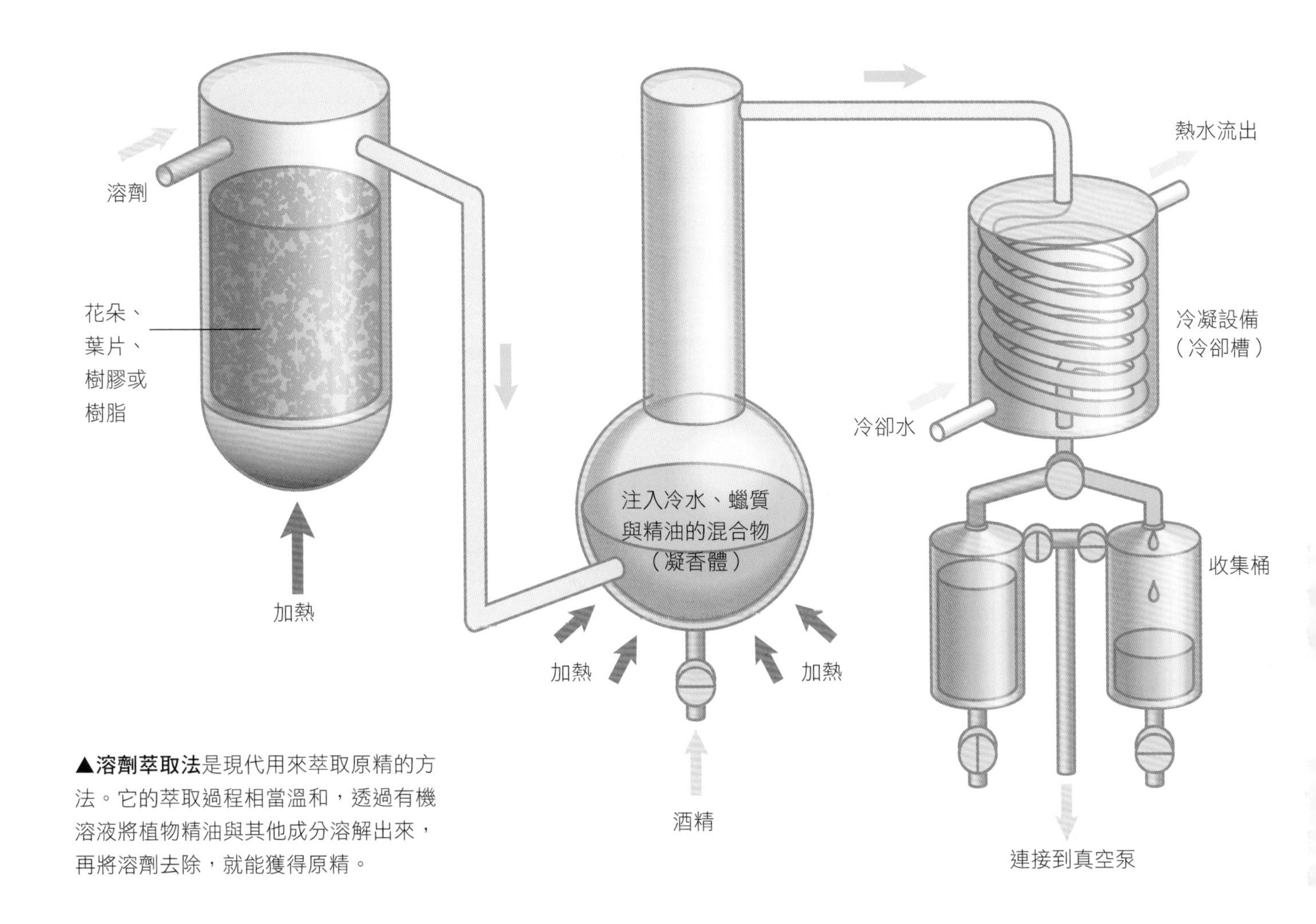

▲**溶劑萃取法**是現代用來萃取原精的方法。它的萃取過程相當溫和，透過有機溶液將植物精油與其他成分溶解出來，再將溶劑去除，就能獲得原精。

碳氫化合物萃取法（Hydrocarbon extraction）

這是一種利用碳氫化合物（如石油醚或已烷）作為溶劑的萃取法，通常用在含有樹脂成分的天然原料，如樹膠（balsam）、樹脂（resin）、油樹脂（oleo resin）與油膠樹脂（oleo gum resin），從中萃取出樹脂溶液，例如乳香和沒藥都是從樹脂萃取的精油。樹脂溶液可能是非常黏稠的液體，也可能是半固態或呈固體狀，顏色也不透明。

環保溶劑（phytonic）萃取

這是一種先進的溶劑萃取技術，效率高，所以具經濟效益。這個方法使用的是對環境友善的環保溶劑，全程在密閉容器中以低於室溫的溫度，萃取出植物身上的精油（phytols，植物醇）。使用環保溶劑萃取法可以確保精油分子中細緻脆弱且對溫度敏感的成分不會遺失或變質。

浸泡法（Maceration）

如要進行酒精浸泡法，只要將切成適當大小的芳香植物浸泡在具有一定酒精濃度的酒液當中，放在密閉的容器裡偶爾攪拌，直到植物身上可溶於酒精的物質浸入酒液中就完成了。將過濾後的酒液調整到適當的香氣濃度，就可以接著放置熟成（就像釀酒一樣），直到香氣溫醇柔和，並且展現出芳香植物的特色。這就叫做酊劑（tincture）。

如果使用油脂進行浸泡，就是將芳香植物放在微溫的熱油當中，使油吸收植物中的芳香精質。舊的植材需不斷以新的植材替換，直到浸泡油富含植物的香氣。這是一種傳統的凝香方式，過去在波斯地區會浸泡玫瑰花瓣來捕捉玫瑰的香氣，而直到現在，法國格拉斯的知名香水品牌法格納（Fragonard）仍會使用這種浸泡法（浸泡後進行過濾，而後萃取精油）。

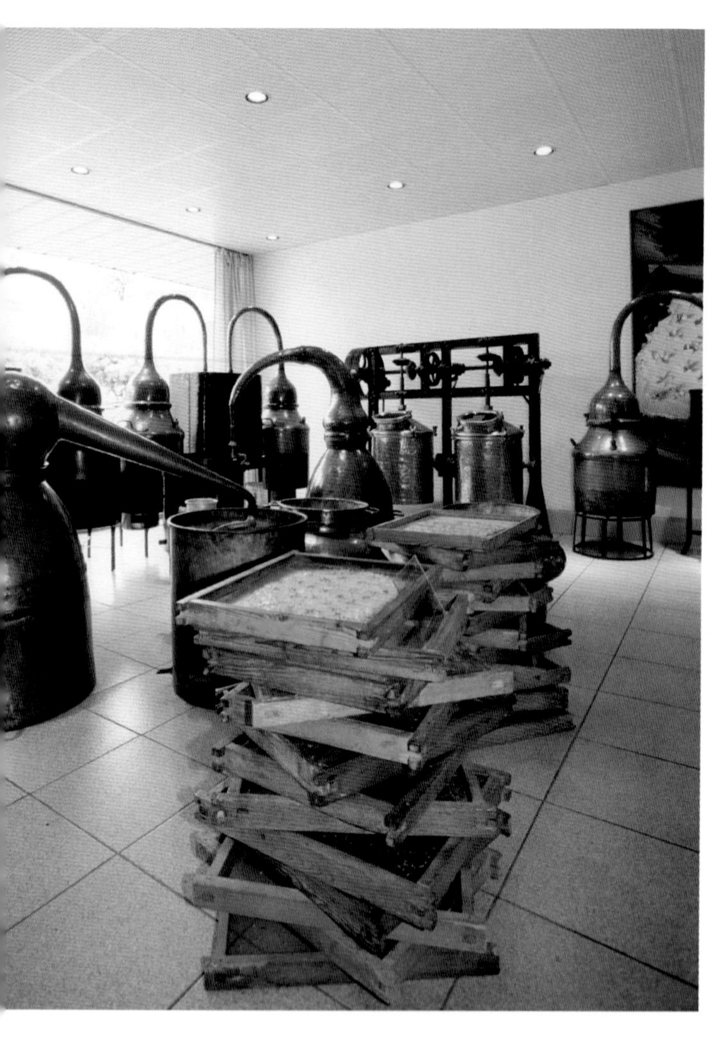

▲傳統的脂吸法是將剛摘下的新鮮花朵鋪在油脂層上，然後層疊存放。幾天過後，再換上新的花朵，直到油脂吸附的精油達到飽和。

脂吸法（Enfleurage）

這是一種非常傳統的方法，能從嬌弱的花朵（例如紫羅蘭、玫瑰與茉莉）萃取出品質最高的精油。這個方法現在幾乎很少有人使用，不過法格納仍會使用這種方式萃取精油。

脂吸法的工具是放置在木框中一層一層的玻璃片，稱為脂吸架（chassis）。進行脂吸法需先在玻璃片表面塗上薄薄的一層油脂，通常是去除了雜質的豬油或牛油，然後透過人工將新鮮花朵一一排放在油脂上，再將脂吸架一層層疊起來存放。當油脂吸附了花朵的芳香精質，就將凋萎的花朵取出，再重新放上新鮮的花朵。一直重複這樣的程序，直到油脂無法再吸附更多的精油為止。要完成整個過程可能需要好幾天的時間（以茉莉來說大約需要 3 週的時間）。以脂吸法取得的芳香油脂叫做**香脂（pomade）**，就像香膏一樣。接著以酒精析出香脂中的精油成分，再將酒精揮發掉，剩餘的油脂可以用來製作肥皂。脂吸法需要用到大量的人工，是一種昂貴的萃取方式，現在大多被溶劑萃取法所取代。

壓榨法（Expression）

壓榨法只能用來萃取柑橘類精油，嚴格來說，壓榨法取得的是植物精質而不是植物精油。壓榨法的進行方式與冷壓萃取橄欖油的過程類似。

我們都知道剝開橘子或摩擦檸檬皮時會散出陣陣香氣，這是因為柑橘類水果的油質是儲存在果皮的小油囊中。

如要以手工方式進行壓榨，首先將水果切成兩半，取出果肉後，將果皮浸泡在溫暖的水中加以軟化。接著將果皮倒置排放，緊貼著一片海綿。當油質細胞破裂並釋出精油，就會吸附在海綿上。海綿吸收了一定程度的精油後，就可以將精油擠出，統一收集到一個容器，或是進行分裝。

不過，現在人工的壓榨法多半被機器取代了。一顆顆完整的水果會透過料斗進入一個內部帶刺並會旋轉的圓桶中，桶內的尖刺會削下外層的果皮，接著以壓榨的方式取得精質。精質會馬上與其他物質進行分離，但仍然很有可能在這過程中出現酵素作用，影響到精油的品質。這樣的萃取過程（也稱為機械划痕 [scarification]）通常會由果汁生產工廠進行，以便妥善利用水果的各個部位，來增加經濟效益。

壓榨法特別適合用來萃取揮發性高的前調精油（參見第 51 頁），例如佛手柑（*Citrus bergamia*）與檸檬精油（*Citrus limon*）。

萃取方式的選擇

不同的萃取方式能得出不同種類的精油。萃取方式的選擇與芳香植物的特性有關，不過芳療師使用的精油中，大約有 9 成都是透過蒸餾法取得，只有像茉莉或紫羅蘭等植物因為太過嬌弱，所以無法用蒸餾方式取得。除此之外，安息香等樹脂類精油必須以溶劑方式萃取，而某些柑橘類精油也非用壓榨法不可。

如何選購精油

根據精油化學分子組成的不同，療癒的效果也會有所不同。為了確保你所使用的精油質地精純，並且具有你希望達到的效果，請務必向值得信賴的廠商購買，並小心避免買到混摻的劣質精油。

為什麼要選擇高品質的精油？

高品質的精油通常價格不斐，因為它的價格包含了以下成本：

- 栽種芳香植物的時間與工本。
- 採集芳香植物的時間與工本：依據需要採收的植物部位，以及植材的含油量，會有很大的差異。
- 萃取精油的成本：精油通常是以小規模方式進行萃取，既耗時也需要大量人力，還需要使用專門的設備來進行。

選購品質優良的精油，能使你對它的成分組成更有把握，它應該以恰當的比例包含著基本該有的成分。人工合成或經稀釋混攙的油，成分就難以掌握，療效也會降低。

純精油當中還有上百種不同的化學成分，當它們混合在一起，各自的特質與效果都會增強，這就是精油的協同作用（參見第 51 頁）。如果使用人工合成的油，就不會出現協同作用。

混摻的劣質精油

由於生產純精油的成本極高，市場上漸漸出現價格低廉的精油，但因為經過混摻，這些廉價精油的品質通常不佳。混摻精油的主要方式有以下幾種：

- 混摻單價較便宜的精油，或以酒精或其他酒液稀釋。
- 加入人工合成的產品。
- 直接以單價較便宜的精油仿冒。

遺憾的是，將便宜的醒目薰衣草（*lavandin*）[7] 摻進真正薰衣草精油當中， 或是用野薄荷（*cornmint*，*Mentha arvensis*）[8] 混入胡椒薄荷精油的做法，其實非常普遍。更大的隱憂是以替代性物質，或是「仿天然」的人工合成產品來混摻：例如肉桂精油中就曾被發現混有人工合成的肉桂醛，而「百里酚百里香精油」（red thyme oil）更可能是完全由人工仿製出來的。如果你所買到的精油並不是你想像中的產品，那麼它的效用，甚至是使用的安全性，都會大打折扣。

精油除了用在芳香療法之外，還有許多其他用途，包括在食品工業中用來增加香氣，或是使用在某些特定工業的製造過程中。國際標準組織（*The International Standards Organization*，簡稱 ISO）與法國標準協會（*Association Française de Normalisation*，簡稱 AFNOR）都已為工業用精油訂下標準，但芳療用精油的品質標準卻很難被明確定義，只有某些混摻的方式有可能透過色譜分析法被檢驗出來。這些都一再說明，向值得信賴的廠商購買品質控管得當的精油，是多麼重要的一件事。

▶生產高品質精油所需的時間和工本可能使得精油價格並不便宜。重要的是，要注意市場上價格低到離譜的混摻精油，他們的療效無法與價格更高的純精油相提並論。

7.醒目薰衣草（*Lavandula x intermedia*）是真正薰衣草（*Lavandula angustifolia*）與穗花薰衣草（*Lavandula latifolia*）經自然或人工方式雜交的品種，精油產量高，價格也相對便宜許多。醒目薰衣草同樣有獨特的療癒價值，但仍不應與真正薰衣草混為一談。

8.野薄荷也稱為玉米薄荷或日本薄荷，它的薄荷腦含量約佔7到9成，而胡椒薄荷的薄荷腦含量約在4到5成左右。

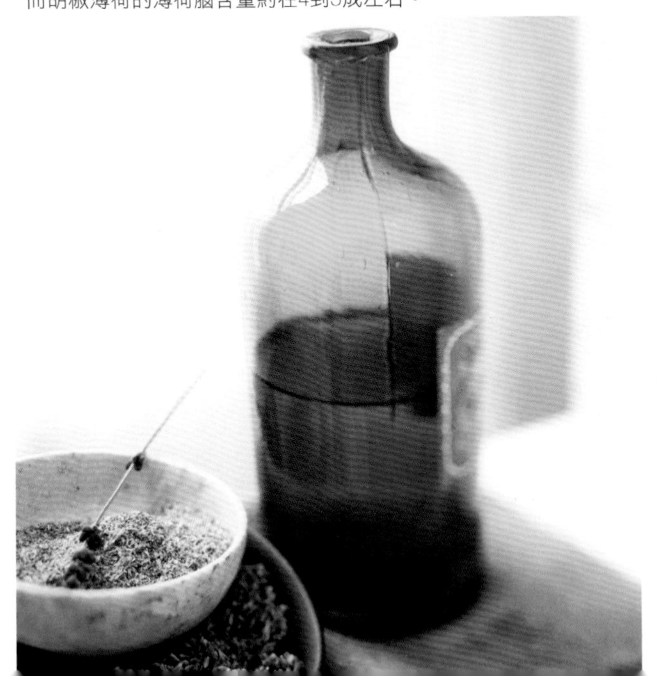

基底油

由於精油成分太過濃縮，並不適合直接接觸肌膚，因此一般會先以質地柔滑的油脂進行稀釋，也讓精油更容易被塗抹開來。這些油脂就叫做基底油。芳香療法所使用的基底油，是從植物的堅果或種籽中萃取出來的植物油。

基底油的種類

基底油是一種固定油（fixed oil）[9]，也就是說，它們不會揮發，也幾乎沒有太大的氣味。基底油通常是透過冷壓方式萃取的植物油（參見第 44 頁）。雖然萃取過程中還是可能經過一定程度的加熱或冷卻步驟，但溫度通常不會超過 60℃（140 ℉），所以植物油的成分特質並不會受到太大的影響。基底油主要分為以下三種：

- **基本固定油：**例如甜杏仁油、葡萄籽油與杏桃核仁油。這些植物油的顏色清淡，質地並不濃稠，也幾乎沒有味道。可以直接將它們使用在身體與臉部，不一定要添加精油。
- **進階固定油：**例如酪梨油、荷荷芭油與小麥胚芽油。這些植物油的顏色較深、質地較濃稠，味道也比較重。通常會取少量與質地清爽的基底油混合使用。
- **浸泡油：**例如金盞花浸泡油與胡蘿蔔浸泡油。這些浸泡油可以說是一種植物萃取物，並因為特殊的製作方式（參見以下方格說明），而產生了額外的療癒特性。浸泡油通常含有對皮膚特別有益的成分，可以取少量與其他植物油混合使用，也可以單獨塗抹在皮膚上。

製作浸泡油

芳香植物中具脂溶性的成分，能在浸泡植物油的過程中被萃取出來。首先將挑選好的植材切碎，然後加到有植物油（通常使用葵花籽油）的大桶子裡。輕輕地攪拌一會兒，然後在烈日下曝曬幾天。這麼一來，就可促使植材浸軟，其中的脂溶性物質（包括精油分子）也就逐漸轉移到植物油當中。最後將植材濾除，就完成了。

如何購買和儲存基底油

使用高品質的基底油也很重要，最好選擇冷壓萃取，而非以化學方式提取的植物油。經過越多處理步驟，油品能保有的維生素成分就越少。精煉意味著將容易導致腐壞的成分去除掉，但這些成分中，也包括能滋養肌膚、促進皮膚再生的營養成分。

由於基底油容易變質，所以最好的方法是頻繁而少量地購買。植物油最好儲存在密封的容器中，放在室內陰涼處，注意避開陽光與溼氣。空氣、高溫、水分和光線都會促使油品腐敗，並且產生油耗味。一旦接觸過空氣，基底油就只能維持最多 6 週左右。

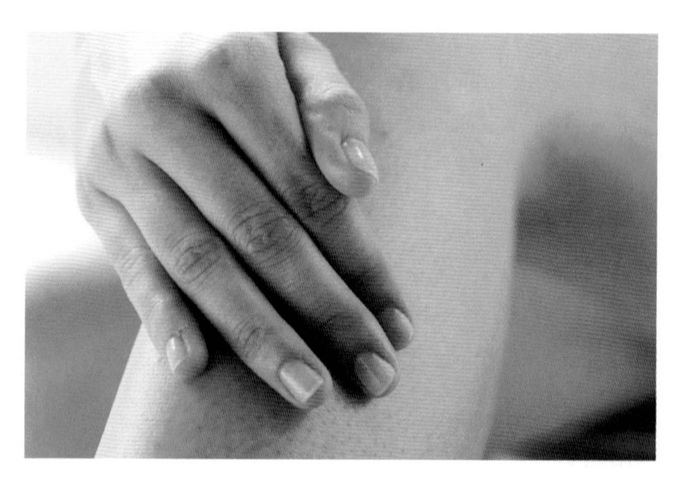

▲**進行芳香按摩時，會將精油**加在基底油中調和稀釋，有助精油分子穿透皮膚組織。基底油也有各自的療癒效果（參見第 47-49 頁）

9.相對於揮發油，不會揮發的油脂稱為固定油。其中常溫下為液態稱為油，常溫下為固態稱為脂。

常見基底油

基底油就像精油一樣，各自具有獨特的性質與用途。以下針對幾種最常用的基底油進行介紹。

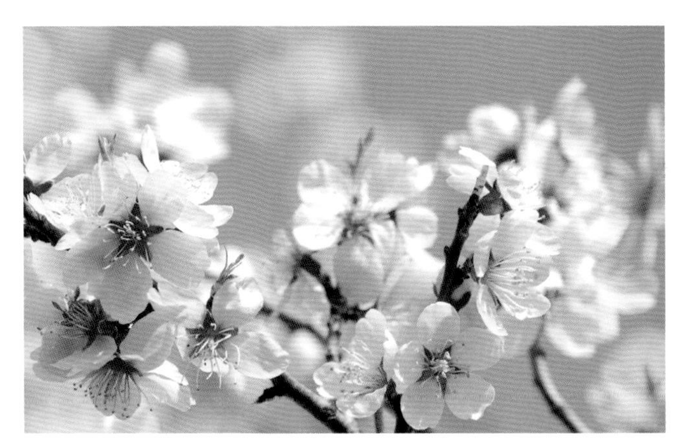

▲甜杏仁樹開的花朵（*Prunus amygdalis var. dulcis*）

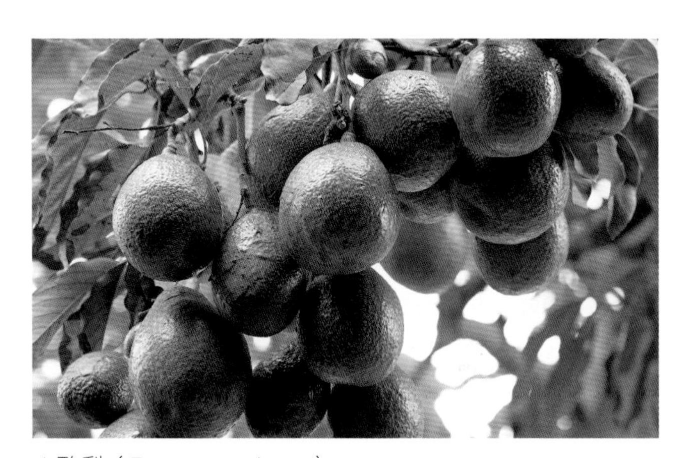

▲酪梨（*Persea americana*）

甜杏仁油 (*Almond, sweet / Prunus amygdalis var. dulcis*)

桃與杏桃都是家族龐大的李屬（*Prunus*）成員，雖然在廚房裡它們的烹調方式相當不同，但以植物學的觀點來看，它們卻是相當類似的植物（杏仁就是被肥厚果肉包覆起來的核仁，而桃／杏桃的果核與核仁都跟杏樹的杏仁非常類似）。他們的精油成分通常可以互相替換使用。

主要成分　富含維生素 A、B_1、B_2 與 B_6。還有少量的維生素 E，可以稍微延長保存期限。

外觀性質　呈色清透，質地卻相當稠密，有淡淡的獨特香氣。

適用膚質　甜杏仁油特別適合用在乾燥的肌膚，而桃仁油與杏桃核仁油更適合年輕的肌膚使用。

療癒作用　適合用在過敏的肌膚，例如濕疹。具有保護和滋養的效果。

附註　偶爾會出現過敏的案例。（注意：如果個案有可能對堅果過敏，桃仁油與杏桃核仁油也同樣可能引起過敏反應）

杏桃核仁油 (*Apricot kernel*) **同甜杏仁油**。

酪梨油 (*Avocado / Persea americana*)

要萃取酪梨油時，必須將這個亞熱帶水果梨狀的果肉先風乾，再壓榨，才能成為芳香療法中使用的酪梨油。酪梨油在販售時，分為精製與未精製兩種選擇。據說酪梨油是最接近人體天然皮脂的一種油質。

主要成分　富含卵磷脂、維生素 A、B_1、B_2 與 D。

外觀性質　呈淡黃色，質地稠密、氣味濃烈，尤其是未精製的酪梨油。

適用膚質　雖然酪梨油的質地濃稠，卻有極佳的皮膚滲透性，所以很適合乾燥或有細紋的肌膚使用。

療癒作用　具有保濕和抗皺的效果，也有修復肌膚的作用。

附註　最佳使用方式，是按 1:1 的比例與其他質地清爽的基底油混合使用。

金盞花浸泡油 (*Calendula / Calendula officinalis*)

金盞花，又稱金盞菊（金盞菊屬），與俗稱法國金盞菊的萬壽菊（Tagetes，萬壽菊屬）是不同植物，宜注意分辨。金盞花浸泡油是將金盞花浸泡在植物油中，析出其中易揮發的物質後得到的油品，它本身並不是一種固定油。

主要成分　類胡蘿蔔素使金盞花的花朵呈現鮮豔的橙色或黃色，它同時也是維生素 A 的前導物質，並且有極佳的抗氧化特質。此外，金盞花也含有維生素 A、B、D 與 E。

外觀性質　顏色清淡，質地細緻。

適用膚質　對於裂傷、潰爛、靜脈破裂、瘀傷與起疹的皮膚很有效果。

療癒作用　由於具有抗發炎和癒合傷口的作用，所以很適合用來處理靜脈曲張和拔牙後的牙齦發炎。很適合用來協助濕疹乾化，也可用於一般的皮膚修復。

附註　並未發現使用禁忌與過敏案例。與聖約翰草浸泡油調合使用能產生極佳的協同作用（參見第 50 頁方格說明）。

椰子油 (*Coconut / Cocos nucifera*)

椰子油可以透過壓榨雪白的椰肉來取得，但更常是以溶劑方式萃取。

主要成分　甘油酯、甘油三肉豆蔻酸酯、己酸。

外觀性質　滋潤但細緻。在液態時透明無色，但在低溫下會變成白色的固體。

適用膚質　所有膚質。

療癒作用　膚質軟化效果極佳。

附註　按摩霜中常常會加入椰子油，它能讓肌膚觸感光滑如絲。不過它也可能讓皮膚起疹子。必需按至少 1:1 的比例與其他基底油混合，才不會凝結成固態。

月見草油 (*Evening primrose / Oenothera biennis*)

月見草雖然原生於北美（月見草的療癒能力最早是由北美印第安人巫醫所發現），這個莖幹如柳般細軟、開著黃花的兩年生植物，現在已成功移植到許多國家，成為路邊常見的植物之一。

主要成分　富含不飽和脂肪酸，其中 γ- 次亞麻油酸（gamma linolenic acid，GLA）的含量僅次於琉璃苣油（見第 50 頁說明）。除此之外，也含有大量的亞麻油酸與油酸。

外觀性質　顏色呈黃色，質地輕柔，不過一旦接觸到空氣就容易氧化變質。

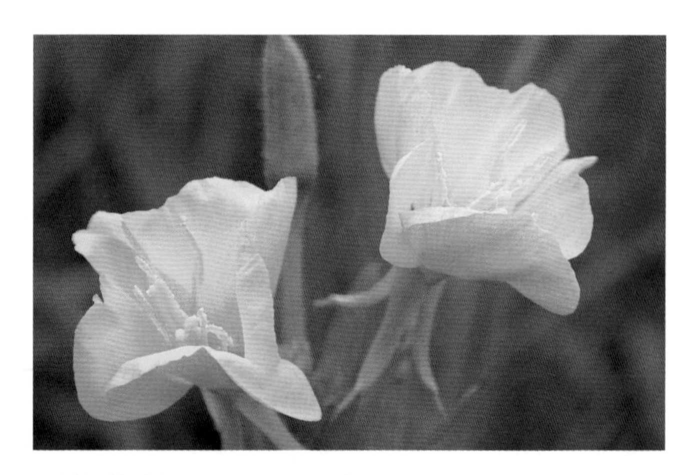

▲月見草（*Oenothera biennis*）

適用膚質　適合所有膚質使用，尤其是乾燥、老化、發炎紅腫或受損的肌膚。

療癒作用　月見草油具有修復和保養皮膚組織的作用，所以能加速傷口癒合，適合用來處理濕疹與牛皮癬。γ- 次亞麻油酸可以降低血液中的膽固醇，並且維持身體荷爾蒙平衡。

附註　γ- 次亞麻油酸對人體非常重要，因為它能影響許多人體的酵素作用，包括前列腺素的生成。人體中若前列腺素不足或不平衡，便可能產生多種失調症狀，例如皮膚狀況不佳，或是生殖系統與心血管系統出現問題。

葡萄籽油 (*Grapeseed / Vitis vinifera*)

葡萄籽油無法以冷壓方式取得，而且可能為了改善清澈度而進行精煉。

主要成分　維生素 E、亞麻油酸與其他。

外觀性質　顏色清透，質地清爽、細緻。皮膚滲透性佳，性質穩定。

適用膚質　所有膚質。

療癒作用　能讓皮膚感覺柔滑卻不油膩。

附註　精煉過的葡萄籽油相當耐放，而且尚無發現使用禁忌。雖然也有更便宜的未精製葡萄籽油可以購買，但不建議用在芳香療法中。

榛果油 *(Hazelnut / Corylus avellana)*

榛果油通常用來和甜杏仁油替換使用，尤其是考慮到不同膚質的時候。

主要成分 油酸與少量的亞麻油酸。

外觀性質 顏色是琥珀般的黃色，通常以冷壓方式取得。

適用膚質 具有激勵、收斂的效果，所以很適合痘痘肌、油性 / 混合性肌膚使用。

療癒作用 能促進循環，皮膚滲透性佳。

附註 注意堅果過敏的問題。通常會與其他基底油混合使用。

荷荷芭油（液態蠟） *(Jojoba wax / Simmondsia sinensis)*

荷荷芭油（英文名稱 jojoba 正確的讀法是 ho-ho-ba）是一種原生於美國加州與墨西哥的植物，它的葉片表面有如皮革一樣粗糙，果皮會先從綠色轉為棕色然後裂開，露出幾個長得像咖啡豆一樣的種籽。

主要成分 並不含植物油中常見的三酸甘油酯，而是由飽含維生素 E 的酯類構成，也因此荷荷芭油性質非常穩定，不容易變質。

外觀性質 荷荷芭油是一種金黃色的液態蠟，低溫時會凝結成固態。不容易氧化。

適用膚質 荷荷芭油能輕易融入皮脂，因此適合所有膚質使用，並且能用來清除毛孔汙垢。它也具有平衡油脂的效果，同時很適合乾性頭皮使用，也可作為護髮產品。它具有一種與膠原蛋白類似的蠟性物質，所以是一種天然的保濕劑。

療癒作用 很適合痘痘肌，以及有牛皮癬或濕疹的肌膚使用。它還含有荳蔻酸，這種抗發炎成分對關節炎或風濕患者很有幫助。

附註 由於荷荷芭油不易變質，所以很適合用來製作護唇膏或其他保養品當中。它也可以添加在其他植物油中，來增加油品的保存期限。荷荷芭油本身不易氧化，因此不需要依賴化學添加物來保存。

夏威夷果油（昆士蘭堅果油） *(Macadamia nut / Macadamia ternifolia)*

夏威夷果樹是一種原生於澳洲亞熱帶林區的植物，現在也栽種於夏威夷。它富含油脂的淡黃色果核包覆在棕色堅硬果殼中，果殼外還有一層綠色的外皮。

主要成分 油酸及大量的棕櫚油酸，人體皮脂中也含有棕櫚油酸。夏威夷果油具有足夠的飽和脂肪酸，因此穩定而不易變質。

外觀性質 冷壓製造的夏威夷果油同樣有精製與未精製兩種選擇。無論是哪一種，在萃取過程中都未使用溶劑，因此能保留夏威夷果油固有的天然屬性。它的顏色清透，有淡淡的氣味，質地輕盈。

適用膚質 適合所有膚質使用，但尤其建議因為皮脂分泌減少而老化乾燥的熟齡肌膚使用。夏威夷果油非常滋潤，卻很好吸收。

療癒作用 特別適合用於滋潤保養，也可以預防曬傷。

附註 在複方油中加入夏威夷果油不僅是為了它的療癒作用，更因為它能防止油品氧化變質。皮膚測試報告結果顯示，夏威夷果油不會使皮膚出現中毒、刺激或過敏的反應。

桃仁油（*Peach kernel*）**同甜杏仁油。**

小麥胚芽油 *(Wheatgerm / Triticum sativum var. vulgare)*

萃取自小麥的胚芽。

主要成分 富含抗氧化的維生素 E，也含有植物固醇、維生素 A、B 群與卵磷脂。

外觀性質 深橘色，若經精製則顏色較淡，呈黃色。它的觸感比大多數的植物油都更厚重，由於具有特殊的強烈氣味，因此較不討喜。

適用膚質 適用於所有膚質，但特別建議乾性、熟齡與受損肌膚使用。

療癒作用 可以加在運動後的按摩油中用來舒緩肌肉

疲勞，同時可以增進循環、改善皮膚炎。

附註 小麥胚芽油可以不透過冷壓、溶劑萃取或真空萃取等方式取得，它本身就是天然的抗氧化劑，能添加在其他植物油中，成為極好的穩定劑。建議以 5%-10% 的比例添加在其他基底油中。如果身體對麩質過敏則可能引起皮膚敏感，最好在使用前先做皮膚測試。固定使用在皮膚表面可能會促進毛髮生成。

較少見的基底油

固定油

琉璃苣油(Borage/starflower) oil (*Borago officinalis*)：ϒ-次亞麻油酸含量非常高，這是一種人體不可缺少的脂肪酸。很適合過敏與受到刺激的皮膚使用，可以取少量塗抹在出現濕疹或牛皮癬的身體部位。

亞麻薺籽油（Camelina oil，*Camelina sativa*）：是一種很好的潤膚劑，主要加在保養品裡面，例如製成乳霜。

蓖麻油（Castor oil，*Ricinus communis*）：主要用來治療痠痛與膿瘡，也可以用來製作洗浴用品。

櫻桃核仁油（Cherry kernel oil，*Prunus avium*）：具有長效保濕的作用，通常來製成保養品。

可可脂（Cocoa butter，*Theobroma cacao*）：可以用來按摩，但主要還是用來製作油膏或保養品。

玉米油（Corn oil，*Zea mays*）：主要用來製成潤膚乳液與牙膏。

石栗果油[10]（Kukui nut oil，*Aleurites moluccans*）：質地好吸收，適合所有膚質使用。能保護皮膚，隔絕環境與氣候的傷害。

亞麻籽油(Linseed/flaxseed oil，*Linum usitatissimum*)：對皮膚有極佳的舒緩功效。

棕櫚核油（Palm kernel oil，*Elaeis guineesis*）：性質與用法都與椰子油類似。

花生油（Peanut oil，*Arachis hypogaea*）：適合關節炎患者使用。

玫瑰籽油（Rosehip，*Rosa rubiginosa*）：外觀是鮮亮的橙紅色，富含維生素 C，有助於促進老化及受損肌膚再生，也可幫助修復傷口。

瓊崖海棠油（Tamanu oil，*Calophyllum inophyllum*）：適合用來保養頭髮和頭皮，也適用於處理帶狀疱疹。

核桃油（Walnut oil，*Juglans regia*）：有助於處理濕疹，不過大多使用在印度式的頭部按摩療程中。

浸泡油

胡蘿蔔浸泡油（Carrot oil，*Daucus carota*）：富含維生素 A、B、C、D、F，以及 β 胡蘿蔔素。具有舒緩皮膚的作用，並且有助於傷口癒合。

繡線菊浸泡油(Meadowsweet oil，*Filipendula ulmaria*)：有消炎鎮痛的效果，適合用來處理關節炎。

雷公根浸泡油（Hydrocotyle oil，*Centella asiatica*）：能夠使皮膚回復彈力，適合用來修復肥胖紋或妊娠紋。

菩提(椴花)浸泡油(Lime blossom oil，*Tilia cordata*)：具有抗皺效果，能減緩風濕疼痛，並且有放鬆身心的效果，所以也有助於改善睡眠問題。

西番蓮浸泡油(Passion flower oil，*Passiflora incarnata*)：極佳的放鬆劑，據說能改善失眠。

聖約翰草浸泡油(St John's wort/hypericum oil，*Hypericum perforatum*)：能舒緩燙傷以及發炎症狀，具有抗菌及止痛效果。很適合以 1:1 的比例與金盞花浸泡油混合使用。

10.石栗果也叫蠟燭果，坊間常將Kukui oil稱為夏威夷核果油或夏威夷堅果油，但它與macadamia為不同植物，宜注意分辨。

如何調配精油

芳香療法的藝術就在於芳療師能根據個別情況，運用不同的精油，調配出量身定做的精油配方。這是一種非常能展現個人特色的功力，調合後的精油會成為一種獨特的新有機混合物。

為什麼要調配複方？

精油是一種成分複雜的物質，能在人體中融洽地運作，並且能產生廣泛的潛在效果。每種精油雖然都具有各自的特質與療效，但如果將兩種以上的不同精油混合在一起，便會產生化學反應，成為一種新的化合物。以適當方式調配的複方精油，不但能增強單一精油各自具有的效果，還有可能因為成為新的化合物而出現不同的功效。

調配複方也使得芳療師能為客戶量身定做出最適用的產品。在芳香療程一開始進行問診時，客戶的諮詢內容會突顯出他的主要需求。接著，你就可以根據客戶的需求選出適用的精油，然後將它們混合在一起，成為對客戶最具有療癒效果的專門處方。精油的調配並不是嚴謹的科學操作，所以配方具有彈性，可以進行微調。

精油的協同作用

協同作用是指當不同精油混合在一起，將會互相截長補短，於是能產生更強大的整體效果。容易與其他精油妥善混合的精油，就叫做協同劑（synergists）。

依照這個原則，就可以在不同療程中，按個案當天的需求，以不同配方來調製複方精油，或對原配方進行調整。為了讓配方的協同作用發揮到極致，芳療師除了考量個案需要治療的身體症狀之外，也需要考慮潛在的可能病因（參見第 119 頁）。

精油的香氣調性

根據精油的揮發度，也就是它們在空氣中消散的速度，可以區分出不同的「調性」（note）。每一種精油都有自己獨特的前調、中調與後調成分 ，只不過其中會有一種較明顯的主要調性。由於各自獨特的香氣組成，不同精油的氣味也大異其趣。有些精油還可能為複方精油增添一種以上的香氣調性。舉例來說，橙花精油既可以在前調香氣中發揮提振心情的效果，也可以作為後調來定香。同樣地，雖然依蘭是一種以後調為主的香氣，添加在複方當中，卻能讓沉重的香氣變得輕盈，氣味也更加宜人。

前調、中調與後調的調性特質

	前調	中調	後調
揮發度	揮發速度最快	揮發速度中等	揮發速度最慢
表現	身心作用速度最快 是複方精油最先撲鼻而來的香氣門面，但味道並不持久	身心作用速度中等 是複方精油的香氣主體	身心作用速度最慢 是複方精油的「定香劑」，讓香氣更為持久
作用	具有提振效果，能振奮身心	能發揮生理影響，例如作用於消化系統或調節經期	具有紓緩放鬆的作用，有助於神經系統
範例	尤加利、柑橘類精油、鼠尾草、百里香、羅勒	真正薰衣草、天竺葵、迷迭香	茉莉、檀香、依蘭、樹膠／木質與樹脂類精油

喬安娜・霍爾的獨門調香法

調製配方是一種運用創意的習作，一次次的經驗累積將能幫助你發掘自己的香氣偏好，並找到有效的混合配方。雖然如此，除了經驗法則外，還是有一些技巧指南能幫助你調製出香氣平衡又宜人的配方。

「用鼻子聆聽」

調製配方既是一種化學試驗，也是一種美學體驗，經驗累積越多，你的調香功力就越獨到，所以很值得花點時間來探索不同精油的香氣。每次品香最好不要嗅聞超過 6 種精油，並且每嗅聞一種香氣，就需要做清理嗅覺的動作。有些精油的氣味非常持久，即便蓋上瓶蓋仍會飄散不去。此外，有些精油可能對黏膜組織造成傷害（參考第 108-109 頁列出的精油種類）。

選擇一個溫度適中、不太通風的地點，注意不能是太靠近有食物或家中其他氣味的地方。帶上你打算嗅聞的精油、一些聞香紙（可以從你購買精油的地方取得）、筆，還有筆記本。

在開始之前，先進行嗅覺清理。建議一個不錯的方法：只要快速呼吸幾次就可以了。

先把精油的名字寫在調香紙上，然後將調香紙的末端浸入精油瓶，大約 5 公厘左右（¼ 英寸）的深度。將調香紙放在鼻子前方重複嗅聞，小心別碰到鼻子的肌膚。

把你對這個香味的印象寫下來，用讓你有感覺的形容詞來描述（參見方格說明）。如果你將精油的產地、供應商與其他相關資訊一併記錄下來，之後就能比較來自其他來源的同種精油品質，很快地，你就會成為能分辨精油差異的專家。

如果你覺得品香很困難，可以從你最喜歡的氣味下手，然後再慢慢嘗試嗅聞較不常見的其他精油。最難分辨的精油之一是迷迭香，因為它會散發出樟腦的前調氣味，許多學生會將它誤認為是百里香。

描述氣味

人類的嗅覺本質上是一種非常主觀的體驗。香水業和酒業一樣，會用特定的形容詞來表示香氣特質，例如溫暖（warm）、濃郁（rich）、清香（light）、濃厚（heavy）、清新（fresh）、擴散度高（diffusive）、非甜味（dry）與協調（harmonious）。也可以根據香氣的種類來形容它的氣味。常見的例子包括辛辣（spicy）、果香（citrus）與花香（floral）。我在下面列了一些其他的形容詞（形容香氣的詞語總共有上百種之多），不過受訓的芳療師通常覺得創造屬於自己的形容詞會更有幫助。

香調	形容詞
香脂類	甜而溫和，像樹脂一樣
樟腦類	乾淨清新，像藥的味道
森林類	木材的味道
綠葉類	青草味
粉末類	不明顯的氣味
木質類	比森林類更多了葉片的味道
甜味類	香草、椰子、蜜桃與草莓等回想起兒時記憶的味道

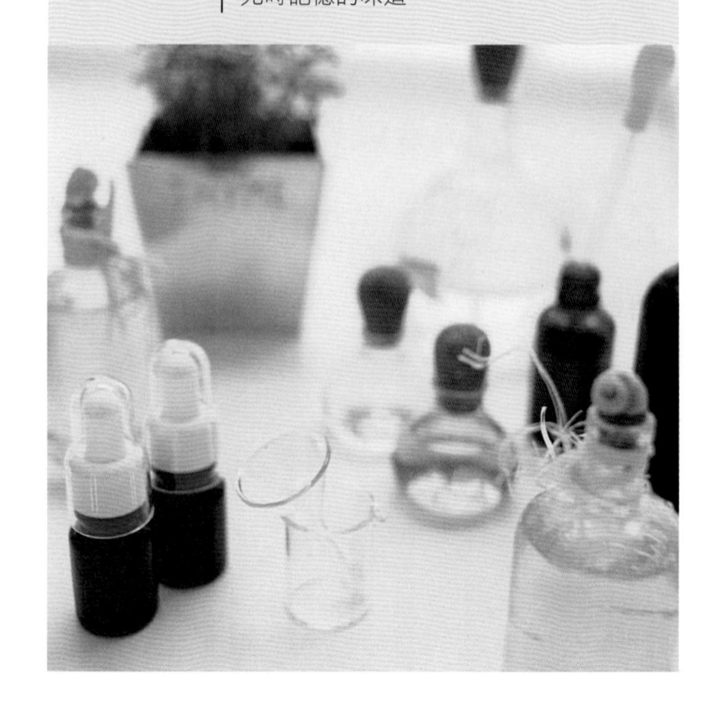

▶**調製複方精油之前**，先準備好要使用的精油及器具。每次品香最好不要超過 6 種精油。

正確的比例

如果是療程用油，通常會先用基底油稀釋精油，才塗抹在身體上。在 10ml 的基底油中，大約加進 3 到 6 滴的精油。10ml 的基底油中，如果加進 5 滴精油，精油的濃度就是 2.5%。

有些疾病需要用更高的濃度來處理，例如情緒與神經系統的症狀，也有些精油的強度比其他精油高。舉例來說，玫瑰或茉莉等高品質花香精油的香氣擴散力就高於其他精油，也就是說，只需要添加非常少的量，就能產生極大的效果，或足以影響整個複方精油的屬性。

選擇適當的基底油

在為客戶進行諮詢時，你可以透過觀察和對話來了解客戶的膚質。如果是非常乾燥的肌膚，就需要用到格外滋潤的基底油；如果是年輕的油性肌膚，選用其他基底油才會更合適。

你也需要考慮到肌膚當時的狀況，例如如果出現發炎或瘀傷，就可以在基底油中加入部份比例的浸泡油，再加上適當的精油來調製配方。

制定配方

一開始，先把你想達到的目標寫下來。在制定配方時，需要考慮以下面向：

- 你想處理的症狀
- 精油的氣味強度
- 精油的治療特性
- 精油的心理作用
- 使用者的年齡（對於老年人與嬰幼兒應使用較溫和的精油，且稀釋到更低的濃度）
- 在一天當中會使用這個配方的時間

接著，簡單列出幾個適用的「候選」精油。在紙卡上畫出表格可以幫助你篩選。

在下面這個例子中，表格中的迷迭香被刪除線畫掉了，因為高血壓的客戶並不適合使用迷迭香。最後決定出來的配方，是檸檬、杜松、真正薰衣草與依蘭，這個配方既有對症治療的功效，也是客戶比較喜歡的香味。

客戶姓名	**芳療師姓名**		**日期**
症狀	**前調**	**中調**	**後調**
關節炎（主要）	檸檬、尤加利	黑胡椒、羅馬洋甘菊、真正薰衣草、杜松漿果、甜馬鬱蘭、~~迷迭香~~	薑
高血壓	檸檬、快樂鼠尾草	杜松漿果、甜馬鬱蘭、香蜂草	依蘭
靜脈曲張	檸檬、薄荷	杜松漿果、絲柏、~~迷迭香~~	檀香
身體配方		**臉部配方**	
前調	檸檬 2 滴	依客戶喜好使用 1 滴真正薰衣草或依蘭	
中調	杜松漿果 1 滴、真正薰衣草 1 滴		
後調	依蘭 1 滴		
基底油（10ml） 5ml 荷荷芭油（處理關節炎） 5ml 酪梨油（增進吸收度）		**基底油（5ml）** 為熟齡或乾燥肌膚選用甜杏仁油，或以金盞花浸泡油替代	

調配精油的常見 Q&A

Q　所有的精油都適合調合在一起嗎？

A　不是，有些精油並不適合調合在一起，將它們加在一起可能會出現奇怪的味道，或是非預期的效果。例如奧圖玫瑰與檸檬。

Q　複方精油中最多能使用多少種精油呢？

A　關於這個問題，意見眾說紛紜。有些芳療師（例如摩利夫人）主張使用最多 5 種精油，也有其他芳療師（例如雪莉 · 普萊斯 [Shirley Price]）只建議最多使用 4 種。

Q　有沒有調製出成功複方的「基本原則」呢？

A　同科植物通常很適合加在一起，化學屬性類似的精油也適合混合。花香類適合加在一起，木質類與柑橘類的精油也是。當你選出最適用的精油之後，可以先檢視可能的調合狀況。例如玫瑰或胡椒薄荷的香味很可能會蓋住其他味道，所以最好單獨或少量使用。

Q　同樣的精油配方可以全身使用嗎？

A　有些精油並不適合用於臉部，因為它們的作用可能太強烈，所以最好把臉部用的配方與身體用的配方區分開來。如果臉部使用的精油種類與身體用的不同，通常會建議每個人每天使用不超過 5 種精油。

Q　可以只用一種精油嗎？

A　如果一種精油就能滿足客戶的需要，而且他也喜歡它的香味的話，那麼只用一種也無妨。

Q　萬一我不小心在基底油中加了太多精油，該怎麼辦呢？

A　再多加一些基底油將濃度稀釋就可以。

Q　一次應該調配多少量呢？

A　以全身的精油按摩來說，大概只會用到 10ml 的基底油。如果你想製作多一點（例如可以讓客戶帶回家使用），只需要按比例調整精油滴數，確保濃度相同就可以。記得先加入前調，再加入中調進行混合。這可以幫助你決定是否需要加入後調。

配方範例

下列是一些給新手的入門配方，這些配方都應以 10ml 的基底油稀釋，精油濃度是 2.5%。

提振配方
天竺葵 1 滴
佛手柑 2 滴
玫瑰草 2 滴

活力配方
苦橙葉 2 滴
真正薰衣草 1 滴
迷迭香 2 滴

水腫配方
葡萄柚 2 滴
杜松漿果 1 滴
甜茴香 1 滴
廣藿香 1 滴

肌肉疼痛配方
佛手柑 1 滴
羅馬洋甘菊 1 滴
真正薰衣草 2 滴
泰國蔘薑 1 滴

奢華配方
茉莉 1 滴
天竺葵 2 滴
玫瑰 1 滴
橙花 1 滴

喉嚨痛配方
檸檬 1 滴
桉油樟（羅文莎葉）1 滴
乳香 2 滴
沉香醇百里香 1 滴

基本原則

- 配方不宜太過複雜，可以先從混合 3 種精油開始。
- 不要將作用相反的精油加在一起，例如具有提振作用與放鬆作用的精油。
- 注意前調、中調、後調的調香原則，來混合出香氣平衡的複方。
- 記住完成後的複方香味。

注意事項：在使用堅果類基底油之前，務必確認客戶是否對堅果過敏。

動手調配方

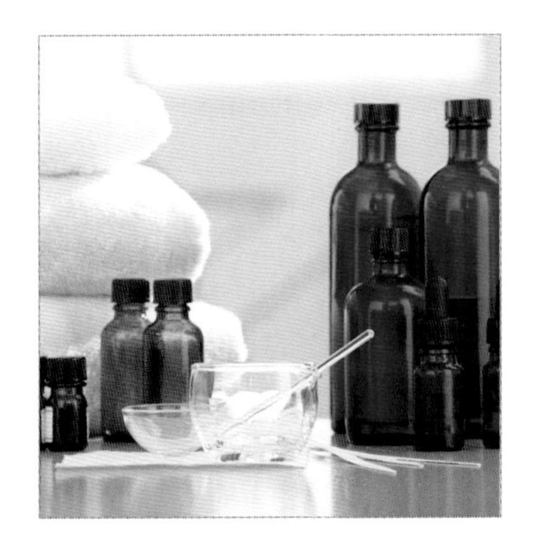

1 先把所有工具都準備好才打開精油，這樣能讓精油暴露在空氣的時間降到最少。你會需要用到兩個透明玻璃量杯或燒杯（一個調製身體配方，一個調製臉部配方），以及兩個配方各自需要的一根玻璃攪拌棒和一個滴管（這樣才不會讓兩個配方互相影響），還有一些試香紙。所有工具都應該是乾淨且乾燥的，當你不使用它們的時候要用有遮蓋的方式收藏起來。

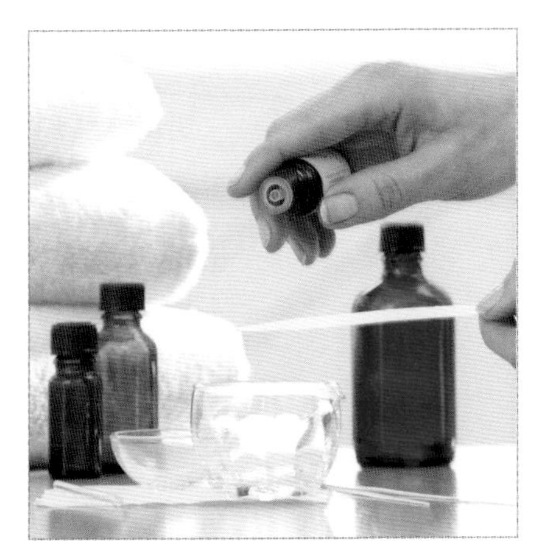

2 選好你要調合的精油，時時記得你從客戶身上觀察到的生理症狀與情緒狀態。以簡單為原則：就算只選3種精油，也能調製出具有前、中、後調的香氣。

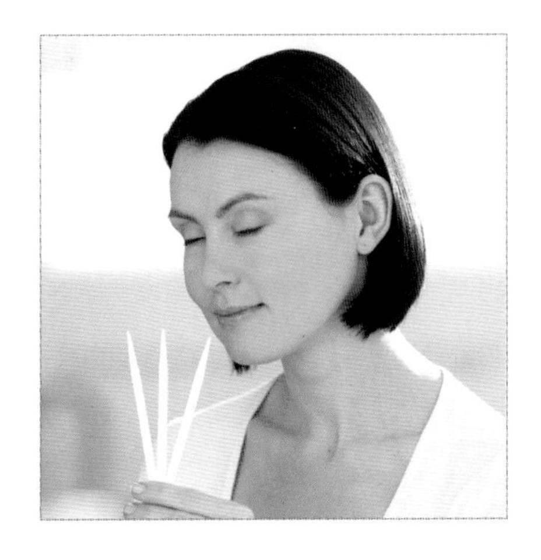

3 選好精油之後，在同一張試香紙上滴1到2滴。用鼻子嗅聞試香紙飄散出來的香氣，這能讓你了解這些精油混合後是什麼樣的香味。

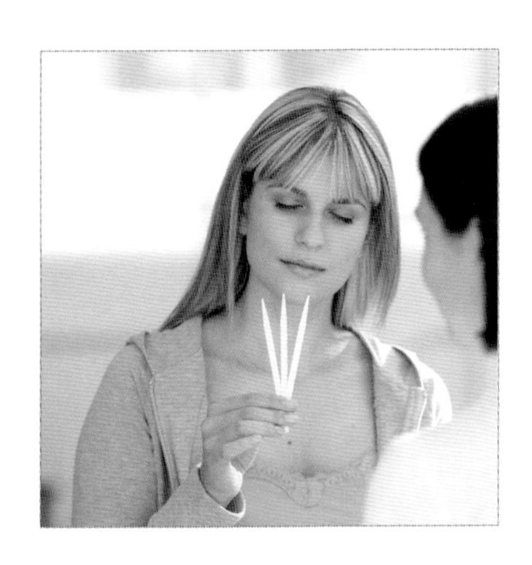

4 讓客戶嗅聞任何精油或是你試調的複方，聽聽他的意見。這能讓你了解客戶的氣味偏好。香氣與記憶之間有強烈的連結性，所以注意別用會讓客戶聯想到不好經驗的精油。接著就可以開始替換配方中的某些精油來進行調整。

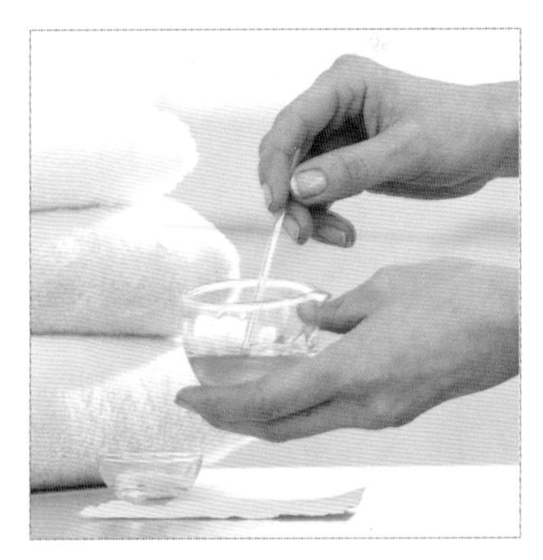

5 當客戶對你調製的配方香味感到滿意，而你也準備好要開始進行療程，就可以量取適當的基底油，加入適當比例的精油（參見方格說明）。先加入前調精油，再加入中調精油，最後才是後調精油。加入精油時應專心謹慎，才能計算出準確的滴數。用玻璃棒攪拌好，然後將容器覆蓋起來，以免精油揮發。

建議比例

以實務上來看，精油用於治療成年人的適當分量如下：

- **一般按摩**：10ml 基底油中加入5到6滴精油
- **臉部按摩**：5ml 基底油中加入1滴精油
- **局部按摩**：10ml 基底油中加入6滴精油

精油適用症狀一覽表 T＝前調 M＝中調 B＝後調	乳香	依蘭	雪松	羅馬洋甘菊	橙花	苦橙葉	檸檬	葡萄柚	橘（桔）	甜橙	沒藥	絲柏	尤加利	茉莉	杜松漿果	真正薰衣草	香蜂草	薄荷	羅勒	甜馬鬱蘭	天竺葵	歐洲赤松	黑胡椒	廣藿香	奧圖玫瑰	迷迭香	快樂鼠尾草	檀香	泰國蔘薑	薑
香氣調性	B	B	B	M	T	TM	T	T	T	T	B	MB	T	B	M	M	M	T	T	M	M	TM	M	B	T	M	TM	B	TM	B
心理倦怠														✓	✓				✓							✓	✓			
焦慮		✓		✓	✓									✓	✓	✓	✓		✓	✓	✓				✓		✓	✓		
憂鬱		✓		✓				✓						✓		✓			✓		✓				✓		✓	✓		
失眠		✓		✓								✓		✓	✓	✓	✓			✓					✓			✓		
性慾不振		✓												✓							✓				✓		✓	✓		
頭痛				✓									✓			✓	✓	✓	✓	✓						✓				
偏頭痛				✓												✓		✓		✓							✓			
喉嚨發炎			✓				✓						✓			✓		✓			✓						✓	✓		
一般或流行性感冒			✓				✓						✓			✓		✓			✓		✓			✓				
鼻竇炎													✓			✓		✓												
支氣管炎／氣喘			✓										✓					✓		✓		✓						✓		
濕疹				✓								✓		✓	✓	✓					✓							✓		
青春痘（面皰）			✓	✓		✓	✓								✓	✓					✓									
妊娠紋或肥胖紋	✓										✓					✓					✓									
單純疱疹							✓						✓			✓					✓									
香港腳																✓														
掉髮問題		✓	✓													✓										✓				
胸口灼熱（胃酸逆流）							✓											✓										✓		
消化不良				✓			✓								✓	✓		✓	✓	✓						✓			✓	✓
腸躁症				✓	✓				✓							✓							✓							
口腔潰瘍							✓				✓					✓		✓			✓									
腹瀉				✓			✓					✓			✓			✓			✓									
噁心									✓							✓	✓						✓		✓			✓	✓	✓
便祕				✓					✓	✓										✓			✓			✓		✓		
心悸		✓			✓				✓							✓	✓													
低血壓																							✓			✓				
高血壓		✓					✓		✓						✓	✓	✓			✓							✓			
水腫								✓				✓			✓	✓					✓									
橘皮組織								✓				✓			✓	✓					✓			✓		✓				
需要排毒							✓	✓				✓			✓															
靜脈曲張							✓					✓			✓			✓								✓		✓		
抽筋				✓					✓			✓								✓						✓				
扭傷																✓				✓										
肌肉痠痛				✓												✓				✓			✓			✓			✓	✓
風濕／關節炎				✓			✓					✓	✓		✓	✓				✓			✓			✓			✓	✓
經前症候群				✓										✓		✓	✓				✓				✓	✓	✓	✓		
生理期疼痛				✓								✓		✓	✓		✓			✓					✓		✓			
經期混亂				✓										✓	✓	✓	✓	✓							✓	✓	✓			
更年期				✓			✓			✓		✓		✓		✓		✓			✓	✓			✓		✓	✓		
膀胱炎													✓		✓		✓					✓						✓		
嬰兒腹絞痛				✓											✓					✓								✓		
尿布疹				✓												✓												✓		

四、常見精油使用指南

精油（essential oil）這個字一般是指芳療師所使用的各種芳香精油，你所能想到的植物部位都可能萃取出精油，包括花朵、葉片、種籽、香草、樹皮、樹脂與根部。芳療師常用的精油大約有60種，對於每種精油的來源、特質、療效與使用禁忌都必須瞭若指掌。這個章節完整收錄了芳療師應了解的常用精油知識，因此能作為珍貴的用油參考資料。本章最後的精油使用安全須知將幫助你胸有成竹地挑選並使用你的精油。

精油指南使用說明

本章詳細介紹了芳香療法中最常使用的 47 種單方精油，內容包括它們的萃取方式、運作機制，以及主要的適用情境。

精油類屬

有幾種方式可以用來為精油分類，例如植物科屬、植物種類，或是精油的萃取部位。還有其他幾種較罕見的方式，例如透過陰陽屬性或是行星與星座，來為精油進行分類。

為了方便查找，本章節以植物拉丁學名的英文字母順序進行排序，從 A 開頭的西洋蓍草（*Achillea millefolium*）開始，到 Z 開頭的泰國蔘薑（*Zingiber cassumunar*）。不過各個精油頁面還是以精油最為人所知的常見俗名為主要標題。精油通常與它的來源植物同名，不過還是有特例，例如苦橙（*Citrus aurantium*）、橙花和苦橙葉就來自同一種植物。

在精油的介紹頁面也會列出它的其他俗名及植物科屬，例如茶樹屬於桃金孃科，絲柏屬於柏科。植物就像人一樣具有親屬關係，了解植物的家族，將有助於了解精油的屬性特質。關於各個精油的植物科屬，可以參見第 60 頁的植物科屬速查表。

每則精油介紹都包括以下資訊：

- 來源植物的說明介紹。
- 用來萃取精油的植物部位及萃取方式。
- 精油的主要化學成分。
- 植物的來源產地，以及現在主要萃取精油的栽種地區。
- 精油的香氣特質，包括香調（或說是氣味屬性，例如是前調、中調或後調），以及香氣濃度。
- 列舉適合搭配的精油。
- 簡述該精油的功效特性。
- 介紹該精油最常被使用在哪些情境，以及它如何發揮作用。

精油指南 77

Coriandrum sativum
芫荽（Coriander）

芫荽[13]是香料類精油中比較溫和的一種。它是一種香氣強烈的一年生草本植物，最多能長到 1 公尺（3 呎）高，它鮮綠色的葉片形狀細緻，開白色花朵，花謝之後會結出大量圓形的綠色種耔，成熟後轉為棕色。芫荽精油呈無色或淡黃色，具有接近麝香與木質香的暖甜香氣。中醫會使用全株植物入藥，而芫荽籽則廣泛地被人們用來做為烹飪時的香料，尤其會添加在咖哩料理中。以心理層面而言，芫荽能使人恢復生氣，在能量低靡時有極好的振奮作用，同時也能撫慰人心。

植物科屬 繖型科（傘型科）
萃取部位 種耔
萃取方式 將成熟的種耔壓碎後以蒸氣蒸餾。
主要化學成分 沉香醇（55-75%）、癸醛、龍腦、牻牛兒醇、香芹酮、茴香腦等。
主要產地 原生於歐洲與西亞地區，芫荽精油主要產於俄羅斯、羅馬尼亞、克羅埃西亞、塞爾維亞與波士尼亞。
香　　調 前調
香氣濃度 中等
適合搭配的精油 佛手柑、茉莉、橙花、苦橙葉、快樂鼠尾草、絲柏、歐洲赤松、薑、檀香。
功效特性 止痛、開胃、抗痙攣、殺菌、淨化排毒、促進消化、利尿、消脹氣、恢復生氣、激勵心循環與神經系統、健胃。

常見應用方式

循環、肌肉與關節 關節炎、痛風、肌肉疼痛、循環不良、水腫。
作用：一般認為芫荽能幫助身體淨化排毒、緩解痛風不適、激勵免疫系統。

消化系統 腹絞痛、消化不良、胃腸脹氣與噁心。
作用：很建議用芫荽來處理消化問題，它能緩解腸胃絞痛及胃腸翻攪的不適。

神經系統 偏頭痛、神經痛與神經耗弱。
作用：據說能使頭部不適一掃而空，並重振神經系統。

使用禁忌 無毒性、不致敏、不刺激。不過，宜節量使用（過量使用可能會使人昏沉）。

[13] 即國人熟知的香菜。

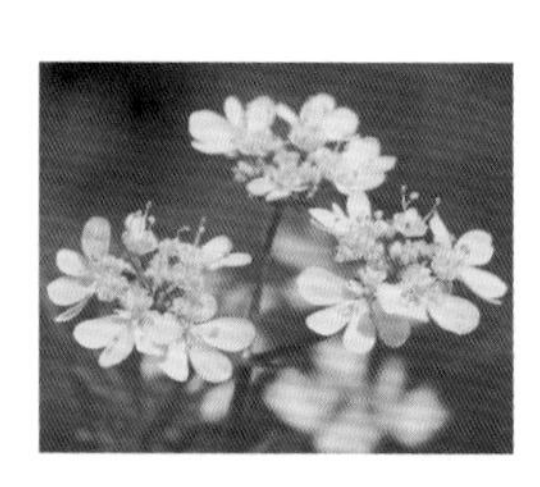

精油的屬性特質

一般來說，精油的顏色淺而清透，摸起來一點也不油，雖然有少數幾種精油質地比較黏稠，或有特別的顏色。精油可以溶於油脂或酒精中，但不會溶於水。

每一種精油都擁有多種不同的特質與功效。例如真正薰衣草就有溫和安撫的效果，常用來處理失眠問題。下面這個表列出了在介紹精油功效時使用的醫學專業術語。在前一章關於精油調合的段落中（參見本書第 51 頁）曾提到，當兩種不同的精油混合在一起，會創造出一種全新的組合，也可能出現來源精油所沒有的功效特質。

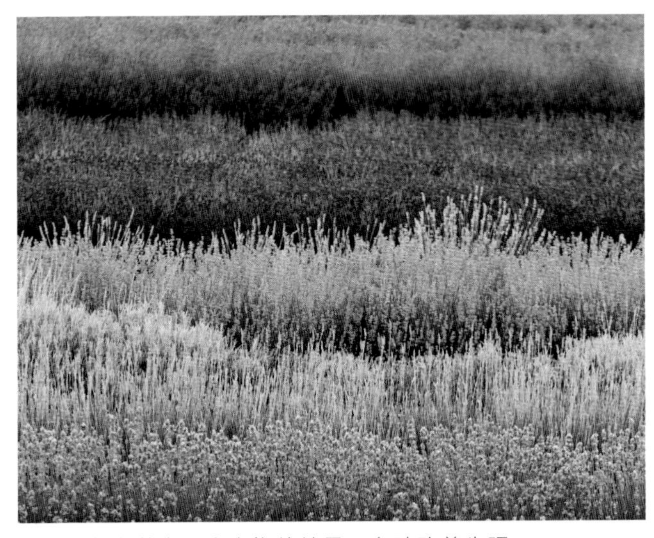

▲真正薰衣草有溫和安撫的效果，有助改善失眠。

專業術語說明（植物功效特質）

止痛／鎮痛（analgesic）	能消除疼痛
抗貧血（anti-anaemic）	能對抗貧血症狀
消炎／抗感染（anti-inflammatory）	能對抗感染
抗痙攣（anti-spasmodic）	緩解痙攣或抽搐
收斂／止血（astringent）	使身體組織收斂、緊縮
傷口癒合（cicatrizant）	促進傷口組織結痂癒合
細胞再生（cytophylactic）	增加白血球活動力來保護身體／激勵免疫系統／促進細胞新生
促進消化（digestive）	增進或幫助消化能力
利尿（diuretic）	促進排尿
通經（emmenagogue）	促進經血排出，或協助經期的身體運作
潤膚（emollient）	柔潤並紓緩肌膚
祛痰（expectorant）	協助消解呼吸系統中的黏液
退燒（febrifuge）	緩解發燒症狀
利肝（hepatic）	調理並協助改善肝功能
助眠（hypnotic）	協助入眠
降血壓（hypotensive）	降低血壓
利淋巴（lymphatic）	作用於淋巴系統
安神／滋補神經（nervine）	強化並調理神經系統
強身（restorative）	增強並活化身體系統
促進局部血液循環（rubefacient）	使皮膚發紅
鎮定安撫（sedative）	產生鎮靜效果
健胃（stomachic）	協助刺激消化
發汗（sudorific）	促進排汗
滋補身體（tonic）	加強並激勵全身或身體的特定部分
血管擴張（vasodilator）	使血管擴張
體內驅蟲（vermifuge）	驅除腸道寄生蟲
治療外傷（vulnerary）	治療傷口

植物科屬速查表

番荔枝科（Annonaceae ）
本書介紹的番荔枝科精油：
依蘭（第 64 頁）

繖型科（Apiaceae），
又稱傘型科（Umbelliferae）
本書介紹的繖型科精油：
芫荽（第 77 頁）
甜茴香（第 82 頁）

菊科（Asteraceae/Compositae）
本書介紹的菊科精油：
德國洋甘菊（第 87 頁）
羅馬洋甘菊（第 66 頁）
西洋蓍草（第 61 頁）

橄欖科（Burseraceae）
本書介紹的橄欖科精油：
乳香（第 63 頁）
沒藥（第 76 頁）

柏科（Cupressaceae）
本書介紹的柏科精油：
絲柏（第 78 頁）
杜松漿果（第 84 頁）

牻牛兒科（Geraniaceae）
本書介紹的牻牛兒科精油：
天竺葵（第 94 頁）

唇形科（Lamiaceae/Labiatae）
本書介紹的唇形科精油：
甜羅勒（第 92 頁）
快樂鼠尾草（第 101 頁）
香蜂草（第 90 頁）
真正薰衣草（第 85 頁）
廣藿香（第 97 頁）
胡椒薄荷（第 91 頁）
迷迭香（第 100 頁）
甜馬鬱蘭（第 93 頁）
百里香（第 104 頁）

樟科（Lauraceae）
本書介紹的樟科精油：
巴西花梨木（第 62 頁）
山雞椒（第 86 頁）

桃金孃科（Myrtaceae）
本書介紹的桃金孃科精油：
尤加利（第 81 頁）
綠花白千層（第 89 頁）
茶樹（第 88 頁）

木樨科（Oleaceae）
本書介紹的木樨科精油：
茉莉（第 83 頁）

松科（Pinaceae）
本書介紹的松科精油：
大西洋雪松（第 65 頁）
歐洲赤松（第 95 頁）

胡椒科（Piperaceae）
本書介紹的胡椒科精油：
黑胡椒（第 96 頁）

禾本科（Poaceae/Gramineae ）
本書介紹的禾本科精油：
檸檬香茅（第 79 頁）
玫瑰草（第 80 頁）
岩蘭草（第 105 頁）

薔薇科（Rosaceae）
本書介紹的薔薇科精油：
玫瑰原精（第 98 頁）
奧圖玫瑰（第 98 頁）

芸香科（Rutaceae）
本書介紹的芸香科精油：
佛手柑（第 71 頁）
苦橙（第 68 頁）
葡萄柚（第 73 頁）
檸檬（第 72 頁）
萊姆（第 67 頁）
橘（桔）（第 74 頁）
橙花（第 69 頁）
苦橙葉（第 70 頁）
甜橙（第 75 頁）

檀香科（Santalaceae）
本書介紹的檀香科精油：
檀香（第 102 頁）

安息香科（Styracaceae）
本書介紹的安息香科精油：
安息香（第 103 頁）

薑科（Zingiberaceae）
本書介紹的薑科精油：
薑（第 107 頁）
泰國蔘薑（第 106 頁）

精油指南

Achillea millefolium
西洋蓍草（Yarrow）

西洋蓍草是一種多年生的草本植物，植株獨立的莖幹可以長到 1 公尺（約 3 呎）高，它的葉子精緻得像蕾絲花邊一樣，開粉白色的小花。西洋蓍草精油通常呈深藍色或帶點綠色，有一點甜甜的草葉香氣。自古希臘時代起，西洋蓍草就被用來處理各式各樣的身體不適，傳說希臘神話中的阿基里斯在特洛伊戰爭時，就是用西洋蓍草來治療傷口。而在現代，中國人則用它來調理月經和治療痔瘡。

植物科屬　菊科
俗　　名　洋蓍草、鋸葉草
萃取部位　乾燥的葉子與花朵
萃取方式　蒸氣蒸餾
主要化學成分　母菊天藍煙、乙酸龍腦酯、龍腦、桉油醇、樟烯、蒎烯與三環烯 。
主要產地　只要是氣候溫和的地區，多半都能看到西洋蓍草的蹤跡。主要蒸餾西洋蓍草精油的國家是德國、匈牙利與法國，以及美國與非洲。
香　　調　中調
香氣濃度　中等
適合搭配的精油　佛手柑、洋甘菊、快樂鼠尾草、杜松漿果、真正薰衣草、檸檬、橙花與迷迭香。
功效特性　消炎、抗風濕、抗菌、收斂、抗痙攣、消脹氣、促進傷口癒合、助消化、祛痰、降低血壓、健胃、滋補全身。

常見應用方式

肌膚與頭髮調理　面皰、燙傷、濕疹、皮膚發炎、皮膚疹、傷疤、靜脈曲張與各種傷口。
作用：西洋蓍草消炎收斂的作用，有助於改善靜脈曲張的微血管擴張現象。此外，洗髮時加入西洋蓍草也有助於促進毛髮生長。

循環、肌肉與關節　動脈硬化、高血壓、類風濕性關節炎與血栓症
作用：西洋蓍草能降低血壓，所以有助於調節高血壓。

消化系統　便秘、腹部痙攣或絞痛、脹氣、痔瘡與消化不良。
作用：西洋蓍草有健胃消脹氣的作用，能幫助消化。

生殖泌尿系統　閉經、經痛、膀胱炎及感染問題。
作用：西洋蓍草有助於調理月經不適，也可提振免疫系統，讓身體能抵抗一般性感冒、流行性感冒與發燒。

神經系統　過度緊張與失眠。
作用：西洋蓍草能幫助處理各種與壓力有關的狀況。

使用禁忌　一般來說，西洋蓍草不具毒性也無刺激性，但較敏感的使用者仍有可能感覺不適。孕婦與幼兒禁止使用。

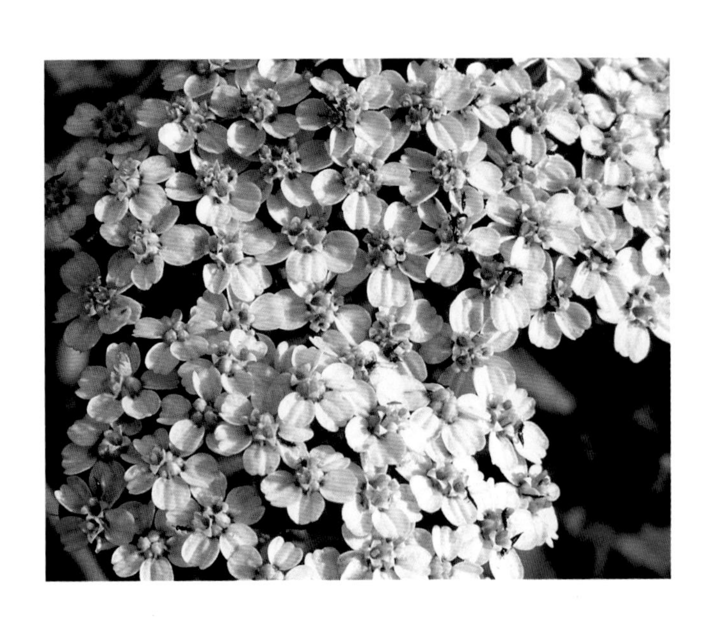

Aniba rosaeodora var. amazonica
巴西花梨木（Brazilian rosewood）

巴西花梨木是一種中等大小的熱帶常青樹，它的樹皮與心材呈紅色，開黃色花朵。巴西花梨木精油近年才被引進芳療界使用 ，精油的顏色呈淡黃色，氣味甜暖，混合了花香與木質香，還帶有微微的辛辣氣息。巴西花梨木一直是木材業與傢俱業的寵兒，因此在它原生的亞馬遜林地已遭到大量砍伐，目前已有法律規定，每砍下一棵花梨木就必須種植一棵。花梨木精油也被香水業用來調製香水。它具有能平衡、振奮和強化的特質，同時也是非常有效的抗憂鬱用油。巴西花梨木目前正瀕臨絕種，因此 IFA 建議改用化學屬性類似、樟腦氣味濃厚的芳樟葉（*Howood leaf*，*Cinnamomum camphora*）精油，或是以香氣與花梨木相似，但沒有絕種危機的墨西哥沉香（*Linaloe*，*Bursera glabrifolia*）精油來取代。

▼芳樟葉（*Cinnamomum camphora*）

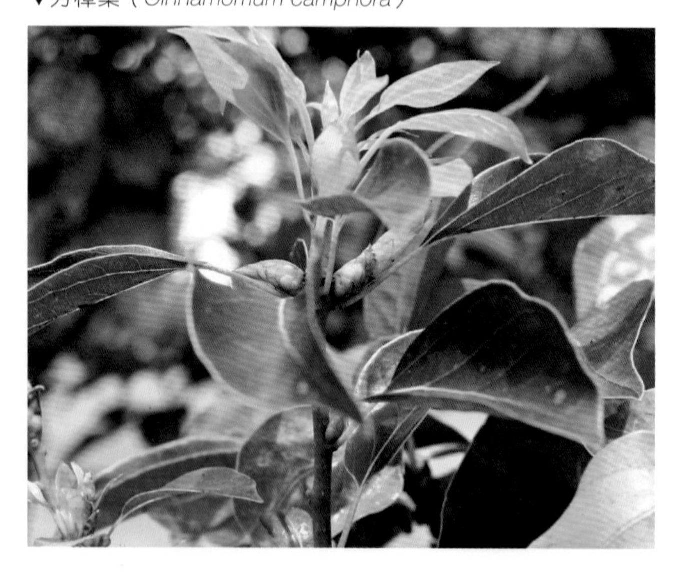

植物科屬　樟科

俗　　名　玫瑰木

萃取部位　木屑

萃取方式　以蒸氣蒸餾心材碎屑

主要化學成分　沉香醇（80-90%）、桉油醇、萜品醇、牻牛兒醇、香茅醛、檸檬烯、蒎烯。

主要產地　原生於亞馬遜河流域，精油主要產於巴西和祕魯。

香　　調　中調

香氣濃度　中等

適合搭配的精油　佛手柑、雪松、乳香、天竺葵、真正薰衣草、橙花、玫瑰草、廣藿香、苦橙葉、玫瑰、檀香、岩蘭草與依蘭。

功效特性　止痛、抗憂鬱、殺菌、身體除臭、處理頭部不適、除蟲、滋補身體。

常見應用方式

肌膚調理　油／乾性肌膚的黯沉問題、傷疤、傷口與皺紋。

作用：巴西花梨木精油性質溫和、安全，並且具殺菌效果，因此很適合敏感肌或發炎紅腫的肌膚使用。它也是極佳的體香劑。

免疫系統　一般感冒、流行性感冒與感染。

作用：有激勵免疫系統的效果。

神經系統　性冷感、頭痛、頭暈噁心與神經緊張。

作用：能提振精神、恢復生氣，並且具有平衡情緒的效果，有助於緩和疲勞或壓力導致的情緒波動。

使用禁忌　不具毒性、不刺激、不致敏。

Boswellia carteri
乳香（Frankincense）

乳香是一種矮小的灌木，有大量的羽狀葉，開白色或粉紅色的小花。乳香樹能分泌出天然的油膠樹脂（oleo gum resin），乳香精油就是從這些樹脂中萃取出來的。乳香有甜甜的香脂氣味，教堂中常焚燃乳香，以協助冥想或禱告進行。根據聖經記載，乳香、沒藥和黃金是東方三博士在耶穌誕生時帶來的禮物，當然，他們帶來的乳香是乳香樹脂，不是我們熟悉的乳香精油。印度與中國也將乳香用於焚香，根據當地的傳統習俗，焚香是一種敬神的禮物。香水業則用乳香來定香。研究報告指出，乳香可以用來減輕關節炎疼痛。它也有平衡情緒的作用，讓人體會到超然的平和。

植物科屬　橄欖科

萃取部位　從樹上蒐集一滴滴的油膠樹脂。

萃取方式　蒸氣蒸餾，也有以溶劑萃取的乳香原精。

主要化學成分　單萜烯化合物、側柏酮、乙酸辛酯與雙醇。

主要產地　阿曼、索馬利亞、衣索比亞與中國。乳香樹脂通常在歐洲與印度進行蒸餾。

香　　調　後調

香氣濃度　高

適合搭配的精油　天竺葵、葡萄柚、真正薰衣草、橙、香蜂草、廣藿香、歐洲赤松、玫瑰與檀香。

功效特性　消炎、抗菌、細胞再生、祛痰。

常見應用方式

肌膚調理　熟齡／乾性肌膚、傷疤、斑點或色疤。

作用：能激勵細胞新生，所以也被用來修復妊娠紋或肥胖紋。

呼吸系統　氣喘、支氣管炎、鼻黏膜炎[11]、咳嗽、喉嚨發炎、呼吸急促。

作用：乳香是一種對肺部相當有益的精油，能協助呼吸系統，也能幫助免疫系統對抗感冒和流行性感冒。

神經系統　焦慮、憤怒、神經緊張與不安全感。

作用：乳香能使呼吸放慢、氣息深長，因此被認為具有清除與淨化的特質，能作用於心理層面，幫助心靈釋放過不去的情緒癥結。也能幫助冥想。

使用禁忌　不具毒性、不刺激、不致敏。但孕婦於懷孕前三個月不可使用

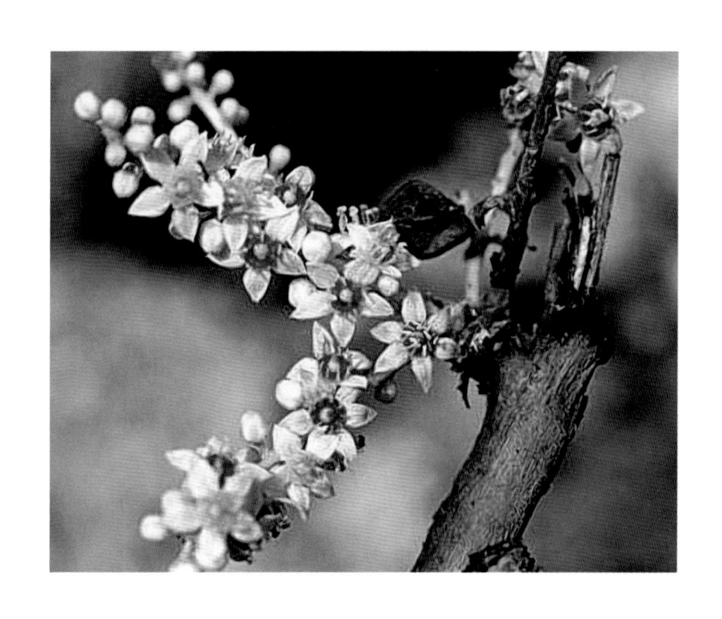

11.一種感冒中常見的呼吸道感染症狀。

Cananga odorata var. genuina
依蘭（Ylang ylang）

依蘭是一種高大的熱帶樹種，花形巨大、香氣奔放，通常是黃色，不過偶爾也能見到粉紅色或淡紫色的依蘭花。黃色的依蘭花最適合用來萃取精油。依蘭精油呈淡黃色，有相當濃烈的甜美香氣，極具撫慰人心的效果，因此在香水界中相當受到歡迎。早期在維多利亞時代，依蘭是一種頭髮保養品，也用來紓緩蚊蟲叮咬。在印尼，依蘭花朵會出現在新婚夫婦洞房的婚床上，因為印尼人認為依蘭有催情的功效。香水業則特別鍾愛依蘭具有異國情調的香味。依蘭的香氣能使人心情歡快，帶來幸福愉悅的感受，在壓力龐大的時候發揮安撫鎮定的效果。

植物科屬　番荔枝科

萃取部位　新鮮花朵

萃取方式　蒸氣蒸餾或水蒸餾。初次蒸餾出來的是品質上乘的特級依蘭，接著會再進行多次蒸餾，依序得出 1、2 與 3 級依蘭。也有以溶劑萃取的依蘭原精，原精的香氣相當持久。

主要化學成分　沉香醇、乙酸牻牛兒酯、丁香油烴、乙酸苄酯、苯甲酸甲酯與其他倍半萜烯類成分。（特級依蘭含有較多酯類成分）。

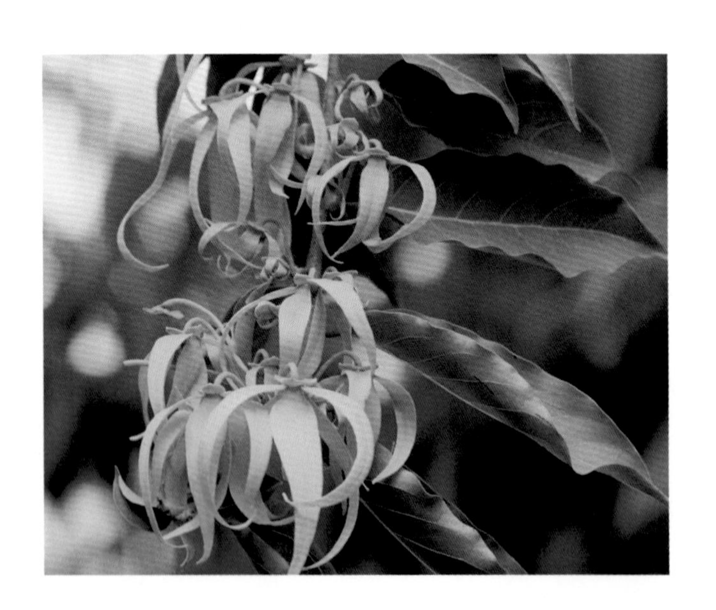

主要產地　印尼、菲律賓與馬達加斯加。

香　　調　後調

香氣濃度　高

適合搭配的精油　葡萄柚、佛手柑、橙、茉莉、天竺葵、檀香與岩蘭草。

功效特性　抗憂鬱、抗傳染病、催情、使心情歡快、降低血壓、滋補神經、鎮定神經、滋補子宮。

常見應用方式

肌膚與頭髮調理　適用於面皰肌膚、一般肌膚保養、蚊蟲叮咬，可以安撫發炎或發紅肌膚、滋潤乾燥受損髮質。

作用：有平衡皮脂的作用，因此對油性與乾性肌膚同樣有效。可以用於潤髮保養，維護髮質健康。

循環系統　高血壓、心悸與心跳過速。

作用：能降低血壓，並且有效調節心跳、對心臟發揮鎮定安撫的功能。

神經系統　焦慮、憂鬱、性冷感、失眠與神經緊張。

作用：依蘭是一種能帶來安慰與鼓舞力量的精油，能提升自信，並有助於處理與壓力相關的症狀。對於憤怒與不安全感也能發揮作用。

使用禁忌　一般來說無毒性也不會刺激皮膚，不過也曾有報告指出，少數個案會對依蘭精油過敏。使用的量宜節制，因為過強的花香味有可能導致頭痛或噁心。

Cedrus atlantica
大西洋雪松（Atlas cedarwood）

大西洋雪松是一種高大、健壯又芬芳的常綠樹種，能長到超過 33 公尺（100 呎）之高，並可以存活千年以上。雪松精油在古埃及時代被用來防腐、美容和改善體味。雪松目前仍是西藏的傳統藥物之一，也是寺廟中焚燃的敬香。雪松精油的外觀呈深琥珀色，有著既溫暖又帶樟腦味的木質香脂氣味。它可以用來製作防腐油膏，或添加在香水當中，具有強化精神、平撫情緒並使人敞開心胸的特質。

大西洋雪松現已瀕臨絕種，因此 IFA 建議芳療師以它的近親喜馬拉雅雪松（*C. deodorata*）精油來取代。德州雪松（*Juniperus ashei*）與維吉尼亞雪松（*J. virginiana*）與大西洋雪松的植物科屬不同，因此萃取出的精油性質也頗有差異。

植物科屬　松科
俗　　名　大西洋雪松木、摩洛哥雪松
萃取部位　木質部位與砍鋸剩下的碎屑
萃取方式　以蒸氣蒸餾法蒸餾木材、殘枝與碎屑。也有以溶劑萃取的樹脂原精。
主要化學成分　大西洋酮、丁香油烴、雪松醇與杜松烯。
主要產地　原生於阿爾及利亞的亞特拉斯山脈。精油通常在摩洛哥生產製造。
香　　調　後調
香氣濃度　中等
適合搭配的精油　佛手柑、絲柏、乳香、茉莉、杜松漿果、檸檬、橙花、快樂鼠尾草、岩蘭草、迷迭香、依蘭與廣藿香。
功效特性　抗菌防腐、收斂、利尿、祛痰、抗黴菌、除蟲、鎮定神經、滋補全身。

常見應用方式

肌膚調理　面皰肌、脂漏性皮膚炎、頭皮屑、禿髮、皮膚炎、牛皮癬與皮膚潰爛。
作用：具有收斂與抗菌作用，適合油性皮膚（或頭皮）使用，並有助於改善落髮。

呼吸系統　支氣管炎、咳嗽與鼻黏膜炎。
作用：有祛痰作用，能疏通阻塞的呼吸道，緩解咳嗽症狀。

生殖泌尿系統　膀胱炎與白帶。
作用：有可能對腎臟與膀胱的治療產生幫助，也有助於處理像膀胱炎等感染症狀。

神經系統　神經緊張、焦慮、精力耗竭、壓力相關症狀。
作用：帶來溫暖、安撫與和諧的感受。

使用禁忌　無毒性、不刺激、不致敏。孕婦不可使用。

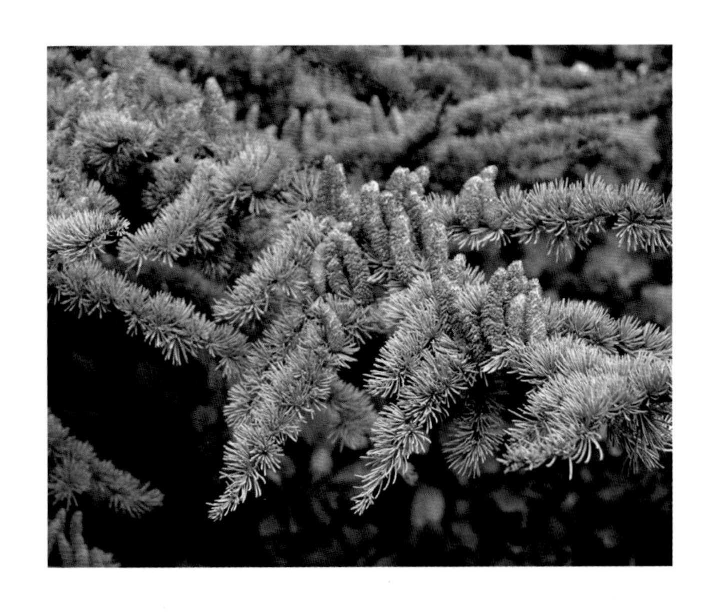

Chamaemelum nobile (*syn. Anthemis nobilis*)
羅馬洋甘菊（Roman chamomile）

羅馬洋甘菊是歷史最悠久的藥用植物之一，具有安撫鎮痛的特質，是一種全方位的多功能精油。羅馬洋甘菊是一種多年生的草本植物，在歐洲已有2000年以上的使用歷史。它的羽狀葉片精密而細緻，會開像雛菊一樣的小花。古埃及人與中世紀的摩爾人都經常使用羅馬洋甘菊，它也是薩克遜民族的九大聖草（Saxons' nine sacred herbs）之一（洋甘菊的古名為「maythen」）。洋甘菊有許多品種，但最常作為草藥使用的只有羅馬洋甘菊。羅馬洋甘菊精油呈淡藍色，但經存放後會轉為黃色，氣味溫暖而甜美。

植物科屬　菊科
萃取部位　花朵
萃取方式　以蒸氣蒸餾「盛放過後」的花朵
主要化學成分　酯類成分高達85%、母菊天藍煙、蒎烯、金合歡醇與桉油醇。
主要產地　歐洲西南部、英國、比利時、法國、匈牙利、美國。
香　　調　中調
香氣濃度　高
適合搭配的精油　佛手柑、快樂鼠尾草、天竺葵、茉莉、真正薰衣草、橙花與玫瑰。

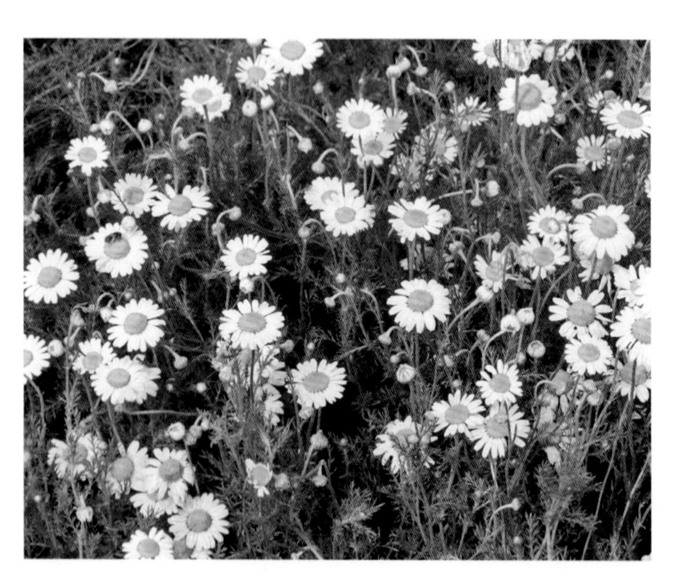

功效特性　止痛、抗貧血、消炎、消脹氣、促進傷口癒合、助消化、通經、退燒、利肝、助眠、鎮定神經、健胃、發汗、滋補身體、體內驅蟲、治療外傷。

常見應用方式

肌膚調理　面皰肌、皮膚過敏、灼傷、割裂傷、濕疹、發炎紅腫、蚊蟲叮咬、紅疹。也可用來保養頭髮、緩解耳朵痛、牙痛，以及長牙時的不適。
作用：緩解發炎症狀。

循環、肌肉與關節　關節炎、關節疼痛、肌肉疼痛、風濕病與扭傷。
作用：可以消炎，尤其當患部腫脹時更適合使用。

消化系統　胃弱、腹絞痛、消化不良與噁心。
作用：用於改善消化不良尤其有效，也有安撫作用，可以紓緩不適症狀。

生殖泌尿系統　經痛與更年期問題。
作用：對所有的疼痛都能發揮作用。

神經系統　頭痛、失眠、神經緊張、偏頭痛。
作用：具有多種紓緩和安撫的作用，對壓力引起的相關症狀格外有效。

使用禁忌　一般來說無毒性，也不刺激，但在少數情況下有可能導致皮膚發炎。

Citrus aurantifolia（*syn. C. medica var. latifolia*）
萊姆（Lime）

萊姆有許多不同的品種，是一種小型的常青樹，可以長到 4.5 公尺（15 呎）高。它的樹枝低垂，橢圓形的葉子表面光滑，開白色的小花，果實小而苦。萊姆的果實是綠色的，精油是黃或綠色，氣味清新，有柑橘類植物甜美的果香。如以蒸餾方式萃取，精油顏色則更淡，氣味同樣清新，但會有更鮮明的柑橘類果香。中世紀的摩爾人將萊姆帶入歐洲，隨後又在 16 世紀被西班牙與葡萄牙人引進北美地區。作用於心理層面時，萊姆能讓人精神一振，具有提升情緒的效果。

植物科屬　芸香科
萃取部位　果實
萃取方式　取果皮進行壓榨，或是用蒸氣蒸餾整顆成熟的果實。
主要化學成分　單萜烯化合物、蒎烯、檜烯、月桂烯、檸檬烯、樟烯，以及檸檬醛、桉油醇與沉香醇。以壓榨法取得的萊姆精油還會有香豆素成分。蒸餾的萊姆精油除了以上成分外，還會包含微量的乙酸橙花酯和乙酸牻牛兒酯。
主要產地　原產於亞洲，但已成功移植到世界各地，主要生長於義大利、美國佛羅里達州、印度西部、古巴與墨西哥。
香　　調　前調
香氣濃度　高
適合搭配的精油　橙花、真正薰衣草、迷迭香、快樂鼠尾草、天竺葵、葡萄柚、橘（桔）、玫瑰草、苦橙葉、岩蘭草、依蘭。萊姆精油有可能在複方精油中搶去其他精油的氣味，雖然它的香氣強烈，卻相當宜人。
功效特性　抗菌、抗病毒、開胃、殺菌、退燒、止血、強身、滋補身體。

常見應用方式

肌膚調理　油性或毛孔阻塞的肌膚、指甲脆弱、癤腫[12]（boils）、凍瘡、割裂傷、蚊蟲叮咬與口腔潰瘍。
作用：具有抗菌、收斂的特質，能幫助以上皮膚症狀恢復或癒合。

循環系統　橘皮組織、靜脈曲張與免疫系統。
作用：主要能幫助排毒、消除水腫。

消化系統　胃弱、食慾不振與噁心。
作用：能刺激消化，幫助疾病恢復期或厭食的患者促進食慾。

神經系統　心理疲勞、焦慮與憂鬱。
作用：能相當有效地振奮精神、提振心情，適用於各種疲憊與情緒低落的狀態。

使用禁忌　無毒性、不刺激、不致敏。以壓榨法萃取的萊姆精油具有光敏性（蒸餾「全果」取得的精油則無光敏性）。

12.一種皮膚毛囊組織因細菌感染而發炎的症狀，患部會發紅、腫脹、疼痛，而後中央化膿，最後破裂或被人體吸收。

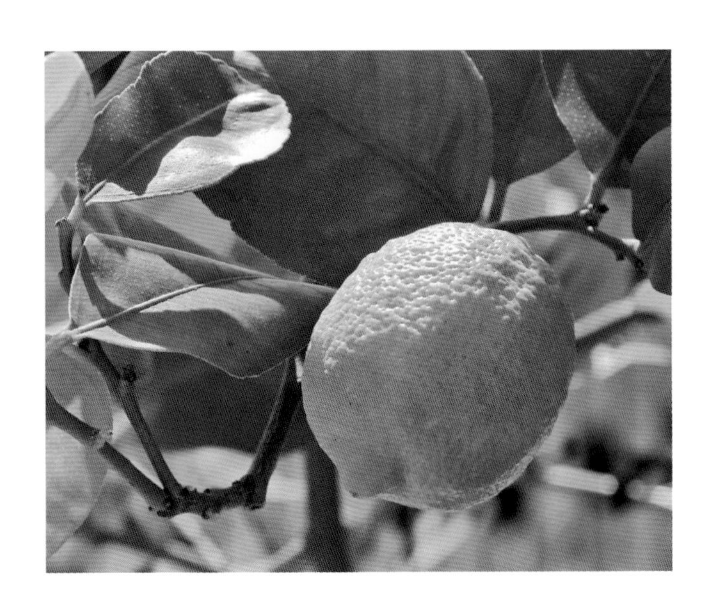

Citrus aurantium var. amara（*syn. C. vulgaris, C. bigardia*）苦橙（Bitter orange）

苦橙樹是一種能長到 10 公尺（33 呎）高的常青樹，它的葉片橢圓，顏色深綠，生有長刺。苦橙樹有許多不同品種。它的白色花朵氣味芬芳，而果實則比甜橙更小、顏色更深。苦橙精油呈深黃色，氣味清新，有一種風乾後的柑橘類氣味，散發著隱約的甜味。風乾後的苦橙果皮有滋補和消脹氣的作用，可以用來改善消化問題。中醫以內服橙類果皮來調理子宮脫垂，不過有研究顯示，如攝入過量橙皮可能產生毒性。

植物科屬 芸香科

俗　　名 賽維利亞橙（Seville Orange）

萃取部位 新鮮果實、葉片與花朵

萃取方式 接近全熟的果實，取下外層果皮以壓榨法（人工或機械）萃取。橙花與苦橙葉則以蒸餾法萃取（參見第 69 與 70 頁）。

主要化學成分 單萜烯成分（約佔 90%），包括蒎烯、檸檬烯、月桂烯、樟烯，以及微量的醇類、醛類與酮類。

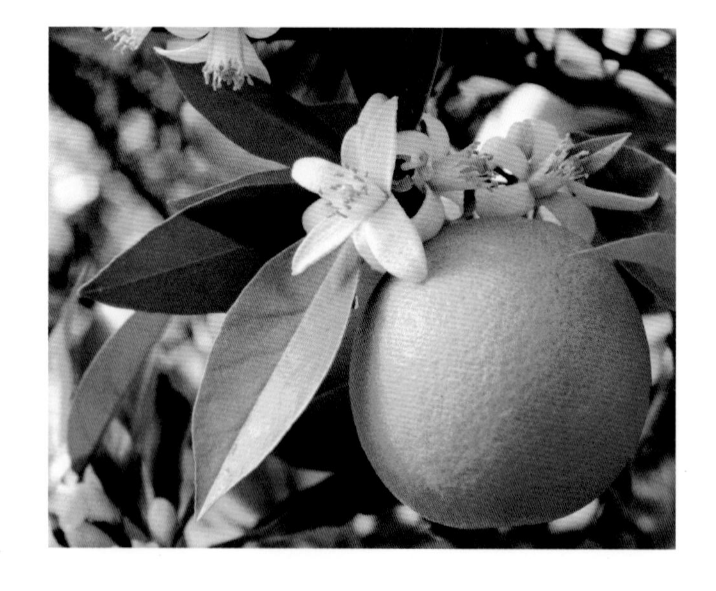

主要產地 原生於中國，目前在美國與地中海地區均有栽種。壓榨萃取的精油多半產於以色列、塞浦勒斯、巴西與北美；蒸餾萃取的精油則多半來自地中海或北美地區。

香　　調 前調

香氣濃度 中等

適合搭配的精油 快樂鼠尾草、絲柏、真正薰衣草、橙花、沒藥、乳香、苦橙葉、玫瑰、花梨木、檀香、依蘭，以及所有的香料類精油。

功效特性 消炎、抗菌、收斂、殺菌、消脹氣、抗黴菌、輕微的鎮定效果、健胃、滋補全身。

常見應用方式

肌膚調理 口腔潰瘍。

作用：可以加在漱口水中使用。有時也建議黯沉的油性肌膚使用，但苦橙精油用在臉部有可能太過刺激。

循環與免疫系統 肥胖、水腫問題，一般感冒與流行性感冒。

作用：能幫助腫大的組織消腫，具有抗菌效果且能激勵免疫系統。

消化系統 消化不良、便祕與腸躁症。

作用：能激勵消化道與膽囊的功能。

神經系統 神經緊張、厭食症、焦慮與憂鬱。

作用：擁有令人歡快的清新香氣，能讓人心情緩和、放鬆下來。

使用禁忌 無毒性、不刺激、不致敏。不過苦橙精油有光敏性，客戶應避免在療程結束後暴露在大量的陽光或紫外線下。

Citrus aurantium var. amara
橙花（Neroli）

橙花精油、苦橙精油和苦橙葉精油都一樣來自於苦橙樹（見前頁說明）。橙花是最優雅細緻的幾種花香精質之一（甜橙的花朵也含有芳香精質，但品質較差）。橙花精油的顏色呈淡黃色，氣味清雅，有淡淡的甜美花香。16 世紀義大利的奈洛拉公主安娜．瑪莉（Anna-Marie，Princess of Nerola）特別鍾愛橙花的氣味，用以製作香氛並加在泡澡水中，橙花也因此得名（Neroli）。橙花也被香水業用來製香。用於心理層面時，橙花是治療焦慮與情緒問題的最佳選擇。

植物科屬　芸香科

俗　　名　苦橙、塞維利亞橙、苦橙花、Neroli bigarade（這是專指蒸餾萃取，而非溶劑萃取的橙花精油）。

萃取部位　新鮮花朵

萃取方式　蒸氣蒸餾（萃取出精油、橙花純露以及原精）或溶劑萃取（萃取出凝香體與橙花原精）。

主要化學成分　沉香醇（將近 34%）、乙酸沉香酯、檸檬烯、蒎烯、橙花叔醇、牻牛兒醇、橙花醇、鄰氨基苯甲酸甲酯、吲哚、檸檬醛等。

主要產地　原生於遠東地區，引進地中海區域後適應良好。主要的精油產地包括法國、義大利、突尼西亞、摩洛哥、埃及與美國。

香　　調　橙花精油為前調；橙花原精為後調。

香氣濃度　高

適合搭配的精油　幾乎能與所有精油搭配，不過特別適合與安息香、乳香、天竺葵、真正薰衣草與玫瑰調合。

功效特性　催情、抗憂鬱、抗菌、抗痙攣、殺菌、消脹氣、傷口癒合、細胞再生、激勵神經系統、滋補全身。

常見應用方式

肌膚調理　乾燥、敏感與熟齡肌膚，以及微血管破裂的發紅肌膚。

作用：能使皮膚組織有效再生，並且不會刺激皮膚，因此適合所有膚質使用。此外，也可以用來改善妊娠紋、肥胖紋與皮膚疤痕。

循環系統　血液循環差與心悸問題。

作用：具有抗痙攣效果。

消化系統　腸絞痛、胃脹氣、慢性腹瀉與腸躁症。

作用：能幫助放鬆小腸肌肉，尤其是因神經緊張而導致的消化問題。

神經系統　焦慮、憂鬱、神經緊張與經前症候群。

作用：有助於改善所有情緒問題，也被視為是能穩定焦慮與驚嚇的天然鎮定劑。對於焦慮引起的失眠有珍貴的效用。

使用禁忌　無毒性、不刺激、不致敏，也沒有光敏性。

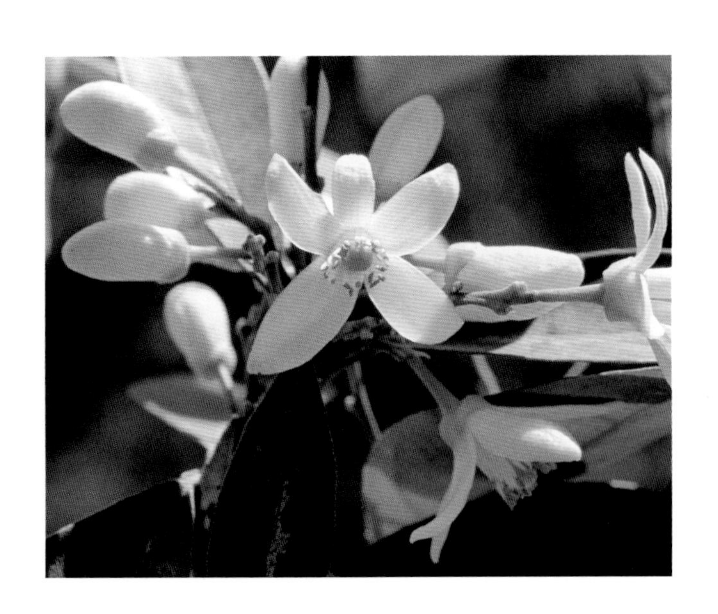

Citrus aurantium var. amara
苦橙葉（Petitgrain）

苦橙葉精油來自苦橙樹，它是一種常青樹種，葉色深綠，開白色小花。苦橙葉精油是蒸餾葉片與嫩枝的產物，它與從果實萃取的苦橙精油，以及從花朵萃取的橙花精油有所不同。苦橙葉精油顏色是淡黃至琥珀色，氣味非常清新，有著既像橙類、又有木質香氣的葉片氣味。英文中的苦橙葉（Petitgrain）是「小籽」（little grains）的意思，因為以往的苦橙葉精油是取小而未熟的果實蒸餾出來的。苦橙葉神清氣爽的氣味，使它成為法國古龍水的傳統原料之一，並因此廣受大眾歡迎，也常被添加於護膚產品當中。心理層面而言，苦橙葉能使人恢復生氣、平衡情緒、滋養心靈。

植物科屬　芸香科
俗　　名　苦橙、塞維利亞橙、回青橙
萃取部位　葉片與嫩枝
萃取方式　蒸氣蒸餾
主要化學成分　酯類（佔40-80%），包括乙酸沉香酯、乙酸牻牛兒酯，以及牻牛兒醇、沉香醇與橙花醇。
主要產地　原生於中國與印度，品質最佳的苦橙葉精油則來自法國。此外，北非、巴拉圭與海地也生產苦橙葉精油。

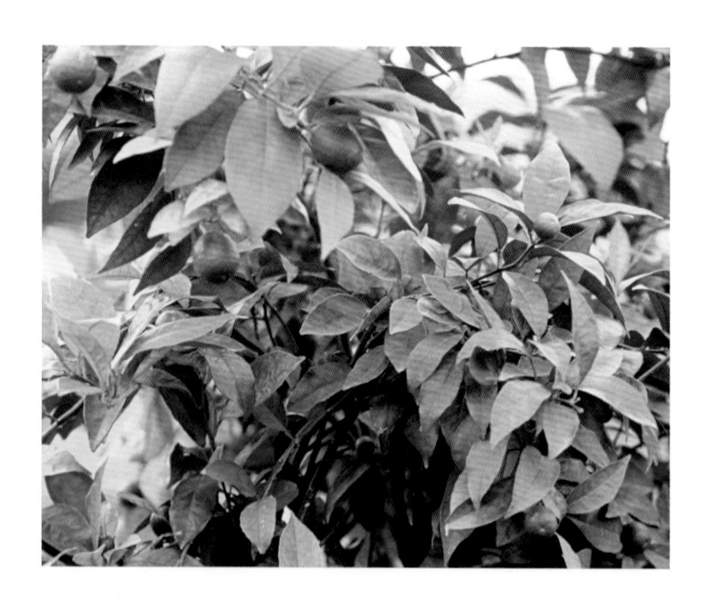

香　　調　前－中調
香氣濃度　中等
適合搭配的精油　迷迭香、真正薰衣草、天竺葵、茉莉、玫瑰草、檀香、依蘭，與其他柑橘類精油。
功效特性　抗憂鬱、抗菌、抗痙攣、身體除臭、安神、鎮定。

常見應用方式

肌膚與調理　面皰、油性與混合性肌膚。
作用：有調理肌膚出油的作用，由於不致敏也不具光敏性，所以可以使用在臉部。

神經系統　失眠、壓力引起的各種症狀、心悸。
作用：對於神經系統有鎮定安撫的作用，能改善因為神經耗弱而出現的失眠與消化等問題。

使用禁忌　無毒性、不刺激、不致敏，不具光敏性。

Citrus bergamia
佛手柑（Bergamot）

佛手柑樹大約有 4.5 公尺高（15 呎），它的葉面光滑，呈橢圓形。佛手柑樹結小而圓的果實，長得就像迷你版的橙子一樣，但味道極酸，不易入口。佛手柑精油是柑橘類精油中氣味最高雅的，顏色呈淺綠至黃色，香氣清新、細緻，像檸檬皮一般的辛辣氣味當中，藏有幽微的花香。幾百年來，佛手柑是義大利人的傳統藥物，主要用來治療發燒與寄生蟲病。英式伯爵茶（Earl Grey）當中添加的香氣就是佛手柑，此外，它也非常受到香水界的歡迎。佛手柑能助人尋回生機，安撫並平衡情緒。

植物科屬　芸香科
萃取部位　從小小的黃色果實中取下果皮
萃取方式　取將近全熟的果實壓榨果皮
主要化學成分　大約含有 300 種化合物，不過主要的成分是：乙酸沉香酯（約佔 30-60%），沉香醇、倍半萜烯類、檸檬烯、蒎烯、月桂烯，也含有香豆素（包括佛手柑內酯）。
主要產地　原生於亞洲的熱帶地區，在義大利南部有大量栽種。
香　　調　前調
香氣濃度　中等
適合搭配的精油　羅勒、洋甘菊、絲柏、尤加利、天竺葵、茉莉、真正薰衣草、檸檬、杜松漿果、萊姆、甜馬鬱蘭、橙花、橙、玫瑰草、廣藿香、苦橙葉、迷迭香、檀香與依蘭。
功效特性　止痛、抗憂鬱、抗菌、抗痙攣、抗病毒、消脹氣、促進傷口癒合、助消化、退燒、健胃、滋補身體、體內驅蟲、治療外傷。

常見應用方式

肌膚調理　面皰與毛孔阻塞的油性肌，疱疹與牛皮癬。
作用：抗菌力相當強，稀釋到低劑量時很適合用來調理皮膚問題。

消化系統　消化不良、胃腸脹氣、腹絞痛、食慾不振。
作用：能消脹氣並幫助消化，因此有助於改善消化不良，此外，對肝、胃與脾都有激勵的作用。

呼吸系統　口腔感染、喉嚨痛、扁桃腺炎。
作用：可以作為吸入劑處理喉嚨感染的問題。

生殖泌尿系統　膀胱炎、搔癢與念珠菌感染。
作用：以非常低的劑量在坐浴時使用，可以發揮極佳的抗菌效果。

神經系統　焦慮、憂鬱、憤怒與壓力引起的各種症狀。
作用：鎮定、紓緩心情，也有提升情緒的作用。

使用禁忌　無毒性、不刺激。有可能提高皮膚的光敏性，所以必須提醒客戶在使用過後避免直接接觸日光或紫外線。

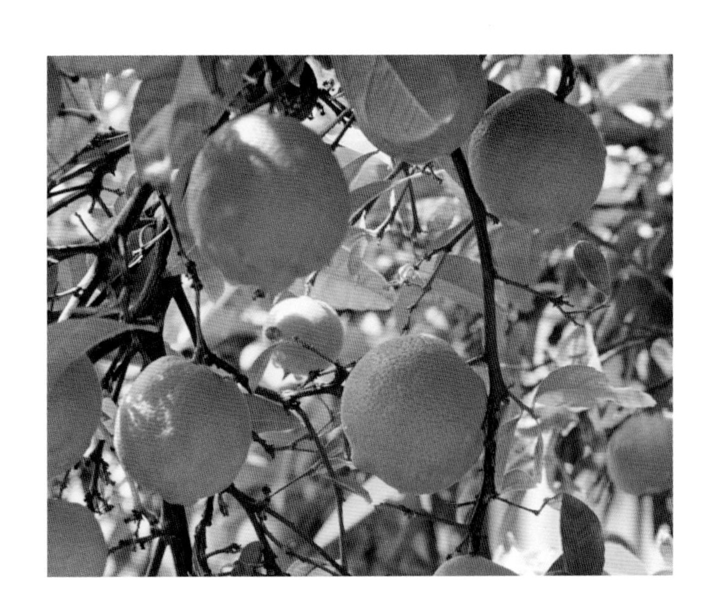

Citrus limon（*syn. C. limonum*）
檸檬（Lemon）

檸檬是一種矮小的常青樹，大約能長到6公尺高（20呎）。檸檬葉呈鋸齒狀，花朵非常芳香。檸檬精油的顏色是淡綠色到黃色，氣味清新而提振，有鮮明的柑橘香氣。檸檬被公認為抑制疾病傳染的「萬靈丹」。檸檬的果實含有大量維生素A、B與C。檸檬精油能為身體提供防護、激勵全身各大系統，同時提振情緒。

植物科屬　芸香科
萃取部位　果皮
萃取方式　取新鮮的外部果皮進行壓榨
主要化學成分　檸檬烯（約佔70%）、蒎烯、紅沒藥烯、檜烯、月桂烯、檸檬醛、沉香醇、牻牛兒醇、香茅醛與橙花醇。
主要產地　原生於亞洲，但在地中海區域生長良好，在加州與佛羅里達州也有栽種。
香　　調　前調
香氣濃度　中高
適合搭配的精油　安息香、洋甘菊、尤加利、天竺葵、薑、杜松漿果、甜茴香、真正薰衣草、橙花、檀香與依蘭。

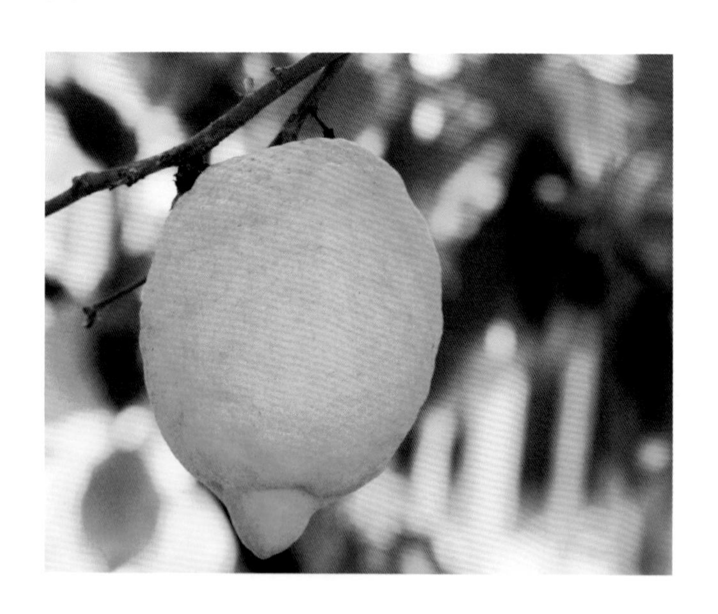

功效特性　抗貧血、抗菌、抗微生物、抗風濕、抗痙攣、收斂、殺菌、消脹氣、促進傷口癒合、淨化排毒、利尿、退燒、止血、降低血壓、除蟲、促進局部血液循環、滋補身體、促進白血球增生。

常見應用方式

肌膚調理　油性肌膚、割裂傷與癤腫。
作用：具有抗菌和收斂的效果，並有極佳的清潔作用。

循環系統　循環不良、免疫力低落、一般性與流行性感冒、各種傳染病。
作用：很適合用來治療靜脈曲張，也有降低血壓的效果，也有助於緩解風濕症。

消化系統　消化不良、腹脹與肝臟阻塞（liver congestion）。
作用：能改善消化系統的功能。

呼吸系統　氣喘、支氣管炎、鼻黏膜炎與喉嚨痛。
作用：具有殺菌的作用，能改善呼吸道感染的症狀，感染初期使用效果尤佳。

神經系統　心理疲憊與憂慮。
作用：有助於增加注意力、提振精神、釐清思緒。

使用禁忌　無毒性，但有可能造成皮膚刺激或過敏。以壓榨法萃取的精油具有光敏性，所以應提醒客戶在療程結束後避開強烈的日光或紫外線。

Citrus paradisi (syn. C. racemosa, C. maxima var. racemosa)
葡萄柚（Grapefruit）

葡萄柚樹個子高大，可以長到 10 公尺（33 呎）高，它的葉片油亮，結澄黃色的大型果實，是多數人都很熟悉的一種水果。據說葡萄柚起初是在 18 世紀左右於西印度群島栽種，當時它就叫做柚（Shaddock fruit）。它富含維生素 C，是重要的營養來源，能幫助人類抵禦傳染性疾病。葡萄柚精油呈黃色或黃綠色，氣味清新，有甜美的柑橘類香氣，不過容易變質，不耐久放。葡萄柚有提振精神、恢復生氣的作用，同時也能提升情緒，將憂鬱或疲憊的感受一掃而空。

植物科屬　芸香科
萃取部位　果皮
萃取方式　取新鮮果皮進行壓榨
主要化學成分　檸檬烯（約佔 90%）、杜松烯、蒎烯、檜烯、月桂烯、橙花醇、牻牛兒醇、香茅醛，與酯類、香豆素類和呋喃香豆素。
主要產地　原生於亞洲熱帶地區與西印度群島。現於美國加州、佛羅里達州、澳洲、巴西與以色列等地均有種植。
香　　調　前調
香氣濃度　中等
適合搭配的精油　羅勒、佛手柑、洋甘菊、甜茴香、乳香、杜松漿果、天竺葵、真正薰衣草、萊姆、玫瑰草、廣藿香、玫瑰與依蘭。
功效特性　抗菌、收斂止血、淨化排毒、利尿、消毒、提振、滋補全身。

常見應用方式

肌膚調理　面皰肌與毛孔阻塞的油性肌膚。
作用：雖然適合用來處理以上肌膚問題，但不應用於臉部。

循環系統　橘皮組織、一般性與流行性感冒。
作用：透過刺激淋巴系統來激勵免疫系統運作，能改善水腫、促進身體排毒。

消化系統　便祕與胃腸脹氣。
作用：能激勵消化系統運作。

神經系統　壓力、憂鬱、頭痛與神經耗弱。
作用：具有提振情緒、恢復精力的作用，有助於釐清思緒，改善常伴隨壓力而來的自信低落。

使用禁忌　無毒性、不刺激、不致敏。不過在使用過後 24 小時內，如暴露在強烈的日光或紫外線下可能對皮膚產生刺激。

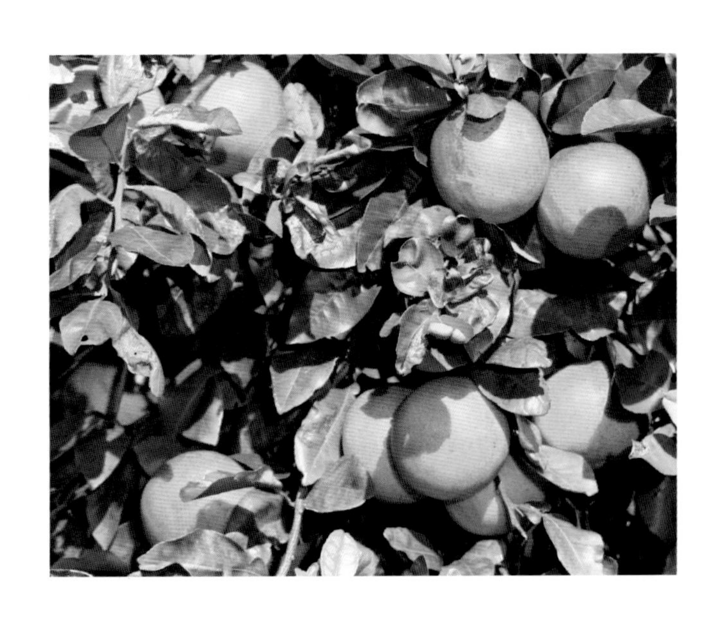

Citrus reticulata (syn. C. nobilis, C. madurensis, C. unshiu)
橘（桔）（Mandarin）

橘樹是一種常青樹，約有 6 公尺（20 呎）高，葉片油亮。橘樹比橙樹來得小一些，會開芬芳的花朵，果實頭尾兩側較為扁平，果肉飽滿多汁。橘子在古代常作為進貢清朝官吏（Mandarin 也有滿州人之意）的貢品，因此得名。在芳香療法當中，橘（桔）精油相當受芳療師歡迎，顏色呈黃橙色，氣味濃而甜潤，既清新又香氣鮮明。它也是最安全的精油之一，幼童、體弱者與年長者都可以使用，懷孕期間也不禁忌。在法國，橘（桔）精油是改善消化問題的一種安全配方精油，尤其會用在幼童與老人身上。整體而言，橘（桔）精油具有提振與安撫的特質。最常見的是紅橘（桔）精油，不過偶爾也會在市面上看到綠橘（桔）或黃橘（桔）精油。

植物科屬　芸香科
俗　　名　柑（Tangerine）、蜜橘（Satsuma）
萃取部位　果皮
萃取方式　取外皮進行壓榨
主要化學成分　檸檬烯、蒎烯、月桂烯、牻牛兒醇、檸檬醛、香茅醛與牻牛兒醛。

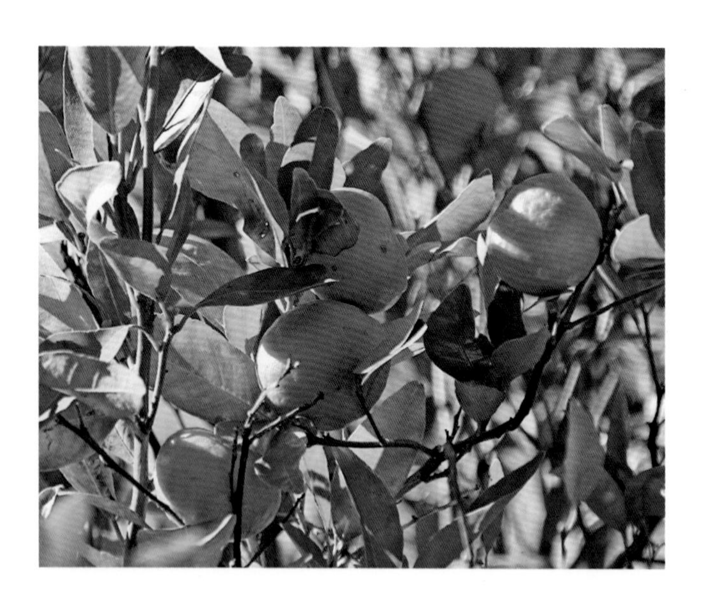

主要產地　原生於中國南部與遠東地區。現於巴西、西班牙、義大利與美國加州均有栽種。
香　　調　前調
香氣濃度　中等
適合搭配的精油　羅勒、黑胡椒、洋甘菊、茉莉、真正薰衣草、甜馬鬱蘭、玫瑰草、玫瑰、檀香、依蘭，與其他柑橘類精油。
功效特性　抗菌、抗痙攣、消脹氣、細胞再生、促進消化、輕微利尿、通便、鎮靜、滋補全身。

常見應用方式

肌膚調理　適合所有膚質，可用於處理妊娠紋、肥胖紋與皮膚疤痕。
作用：能促進細胞再生。橘（桔）精油在懷孕期間也可安心使用，一般建議從懷孕前三個月就開始使用，但須稀釋到低劑量（1%）。

消化系統　胃腸脹氣、腸炎與便祕。
作用：有助於調節膽汁、安撫腸道。將橘（桔）精油稀釋到 0.5% 塗抹於肌膚，將有助於改善嬰兒腸道發炎的不適。

神經系統　失眠、焦慮、憂鬱、神經緊張。
作用：作用於神經系統時，橘（桔）精油是一種溫和的鎮定劑，能在壓力情境下提振情緒。

使用禁忌　無毒性、不刺激、不致敏。不過有可能產生光敏性，所以客戶在療程過後應避免接觸強烈的日光或紫外線。

Citrus sinensis (syn. C. aurantium var. dulcis)
甜橙（Sweet orange）

橙樹又分為甜橙（*C. sinensis*）與苦橙（*C. aurantium*）兩個不同品種。甜橙樹是一種常綠植物，比起苦橙樹，個頭較小，也較不耐寒。甜橙有深綠而油亮的葉片，開芬芳的白花，果皮粗糙有凹點。甜橙精油呈橙黃色，氣味香甜，是淡淡的柑橘果皮香氣。新鮮的橙子常與肉桂或丁香等香料，一起用來調製傳統飲料（如熱紅酒）、製作香料球（將丁香插入橙皮中加以風乾），或是聖誕節時，在家中壁爐燃燒吸收了橙子香氣的木材。甜橙在心理層面上具有鼓舞和提振的作用，常被稱為是「使人微笑的精油」（*smiley oil*）。

植物科屬　芸香科
萃取部位　從剛成熟或即將成熟的果實取下果皮。
萃取方式　取外層果皮進行壓榨（以人工或機械的方式）。甜橙精油也可以取果實以蒸餾方式萃取，但氧化的速度非常快。
主要化學成分　檸檬烯（超過 90%）、沉香醇、香茅醛、橙花醛、牻牛兒醛，以及酯類和香豆素成分。
主要產地　原生於中國，現在普遍栽種於美國和地中海地區。壓榨萃取的甜橙精油主要產於以色列、塞浦勒斯、巴西與北美地區；蒸餾萃取的甜橙精油主要來自地中海與北美地區。
香　　調　前調
香氣濃度　中等
適合搭配的精油　快樂鼠尾草、絲柏、薰衣草、橙花、沒藥、乳香、苦橙葉、玫瑰、花梨木、檀香、依蘭，以及所有的香料類精油。
功效特性　抗憂鬱、抗菌、抗痙攣、消脹氣、利膽、助消化、退燒、抗黴菌、降低血壓、鎮定神經、激勵消化系統與淋巴系統、健胃、滋補全身。

常見應用方式

肌膚調理　口腔潰瘍。
作用：有時也建議油性肌膚使用，但對於臉部肌膚還是稍嫌刺激。

循環與免疫系統　肥胖、水腫，一般性和流行性感冒。
作用：有助於使膨脹的細胞組織消腫，具有抗菌效果，並能激勵免疫系統。

消化系統　消化不良、便祕與腸躁症。
作用：能激勵消化道與膽囊，因此有助於改善便秘與所有消化問題。

神經系統　神經緊張、厭食、焦慮與憂鬱。
作用：甜橙精油甜美宜人的香氣能提振心情，讓人放鬆下來。

使用禁忌　無毒性、不刺激、不致敏。

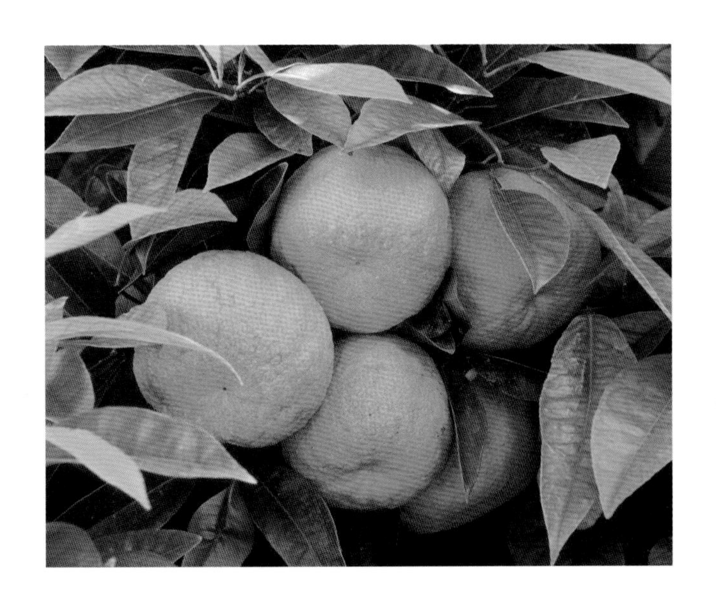

Commiphora myrrha
沒藥（Myrrh）

沒藥的英文名稱是從阿拉伯字「mur」衍生而來的，它的意思是「苦」。沒藥樹是一種小型灌木，枝節眾多，葉片與花朵都有香氣。沒藥的樹脂是一種棕黃色的黏稠團塊，有香脂般溫暖、豐富而辛辣的氣味。沒藥是眾所皆知的製香材料之一，常見於古代宗教儀式當中；它也是製作木乃伊時的防腐材料之一，埃及香水奇斐當中就含有沒藥。沒藥的治癒效果已流傳千年之久（希臘士兵會隨身攜帶沒藥作為急救藥品）。中國人用天然的沒藥塊，來治療關節炎和女性經期問題，而在西方世界，沒藥則是益於呼吸系統的良藥。沒藥能帶來平和與寧靜的感受，療癒作用強大。

植物科屬　橄欖科
萃取部位　天然樹脂塊、樹脂溶液
萃取方式　以蒸氣蒸餾天然樹脂塊，或是以溶劑處理樹脂溶液，取得原精。藥用時，也會製成酊劑使用。
主要化學成分　罕沒藥烯、檸檬烯、丁香酚、小茴香醛與蒎烯。
主要產地　非洲東北部、亞洲西南部，尤其是死海沿岸地區（衣索比亞、索馬利亞與葉門）。

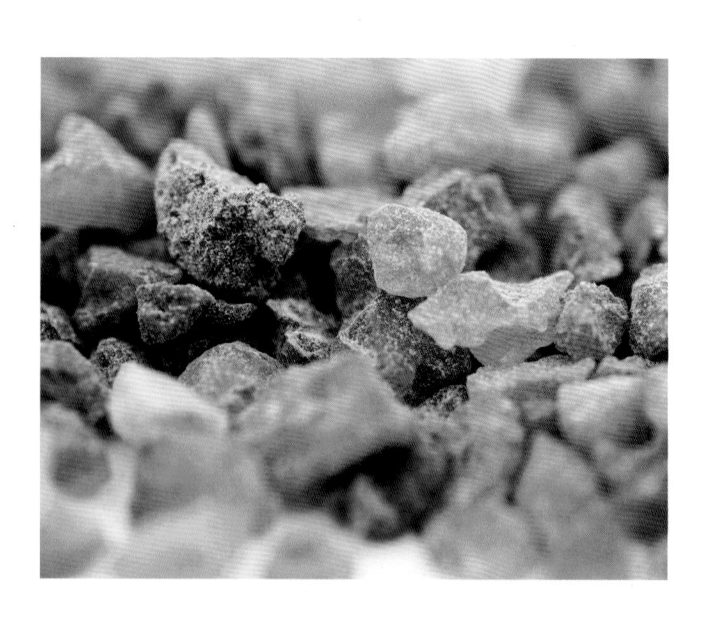

香　　調　後調
香氣濃度　高
適合搭配的精油　安息香、真正薰衣草、橙、廣藿香與檀香。
功效特性　減少黏液生成、消炎、抗菌、消脹氣、促進傷口癒合。

常見應用方式

肌膚調理　香港腳、裂傷、破損與熟齡肌膚、濕疹與輪癬。
作用：有消炎作用，能夠紓緩搔癢，改善皮膚感染的症狀。

循環、肌肉與關節　關節炎。
作用：被認為具有暖身的特質，對於類風濕性關節炎格外有益。

呼吸系統　氣喘、支氣管炎、牙齦炎、鼻黏膜炎、咳嗽、喉嚨痛、失聲、口腔潰瘍。
作用：沒藥是對肺部非常有益的精油，它的祛痰效果，有助於清潔呼吸道。它對免疫系統也有幫助，能協助身體戰勝傷風感冒。

消化系統　腹瀉、消化不良、胃腸脹氣、食慾不振。
作用：能對整個消化系統進行清掃。

生殖泌尿系統　閉經、白帶、搔癢、念珠菌感染、更年期問題。
作用：可以改善月經相關問題。

使用禁忌　不刺激、不致敏，但高濃度使用時具有毒性。孕婦不可使用。

Coriandrum sativum
芫荽（Coriander）

芫荽[13]是香料類精油中比較溫和的一種。它是一種香氣強烈的一年生草本植物，最多能長到 1 公尺（3 呎）高，它鮮綠色的葉片形狀細緻，開白色花朵，花謝之後會結出大量圓形的綠色種籽，成熟後轉為棕色。芫荽精油呈無色或淡黃色，具有接近麝香與木質香的暖甜香氣。中醫會使用全株植物入藥，而芫荽籽則廣泛地被人們用來做為烹飪時的香料，尤其會添加在咖哩料理中。以心理層面而言，芫荽能使人恢復生氣，在能量低靡時有極好的振奮作用，同時也能撫慰人心。

植物科屬 繖型科（傘型科）
萃取部位 種籽
萃取方式 將成熟的種籽壓碎後以蒸氣蒸餾。
主要化學成分 沉香醇（55-75%）、癸醛、龍腦、牻牛兒醇、香芹酮、茴香腦等。
主要產地 原生於歐洲與西亞地區，芫荽精油主要產於俄羅斯、羅馬尼亞、克羅埃西亞、塞爾維亞與波士尼亞。
香　調 前調
香氣濃度 中等
適合搭配的精油 佛手柑、茉莉、橙花、苦橙葉、快樂鼠尾草、絲柏、歐洲赤松、薑、檀香。
功效特性 止痛、開胃、抗痙攣、殺菌、淨化排毒、促進消化、利尿、消脹氣、恢復生氣、激勵心循環與神經系統、健胃。

常見應用方式

循環、肌肉與關節 關節炎、痛風、肌肉疼痛、循環不良、水腫。
作用：一般認為芫荽能幫助身體淨化排毒、緩解痛風不適、激勵免疫系統。

消化系統 腹絞痛、消化不良、胃腸脹氣與噁心。
作用：很建議用芫荽來處理消化問題，它能緩解腸胃絞痛及胃腸翻攪的不適。

神經系統 偏頭痛、神經痛與神經耗弱。
作用：據說能使頭部不適一掃而空，並重振神經系統。

使用禁忌 無毒性、不致敏、不刺激。不過，宜節量使用（過量使用可能會使人昏沉）。

13.即國人熟知的香菜。

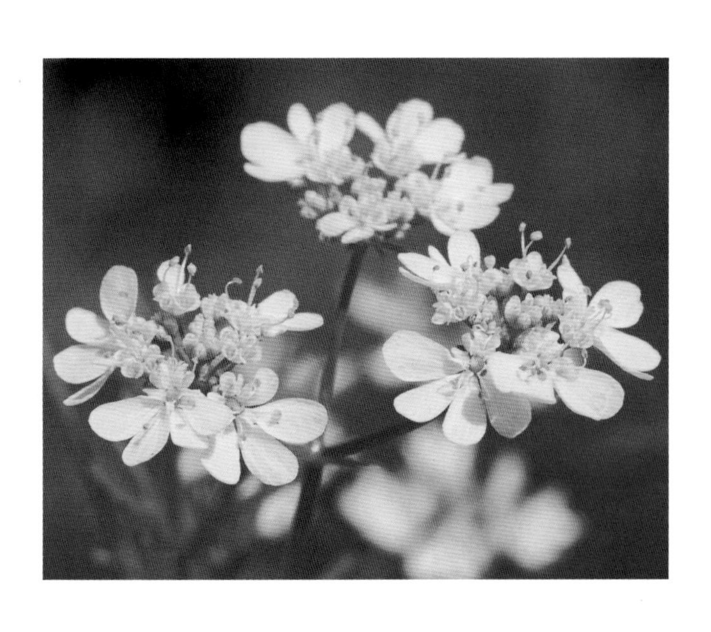

Cupressus sempervirens
絲柏（Cypress）

絲柏是一種高大的圓錐形常青樹，枝條纖細，帶有針葉。絲柏會開小花，結棕灰色的圓形毬果與果仁。絲柏精油初聞有樹脂般辛辣鮮明的氣味，又隱約透出香脂氣味，整體而言是清透新鮮的木質香氣。一般認為絲柏精油對泌尿系統特別有益，因為毬果有明顯的排水與約束效果。古人以絲柏作為治療用藥，也用來製作有淨化效果的焚香。

植物科屬　柏科
萃取部位　針葉、嫩枝與毬果
萃取方式　通常取針葉與嫩枝進行蒸氣蒸餾。少數製造商也生產非常少量的凝香體和原精。
主要化學成分　蒎烯、樟烯、樅油烯、傘花烴與香檜醇。
主要產地　地中海地區，以及北非和英國。精油主要在法國、西班牙與摩洛哥進行蒸餾。
香　　調　中－後調
香氣濃度　中等
適合搭配的精油　安息香、佛手柑、快樂鼠尾草、杜松漿果、薰衣草、檸檬、橙、歐洲赤松、迷迭香與檀香。

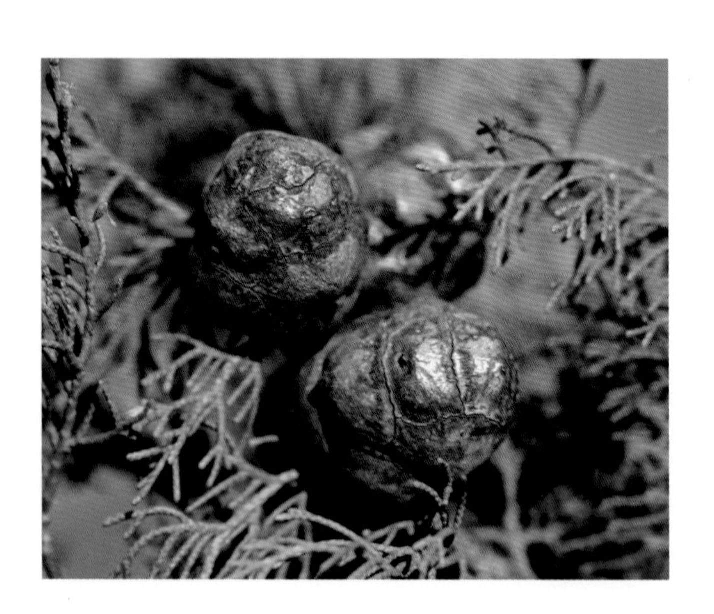

功效特性　抗風濕、抗菌、抗痙攣、收斂、身體除臭、利尿、利肝、止血、促進排汗、滋補全身、促進血管收縮。

常見應用方式

肌膚調理　痔瘡、靜脈曲張、油性或水腫肌膚、出汗過多、傷口。
作用：絲柏可作為收斂劑使用，因此能處理出汗過多的問題。它也可以用做驅蟲劑，或用來改善學齡兒童尿床的問題。絲柏與檸檬並用時，可以使曲張的靜脈收縮。

循環、肌肉與關節　風濕症、橘皮組織、肌肉抽筋、水腫與循環不良的問題。
作用：絲柏是一種利尿劑，所以能幫助身體排水，也可以改善因水分滯留而出現的橘皮組織。

呼吸系統　氣喘、支氣管炎、咳嗽。
作用：絲柏能幫助呼吸道排痰，不過針對這個症狀還有其他更適用的精油。

生殖泌尿系統　經痛與更年期問題。
作用：據稱能作用於荷爾蒙，刺激雌激素生成，改善更年期不適並減輕生理期疼痛。

神經系統　神經緊張。
作用：有助於紓緩壓力相關症狀，以及工作過度和焦慮等問題。一般認為絲柏也有助於處理失去親人或結束親密關係而產生的情緒問題。

使用禁忌　無毒性、不刺激、不致敏。孕婦不可使用。

Cymbopogon citrates (syn. Andropogon citrates)
檸檬香茅（Lemongrass）

檸檬香茅是一種高大的多年生禾本科植物，植株可以長到1.5公尺（5呎）高。檸檬香茅有許多不同品種，最常見的品種來自印度東部與西印度群島。檸檬香茅有濃烈的檸檬香氣，能用來為菜餚添加風味、製作香水，或為室內空間增添香氣。檸檬香茅在印度也是一種傳統用藥，用來治療傳染病與發燒。近年，印度有研究發現檸檬香茅也有鎮定中樞神經系統的作用。蒸餾後的檸檬香茅植株能作為牲畜的飼料。檸檬香茅有使人冷靜、提神和振奮精神的作用。

植物科屬　禾本科
俗　　名　檸檬草
萃取部位　草葉
萃取方式　新鮮或半乾的草葉切碎，進行蒸氣蒸餾。
主要化學成分　檸檬醛、檸檬烯、沉香醇、香茅醇、乙酸牻牛兒酯、牻牛兒醇、橙花醇以及金合歡醇。
主要產地　原生於亞洲。目前主要在西印度群島、非洲與亞洲熱帶地區栽種。精油產地主要位於瓜地馬拉與印度。
香　　調　前調
香氣濃度　高
適合搭配的精油　羅勒、佛手柑、黑胡椒、雪松、葡萄柚、天竺葵、真正薰衣草、馬鬱蘭、玫瑰草、苦橙葉與迷迭香。
功效特性　止痛、抗憂鬱、抗微生物、抗氧化、收斂止血、殺菌、消脹氣、退燒、抗黴菌、除蟲、滋補神經、鎮定神經系統、消除疲勞。

常見應用方式

肌膚調理　香港腳與出汗過多。
作用：雖然檸檬香茅用來治療面皰也會有不錯的效果，但對皮膚太過刺激，所以不應使用於臉部肌膚。它也可以用來驅蟲。

循環、肌肉與關節　循環不良、肌肉狀態不佳。
作用：檸檬香茅是極佳的身體滋補劑，治療肌肉疼痛效果顯著，能使肌肉更柔軟靈活，尤其適合在受到輕微運動傷害時使用。

消化系統　腹絞痛、消化不良與胃腸脹氣。
作用：能幫助消化、激勵免疫系統，使抵抗力增加，不易被傳染感冒。

神經系統　神經耗弱、頭痛與壓力相關症狀。
作用：檸檬香茅具有鼓舞人心的特質，能使人恢復生氣與活力。很適合在調整時差或感到疲憊時使用，也可以助人思考清晰、增進專注力，尤其在神經耗弱的狀態下。

使用禁忌　無毒性，但可能對皮膚造成刺激或引起過敏。宜謹慎使用，尤其在調製肌膚用品時更需小心。

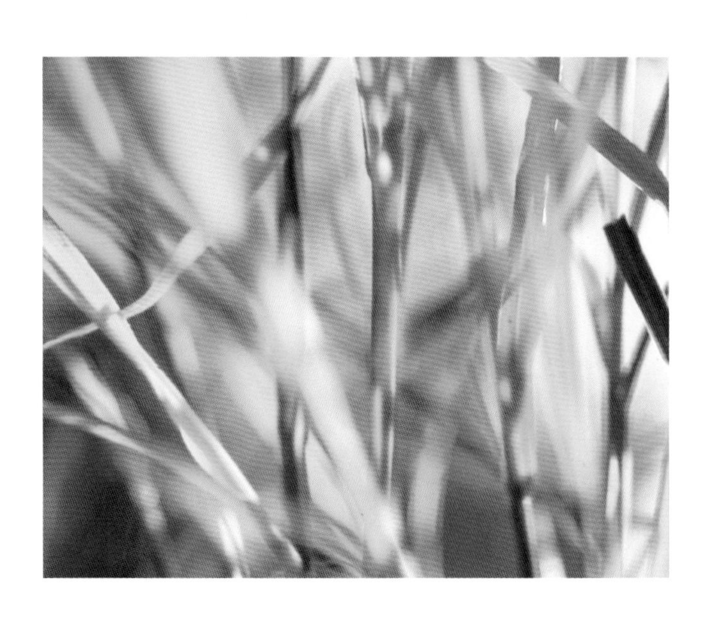

Cymbopogon martini (syn. Andropogon martini)
玫瑰草（Palmarosa）

玫瑰草（馬丁香）是一種高大的草本植物，植株型態如草一般，在野外能自然生長。玫瑰草有高大的莖幹，頂部開花，葉片非常芬芳。精油呈淡黃色，氣味甜中帶有花香。玫瑰草又叫作薑草（Gingergrass）、印度天竺葵精油、土耳其天竺葵精油、魯沙草（Rusa grass）以及東印度天竺葵精油 。之所以稱為東印度天竺葵精油，是因為在過去，大量的玫瑰草精油會從孟買輸出到保加利亞，用來混摻在玫瑰精油當中。玫瑰草對情緒具有安撫同時提振的效果。

植物科屬　禾本科

萃取部位　新鮮或乾燥的草葉，有時只取葉片部分。

萃取方式　蒸氣蒸餾或水蒸餾

主要化學成分　牻牛兒醇、沉香醇、月桂烯、乙酸牻牛兒酯、香茅醇、二戊烯與檸檬烯。

主要產地　原生於印度和巴基斯坦，目前主要在非洲科摩洛群島與馬達加斯加進行栽種。

香　　調　前調

香氣濃度　低至中等

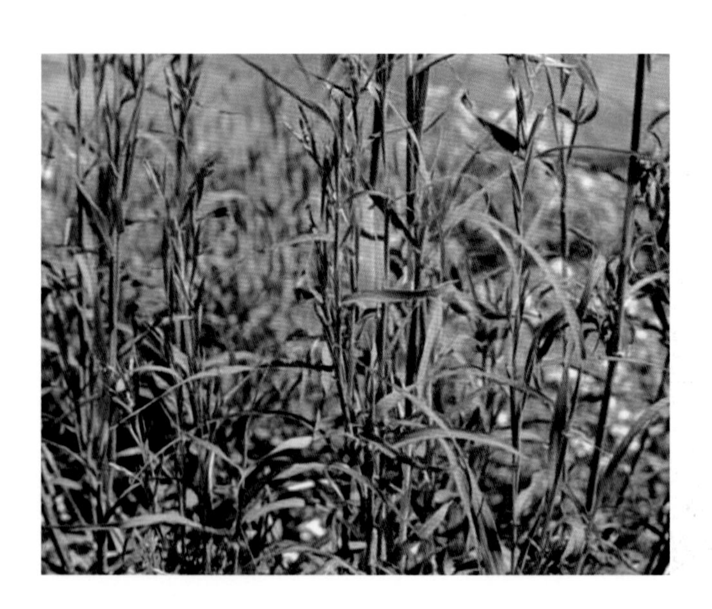

適合搭配的精油　佛手柑、天竺葵、茉莉、真正薰衣草、萊姆、香蜂草、橙花、橙、苦橙葉、玫瑰、檀香與依蘭。

功效特性　抗菌、抗病毒、細胞再生、退燒、激勵消化與循環系統、滋補全身。

常見應用方式

肌膚調理　乾性與熟齡肌膚、輕微的皮膚感染、疤痕。

作用：能補水、保濕，刺激皮脂腺分泌油脂，促進細胞再生。

消化系統　消化緩慢、腸道感染。

作用：是消化系統的滋補劑，據說能讓腸道病原體（尤其是大腸桿菌與造成痢疾的微生物）的作用產生反效果。

神經系統　焦慮、憂鬱與厭食。

作用：既能安撫，又能提振情緒，對於失落或倦怠感格外有效果。

使用禁忌　無毒性、不刺激、不致敏。

澳洲尤加利、藍膠尤加利、史密斯尤加利與檸檬尤加利
Eucalyptus radiata (also E. globulus, E. smithii, E. citriodora)

尤加利（Eucalyptus）

尤加利有超過700種不同品種，其中，在芳香療法中最常使用的是藍膠尤加利（Blue Gum，*E. globulus*）。尤加利是一種高大的常青樹，可以長到90公尺（295呎）高。新生的尤加利嫩葉呈藍綠色，成熟後形狀窄而細長，顏色轉為黃色，開乳白色的花朵。尤加利精油透明無色，在強烈而清新的樟腦氣味之中，蘊含木質基調。澳洲尤加利（*E. radiata var. australiana*）是一種氣味更淡而輕盈的尤加利精油，由於富含桉油醇，所以也經常被使用。史密斯尤加利（*E. smithii*）是最適合幼童使用的尤加利精油，可以在流感盛行或需要預防傳染病時以吸入方式使用。檸檬尤加利（*E.citriodora*）據稱對免疫系統特別有幫助。尤加利具有提振和淨化的特質，能強化人體免疫系統，幫助身體抵禦各種疾病與病毒。

植物科屬　桃金孃科
萃取部位　葉片
萃取方式　取新鮮或半乾的葉片與嫩枝進行蒸氣蒸餾
主要化學成分　大部分的尤加利有70-80%的桉油醇含量（檸檬尤加利除外，它的主要成分為高比例的香茅醛）、蒎烯、檸檬烯與藍桉醇。
主要產地　澳洲與澳洲東南部的塔斯馬尼亞島（*Tasmania*）。目前在西班牙、葡萄牙、巴西、俄羅斯與美國均有栽種。
香　　調　前調
香氣濃度　高
適合搭配的精油　羅勒、安息香、雪松、乳香、杜松漿果、真正薰衣草、檸檬、甜馬鬱蘭、香蜂草、迷迭香與百里香。
功效特性　止痛、防腐、抗菌、抗痙攣、抗病毒、消脹氣、解毒、利尿、促進傷口復原、袪痰、退燒、提振、治療外傷。

常見應用方式

肌膚調理　皮膚感染、傷口、潰瘍與蚊蟲咬傷。
作用：適合各種感染症狀使用，也是很好的驅蟲劑。

循環、肌肉與關節　肌肉疼痛、類風濕性關節炎、循環不良、橘皮組織。
作用：有溫暖、消炎的作用。

呼吸系統　氣喘、支氣管炎、鼻黏膜炎、咳嗽、鼻竇炎、喉嚨痛。
作用：用來處理呼吸道問題時，能發揮強大的作用，是氣喘與各種感冒的傳統藥方。

神經系統　神經衰弱與頭痛。
作用：有助於處理各種心理問題，並能消除頭痛症狀。

使用禁忌　外用時不具毒性、不刺激（須稀釋到低濃度）、不致敏。不建議與順勢療法同時進行。內服尤加利精油可能產生致命危險。

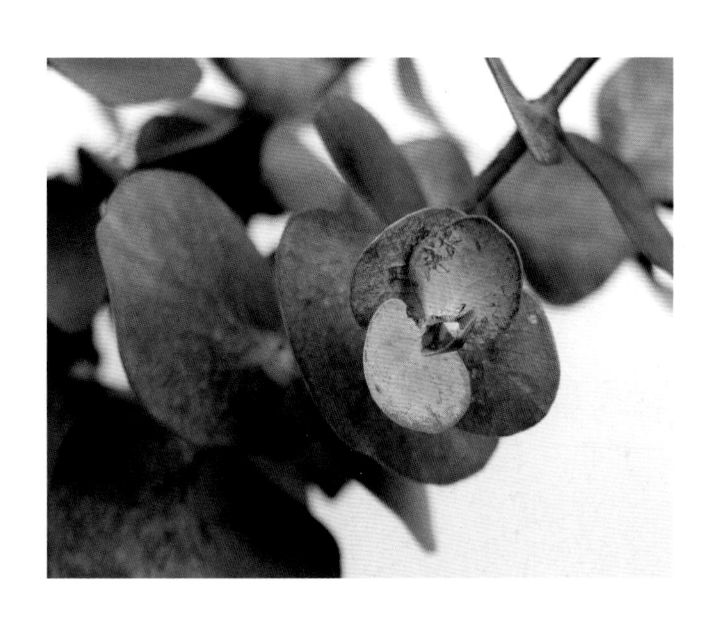

Foeniculum vulgare (syn. F. vulgare var. dulce)
甜茴香（Sweet Fennel）

甜茴香大約有 2 公尺（6 呎）高，葉片為羽狀，開金黃色的花朵。甜茴香精油呈淡黃色，氣味類似八角，是非常清甜的草藥香。甜茴香在芳香療法中有廣泛的應用，但苦茴香（F. vulgare var. amara）則被認為毒性過強，因此不宜使用。茴香一直都被認為能用於解毒，並且能促進長壽、增添勇氣與力量。茴香也是一種天然的利尿劑與身體淨化劑，能幫助身體擺脫水腫與便祕的狀況。整體而言，它具有深層清理、淨化與重振再生的作用。

植物科屬　繖形科（傘形科）
萃取部位　壓碎的種籽
萃取方式　蒸氣蒸餾
主要化學成分　洋茴香腦（50-60%）、檸檬烯、月桂烯、蒎烯、水茴香萜、茴香酸、茴香醛與桉油醇。（註：苦茴香含有 18-22% 的茴香酮）
主要產地　原生於歐洲南部，目前在印度、阿根廷、中國與巴基斯坦均有栽種。
香　　調　前－中調

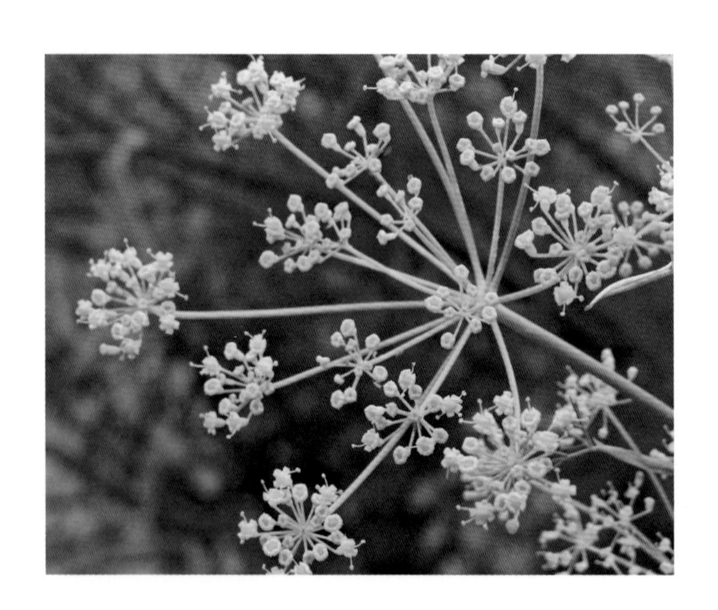

香氣濃度　高
適合搭配的精油　羅勒、快樂鼠尾草、絲柏、天竺葵、葡萄柚、真正薰衣草、檸檬、橙、迷迭香、檀香。
功效特性　抗菌、開胃、抗痙攣、消炎、消脹氣、淨化排毒、解毒、利尿、通經、祛痰、催乳、激勵、健胃、滋補全身、體內驅蟲。

常見應用方式

循環系統　循環不良與橘皮組織。
作用：有強效的利尿作用，可以消除水腫，為身體淨化排毒。尤其有助於改善淋巴系統功能。

消化系統　腸胃脹氣、消化不良、噁心。
作用：據說是最佳的消化系統用藥，根據中醫理論，茴香具有暖身和祛溼的特性。

呼吸系統　氣喘、支氣管炎、百日咳。
作用：主要取其抗痙攣的效果。茴香也是很好的肺部用油。

生殖泌尿系統　尿道感染、更年期問題、閉經、經前症候群、產婦泌乳不足。
作用：甜茴香的植物性荷爾蒙能產生類雌激素的強大作用，因此能用來調節月經週期。同時它也有助於緩和因荷爾蒙波動而引發的相關症狀。

使用禁忌　不刺激，相對來說也較不具毒性。有可能使某些人過敏。宜適量使用。注意孕婦、癲癇患者、雌激素依賴性腫瘤[14]患者與子宮內膜異位患者不可使用。

14.依賴雌激素生長的腫瘤，例如子宮肌瘤。

大花茉莉／摩洛哥茉莉

Jasminum grandiflorum (syn. J. officinale)

茉莉（Jasmine）

茉莉是一種爬藤植物，會大量盛開如星形的白色或黃色花朵。茉莉以甜美宜人的香氣聞名，雖然某些人覺得它的氣味過於濃烈，但東方國家幾百年來都相當重視既可入藥也可製香的茉莉；日落過後，茉莉的香氣會更濃烈地散發出來，也因此在印度它有「夜之皇后」的稱號。在西方歷史中，茉莉一直是月之女神的代表，例如生長在尼羅河畔的茉莉就被認為與埃及大母神（mother goddess）伊西斯（Isis）有關，伊西斯在埃及是掌管生育、魔法與療癒智慧的女神。中世紀的歐洲人認為茉莉是能保養全身的滋補劑。茉莉在現代則被大量地添加在香水與美妝保養品中。茉莉具有紓緩、放鬆與提振的功能。

植物科屬 木樨科（或稱茉莉科）
萃取部位 花朵
萃取方式 以溶劑萃取出茉莉原精，再進行蒸氣蒸餾。傳統作法是以脂吸法萃取。
主要化學成分 超過 100 種成分，包括乙酸苄酯、沉香醇、素馨酮、牻牛兒與苯甲醇。
主要產地 中國、印度北部、埃及、法國與地中海地區。
香　調 後調
香氣濃度 高
適合搭配的精油 快樂鼠尾草、乳香、天竺葵、橙、橘（桔）、香蜂草、橙花、玫瑰草、檀香與依蘭。
功效特性 抗痙攣、抗憂鬱、鎮定、催情、催乳、刺激乳腺泌乳、放鬆、滋補全身。

常見應用方式

肌膚調理 紅腫、乾燥或敏感性肌膚、皮膚發炎、發紅、搔癢。
作用：能促進肌膚再生、協助傷疤癒合，滋潤肌膚、紓緩乾燥不適，增進肌膚彈性。

生殖與內分泌系統 助產、產前陣痛、經痛與泌乳。
作用：能為經前症候群與更年期女性平衡荷爾蒙。茉莉抗痙攣的特質能幫助紓緩生產的陣痛，加速產程進行時間。

神經系統 憂鬱、情緒壓抑、陽痿、性冷感、倦怠、缺乏自信、前列腺炎。
作用：茉莉能使全身溫暖、放鬆，有助於強化或修復生殖器官。它也能使人更為自信、樂觀，紓解抑鬱的情緒，安撫神經系統、暖化情緒。

使用禁忌 無毒性、不刺激、不致敏。不過在懷孕初期最好避免使用。

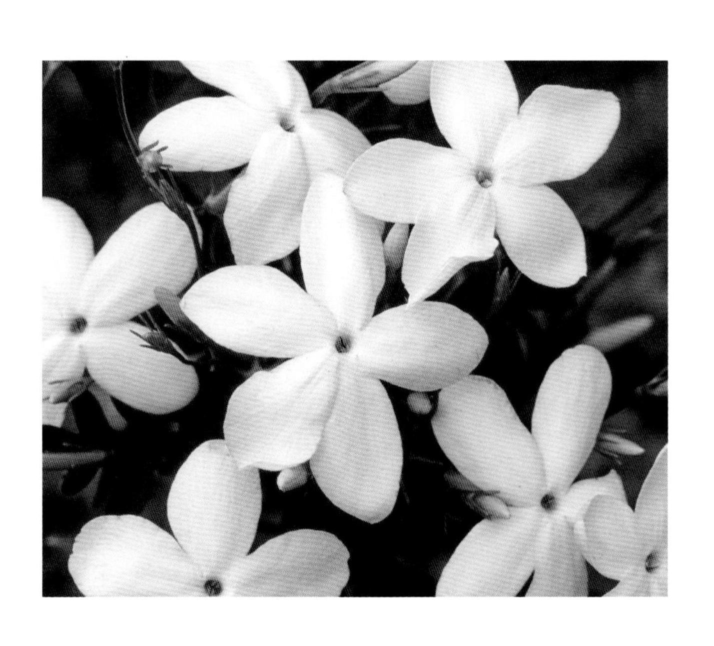

Juniper communis
杜松漿果（Juniper berry）

杜松是一種常綠樹種，能長到 6 公尺（20 呎）高，綠中帶藍的針葉獨具特色。杜松會開小花，第一年結出的杜松漿果為綠色，到了第二、第三年則會轉為黑色。杜松漿果精油呈淡黃色，帶有新鮮的木質香氣。杜松漿果以淨化功效聞名，作為治療用藥已有長久的歷史，尤其在 15、16 世紀時，人們會用杜松漿果來對抗瘟疫。法國醫院常燃燒杜松與迷迭香的嫩枝，來淨化空氣。根據民間傳統，燃燒杜松也可以驅邪。

植物科屬　柏科
萃取部位　漿果、樹脂
萃取方式　以蒸氣蒸餾法新鮮的成熟漿果，有時也會蒸餾針葉與木質部位。也有以樹脂製作的原精，但數量稀少。
主要化學成分　主要是單萜烯成分，包括：蒎烯、萜品烯、側柏烯、樟烯與檸檬烯。
主要產地　植物主要來自北半球：加拿大、歐洲北部與亞洲北部地區。精油主要產於義大利、法國、奧地利、西班牙與加拿大。

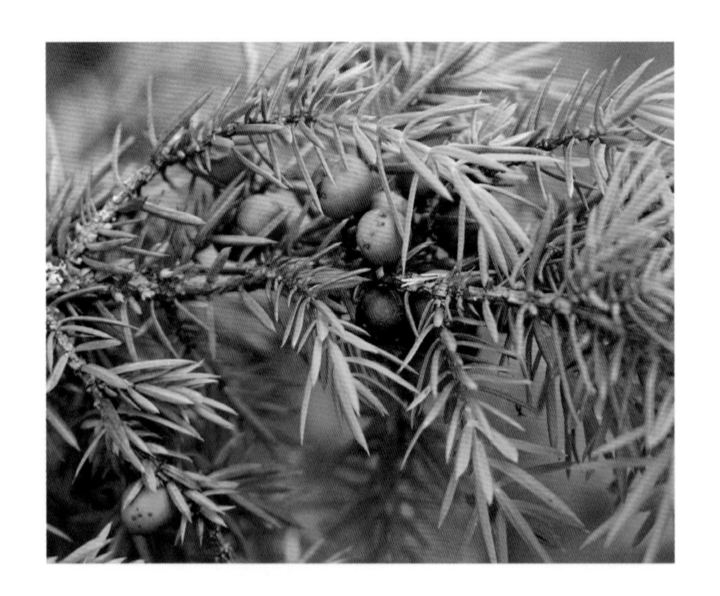

香　　調　中調
香氣濃度　中等
適合搭配的精油　安息香、佛手柑、絲柏、甜茴香、乳香、天竺葵、葡萄柚、橙、真正薰衣草、檸檬、萊姆、迷迭香與檀香。
功效特性　抗風濕、抗菌、抗痙攣、抗毒性、收斂止血、消脹氣、促進傷口癒合、利尿、通經、滋補神經、健胃、滋補全身、治療外傷。

常見應用方式

肌膚調理　面皰與油性肌膚。
作用：是著名的「清潔」用油，能清除毛孔汙垢。

循環、肌肉與關節　毒素累積、痛風、肥胖與風濕。
作用：是珍貴的利尿劑，對於所有水分、毒素累積滯留的情況都能發揮作用。

生殖泌尿系統　閉經、膀胱炎、經痛、白帶
作用：有助於調經，也有助於改善水分滯留。

神經系統　焦慮與神經緊張。
作用：能幫助減緩壓力相關症狀，也有助於清除負能量。

免疫系統　一般感冒、流行性感冒與感染。
作用：能發揮抗菌效果。

使用禁忌　不致敏，也無毒性，但可能有輕微的刺激性。孕婦不可使用，因為杜松漿果有促進子宮收縮的作用。腎病患者也需避免使用。

Lavandula angustifolia (syn. L.vera, L. officinalis)
真正薰衣草（Lavender）

真正薰衣草是最多才多藝的精油之一，據說可以處理超過 70 種不同症狀，並且已有超過千年的好口碑。薰衣草是一種多年生的叢狀灌木，葉子細長，開藍紫色的花朵，人類以它的植株和精油成分作為療癒的草藥已有幾千年的歷史。它也以獨特的花香聞名，品質最佳的薰衣草精油產自法國。早在羅馬時代，它就是熱門的沐浴用油，薰衣草的使用也因此流傳到歐洲各地。真正薰衣草有紓緩放鬆的特質，並且身懷十八般武藝，能處理各式各樣的問題。

植物科屬　唇形科
萃取部位　花朵
萃取方式　蒸氣蒸餾。也有以溶劑萃取的原精。
主要化學成分　超過 100 種化合物成分，包括乙酸沉香酯（高達 40%）、蒎烯、檸檬烯、沉香醇與薰衣草醇。高地真正薰衣草精油（Alpine Lavender）的酯類成分會高於在生長於低海拔平地的真正薰衣草精油。
主要產地　原生於地中海地區，目前在世界各地均有種植，特別是英國、法國、南斯拉夫、保加利亞、摩洛哥、澳洲與塔斯馬尼亞島。
香　　調　中調
香氣濃度　中至高
適合搭配的精油　幾乎可以和所有精油搭配，尤其適合與柑橘類與花香類調合。此外，與快樂鼠尾草、天竺葵、廣藿香與岩蘭草也很合適。
功效特性　抗憂鬱、消炎、防腐、抗痙攣、抗菌、抗病毒、平衡、安撫、解充血[15]、放鬆、鎮定、紓緩、滋補全身。

常見應用方式

肌膚調理　面皰、癤腫、唇疱疹、皮膚炎、濕疹、蝨子、疹子、輪癬、曬傷。
作用：能促進癒合、刺激細胞生成，使新的健康肌膚更快生成。也能有效處理皮膚寄生蟲的問題。

呼吸系統　氣喘、支氣管阻塞、一般感冒、流行性感冒與喉嚨痛。
作用：能發揮抗痙攣效果，紓緩呼吸道不適。

循環、肌肉與關節　肌肉疼痛、各種疼痛與風濕症。
作用：具有紓緩和消炎的特質。

神經系統　頭痛、失眠、情緒波動、神經緊張。
作用：紓緩、平衡、安撫。能幫助緩解強烈或深刻的情緒，例如挫折、煩躁、神經焦慮、恐慌與失眠。不過如果高劑量使用則會出現相反的效果，會使人振奮而不易入眠。

使用禁忌　無毒性、不刺激、不致敏。真正薰衣草是少數可以直接接觸肌膚的精油，可以小心地塗抹在患部。孕婦在孕期前三個月避免使用。

15.解充血藥的作用是使微血管收縮，常見於鼻腔噴劑或感冒用藥中，用來緩解鼻塞與鼻涕等症狀。

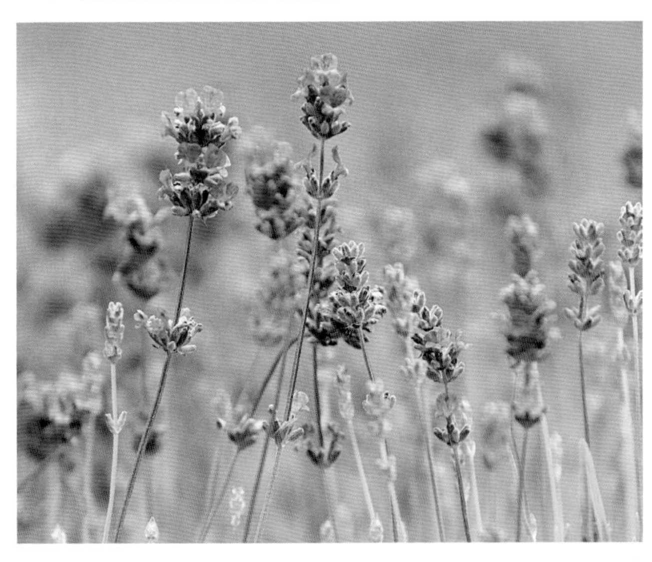

Litsea cubeba
山雞椒（May chang）

山雞椒是一種小型的落葉樹，大約能長到 5-8 公尺（16-26 呎）高，葉片小而富有檸檬香氣，也會開花，果實的形狀就像胡椒一樣（這是種名「cubeba」的由來）。山雞椒精油顏色呈淡黃色，氣味清新而強烈，有類似檸檬的甜美水果香氣。在精油市場中，山雞椒是較晚引進的新興精油，但山雞椒作為中藥使用已有很長的歷史[16]。中醫會取山雞椒的樹根或莖幹來調理女性經期、緩解各種常見的疼痛症狀。近年有研究顯示，山雞椒還能對心臟相關疾患發揮作用。山雞椒功效眾多，具有讓人歡欣鼓舞的作用。

植物科屬　樟科
萃取部位　果實
萃取方式　以蒸氣蒸餾小而芬芳的新鮮山雞椒果實
主要化學成分　牻牛兒醇、橙花醛、香茅醛、沉香醇、檸檬烯、乙酸沉香酯與乙酸牻牛兒酯。
主要產地　原生於中國、印尼和東南亞地區。目前在中國、台灣與日本均有栽種。
香　　調　前調

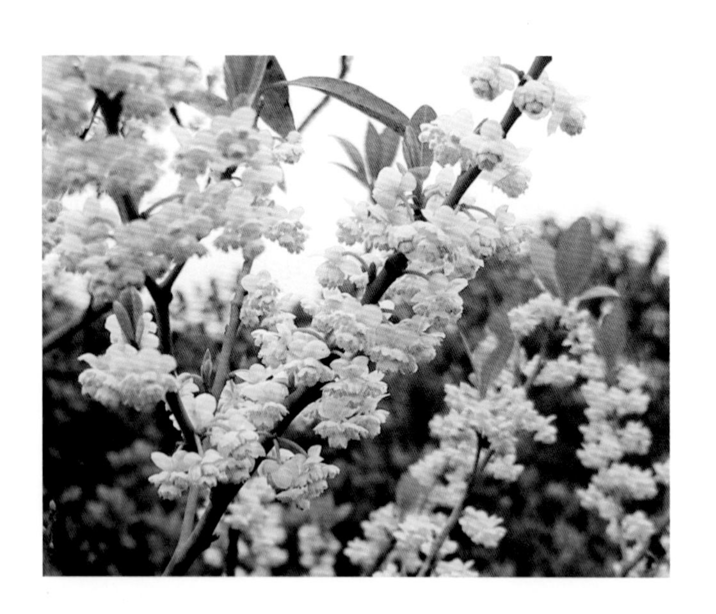

香氣濃度　中等至高
適合搭配的精油　羅勒、佛手柑、天竺葵、薑、茉莉、真正薰衣草、橙花、橙、苦橙葉、玫瑰與依蘭。
功效特性　抗菌、消炎、抗憂鬱、抗痙攣（支氣管）、抗病毒、助消化、殺蟲、健胃、滋補全身。

常見應用方式

肌膚調理　面皰與油性肌膚、過度排汗、香港腳。
作用：對肌膚有調理和收斂的作用。

循環系統　心律不整、高血壓。
作用：中國有研究指出，山雞椒對心臟有良好的滋補和調理作用，並且可以降低血壓。

呼吸系統　氣管、支氣管炎、咳嗽與感冒。
作用：山雞椒能有效滋補呼吸道、紓緩支氣管痙攣，同時具有顯著的抗菌、抗病毒作用。它也有使支氣管擴張的效果，能幫助紓緩氣喘症狀。

神經系統　神經緊張與壓力相關症狀。
作用：提振、激勵，能使人振作精神，釋放壓力與緊張的情緒，尤其是長年受抑鬱與憂慮所苦的人們特別適合使用。

使用禁忌　無毒性、不刺激，但某些使用者仍有可能出現過敏症狀。

16.山雞椒即中藥中的蓽澄茄（又名山倉子）。

Matricaria recutica var. chamomilla
德國洋甘菊（German chamomile）

德國洋甘菊是一種知名的草藥，它的氣味強烈，是一種莖幹高大、無被毛、多分支的一年生植物。它的葉片細緻如羽狀，每枝莖幹頂端開像雛菊一樣型態單純的白色花朵。德國洋甘菊的花朵比羅馬洋甘菊小，它也是一種多才多藝的植物，具有鎮定安撫的特質，尤其適合用在兒童與年長者身上。當作草藥使用時，德國洋甘菊在傳統上被用來緩解壓力相關症狀，尤其是緊張性頭痛。它的消炎效果比羅馬洋甘菊更為顯著。德國洋甘菊精油呈墨藍色，有獨樹一格的濃烈氣味。

植物科屬　菊科
萃取部位　花朵
萃取方式　蒸氣蒸餾，也有以溶劑萃取的原精。
主要化學成分　母菊天藍烴、金合歡烯、沒藥醇氧化物。（註：只有透過蒸餾才能萃取出母菊天藍烴成分）。
主要產地　原生於歐洲，目前廣泛種植於東歐，尤其是匈牙利（雖然名為德國洋甘菊，但目前在德國已無栽種）。在北美與澳洲也有種植。
香　　調　中調
香氣濃度　非常高
適合搭配的精油　安息香、佛手柑、快樂鼠尾草、天竺葵、茉莉、真正薰衣草、甜馬鬱蘭、香蜂草、廣藿香、玫瑰與依蘭。
功效特性　止痛、消炎、抗過敏、抗痙攣、消脹氣、促進傷口癒合、助消化、通經、退燒、抗黴菌、利肝、健胃、促進排汗、治療外傷。

常見應用方式

肌膚調理　面皰、皮膚過敏、燙傷、割裂傷、濕疹、發炎紅腫、蚊蟲咬傷與疹子。也可以用來護髮、緩解耳朵疼痛、牙痛與長牙的不適。
作用：消炎。

循環、肌肉與關節　關節炎、關節發炎紅腫、肌肉疼痛、風濕症與扭傷。
作用：能幫助消炎，尤其適合處理伴隨發炎出現的腫脹現象。

消化系統　胃弱、腹絞痛、消化不良、噁心。
作用：能幫助消化，有鎮定紓緩的作用。

生殖泌尿系統　經痛與更年期不適。
作用：能紓緩各種疼痛。

神經系統　頭痛、失眠、神經緊張、偏頭痛。
作用：能紓緩並安撫多種症狀，尤其適合用來緩解壓力相關症狀。

使用禁忌　一般來說無毒性、不刺激，但仍可能使少部分人皮膚發炎。宜節量使用。

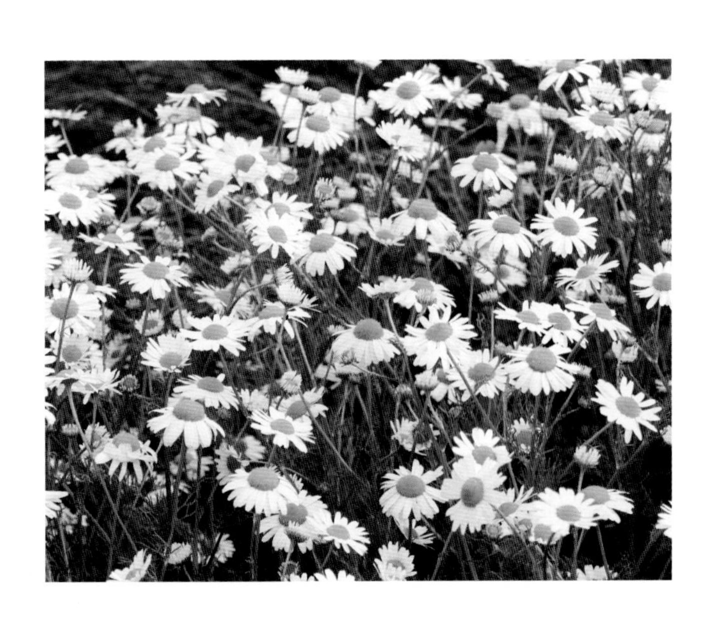

Melaleuca alternifolia
茶樹（Tea Tree）

茶樹是一種原生於澳洲的小型灌木，當地原住民在很早以前就懂得運用茶樹抗菌的特質。茶樹在英文中也叫做「Ti Tree」。茶樹的葉片細如針葉，開黃色或紫色的花朵。茶樹也是桃金孃科白千層屬（*Melaleuca*）成員的統稱[17]，白千層屬植物還包括白千層（*M. cajeputi*）與綠花白千層（*M. viridiflora*）。茶樹精油呈黃綠色，氣味辛辣，有如消毒水一般。它是所有精油中「最像藥物」的一種，在所有應急狀況中都能發揮效用。茶樹也因能抵禦細菌、病毒、黴菌等三種傳染性微生物，在所有精油當中具有獨特的地位。芳香羅文莎葉[18]（*Ravensara aromatica*）與茶樹有類似的效用，且氣味較為清淡，但較不知名。茶樹是一種非常強效的抗病毒用油。。

植物科屬　桃金孃科
萃取部位　葉片與嫩枝
萃取方式　蒸氣蒸餾或水蒸餾
主要化學成分　單萜烯類成分（至少含30%）、桉油醇（不超過15%）、蒎烯、萜品烯、對傘花烴、倍半萜烯和倍半萜醇類成分。

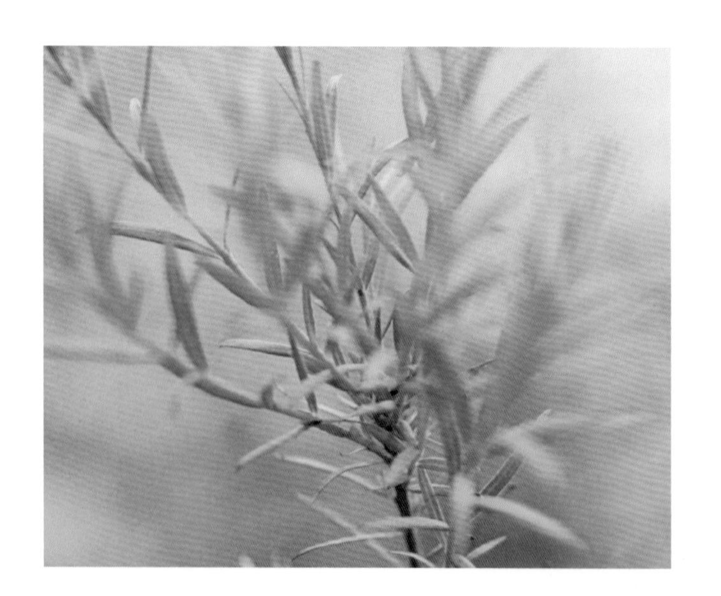

主要產地　原生於澳洲，其他地區有栽種其他茶樹品種，但不是能萃取茶樹精油的 *Melaleuca alternifolia*。
香　　調　前調
香氣濃度　非常高
適合搭配的精油　絲柏、尤加利、天竺葵、薑、杜松漿果、真正薰衣草、檸檬、橘（桔）、迷迭香與百里香。不過由於茶樹氣味強烈，調合在配方中容易壓過其他精油的氣味。
功效特性　抗菌、抗微生物、防腐、抗病毒、殺菌、祛痰、抗黴菌、殺蟲、振奮、促進排汗。

常見應用方式

肌膚調理　面皰、皮膚起疹、油性肌膚、蚊蟲叮咬、頭皮屑、頭蝨與香港腳。
作用：可以用來調理面皰與青春痘（建議與薰衣草並用）。將精油滴在棉球上，敷在化膿的部位，很快就會見效。也可以用來塗在蚊蟲叮咬處。

免疫系統　一般感冒、流行性感冒、發燒與感染。
作用：對免疫系統有強效激勵的作用，能提升抵抗力，幫助被感染的部位抵抗外來病菌。

呼吸系統　氣喘、支氣管炎、咳嗽與鼻竇炎。
作用：在鼻塞或呼吸道感染時，可以使用茶樹精油擴香，透過吸聞的方式發揮作用。

使用禁忌　無毒性、不刺激，但可能使某些人過敏。宜適量使用。

17. 茶樹在英文中又叫做*Melaleuca*，與其植物屬同名，但*Melaleuca*屬在中文則翻譯為白千層屬，是故中文中是以白千層來統稱該屬的植物成員。

18. 芳香羅文莎葉（樟科羅文莎葉屬）與坊間常見的羅文莎葉（*Cinnamomum camphora*，樟科樟屬，也叫桉油樟）為不同植物，宜注意分辨。

Melaleuca viridiflora (syn. M. quinquenervia)
綠花白千層（Niaouli）

綠花白千層是一種枝幹濕軟、富有彈性的常綠植物，它的樹葉呈長尖形，開無柄的黃色花朵。揉捏綠花白千層的葉片時，能聞到濃烈的香氣。綠花白千層精油呈淡黃色，有甜而清新的樟腦氣味。它又叫做果美油（gomenol），因為在過去，綠花白千層主要產於法屬東印度群島的果美地區（Gomen）。綠花白千層一直被當地人用來淨化水源，直到 17 世紀才傳入歐洲。現在綠花白千層被添加在藥品當中，用來製作漱口水、牙膏與口腔洗劑。

植物科屬 桃金孃科
俗　　名 果美油（或譯戈曼油）
萃取部位 葉片與嫩枝
萃取方式 蒸氣蒸餾（通常會再以精餾方式去除具刺激性的醛類成分）
主要化學成分 桉油醇（50-65%）、蒎烯、樟烯、萜品醇、檸檬烯、沉香醇與胡椒酮。
主要產地 澳洲與位於大洋洲的新喀里多尼亞（New Caledonia）。
香　　調 前調
香氣濃度 高
適合搭配的精油 羅勒、安息香、尤加利、甜茴香、杜松漿果、真正薰衣草、檸檬、香蜂草、橙與百里香。
功效特性 抗菌、止痛、抗卡他病毒、抗風濕、殺菌、促進傷口癒合、解充血、袪痰、提振、體內驅蟲。

常見應用方式

肌膚調理 面皰、割裂傷、蚊蟲咬傷、外傷。
作用：能幫助傷口痊癒，尤其在清洗受感染的傷口時格外有效。

免疫系統 一般感冒、發燒、流行性感冒。
作用：能激勵免疫系統。

呼吸系統 鼻黏膜炎、鼻竇相關症狀、支氣管炎與其他感染症狀。
作用：具有極佳的抗菌效果。

生殖泌尿系統 膀胱炎。
作用：有助於改善尿道感染。

使用禁忌 無毒性、不刺激、不致敏。使用在同時接受順勢療法的客戶身上，可能產生抵銷作用。

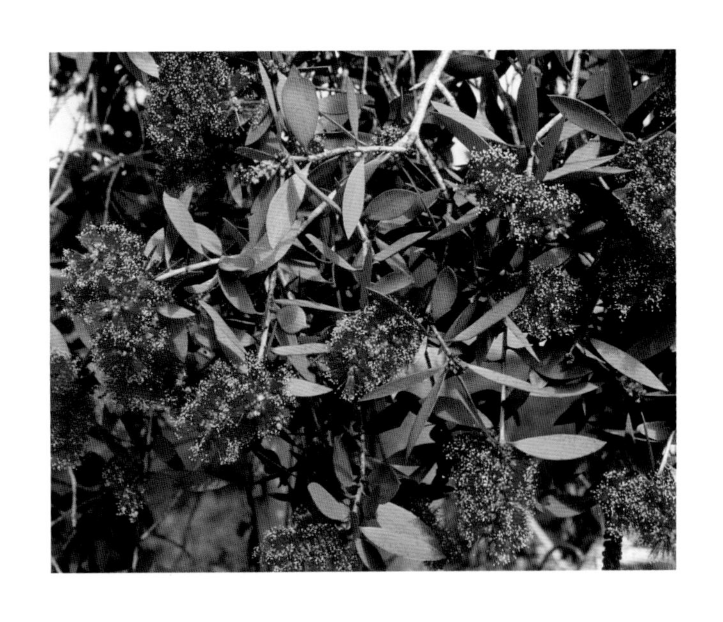

Melissa officinalis
香蜂草（Melissa）

香蜂草是一種散發甜香的多年生植物，大約可長到60公分（24吋）高，葉片呈鋸齒狀，開白色或粉紅色的小花。香蜂草又叫做檸檬香蜂草。香蜂草精油香調甜暖，有幽微清新的檸檬香氣。由於香蜂草精油要價高昂，因此便成了最常被混摻的精油之一。市面上銷售的「香蜂草」精油，大部分都會添加一些檸檬香茅或香茅精油，並宣稱它們與香蜂草的「天然成分雷同」。香蜂草有使人歡欣的特質，適合處理壓力相關症狀，同時也是身體溫和的滋補劑。

植物科屬 唇形科
俗　　名 檸檬香蜂草
萃取部位 葉片與開花的頂部枝葉
萃取方式 蒸氣蒸餾
主要化學成分 香茅醇、牻牛兒醛、橙花醇、香茅醛、丁香油烴、沉香醇、檸檬烯與乙酸沉香酯。
主要產地 原生於地中海地區。在歐洲各地、中亞與北美地區常可見到。目前主要栽種於匈牙利、埃及、義大利與愛爾蘭。
香　　調 中調

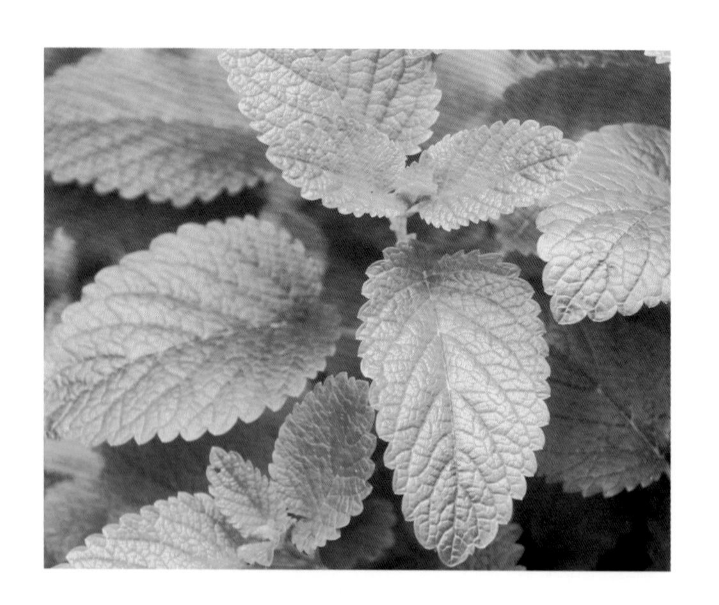

香氣濃度 中等至高
適合搭配的精油 佛手柑、洋甘菊、乳香、天竺葵、薑、茉莉、杜松漿果、真正薰衣草、甜馬鬱蘭、橙花、玫瑰與依蘭。
功效特性 抗憂鬱、抗組織胺、抗痙攣、抗病毒、消脹氣、通經、消炎、降低血壓、安神、滋補全身。

常見應用方式

肌膚調理 皮膚過敏與蚊蟲叮咬。
作用：由於混摻的精油可能造成皮膚刺激，請使用純正的香蜂草精油。

循環系統 高血壓與心悸。
作用：有降低血壓的作用，適合血壓過高時使用。

消化系統 胃部不適、噁心與消化不良。
作用：香蜂草的氣味能改善胃部不適的問題。在法國會建議孕婦吸聞香蜂草精油來改善孕吐，不過必須注意，香蜂草也有通經的作用（刺激子宮收縮）。

神經系統 神經緊張、神經性疾病、悲傷、頭痛與焦慮。
作用：能提振情緒，所以對所有神經系統疾患都能產生幫助，尤其當伴隨著情緒問題時。

免疫系統 流行性感冒、疱疹、天花與腮腺炎。
作用：能抗病毒，尤其用來處理唇疱枕與帶狀疱疹時，具有良好的效果。

使用禁忌 無毒性，但可能使皮膚過敏，或感到刺激。注意稀釋到低劑量使用，孕婦避免使用。

Mentha piperita
胡椒薄荷（Peppermint）

胡椒薄荷是一種多年生的草本植物，能長到 1 公尺（3 呎）高，長地下走莖與綠葉。薄荷有許多種品種，芳香療法中常用的薄荷精油是有強烈薄荷腦氣味的胡椒薄荷，很容易辨識。埃及人會用薄荷來為酒與食物調味，17 世紀植物與藥草學家卡爾佩伯（Culpepper）更大力提倡薄荷的使用，將它譽為處理腸胃不適的最佳選擇。薄荷有清涼、振奮精神的特質，而且能幫助消化。

植物科屬　唇形科
萃取部位　葉片與開花的頂部枝葉
萃取方式　取開花植株進行蒸氣蒸餾
主要化學成分　薄荷腦、薄荷酮、乙酸薄荷酯、薄荷呋喃、檸檬烯、桉油醇與胡薄荷酮。
主要產地　美國、塔斯馬尼亞島、法國。在世界各地均有栽種。
香　　調　前調
香氣濃度　中至高
適合搭配的精油　羅勒、安息香、絲柏、檸檬、萊姆、真正薰衣草、甜馬鬱蘭、歐洲赤松與迷迭香。
功效特性　止痛、消炎、抗菌、抗痙攣、抗病毒、收斂、消脹氣、緩解頭部不適、解充血、通經、祛痰、退燒、利肝、安神、提振、健胃、促進排汗、促進血管收縮、體內驅蟲。

常見應用方式

肌膚調理　皮膚充血或搔癢。
作用：紓緩刺激或搔癢，但只能稀釋到 1% 使用，以免使症狀惡化。

循環、肌肉與關節　肌肉與關節疼痛。
作用：具有止痛作用，能紓緩肌肉、關節疼痛（尤其是腰痛），以及瘀傷。

呼吸系統　一般性與流行性感冒。
作用：具有抗菌和祛痰的效果，可以用來緩解鼻塞與呼吸道感染的問題。

消化系統　腹絞痛、腸胃痙攣、消化不良、胃腸脹氣與噁心。
作用：能有效緩解噁心想吐的感覺，對於旅行容易產生的不適也很有幫助。

神經系統　頭痛、偏頭痛與疲勞。
作用：能消除頭痛，尤其在無法專注或清晰地思考時。如果遇到這種狀況，建議使用薰香爐擴香。

使用禁忌　無毒性、不刺激（除非高濃度使用），但薄荷腦可能使某些人過敏。避免在孕婦和接受順勢療法的客戶身上使用。胡椒薄荷精油對身體的激勵效果強烈，應避免用在癲癇患者或有心臟病史的客戶身上。

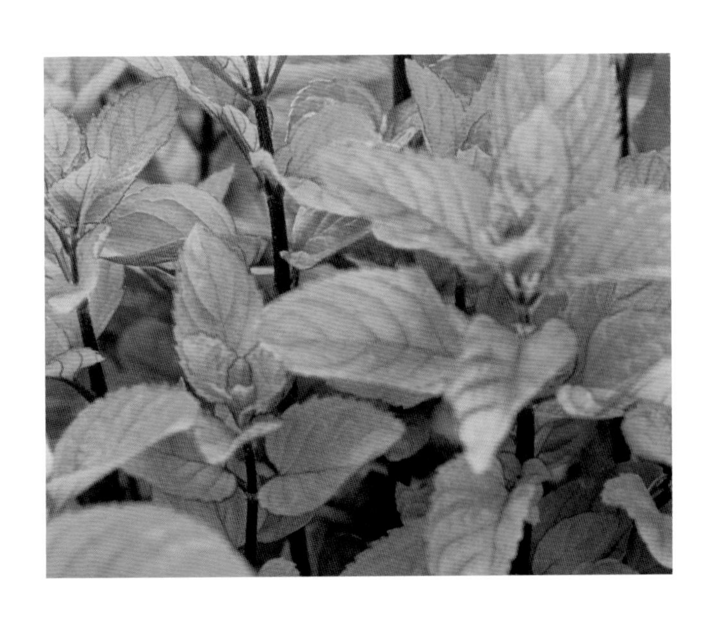

Ocimum basilicum
甜羅勒（Basil）

羅勒是一種一年生的香草植物，有綠葉，開白色或粉色的小花。羅勒有許多不同的品種，但最適合芳香療法使用的是開淡粉色花朵且含大量沉香醇成分的法國羅勒（也稱甜羅勒或沉香醇羅勒）。羅勒精油氣味甜美宜人，是淡而清新的草本香氣。印度傳統阿育吠陀療法中廣泛地使用羅勒來進行治療，不過使用的是神聖羅勒（tulsi）。羅勒有滋補和強化的作用，適合在需要整理思緒、提振情緒時使用。

植物科屬　唇形科
萃取部位　開花的頂部枝葉與葉片
萃取方式　蒸氣蒸餾
主要化學成分　甲基醚蔞葉酚、沉香醇、桉油醇、樟腦、丁香酚、檸檬烯與香茅醇。
主要產地　原生亞洲與非洲，現於法國、義大利、保加利亞、埃及、匈牙利、澳洲與非洲南部均有栽種。
香　　調　前調
香氣濃度　高
適合搭配的精油　佛手柑、黑胡椒、快樂鼠尾草、尤加利、天竺葵、薑、真正薰衣草、香蜂草、橙花、迷迭香與檀香。

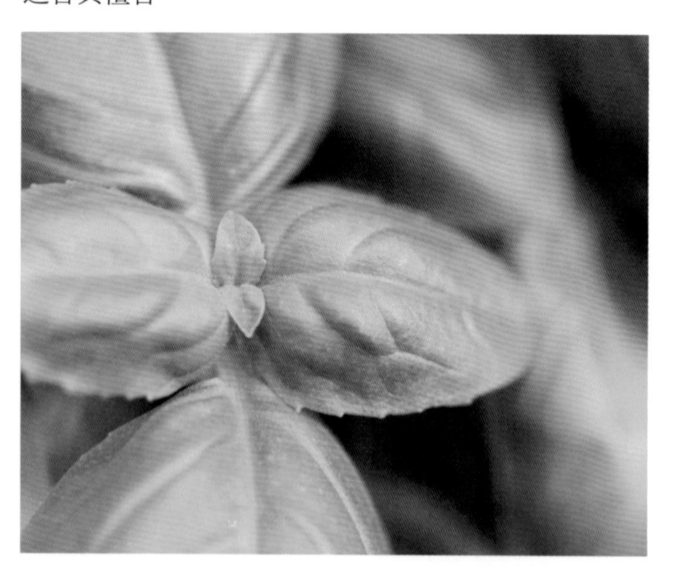

功效特性　止痛、抗憂鬱、抗菌、抗痙攣、消脹氣、緩解頭痛、助消化、通經、祛痰、退燒、滋補神經。

常見應用方式

肌膚調理　蚊蟲叮咬。
作用：由於羅勒有可能造成皮膚過敏，因此使用需謹慎，應避免加在泡澡水中。

消化系統　噁心、嘔吐、消化不良、打嗝。
作用：有安撫胃部的作用。

呼吸系統　氣喘與支氣管炎。
作用：具有抗痙攣作用，可以紓緩鼻竇充血阻塞的狀況，尤其適合在久咳不止（百日咳）時使用。也有助於減緩發燒症狀，激勵免疫系統。

生殖泌尿系統　經期不規則與經痛。
作用：以羅勒精油輕柔地在胃部按摩，將有助於改善經期問題，尤其是血量不足的症狀。

神經系統　焦慮、憂鬱、偏頭痛、頭痛與神經緊張。
作用：是最有效的頭部用油之一，能使心理的思慮和疲憊感一掃而空。羅勒精油很適合用來處理各種神經疾患，尤其是神經耗弱的狀況。

使用禁忌　有可能引起皮膚過敏或不適。注意不可將羅勒精油加在泡澡水中，也不適合用在皮膚敏感的客戶身上，平時也應避免長期使用。孕婦不可使用。有研究指出熱帶羅勒中高量的甲基醚蔞葉酚可能具有致癌性，因此最好使用法國羅勒（甜羅勒）[19]。

19.學名*Ocimum basilicum*的羅勒分兩種化學類屬，一種是成分以沉香醇為主的法國羅勒（又稱甜羅勒或沉香醇羅勒），一種是成分以甲基醚蔞葉酚為主的熱帶羅勒，宜注意分辨。

Origanum marjorana (syn. Marjorana hortensis)
甜馬鬱蘭（Sweet Marjoram）

甜馬鬱蘭是一種嬌小的叢狀多年生植物，大約有 60 公分（24 英吋）高。它的葉片形狀橢圓，呈深綠色，簇生灰白色或紫色小花。馬鬱蘭是一種廣為人知的藥草，古希臘時代的人們就懂得將馬鬱蘭用在香氛或草藥中。甜馬鬱蘭精油呈黃色或琥珀色，香氣溫潤中有胡椒般的辛辣氣味。甜馬鬱蘭是精油中的安撫好手，有溫暖人心、安慰紓緩的功效。

植物科屬　唇形科
萃取部位　乾燥的葉片與開花的頂部枝葉
萃取方式　蒸氣蒸餾。也生產少量的油樹脂。
主要化學成分　萜品烯、萜品醇、檜烯、沉香醇、乙酸沉香酯與檸檬醛。
主要產地　原生於地中海地區、埃及與北非。
香　　調　中調
香氣濃度　中等
適合搭配的精油　佛手柑、洋甘菊、絲柏、葡萄柚、茉莉、真正薰衣草、萊姆、橘（桔）、迷迭香、依蘭。
功效特性　止痛、抗氧化、抗菌、抗痙攣、抗病毒、消脹氣、緩解頭部不適、助消化、通經、祛痰、抗黴菌、降低血壓、安神、鎮定、促進局部血液循環、治療外傷。

常見應用方式

肌膚調理　凍瘡、瘀傷。
作用：有溫暖與療癒的作用。

循環、肌肉與關節　高血壓與心臟不適。
作用：可以降低血壓，並紓緩血壓過高常伴隨的肌肉緊繃。甜馬鬱蘭與薰衣草並用時能發揮極大的安撫和溫暖效果，特別適合用來改善關節僵硬的狀況。

呼吸系統　氣喘、支氣管炎與咳嗽。
作用：處理呼吸道問題時可以直接吸聞，或是稀釋於按摩油中塗抹。

生殖泌尿系統　經前症候群與各種月經問題，包括月經不順、經痛或閉經。
作用：可以改善月經延遲、血量不足或經痛的問題。以甜馬鬱蘭熱敷下腹部能緩解經痛時的子宮痙攣，尤其適合與快樂鼠尾草一起使用。

神經系統　頭痛、偏頭痛、失眠、神經緊張、焦慮與憂鬱。
作用：具有滋補身心的作用，能以安撫神經的效果來改善壓力引起的各種症狀，尤其是頭痛或失眠。

使用禁忌　無毒性、不刺激、不致敏。孕婦不可使用。

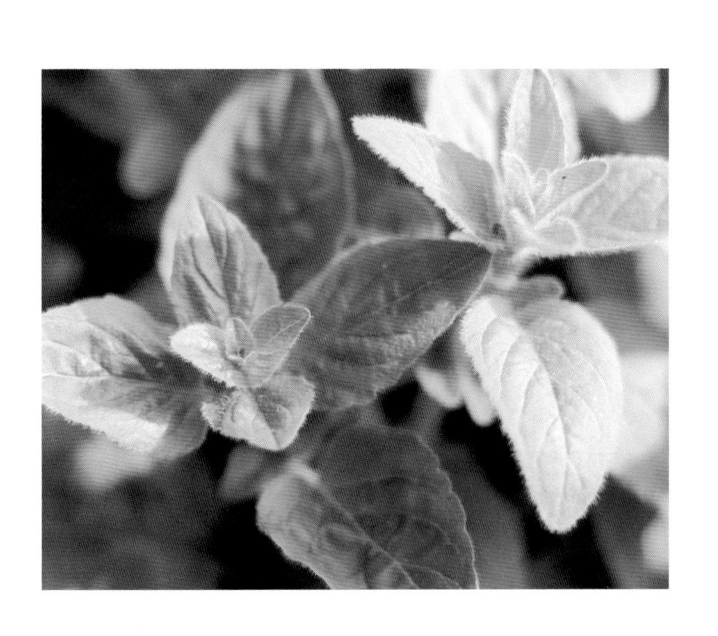

Pelargonium graveolens (syn. P. odoratissimum)
天竺葵（Geranium）

古人以天竺葵來治療傷口與腫瘤，它是一種多年生的芳香灌木，約有1公尺（3英呎）高，葉片呈鋸齒狀，開粉紅色的小花。目前已培育出超過700種觀賞用的天竺葵，香水業會以其中某些品種來製香。天竺葵精油有如玫瑰一般甜美濃厚的香氣，但又像佛手柑一樣明快俐落。天竺葵以平衡、提振心情的作用聞名。

植物科屬　牻牛兒科
萃取部位　花朵、葉片與莖
萃取方式　蒸氣蒸餾
主要化學成分　檸檬烯、薄荷酮、乙酸牻牛兒酯、沉香醇與香茅醇。
主要產地　原生於非洲南部，現於全世界均有栽種，尤其是西班牙、摩洛哥、埃及、義大利與中國。
香　　調　中調
香氣濃度　高
適合搭配的精油　羅勒、佛手柑、葡萄柚、茉莉、真正薰衣草、橙花、橙、廣藿香、苦橙葉、玫瑰、迷迭香、檀香、依蘭。
功效特性　抗憂鬱、消炎、抗菌、收斂、促進傷口癒合、細胞再生、利尿、止血、滋補肝腎、治療外傷。

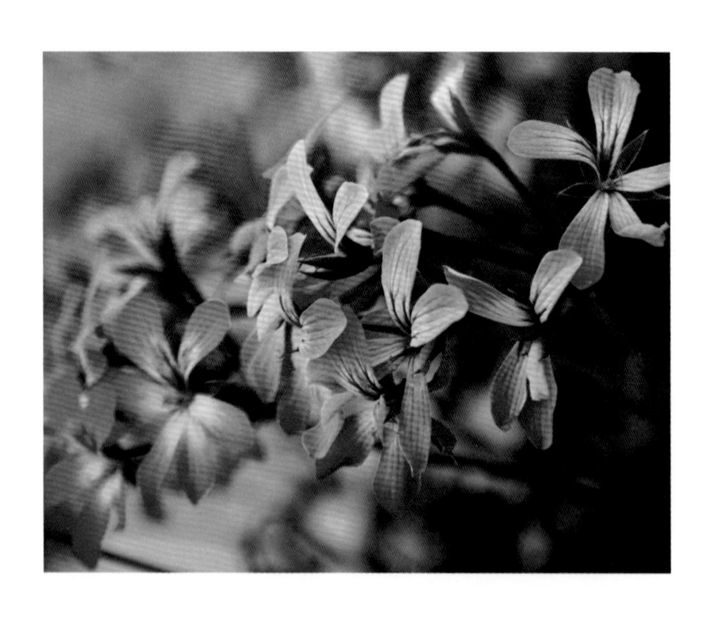

常見應用方式

肌膚調理　適合處理所有皮膚症狀，尤其是燙傷、各種傷口與潰瘍。
作用：能平衡皮脂腺分泌的油脂，透過滋潤作用讓皮膚維持在柔軟的狀態。天竺葵也適合用在毛孔阻塞的油性肌膚，並有助於減輕帶狀疱疹的疼痛感。

循環系統　水腫和橘皮組織。
作用：天竺葵有利尿的作用，能幫助淋巴排毒並排出身體瘀滯的水分，因此能改善水腫。

生殖泌尿與內分泌系統　更年期與經前症候群。
作用：天竺葵有平衡和激勵腎上腺皮質的作用，於是能幫助更年期與經前症候群女性調節荷爾蒙。也能緩解授乳婦女乳房腫脹的現象。

神經系統　神經緊張與壓力相關症狀。
作用：有助於緩解荷爾蒙失調引起的焦慮與憂鬱，能提振精神。

使用禁忌　一般來說不具毒性、不刺激、不致敏，但如果皮膚較敏感，仍有可能感到刺激。孕婦在懷孕三個月後，可以稀釋到低劑量使用，但不可用於罹癌婦女，尤其是乳癌與卵巢癌患者。

Pinus sylvestris
歐洲赤松（Pine）

松樹是一種高大的常青樹，能長到40公尺（131英呎）高，頂部平緩。松樹有長而堅硬的互生針葉，棕色的毬果呈錐形。在購買松類精油之前，建議先確認拉丁學名，以確保你手中的精油安全無虞。例如矮松精油（*Pinus pumilio*）就是一種具危險性的精油。

歐洲赤松精油透明無色，有濃烈的新鮮樹脂香氣。歐洲赤松有提神醒腦與淨化的特質，時常使用在空氣清香劑、體香劑與清潔用品當中。

植物科屬　松科
俗　　名　蘇格蘭松、森林松、針葉
萃取部位　針葉
萃取方式　取針葉進行乾餾[20]或蒸氣蒸餾。也有乾餾木屑萃取的精油，但品質較差。
主要化學成分　單萜烯化合物（佔50-90%），包括蒎烯、萜烯、檸檬烯、月桂烯、樟烯，另外也有乙酸龍腦酯、桉油醇、龍腦與檸檬醛。
主要產地　原生於北歐、亞洲與北美地區，目前在芬蘭有計畫性種植。
香　　調　前－中調
香氣濃度　高
適合搭配的精油　肉桂、絲柏、真正薰衣草、迷迭香、甜馬鬱蘭與百里香。
功效特性　抗菌、抗微生物、抗病毒、抗風濕、殺菌、解充血、利尿、祛痰、提高血壓、強身、促進局部血液循環、激勵腎上腺皮質／循環系統／神經系統。

常見應用方式

循環、肌肉與關節　循環不良。
作用：能激勵循環系統與免疫系統。

呼吸系統　支氣管炎、氣喘與喉頭炎。
作用：抗菌祛痰的效果顯著，有助於改善一般性的胸腔感染，特別適合搭配蒸汽吸入法使用。

生殖泌尿系統　膀胱炎、肝炎與前列腺問題。
作用：能改善膽囊的發炎症狀，並適合用來處理痛風。

神經系統　神經衰弱、心理疲勞與虛弱。
作用：歐洲赤松具有淨化和注入活力的作用，能幫助能量的感應，並帶來富足的感受。常在冥想前使用。

使用禁忌　無毒性、不刺激（劑量過高有可能產生刺激），但有可能使某些人過敏。應避免在皮膚過敏的客戶身上使用。

20.乾餾（*dry distillation*）指直接對固體材料進行加熱的蒸餾方法，不額外添加水或蒸氣。

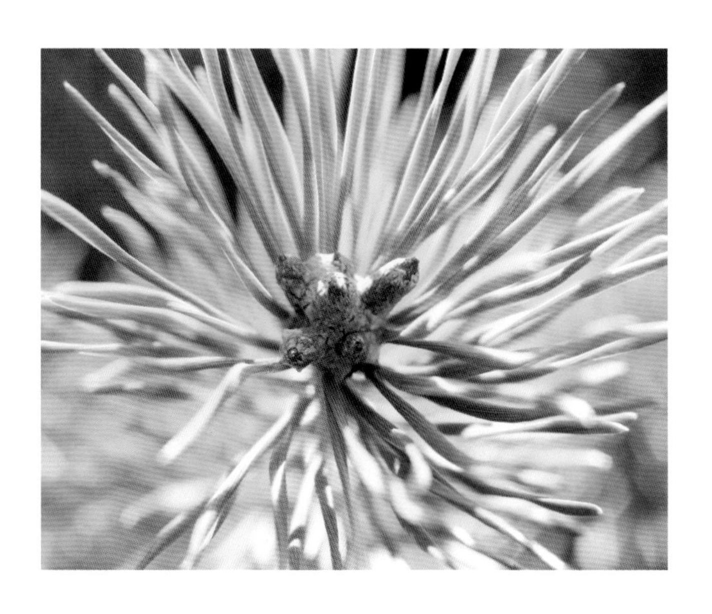

Piper nigrum
黑胡椒（Black pepper）

胡椒是一種多年生的木本藤蔓植物，能長到 3 公尺（10 呎）高，葉片呈心形，開白色的小花。胡椒果實在成熟、乾燥以後，會從紅色轉為黑色，黑胡椒就是在果實長成但未完全成熟時風乾的結果。黑胡椒精油顏色為淡綠色，氣味熱辣鮮明。在古羅馬時代，市民可以用黑胡椒來繳納賦稅，可見其受歡迎程度。黑胡椒能溫暖血液，有助於緩解肌肉的各種疼痛。它也是激勵消化系統的最佳用油之一。

植物科屬　胡椒科
萃取部位　乾燥壓碎的胡椒粒
萃取方式　蒸氣蒸餾，以溶劑萃取油樹脂（oleoresin）。
主要化學成分　單萜烯類（約佔 70-80%），包括側柏烯、蒎烯、樟烯、檜烯、月桂烯、檸檬烯，以及其他倍半萜烯類成分、側柏酮與沉香醇。
主要產地　原生於印度西南部。精油主要產於印度、印尼、馬來西亞、中國與馬達加斯加。
香　　調　中調
香氣濃度　高
適合搭配的精油　羅勒、佛手柑、絲柏、乳香、天竺葵、薑、葡萄柚、真正薰衣草、檸檬、橙、玫瑰草、歐洲赤松、迷迭香、依蘭、檀香。
功效特性　止痛、抗菌、抗痙攣、消脹氣、解毒、利尿、退燒、幫助排便、促進局部血液循環、健胃。

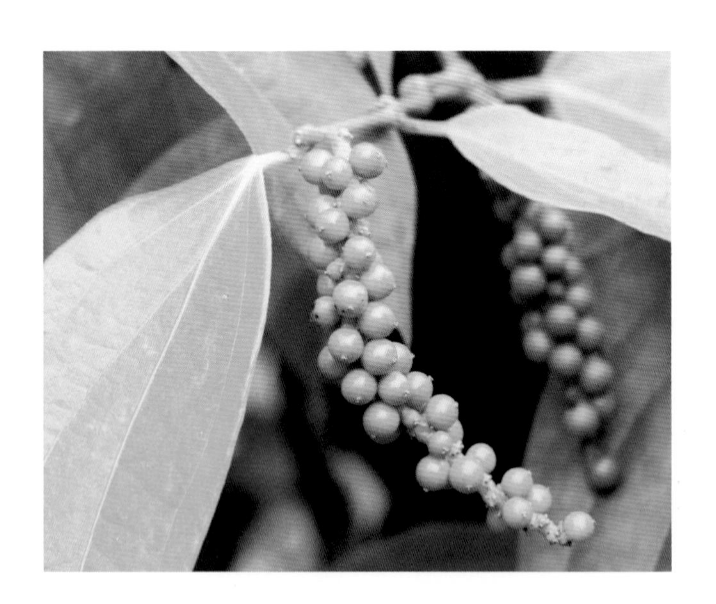

常見應用方式

肌膚與循環系統　循環不良、瘀傷。
作用：能消解瘀傷，整體而言具有溫暖的特質，並能激勵免疫系統。

肌肉系統　關節疼痛、關節炎、肌肉僵硬。
作用：能促進局部血液循環同時止痛，可以用按摩或熱敷的方式處理以上症狀。

消化系統　腹絞痛、便祕、食慾不振、噁心。
作用：有激勵消化系統與健胃的特質，適合處理腸道問題，能促進腸胃蠕動，協助腸道肌肉正常運作。也能刺激食慾、消脹氣。

神經系統　心理疲倦、倦怠。
作用：黑胡椒具穿透性的熱辣氣味能刺激神經系統，並鼓舞情緒，助人跨出心中的牛角尖。

使用禁忌　無毒性、不致敏。建議稀釋到低濃度使用，因為可能對皮膚產生刺激。注意，如過量使用可能造成腎臟負擔。

Pogostemon cablin (syn. P. patchouli)
廣藿香（Patchouli）

廣藿香是一種多年生的叢狀香草植物，能長到 1 公尺（3 呎）高，葉片芳香而覆有細毛，花朵白中帶紫。廣藿香精油呈褐橙色，香氣是甜暖的泥土香，極富異國情調。香水業常將廣藿香用來定香，因為它的氣味相當持久。東方人相信廣藿香能抑制疾病蔓延，因此常將廣藿香加在布料與布製品當中。日本與馬來西亞則用廣藿香來解蛇毒。廣藿香在 1960 年代格外受到人們歡迎，這與當時的嬉皮運動有關，嬉皮們會用它來掩蓋毛皮大衣與大麻的氣味！廣藿香既能振奮（高劑量）也有鎮定作用（低劑量），同時也是強大的催情劑。

植物科屬　唇形科
萃取部位　乾燥的葉片
萃取方式　以蒸氣蒸餾葉片（通常會先經過發酵）。也有以溶劑萃取的樹脂溶液。
主要化學成分　醇類（40%）、廣藿香烯、刺蕊草醇、癒創木醇、布藜烯與廣藿香醇。
主要產地　原生於亞洲熱帶地區。目前在印度、中國、馬來西亞與南美地區，都有為了萃取精油而進行的計畫性耕種。
香　　調　後調
香氣濃度　高
適合搭配的精油　佛手柑、黑胡椒、快樂鼠尾草、乳香、天竺葵、薑、真正薰衣草、檸檬香茅、橙花、歐洲赤松、玫瑰與檀香。
功效特性　抗憂鬱、抗菌、催情、收斂、促進傷口癒合、細胞再生、利尿、退燒、抗黴菌、蚊蟲叮咬、鎮靜、滋補全身。

常見應用方式

肌膚調理　熟齡或油性肌膚、疤痕與發炎疼痛。
作用：能刺激肌膚細胞再生，於是有助於修復疤痕組織、促進傷口癒合。用在油性肌膚能發揮收斂的效果。

循環系統　橘皮組織與水腫。
作用：能幫助淋巴排毒，尤其可與其他利尿精油一起使用，例如杜松與甜茴香。也有調節、滋補的作用。

神經系統　焦慮、擔心、猶豫不決、不安全感。
作用：適合在情緒搖擺不定時使用，也有助於改善壓力引起的症狀。

使用禁忌　無毒性、不刺激、不致敏。不過由於廣藿香的氣味相當濃重，在配方中建議少量使用。

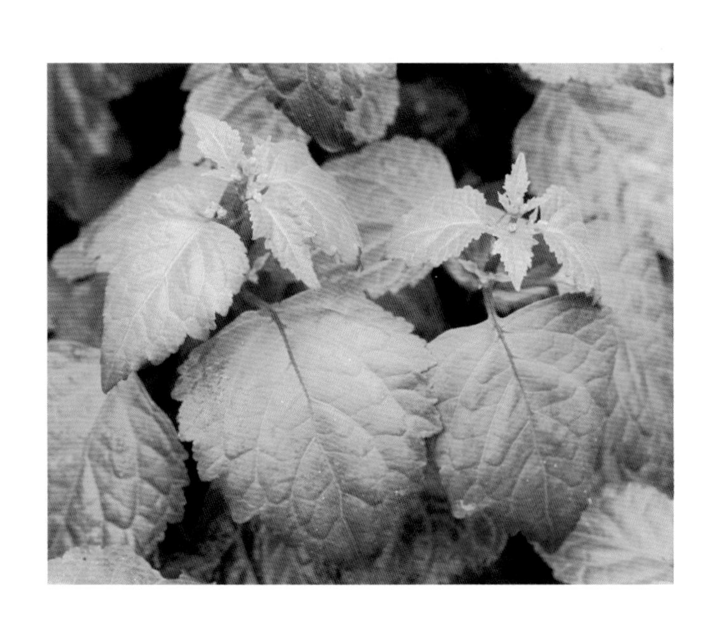

千葉玫瑰 Rosa centifolia
玫瑰原精（Rose absolute / Cabbage rose）

大馬士革玫瑰 Rosa damascena
奧圖玫瑰（Rose otto / Damask rose）

用來萃取原精的玫瑰通常是千葉玫瑰（*R. centifolia*）與法國玫瑰（*R. gallica*）的雜交品種，它能長到 2.5 公尺（8 呎）高，花形大，花瓣顏色呈粉紅色或玫紫色。萃取出來的精油呈淡黃色，有馥郁甜美的宜人花香，並微微地帶點樟腦氣味；而原精通常是橙紅色，氣味濃而甜。

大馬士革玫瑰又被稱為「花之皇后」（*Queen of Flowers*），許多芳療師都認為它是所有精油當中最高雅細緻的一種。大馬士革玫瑰是一種小型的多刺灌木，大約有 1 到 2 公尺（3 到 6 呎）高，花朵氣味芬芳，通常是粉紅色，葉片覆有白色的纖毛。奧圖玫瑰精油有淡黃至透明等不同顏色，它有甜美的花香前調，以及微微的辛辣基調。

用來萃取玫瑰精油的花朵必須在日出前以人工摘取，然後在當日進行蒸餾。奧圖玫瑰是最昂貴的精油之一，因為即便耗費了大量的花材，也只能萃取出極少量的精油。於是市面上便出現了以天竺葵（*Pelargonium graveolens*）與玫瑰草（*Cymbopogon martinii*）稀釋混摻的玫瑰精油。有些混摻精油當中甚至只有 10% 是純正的玫瑰精油。

▼千葉玫瑰 *Rosa centifolia*

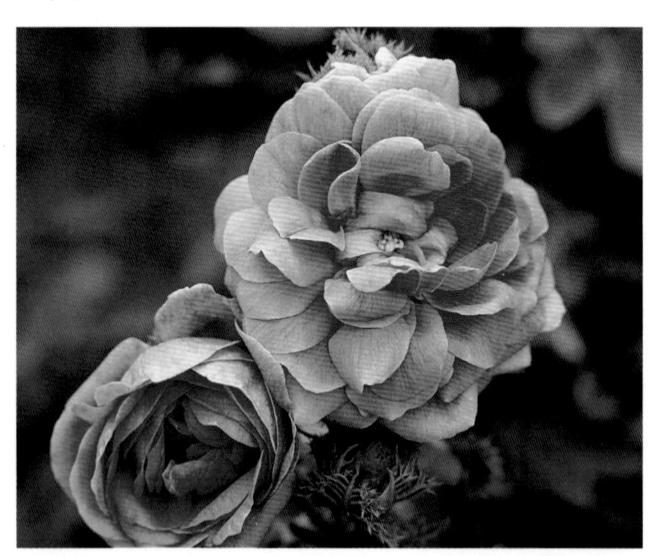

玫瑰精油從中世紀開始，就被用來處理各式各樣的疑難雜症。玫瑰精油也可以說是第一種被蒸餾出來的植物精油（在 10 世紀的波斯，波斯也是人工栽培玫瑰的發源地）。在 10 世紀末時，玫瑰純露與精油就已經在阿拉伯世界具有家喻戶曉的地位。英國知名醫師兼草藥學家尼可拉斯．卡爾佩伯就曾用玫瑰精油作為消炎劑。

玫瑰可能是符號象徵最多也最豐富的一種植物。傳統上，玫瑰代表著維納斯、愛神、美貌、青春、完美等意象。現代的美妝用品和香水也常添加玫瑰的氣味，雖然主要使用的是以人工合成的玫瑰香精。玫瑰精油也被食品業用來增添香氣。大馬士革玫瑰精油對於情緒與生殖系統疾患特別有效，也被認為具有催情效果。

植物科屬　薔薇科

俗　　名　千葉玫瑰：法國玫瑰、摩洛哥玫瑰、五月玫瑰（Rose de Mai）。大馬士革玫瑰：保加利亞玫瑰、土耳其玫瑰。

萃取部位　新鮮花瓣

萃取方式　水蒸餾或蒸氣蒸餾（蒸餾精油會得到副產品玫瑰純露）；溶劑萃取（萃取原精會得到凝香體與

玫瑰原精）。脂吸法，法國最傳統、幾近失傳的萃取方式（脂吸法能萃取香水業使用的「玫瑰精華」）。

主要化學成分　高達 300 種化合物成分（其中許多成分仍屬未知），其中主要包含：香茅醇、苯乙醇、牻牛兒醇、橙花醇、金合歡醇、玫瑰蠟，以及其他微量元素。

主要產地　千葉玫瑰：源自波斯；大馬士革玫瑰：原生於東方國家。目前以上兩種玫瑰在摩洛哥、突尼西亞、義大利、法國與中國均有栽種。玫瑰原精主要產於法國、義大利和中國。

香　　調　奧圖玫瑰：前調。玫瑰原精：後調。

香氣濃度　非常高

適合搭配的精油　安息香、佛手柑、洋甘菊、絲柏、乳香、天竺葵、茉莉、真正薰衣草、橘（桔）、香蜂草、橙花、廣藿香、花梨木、檀香與依蘭。

功效特性　抗憂鬱、抗菌、抗痙攣、抗病毒、催情、殺菌、促進傷口癒合、排毒淨化、通經、利肝、鎮定神經系統、健胃、滋補心臟／肝／胃／子宮。

常見應用方式

肌膚調理　微血管損傷、乾燥／熟齡／敏感肌膚。

作用：有極佳的潤膚和保濕效果，能改善熟齡肌膚以及各種發炎症狀。

循環、肌肉與關節　循環不佳、心悸。

作用：有滋補心臟的效果，並且已被證實有降低血壓的作用。

消化系統　腸胃炎、消化不良與噁心。

作用：有助於疏解肝臟阻塞。

內分泌系統　月經問題、經前症候群與各種子宮疾患。

作用：玫瑰對女性生殖系統似乎特別有益。摩利夫人曾提到，玫瑰精油對於婦科的各種症狀，均能發揮淨化和強化的效果。

神經系統　憂鬱、失眠、神經緊張與悲慟的情緒。

作用：經歷心碎、悲傷和各種情緒創傷的時刻，玫瑰的作用彌足珍貴。根據知名芳療師米雪琳‧阿契爾（*Micheline Arcier*）的說法：「玫瑰能消除心中所有悲傷的念頭。」

使用禁忌　無毒性、不刺激、不致敏。孕期未滿 36 週的孕婦不宜使用，使用在滿 36 週的孕婦身上能強化子宮，促使產程順利。

▼大馬士革玫瑰 *Rosa damascena*

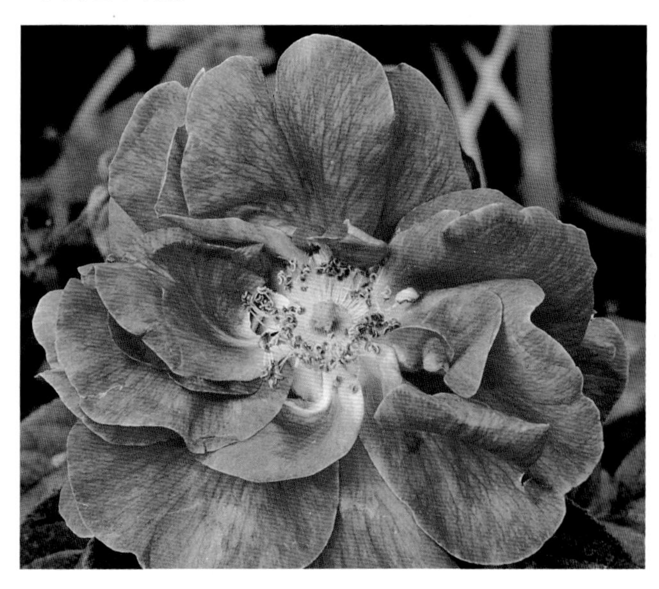

Rosmarinus officinalis 迷迭香（Rosemary）

迷迭香是一種氣味芳香的常綠灌木，能長到 2 公尺（6 呎）高，有著銀綠色的針狀葉片，開淡藍色的花朵。迷迭香精油通常呈無色或淡黃色，氣味強烈而具穿透性，有微微的薄荷或草本氣味。迷迭香是一種極好的全方位用油，特別具有振奮心神的功效，能使思慮清晰，增進洞察力。

植物科屬　唇形科
萃取部位　開花的頂部枝葉與葉片
萃取方式　蒸氣蒸餾
主要化學成分　蒎烯、樟烯、檸檬烯、桉油醇、龍腦（帶樟腦成分）、沉香醇、萜品醇、辛酮與乙酸龍腦酯（迷迭香又分為數種不同的化學類屬）。
主要產地　原生於地中海地區，精油主要產於法國、西班牙與突尼西亞。
香　　調　中調
香氣濃度　高
適合搭配的精油　羅勒、佛手柑、乳香、天竺葵、葡萄柚、真正薰衣草、檸檬香茅、萊姆、橘（桔）、橙、歐洲赤松與苦橙葉。

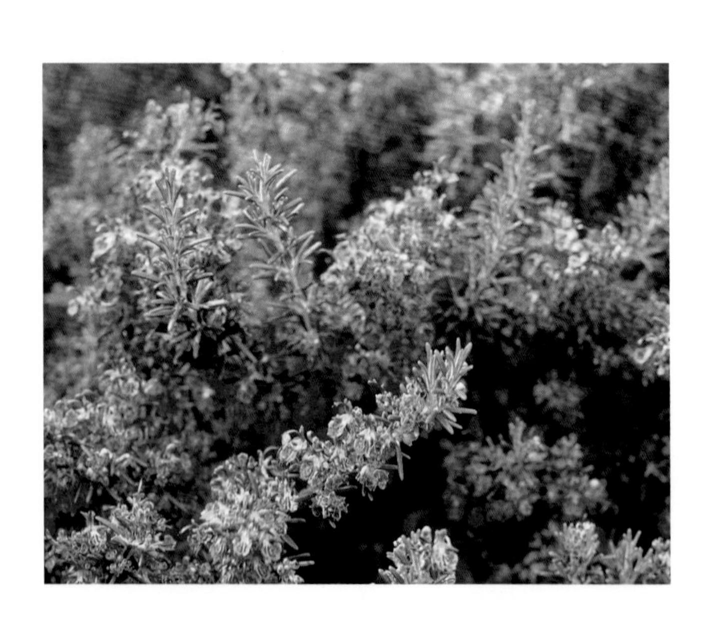

功效特性　止痛、抗憂鬱、抗菌、抗風濕、抗微生物、收斂、消脹氣、緩解頭部不適、激勵振奮、助消化、利尿、通經、利肝、提高血壓、滋補神經、促進局部血液循環、激勵循環、促進排汗、滋補身體、治療外傷。

常見應用方式

肌膚與頭髮調理　面皰、皮膚炎、頭皮屑、油性髮質、落髮。
作用：用來保養頭皮的洗髮精或調理水中通常都會含有迷迭香，因為它能刺激頭皮，據說有生髮的效果。

循環、肌肉與關節　關節炎、肌肉疼痛、心悸、循環不良、風濕症與靜脈曲張。
作用：能刺激循環、強健心臟，也能改善手腳冰冷的問題。迷迭香還能紓緩疲憊、僵硬和過度使用的肌肉。它也是很好的止痛劑，可以加在敷包處理關節炎疼痛與風濕的情況。它也有利尿作用。

消化系統　腸炎與肝臟不適。
作用：是肝臟與膽囊極佳的滋補劑。

呼吸系統　氣喘、支氣管炎與鼻竇炎。
作用：對於呼吸系統各種症狀有極佳的作用，據稱對百日咳也有幫助。

神經系統　頭痛、心理疲勞與神經耗弱。
作用：刺激腦部。迷迭香改善記憶力與釐清思緒的作用，從很早以前就相當知名。

使用禁忌　無毒性、不刺激、不致敏。孕婦、高血壓和癲癇患者不宜使用。

Salvia sclarea
快樂鼠尾草（Clary sage）

快樂鼠尾草是一種非常芳香的二年或多年生香草植物，能長到1公尺（3呎）高，葉片形狀大而寬，有皺褶和纖毛，顏色綠中帶紫，開藍紫色的花朵。快樂鼠尾草精油呈淡黃綠色，是混有草葉與堅果味的甜潤香氣。快樂鼠尾草是最能使人心情愉悅的精油之一，甚至能引起像麻醉劑一樣的「迷幻狀態」。它具有消炎的作用，同時有使人溫暖、放鬆的特質。

植物科屬 唇形科
俗　　名 麝香鼠尾草
萃取部位 開花的頂部枝葉與葉片
萃取方式 蒸氣蒸餾。也能以溶劑萃取少量的原精。
主要化學成分 乙酸沉香酯、沉香醇、蒎烯、萜品醇、牻牛兒醇與大根老鸛草烯。
主要產地 原生於南歐，現於世界各地均有栽種。
香　　調 前－中調
香氣濃度 中等
適合搭配的精油 佛手柑、絲柏、乳香、天竺葵、葡萄柚、杜松漿果、茉莉、真正薰衣草與檀香。
功效特性 抗憂鬱、抗痙攣、消脹氣、通經、降低血壓、安神、鎮靜、健胃、滋補全身與子宮。

常見應用方式

肌膚與頭髮調理 面皰、癤腫、皮膚出油、頭皮出油與頭皮屑。
作用：可以抑制分泌過多的皮脂，可以用來處理油性髮質與頭皮屑問題。

循環、肌肉與關節 高血壓與關節問題。
作用：降低血壓、紓緩肌肉疼痛。

呼吸系統 氣喘、支氣管炎、呼吸道感染。
作用：紓緩支氣管痙攣，助於紓解氣喘患者的焦慮。

消化系統 腹絞痛、消化不良、便祕、腸胃脹氣與腸胃痙攣。
作用：有消脹氣與健胃的效果。

生殖泌尿與內分泌系統 經前症候群、月經與更年期問題。
作用：有助緩解經痛，並改善血量不足的問題，處理更年期與經期的各式問題也有很好的效果。能加速生產過程，並能改善產後憂鬱症。

神經系統 偏頭痛、失眠、神經衰弱、憂鬱與妄想症。
作用：能提振情緒，適用於許多與神經系統或壓力相關的症狀。

使用禁忌 無毒性、不刺激、不致敏。孕婦與飲酒後均不宜使用。

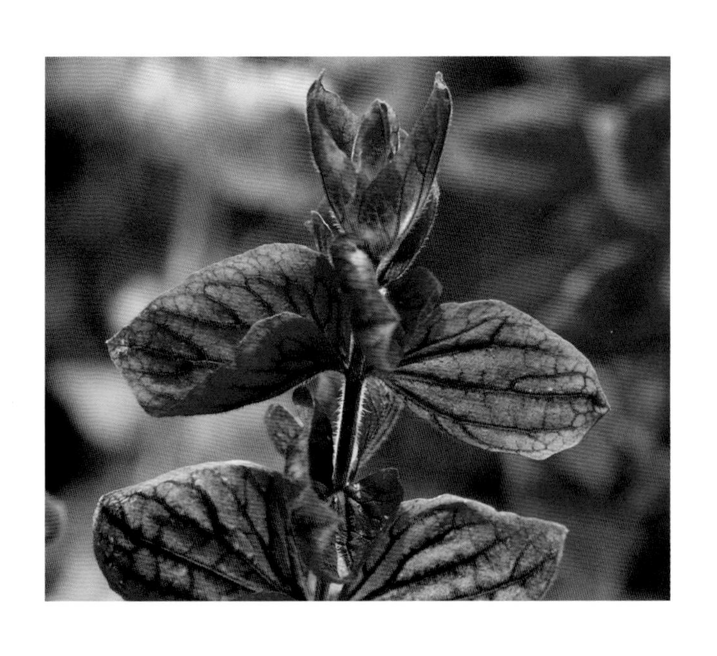

Santalum album
檀香（Sandalwood）

檀香是一種小型的常青寄生樹，株高 9 公尺（30 呎），葉片強韌，開小型的粉紫色花朵。檀香精油是從木心，也就是心材部位萃取。檀香精油是黃、綠或棕色的黏稠液體，有極富深度的木質甜脂香。檀香是一種紓緩放鬆的精油，尤其適合用來鎮靜不安的神經。

由於印度白檀（S. album）現已瀕臨絕種，目前 IFA 建議以太平洋檀香（S. austrocaledonicum）或澳洲檀香（S. spicatum，有澀苦的前調氣味，或稱大花檀香）來替代使用。

植物科屬　檀香科
俗　　名　東印度檀香、邁索爾檀香
萃取部位　樹根與心材
萃取方式　取乾燥的樹根和心材磨成粉狀，進行水蒸餾或蒸氣蒸餾。
主要化學成分　檀香醇（約 90%）、乙酸檀香酯與檀香酮。
主要產地　原生於亞洲熱帶地區。品質最佳的檀香精油來自印度東部舊名為邁索爾的卡納塔卡邦（Karnataka）。

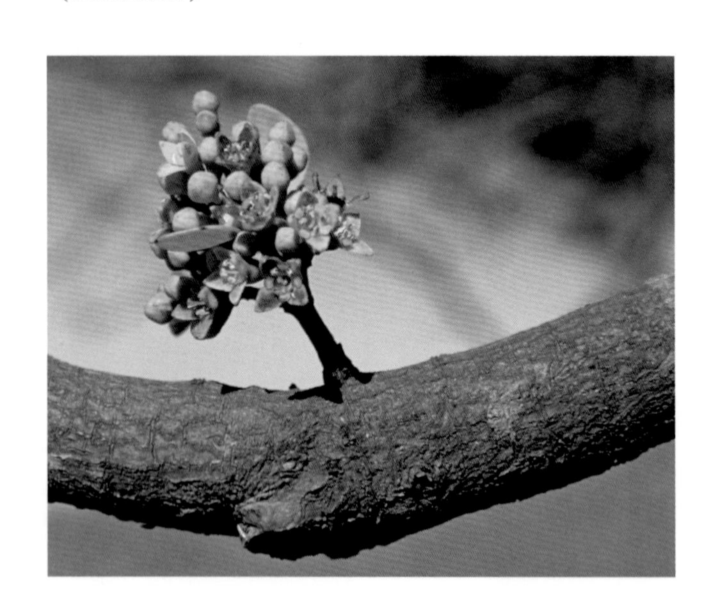

香　　調　後調
香氣濃度　中等
適合搭配的精油　玫瑰、真正薰衣草、黑胡椒、天竺葵、安息香、岩蘭草、廣藿香、沒藥、玫瑰、羅勒、絲柏、檸檬、玫瑰草與依蘭。
功效特性　抗憂鬱、抗菌、利肺、抗痙攣、收斂、殺菌、消脹氣、利尿、滋潤肌膚、祛痰、鎮靜。

常見應用方式

肌膚調理　乾性、缺水或油性肌膚、面皰、皮膚乾裂。
作用：用於乾性肌膚能補水，用於油性或混合性肌膚則有輕微的收斂作用，是極佳的護膚用油。

呼吸系統　支氣管炎、鼻黏膜炎、乾咳、喉嚨痛與喉頭炎。
作用：能夠發揮抗痙攣與抗菌效果，有助於改善以上症狀。

消化系統　腹瀉與噁心。
作用：有助於紓解腸道痙攣與腹絞痛。

生殖泌尿系統　膀胱炎。
作用：能對泌尿系統黏膜組織發揮良好的效用。

神經系統　憂鬱、失眠、神經緊張與情緒耗竭。
作用：有助於改善壓力引起的相關症狀，尤其是焦慮、恐懼與生活步調忙碌快速有關的問題。

使用禁忌　無毒性、不刺激、不致敏，目前尚未發現使用禁忌。

Styrax benzoin
安息香（Benzoin）

安息香是一種大型熱帶樹木，能長到20公尺（65呎）高，葉片為淡綠色，果實有硬殼。割裂安息香的樹幹，能蒐集到深灰中帶點紅色的樹脂。以溶劑萃取出的樹脂溶液就像油脂一樣黏稠。安息香也是古代製香的經典材料之一，古人用它來驅趕邪靈。嚴格來說安息香並不是一種精油，因為純安息香是一種樹脂，必須以熱水溫熱溶化後才能使用。芳療用的安息香精油通常會稀釋於乙二醇溶劑中以便使用，但最理想、品質最佳的安息香是溶於甲醇的安息香。安息香精油呈棕橘色，質地相當黏稠，有像香草一樣非常濃郁的甜膩香脂氣味。安息香能使人心情愉快，具有溫暖的特質，能讓全身放鬆紓緩。

植物科屬　安息香科
俗　　名　安息香膠
萃取部位　從樹幹蒐集的樹脂
萃取方式　取塊狀的樹脂以溶劑萃取出「樹脂原精」。
主要化學成分　主要成分為肉桂酸苄酯、蘇門樹脂酸與香草素（香草醛）。
主要產地　原生於亞洲熱帶地區：蘇門達臘安息香來自蘇門達臘島、爪哇與馬來西亞；暹羅安息香來自寮國、越南、柬埔寨、中國與泰國。
香　　調　後調
香氣濃度　高
適合搭配的精油　佛手柑、檀香、玫瑰、茉莉、乳香、橙、絲柏、杜松漿果、檸檬、芫荽與所有的香料類精油。
功效特性　消炎、抗菌、消脹氣、鎮靜、滋補心臟、治療外傷。

常見應用方式

肌膚調理　破損、乾裂、發炎的皮膚。
作用：有助於減少刺激、紓緩炎症。

呼吸與免疫系統　咳嗽與喉嚨痛、支氣管炎、失聲。
作用：很適合處理以上胸腔問題的用油。

神經系統　緊張、焦慮、憂鬱、絕望、悲傷。
作用：被認為是紓緩壓力的最佳用油之一。

使用禁忌　無毒性、不刺激，但仍有少數過敏案例。

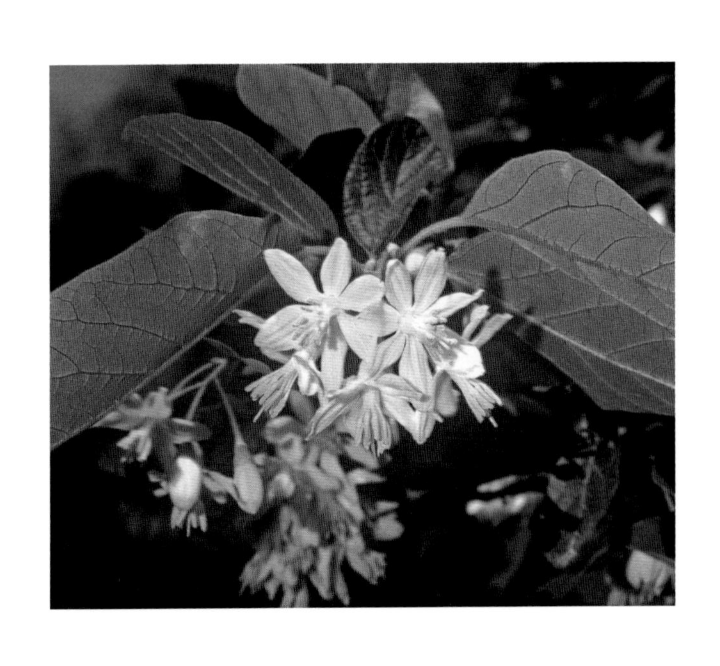

Thymus vulgaris
百里香（Thyme）

百里香是一種多年生的常青灌木，能長到45公分（18吋）高。葉片灰綠且帶香味，開淡紫色或白色的花朵。常見的百里香精油有兩種：紅色百里香（百里酚百里香）精油是棕橘色，有溫暖且強烈的藥草香氣；白色百里香（沉香醇百里香）精油是清澈的淡黃色，氣味較淡，甜美而清新。百里香有滋補身體、恢復活力與振奮精神的作用。

植物科屬　唇形科
萃取部位　新鮮或半乾的葉片與開花的枝葉
萃取方式　水蒸餾或蒸氣蒸餾：百里酚百里香精油不經加工，沉香醇百里香精油通常會再進行精餾。
主要化學成分　百里酚百里香：百里酚與香荊芥酚（高達60%）、對傘花烴、萜品烯、樟烯、龍腦與沉香醇。沉香醇百里香：含較多的沉香醇成分，以及少數的酚類化合物。甜百里香：含有較多的牻牛兒醇與沉香醇。
主要產地　原生於西班牙及地中海地區，現在於亞洲、俄羅斯與美國等其他地區亦有栽種。
香　　調　前－中調
香氣濃度　高

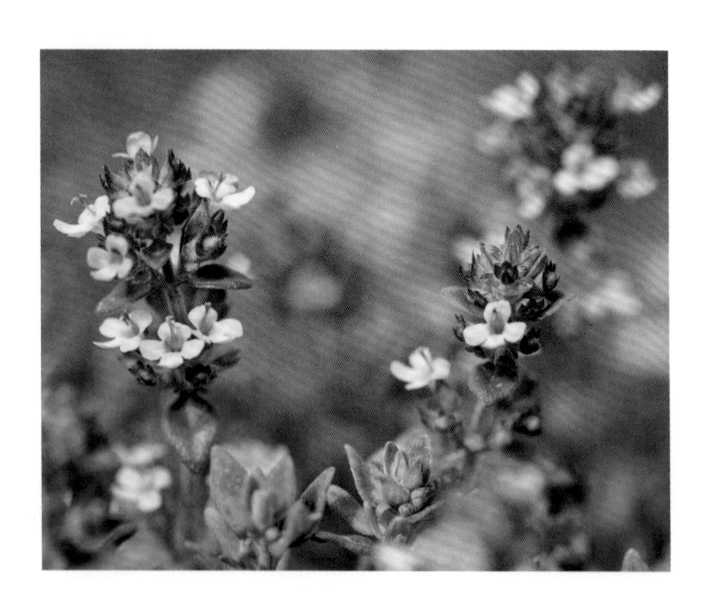

適合搭配的精油　佛手柑、洋甘菊、杜松漿果、真正薰衣草、檸檬、橘（桔）、香蜂草、迷迭香。
功效特性　抗微生物、抗風濕、抗菌、抗痙攣、強心、消脹氣、緩解頭部不適、促進傷口癒合、利尿、通經、祛痰、提高血壓、除蟲、滋補神經、促進局部血液循環、刺激白血球增多。

常見應用方式

循環系統（包括淋巴系統）　低血壓、循環不良與毒素累積。
作用：整體而言對循環有很大的幫助，尤其能幫助提高過低的血壓。沉香醇百里香適合兒童使用，主要以激勵免疫與抗菌的效果見長。

消化系統　腹瀉、消化不良、腸道痙攣。
作用：能刺激消化系統，有助消化進行。

呼吸系統　咳嗽、喉嚨痛、扁桃腺炎、喉頭炎、咽頭炎。
作用：百里酚百里香精油善於處理呼吸道與肺部不適，並且有強力的抗菌效果，所以特別適合用來處理上呼吸道問題，尤其是失聲或喉嚨痛。

神經系統　焦慮、神經耗竭、心理與身體的疲憊感。
作用：能強化神經，提升專注力。百里酚百里香與沉香醇百里香都很適合用來緩和頭部不適，能在心理負荷過重時，使疲憊枯竭的感受一掃而空。

使用禁忌　百里酚百里香有刺激性，也可能使皮膚過敏。孕婦與高血壓患者不宜使用。平時應節量使用。

Vetiveria zizanoides
岩蘭草（Vetiver）

岩蘭草香氣細緻，自古代起就為人所用。它的植株高大，是一種叢生且富有香氣的多年生草本植物。葉片細長，位於地底的根部細如纖維，量多且龐雜，富有濃厚的香氣。岩蘭草精油質地濃稠，顏色為深棕或琥珀色，是一種接近泥土與木質的沉郁香氣。這種大地般的香氣調性同時受到男性與女性的歡迎，也成為男性鬍後水與保養用品的常用成分。岩蘭草是東方香調香水的定香劑，也被阿契爾女士譽為「寧靜之油」（oil of tranquillity）。東方人會用岩蘭草根來驅除家畜身上的害蟲，在印度與斯里蘭卡，還會將岩蘭草根編成扇子、篩子或毯子。岩蘭草能使人感到如紮根般穩定，並有助於放鬆。

植物科屬　禾本科
萃取部位　根部，包括主根與細根
萃取方式　將大大小小的根系清洗、切碎、風乾、浸泡後，進行蒸氣蒸餾。也能以溶劑萃取出樹脂溶液。
主要化學成分　安息香酸、岩蘭草醇、糠醛、岩蘭草酮與萜烯類成分（如岩蘭草烯）
主要產地　原生於印度、印尼、斯里蘭卡、海地共和國。精油主要產於爪哇。
香　　調　後調
香氣濃度　高
適合搭配的精油　佛手柑、快樂鼠尾草、乳香、天竺葵、茉莉、檸檬、真正薰衣草、廣藿香、玫瑰、檀香與依蘭。
功效特性　抗菌、抗痙攣、利尿、安神、鎮靜、滋補全身、體內驅蟲。

常見應用方式

肌膚調理　乾燥、熟齡、過敏肌膚，以及割裂傷和各種傷口。
作用：適用於所有膚質，但特別適合熟齡、乾燥或過敏的肌膚。岩蘭草能滋養鬆弛或疲憊黯淡的肌膚。

神經系統　神經衰弱、煩躁、憤怒與歇斯底里。
作用：能在情緒層面發揮作用，可以用來緩解緊張和壓力造成的神經質行為。

使用禁忌　無毒性、不刺激、不致敏。

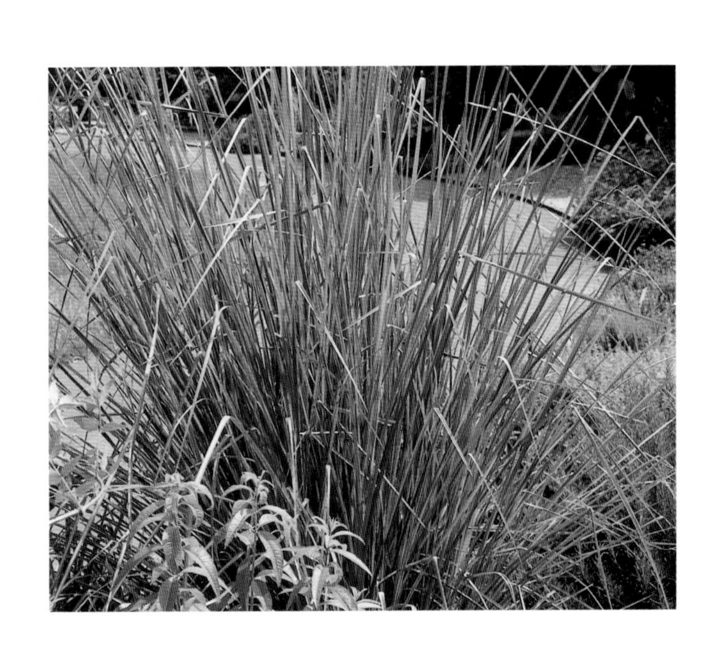

Zingiber cassumunar (syn. Z. purpureum) 泰國蔘薑（Plai）

泰國蔘薑的植株與薑（Zingiber officinale，見第 107 頁）類似，但兩者的精油性質卻有所不同，泰國蔘薑的作用更為強烈。泰國蔘薑精油聞起來是清爽、青澀的胡椒氣味，但並沒有地下莖植物精油典型的發熱特質。泰國蔘薑一直都受到泰式按摩師的推崇，被認為是按摩配方中必須添加的重要精油，能有效處理各種關節和肌肉不適。

泰國蔘薑在西方世界算是一種新進的精油，引進的主要原因是它對肌肉和各種相關症狀（如類風溼性關節炎與骨性關節炎）能起到清涼消炎的作用。擁有類似功效的迷迭香和甜馬鬱蘭都會對血壓產生作用，而泰國蔘薑不會影響血壓，卻同樣能達到消腫止痛的效果。在我服務於醫院的 8 年經驗中，使用泰國蔘薑的效果相當良好。

植物科屬　薑科
萃取部位　新鮮的地下莖
萃取方式　蒸氣蒸餾
主要化學成分　檜烯（27-34%）、Υ- 萜品烯、萜品烯四醇（30-35%）以及 (E)-1-(3,4- 二甲氧基苯基) 和丁二烯（12-19%）。

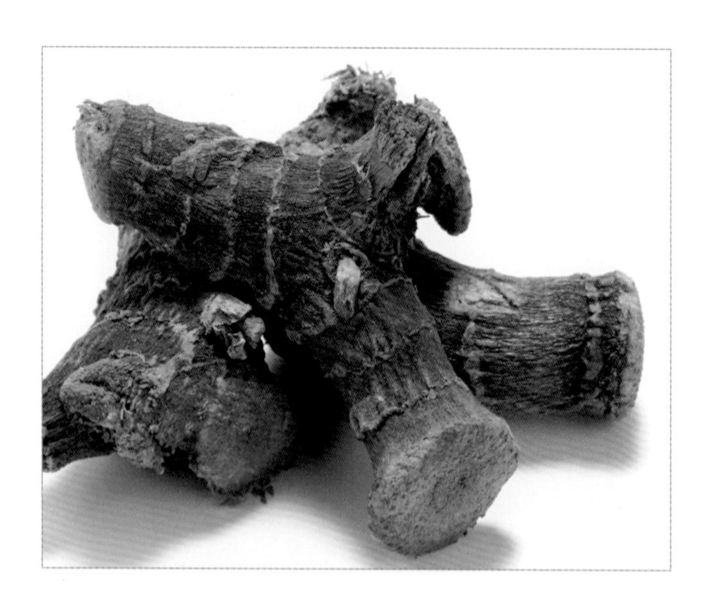

主要產地　泰國、印尼、印度。
香　　調　前－中調
香氣濃度　高
適合搭配的精油　黑胡椒、檸檬、橙花、雪松、橙、迷迭香、絲柏、真正薰衣草。
功效特性　止痛、抗神經痛、消炎、抗菌、抗痙攣、抗毒素、抗病毒、消脹氣、促進消化、利尿、退燒、通便、激勵、滋補全身、體內驅蟲。

常見應用方式

肌肉與骨骼　骨性關節炎、類風溼性關節炎、滑囊炎[21]、肌腱炎。
作用：有助於緩解上述症狀的疼痛與發炎現象，也有助於處理柔軟組織的損傷，例如扭傷或拉傷。

呼吸系統　氣喘與肺部疾患。
作用：據說對於過敏性氣喘最為有效，不過客戶反應在一開始使用時會覺得氣味過於濃重。只需以泰國蔘薑與迷迭香和絲柏調合吸聞，就能有效減少氣喘發作次數。

使用禁忌　無毒性、不刺激（根據目前所知），但對某些人有可能造成皮膚過敏，建議先從低濃度進行嘗試。

21.滑囊為關節附近的潤滑、柔軟組織，滑囊炎好發於肩膀、手肘、膝蓋、腳等部位，症狀與關節炎類似，患部會腫脹與疼痛。

Zingiber officinale
薑（Ginger）

薑是一種熱帶的多年生植物，能長到 1 公尺（3 呎）高，在地下遍佈厚實的塊莖，它的花朵為白或黃色，只綻放大約 36 小時就會凋謝。薑的流傳源於中世紀，當時透過香料之路（Spice Route）傳到歐洲，其後再由西班牙人傳到南美洲。在印度的阿育吠陀療法中，薑是一種能淨化身心的全能用藥。薑精油呈淡黃或琥珀色，有溫暖而鮮明的辛辣氣味。薑精油有暖身和激勵的作用，也能安撫腸胃不適。

植物科屬　薑科
萃取部位　乾燥過的帶皮根部
萃取方式　蒸氣蒸餾。香水業通常使用溶劑萃取的薑原精。
主要化學成分　薑素（gingerin）、薑烯、蒎烯、樟烯、薑酮、沉香醇、桉油醇、龍腦與牻牛兒醇。
主要產地　原生於亞洲南部，現在在熱帶地區均有栽種，如雅買加與西印度群島。經由多在英國、中國與印度進行蒸餾。
香　　調　後調
香氣濃度　中等
適合搭配的精油　檀香、岩蘭草、尤加利、天竺葵、廣藿香、花梨木、芫荽、玫瑰、橙花、萊姆與其他柑橘類精油。
功效特性　止痛、抗菌、抗痙攣、殺菌、消脹氣、緩解頭部不適、祛痰、消炎、通便、促進局部血液循環、激勵、健胃、滋補全身。

常見應用方式

循環系統、肌肉與關節　關節炎、循環不良、凍瘡、風濕。
作用：能消解因受傷造成的水分滯留。因為薑有暖身的特質，所以有助於處理關節炎與風濕等症狀。

呼吸系統　鼻黏膜炎、一般性與流行性感冒、咳嗽、喉嚨痛。
作用：能緩解症狀，起到安撫、紓緩的作用。

消化系統　腹瀉、腹絞痛、消化不良、噁心。
作用：薑以幫助消化的作用見長，尤其適合用來紓解旅行中的不適。它也有助於改善孕吐，孕婦可以將薑精油滴在紙巾上吸聞。

神經系統　神經衰弱、神經耗竭、迷惘和慌亂。
作用：能刺激記憶力，穩定心神。

使用禁忌　無毒性、不刺激，但可能使某些人皮膚過敏，因此宜稀釋到低劑量使用。

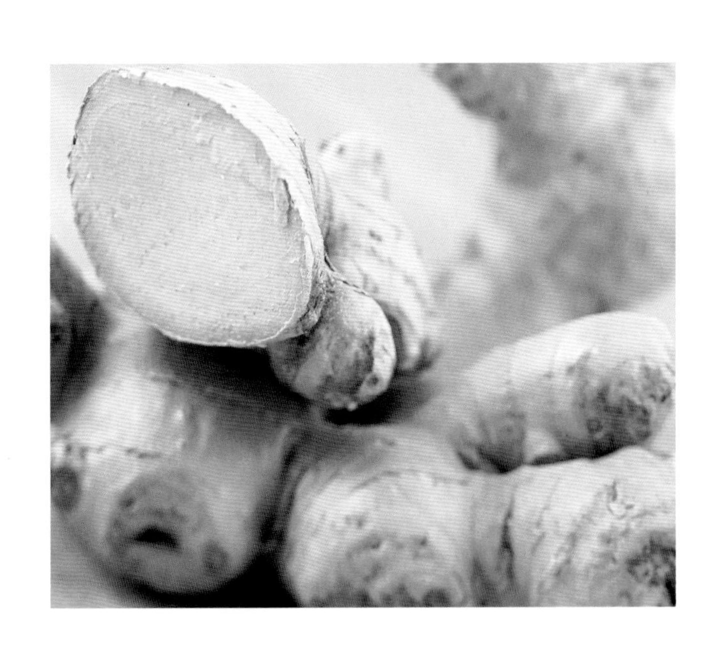

精油使用安全須知

精油是一種效果強烈、高度濃縮的植物精華，比起植物組織中天然的精華成分，濃烈程度可能超過 99 倍之多。在這樣的濃度之下，若是不當使用或過量使用，就有可能會致使身體出現不樂見的副作用。

基本安全常識

使用精油與使用其他濃縮物質一樣，需要注意一些基本安全守則，包括：

- 將精油存放在幼兒無法接觸的地方。
- 絕對不隨便將純精油塗抹在皮膚上，也不應預設精油與來源植物具有同樣的功效。
- 絕對不隨意超過建議的配方濃度。
- 未經專業人士指導，不可將精油當作調味料加進食物中。**不可在無醫師或專業醫療人士指導的情況之下，隨意內服任何精油。**

劑量說明

精油在芳香療法中最常見的應用方式就是室內擴香、芳香泡浴，以及稀釋在基底油中進行按摩（只有經過醫學訓練的專業人士才能考慮其他使用方式）。

室內擴香

將純精油滴在加熱式薰香爐，或是在葉片型暖氣上滴最多 6 滴純精油（請勿將精油滴在電暖器的零件上）。如果房間裡有任何人覺得不適，請立刻讓房間通風，並降低精油用量。

芳香泡浴

- 成人：在 10ml（約 2 茶匙）的基底油或全脂牛奶（也可用奶粉沖泡）中，加入 6 到 7 滴純精油（請參考下面的精油選擇注意事項）來做泡浴。
- 嬰兒（1 歲半以內）：在 5ml（約 1 茶匙）的基底油或牛奶中，加入**最多 1 滴**純精油來做泡浴。
- 幼童（1 歲半至 12 歲）：在 10ml（約 2 茶匙）的基底油或牛奶中，加入**最多 4 滴**純精油來做泡浴。

精油按摩

- 成人：在 10ml（約 2 茶匙）的基底油中，加入 6 滴純精油（請參考第 54 頁說明）。
- 嬰兒（1 歲半以內）：在 5ml（約 1 茶匙）的基底油中，加入**最多 1 滴**純精油。
- 幼童（1 歲半至 12 歲）：在 10ml（約 2 茶匙）的基底油中，加入**最多 1 到 2 滴**純精油

孕婦精油使用

在懷孕的前 3 個月，最好避免使用所有濃縮的精華類產品，包括精油。但 3 個月過後，則有不少精油都能對懷孕過程產生幫助（參見本書第 7 章，第 214-219 頁）。我會建議所有的孕婦留心管控使用精油的頻率，例如在連續使用 3 週後，暫停 1 週再繼續。

精油選擇注意事項

大部分的精油都可以安全地在家中自行使用。只要使用方式正確，都能發揮提振心情、放鬆、改善身體不適的作用。不過，也有些特定精油需要格外小心使用，或基本上應避免使用。（下面列出的危險精油有許多實際上並不容易取得，但為預防萬一仍在此列出）。

下列精油如未經稀釋便以純油塗抹於皮膚，可能造成嚴重刺激，甚至是灼傷：

樺樹、丁香、薑、杜松漿果、胡椒薄荷、黑胡椒、多香果、百里酚百里香與松脂（Turpentine）。

下列精油如果長期以高濃度使用，可能造成皮膚過敏：

月桂、荳蔻、香茅、快樂鼠尾草、甜茴香、風信子、茉莉、杜松漿果、檸檬、圓葉當歸、山雞椒、含羞草、橙、歐洲赤松、玫瑰、綠薄荷與依蘭。（如果只取微量作為身體香氛，則無大礙）

下列精油可能對受損肌膚、易對美容保養產品過敏的敏感性肌膚，或正處於過敏狀態的肌膚產生刺激：

洋茴香、安息香、樟樹（精餾）、丁香、尤加利、薑、杜松漿果、黑胡椒、多香果、胡椒薄荷、鼠尾草、香薄荷、綠薄荷與百里香：

下列精油應避免經常使用在痣、大面積的雀斑、曬傷的肌膚、黑色素瘤、前黑色素瘤與其他皮膚腫瘤上：

所有柑橘類果實精油與松脂。

下列精油危險性較高，可能具有毒性，並可能使皮膚感到刺激，或造成過敏。一般來說不建議使用。

拉丁學名	俗名
Prunus amygdalus	苦杏仁
Peumus boldus	波爾多葉（boldo leaf）
Acorus calamus	菖蒲
Cinnamomum camphora	樟樹（棕色）
Cinnamomum camphora	樟樹（黃色）
Cinnamomum cassia	中國肉桂
Cinnamomum zeylanicum	錫蘭肉桂皮
Saussurea lappa	云木香
Croton eluteria	巴豆樹／苦香樹（croton）
Inula helenium	土木香
Foeniculum vulgare	苦茴香
Armoracia rusticana	山葵／辣根
Pilocarpus jaborandi	毛果芸香葉（jaborandi leaf）
Artemisia vulgaris	艾蒿／艾草（mugwort）
Brassica nigra	芥末
Pinus mugo	矮松
Ruta graveolens	芸香（rue）
Sassafras albidum	黃樟
Ocotea cymbarum	巴西黃樟
Juniperus Sabina	叉子圓柏（savine）
Artemisia abrotanum	青蒿（southernwood）
Tanacetum vulgare	菊蒿／艾菊（tansy）
Thuja occidentalis	側柏／香柏（雪松葉）
Thuja plicata	美西側柏／美國紅杉／華盛頓側柏
Gaultheria procumbens	冬青／芳香白珠（wintergreen）
Chenopodium anthelminticum	土芥（wormseed）
Artemisia absinthium	苦艾（wormwood）

註：以上精油當中，某些在特定國家無法合法販售給一般大眾。

下列精油不適合居家自行使用

甜樺（*Betula lenta*）；壓榨法萃取的佛手柑（*Citrus bergamia*，去光敏性的佛手柑精油則可安全使用）；刺檜（*Juniperus oxycedrus*）；未經精餾的樟樹（*Cinnamomum camphorum*）；檸檬馬鞭草（*Aloysia triphylla*）；紅沒藥／甜沒藥（*opoponax*，*Commiphora erythraea*）；祕魯香脂／妥魯（*Peru balsam/tolu*，*Myroxylon peruiferum syn. M. balsamum*）；松脂（*Pinus palustris*）

下列精油在使用後不可接受紫外線光照治療，或暴露在強烈日光下。

歐白芷根、佛手柑（壓榨萃取）、藏茴香、雪松、小茴香、薑、葡萄柚、萊姆（壓榨萃取）、橘（桔）、橙（壓榨萃取）、廣藿香、芸香與馬鞭草。

下列精油加進泡浴水時需要格外小心（通常不可多於1到2滴）。

洋茴香、安息香、樟樹（精餾萃取）、丁香、尤加利、薑、杜松漿果、黑胡椒、多香果、胡椒薄荷、鼠尾草、香薄荷、綠薄荷與百里香。

緊急狀況處理

最常見的就是不小心讓手指上的精油碰到眼睛或其他細緻的皮膚部位（這就是為什麼我會建議芳療師每次碰過純精油後，都應用強效的洗劑仔細搓揉，把手上殘留的精油清洗乾淨）。

精油不慎碰到眼睛

所有的精油只要碰到眼睛，就算已稀釋，仍會讓眼睛產生刺痛感。如果精油不小心濺入眼睛，請立即用牛奶（最好是全脂牛奶）或溫水沖洗。如果沖洗過後仍無法減輕刺激或疼痛感，請迅速就醫。常見精油當中，容易長時間殘留在手指上且會使眼睛刺痛的是肉桂與胡椒薄荷。

精油不慎碰到細緻皮膚部位

精油也可能使身上細緻敏感的部位刺痛或產生灼熱感。請用溫暖的肥皂水沖洗不適的部位並擦乾，可以塗上護手霜、藥用軟膏。也可以塗上一點點奶油、人造奶油（瑪琪琳）或烹飪用的植物油。

不慎吞入精油

如果你不慎吞入精油，請務必尋求醫師幫助。如果在吞入幾滴精油之後馬上出現痛苦的徵兆，就有可能是一種罕見的過敏反應，需要立即請醫生診治。

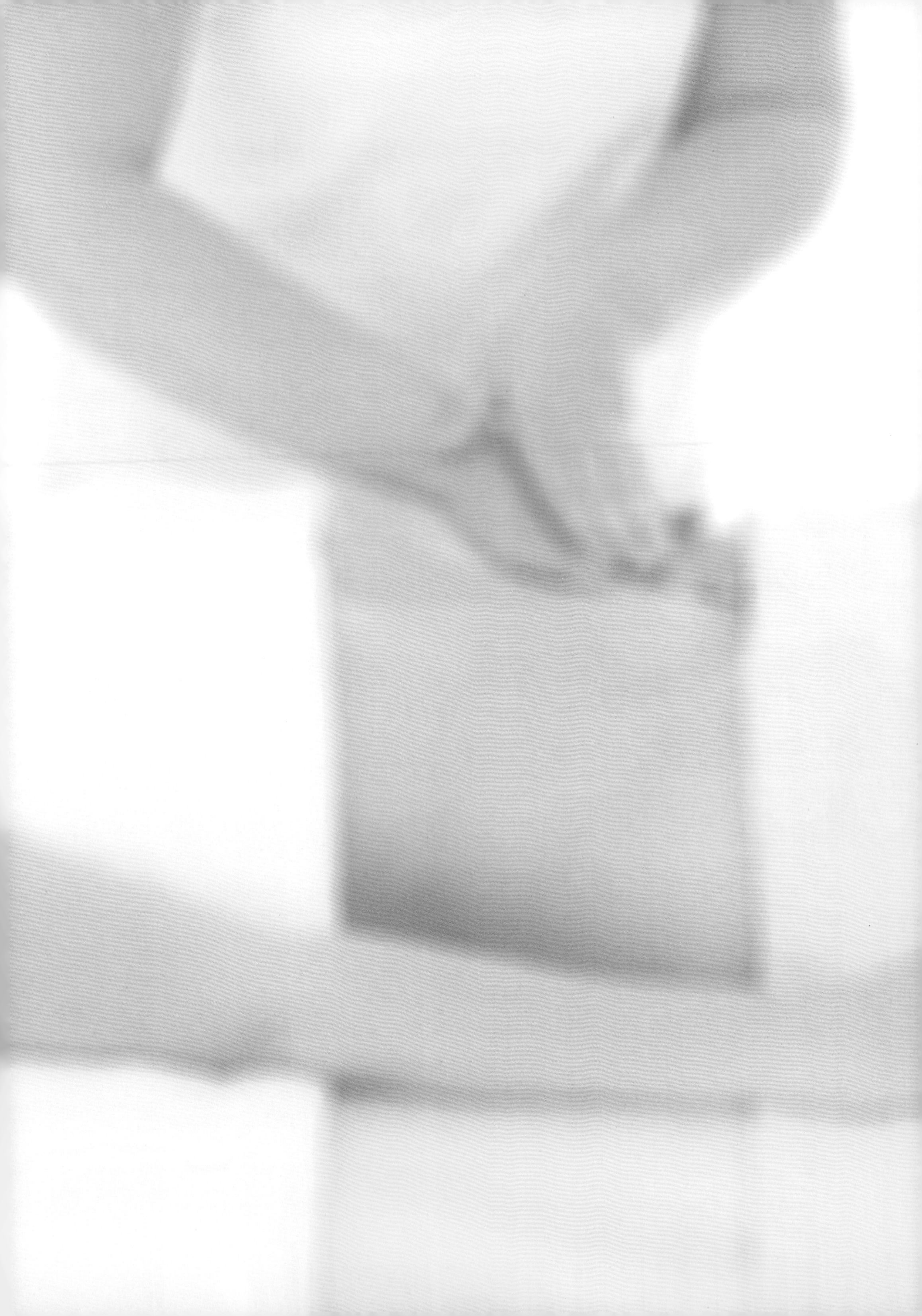

其他按摩手法

按摩的手法有許多種。雖然經驗老道的治療師可以依照客戶的需求來調整按摩方式，不過某些技巧可能會比其他方式更為適合。

東方按摩手法

日式指壓按摩（Shiatsu）

源於日本的傳統按摩方式，能紓解情緒並緩和身體疼痛，常被形容為「不用針的針灸」。按摩師沿著身體經絡在關鍵的部位以手指施加壓力，刺激身體能量流動。

中式推拿按摩（Tui Na）

與中式針灸齊名的按摩手法。中式推拿的目標在於強健心靈、情緒和身體，作為預防，也治療對疾患。推拿師會按摩肌肉、關節與身體軟組織來平衡身體的「氣」，進而強身健體（見第 114 頁指壓部分）。

印度阿育吠陀按摩法（Ayurvedic massage）

這是古印度阿育吠陀養生術的一部分，重視身體、情緒與靈魂的養護。它意在提高個人的覺知，透過自我覺察改善健康。在阿育吠陀療法中，每個人身上具有 3 種不同的生物能量（也稱為 doshas），能量的狀態決定了個人主要的體質類型。阿育吠陀按摩法就是用來幫助人們重新平衡身體中的 3 種生物能量。

泰式按摩（Thai Massage）

是一種全身性的按摩手法，目標在於激發身體能量流通。泰文將身體能量線稱為「sen lines」，這種按摩方式除了被按摩者，按摩師也能從中受益。

靈氣按摩（Reiki）

這是一種日式徒手按摩，能將按摩師的治癒能量傳遞到被按摩者身上。「靈氣」（Reiki）這個字，指的是「宇宙生命能量」的意思。

印度頭部按摩（Indian head massage）

最古老的按摩方式之一，在印度有將近 4 千年的歷史。頭部按摩非常適合用來紓解心理與情緒的壓力。

西方按摩手法

運動按摩（sports massage）

一種深度的身體組織按摩法，可作為暖身，也可在運動後進行，幫助身體排除廢物、放鬆疲憊的肌肉。

徒手淋巴引流（Manual lymphatic drainage，MLD）

這是丹麥醫師埃米爾・沃德博士（Dr Emil Vodder）50 年前首創的按摩手法，能幫助身體代謝廢物、抵禦疾病。身體疾病、傷患或飲食不當都可能使淋巴液累積不散，MLD 用輕柔的手法和推送的動作刺激淋巴液流動。

水療按摩（Hydro-massage）

這是一種在水中進行的按摩，通常在美容 SPA 館的澡盆進行。

熱水療按摩（Hydrothermic massage）

熱水療按摩是讓客戶漂浮在裝有暖水的兩個氣墊上，水溫約是 35°C（95°F），客戶全程面向上方。

反射區按摩（Reflexology）

對手與腳部的特定位置施壓刺激，使對應的身體器官產生反應。點能激勵身體能量流動，促進療癒作用。

紓壓按摩（Stress therapy（'on site'）massage）

這是一種不需要客戶換下衣服的按摩法，通常在辦公場所進行，客戶在辦公座位枕著枕頭接受按摩。

熱石按摩（Hot stone massage）

熱石按摩源於美國亞利桑納州，按摩師會利用特別在水中加熱過的玄武石，對特定部位深度按壓。

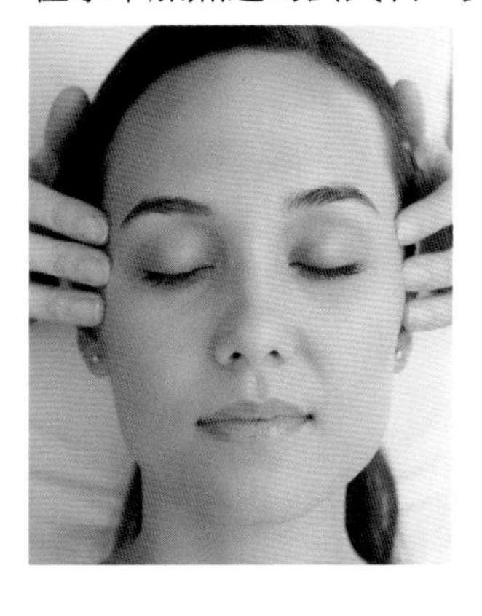

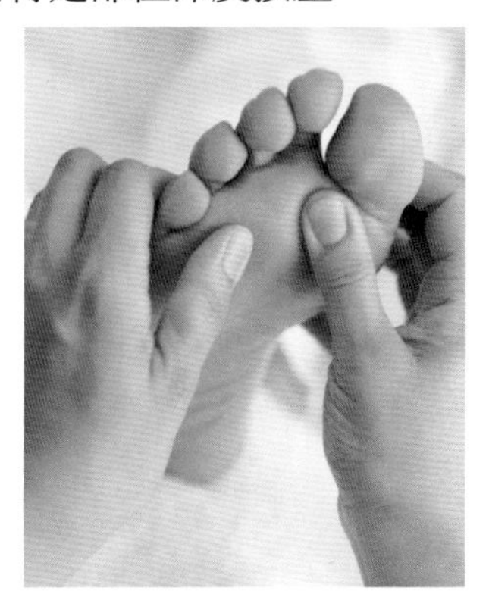

▶**印度頭部按摩**與反射區按摩可以視情況結合在同一次療程當中。印度頭部按摩能有效消除壓力，而反射區按摩則能刺激身體能量流動。

為他人進行芳香按摩

瑞典式按摩與芳香療法按摩有著密切的關連，每個芳療師的按摩療程中，
都會包含瑞典式按摩的撫觸動作，尤其是滑推與手掌揉捏等手法。
芳療按摩是一種整體療法取向的按摩，主要著眼於全身的神經系統，
療程中會針對頭部與身體各部位進行按摩。

按摩在芳香療法中的作用

芳香按摩的主要目的在於幫助身體吸收精油。瑞典式的滑推動作是芳香按摩中很重要的一部分，因為透過這樣的動作能使肌膚溫暖，進而增進血液供給。除此之外，它也能幫助客戶放鬆，並以更開放的心態接受療程。芳香按摩是一個輕柔、溫和的過程，沒有任何粗魯或唐突的動作。有效的芳香按摩會包括神經肌肉按摩、淋巴排毒與指壓。

神經肌肉按摩是芳療按摩的主要進行方式，藉由摩擦、振動和對特定位置的按壓動作，來影響神經路徑與肌肉。這些動作能藉由刺激神經及緩和肌肉痙攣，來紓放身體中瘀積阻塞的能量。

每一條自主神經路徑都是由兩個神經元所組成。其中一端從中樞神經系統延伸到神經節（ganglion），另一端則是從神經節直接延伸到肌肉與內分泌腺等受體。芳香按摩就是運用特定手法來刺激這些神經節（反射點），並且通常能對身體產生極大的作用。如果想完整了解芳香按摩能對人體帶來什麼樣的益處，就必須先了解人體中負責調節肌肉與腺體活動的自主神經系統（參見本書第184頁關於神經系統的說明）。

我曾有幸接受已故芳療師米雪琳·阿契爾（Micheline Arcier）的訓練（見第117頁方格說明）。她讓我了解到，芳香按摩是利用植物世界的療癒能量，來幫助身體失常的機能重建和諧與活力。芳香療法能幫助心理、身體與情緒重新找到平衡，讓人們不僅看起來更健康，心理也更幸福愉快。

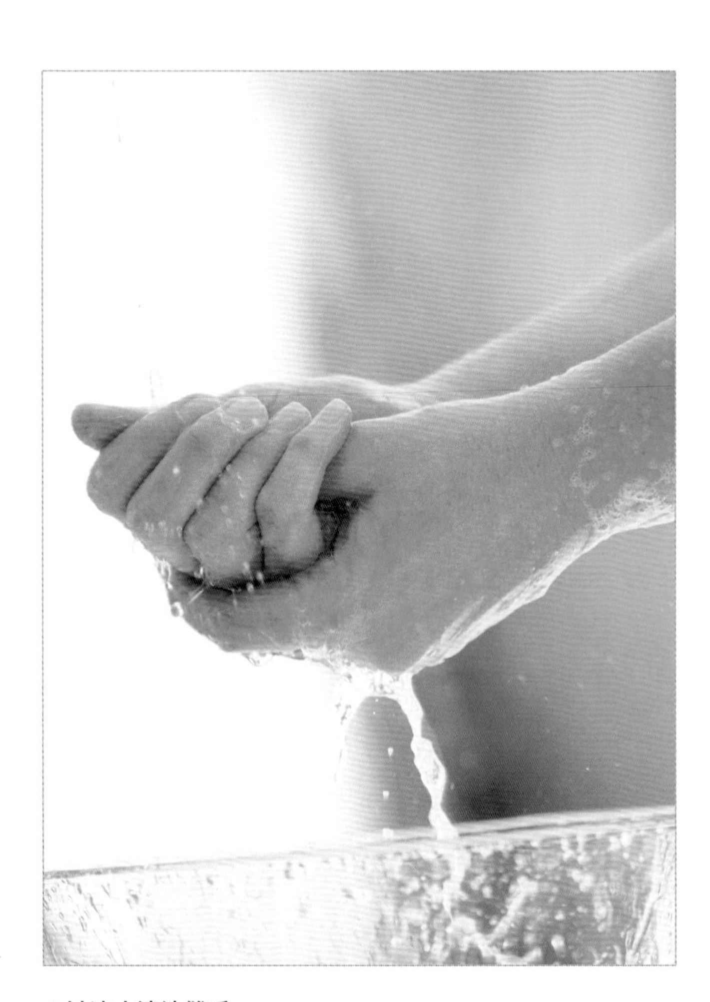

▲以流水清洗雙手

芳香按摩開始之前與結束之後，都建議以流水清洗雙手。這麼做不僅能保持衛生，也有助於帶走負面能量。

芳香按摩的目的

芳香按摩的主要目的有以下：

- 用仔細而大幅度的滑推動作，確保按摩油徹底穿透肌膚。
- 根據客戶的需要，達到激勵或放鬆的效果。
- 刺激淋巴流動與血液循環，進而加快身體代謝毒素與廢物的速度。
- 滋補神經。
- 根據客戶的身體狀況，在適當的位置進行指壓。

當芳療師達到一個或多個以上目標（透過挑選出最適用的精油組合，加上使用正確的按摩技巧），就能幫助客戶常保健康，或是紓解日常生活造成的各種壓力症狀。

芳療師的專業形象

對芳療師來說，維持一定的專業形象是很重要的。

- 衛生狀態應該永遠維持在高標準，所以在工作地點應該準備好肥皂、毛巾、體香劑、牙膏、牙刷與乾淨的換洗衣物等，以便隨時使用。
- 頭髮必須是乾淨整齊的。如果你留著一頭長髮，記得綁起來，以免在工作時滑落到客戶臉上。
- 穿著專業的服裝。這套衣服要舒適而不讓你感覺束縛，並且應該是乾淨且熨燙整齊的。
- 穿著舒服、有支撐力的低跟包鞋，永遠別赤腳工作。
- 你的雙手應該溫暖而柔軟（手太僵硬、太骨感，或是非常小而細瘦，都對按摩不理想）。
- 指甲修剪整齊，以避免在按摩過程中造成影響，或讓客戶感到不適。必須避免塗擦指甲油，不只基於衛生因素，也因為指甲油可能會使某些客戶過敏。
- 所有手上的飾品都需取下，包括戒指、手環、手錶等等，垂墜式的耳環或項鍊也要取下。
- 按摩全程都必須維持良好的姿勢，請牢記按摩每個部位時最正確的姿勢。這不僅能讓客戶得到最好的服務，也能避免芳療師感到疲勞。
- 確認客戶是否感到舒服，會不會太熱或太冷：請詳讀客戶的身體語言。

米雪琳．阿契爾的按摩法

米雪琳．阿契爾誕生於法國南部，終其一生都投入在芳香療法當中。她師從摩利夫人與尚．瓦涅醫師，習得當時最先進的芳香療法技巧，並在倫敦進行芳療工作長達30年之久，在業界是一位具權威性的芳療大師。

米雪琳．阿契爾的芳療按摩法運用多個整體療法的原則，不過主要只針對神經系統來進行。她會沿著脊椎神經節，對自主神經系統進行按摩，這樣的做法能產生立即性的調節作用。有趣的是，如果將這些神經節的位置與中國針灸的穴位進行對比，會發現它們有極大的相似之處。人體背部的每一個腧穴[23]（back shu，或稱「關聯點」[associated point]）都能反映出對應經絡和關聯器官的功能失調之處。

23.背腧穴是位於人體背腰之處的穴位，共有肺腧、厥陰腧、心腧、肝腧、膽腧、脾腧、胃腧、三焦腧、腎腧、大腸腧、小腸腧、膀胱腧等12個腧穴，分別對應不同器官臟腑。

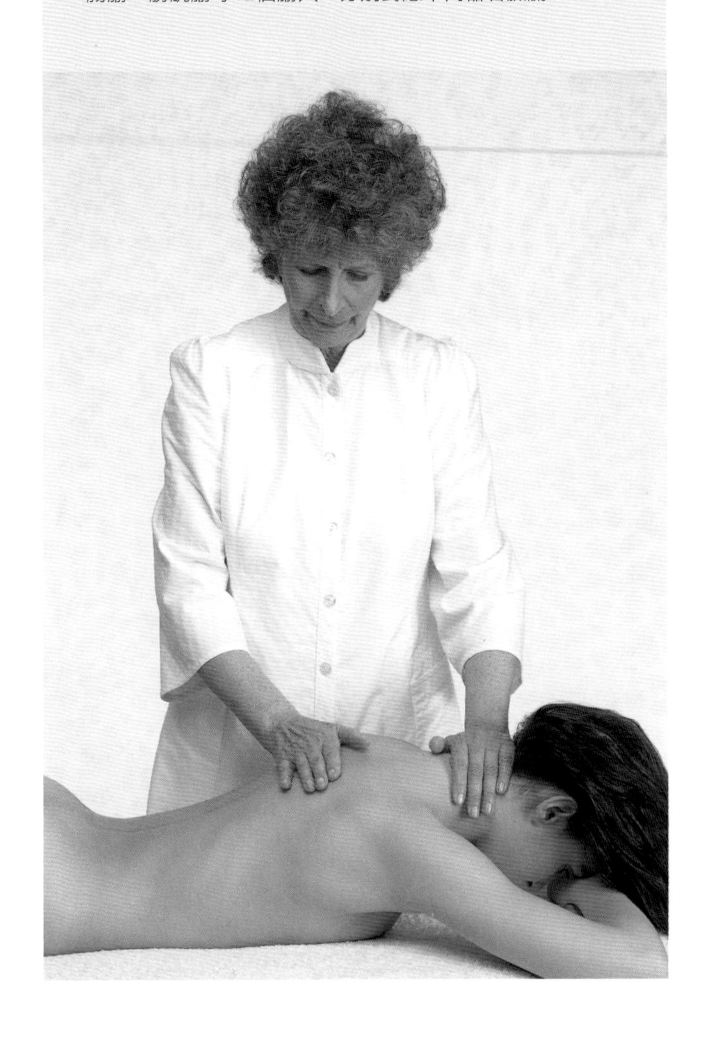

營造適當的環境氛圍

如果在不適當的環境氛圍下進行芳香按摩，必定不可能產生成功的療癒效果。平和而舒適的環境是芳香按摩的基本要素之一。只要以客戶的角度來檢視環境與布置，基本上依照直覺就能做到八九不離十，不過在本書第 8 章仍然會提供一些實際的建議與參考準則（參見第 244 頁「成立自己的工作室」）。平靜的氛圍能讓療程更成功地進行（客戶常在療程中睡著）。

除此之外，芳療師在治療當下的心境也非常重要。按摩是一種相當具有溝通性的治療方式，在治療的當下，某種形式的能量正透過你的指尖，傳達到被按摩者的身上。若想要按摩成功達到效果，你必須保持在平靜、放鬆、可靠、專注的狀態。如果你感覺疲憊、憤怒、緊張，或是因為私人事務而心不在焉，當下的按摩療程對客戶就不會產生太大的幫助。

以客為尊

客戶們應該要感覺到自己很特殊。你們最終調合出來的精油必須是他喜歡的氣味，如果他覺得味道過於濃烈，或讓他感覺不舒服，那麼精油用在他身上的效果也會大打折扣。

不同的客戶會有不同的需求，而你進行的按摩療程必須根據個人的需求來量身打造。你可以根據你自己或客戶的偏好，來改變療程進行的順序。可能是在某些區域做更多的滑推動作，或是更加強肩頸部位的按摩。阿契爾式的芳療按摩手法通常會重複 3 到 5 次。大部分的客戶在療程結束後都會感覺相當舒服，即便出現輕微的不適，也會在短時間內消失。

與客戶溝通交流

在與客戶討論芳香療法的時候，可以向他們解釋，每天挪出一點時間，用紓緩的精油來幫助自己放鬆，暫時逃離忙碌行程所帶來的壓力與束縛，將為他們帶來多大的益處。接著你可以對精油進行說明，為他們介紹適合他們使用的精油有哪些，並且具有何種獨特的性質與作用。你必須先有足夠的知識才能開展這樣的話題，同時要對你的專業能力有足夠的信心，才能用最簡單的方式來解釋精油的不同屬性。舉例來說，當談論到天竺葵精油時（這時候可不需要提到拉丁學名），你可以說它主要有平衡膚質與情緒的作用，很適合在壓力龐大時使用，尤其是荷爾蒙失調所造成的壓力；它也有輕微的利尿作用，所以特別適合用來改善經前症候群造成的水腫，不過在孕期前 3 個月不宜使用。

▼**按摩室**應該維持良好的通風狀態，環境平和舒適，並有一張舒服的按摩床。你所需要的所有東西都應備在手邊，才不會干擾療程進行。

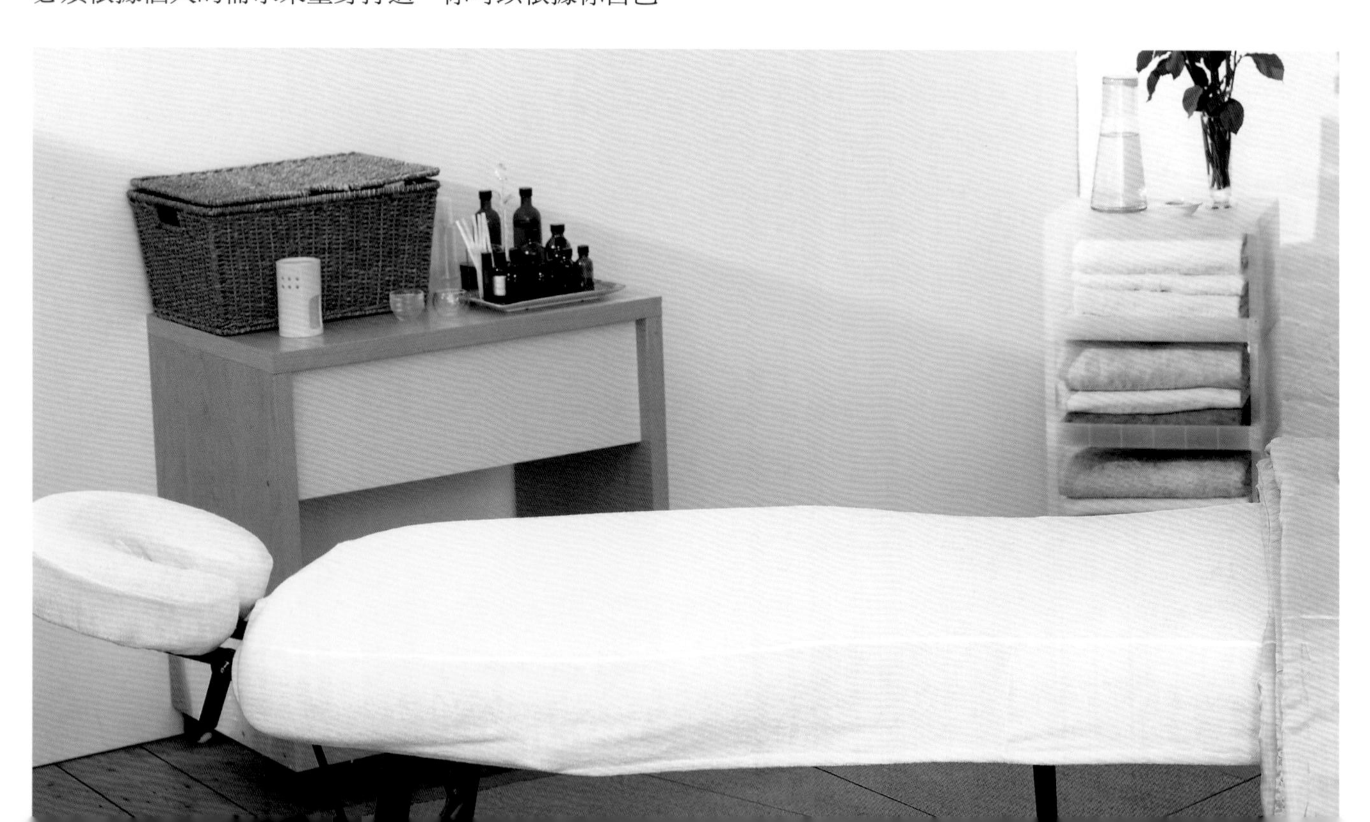

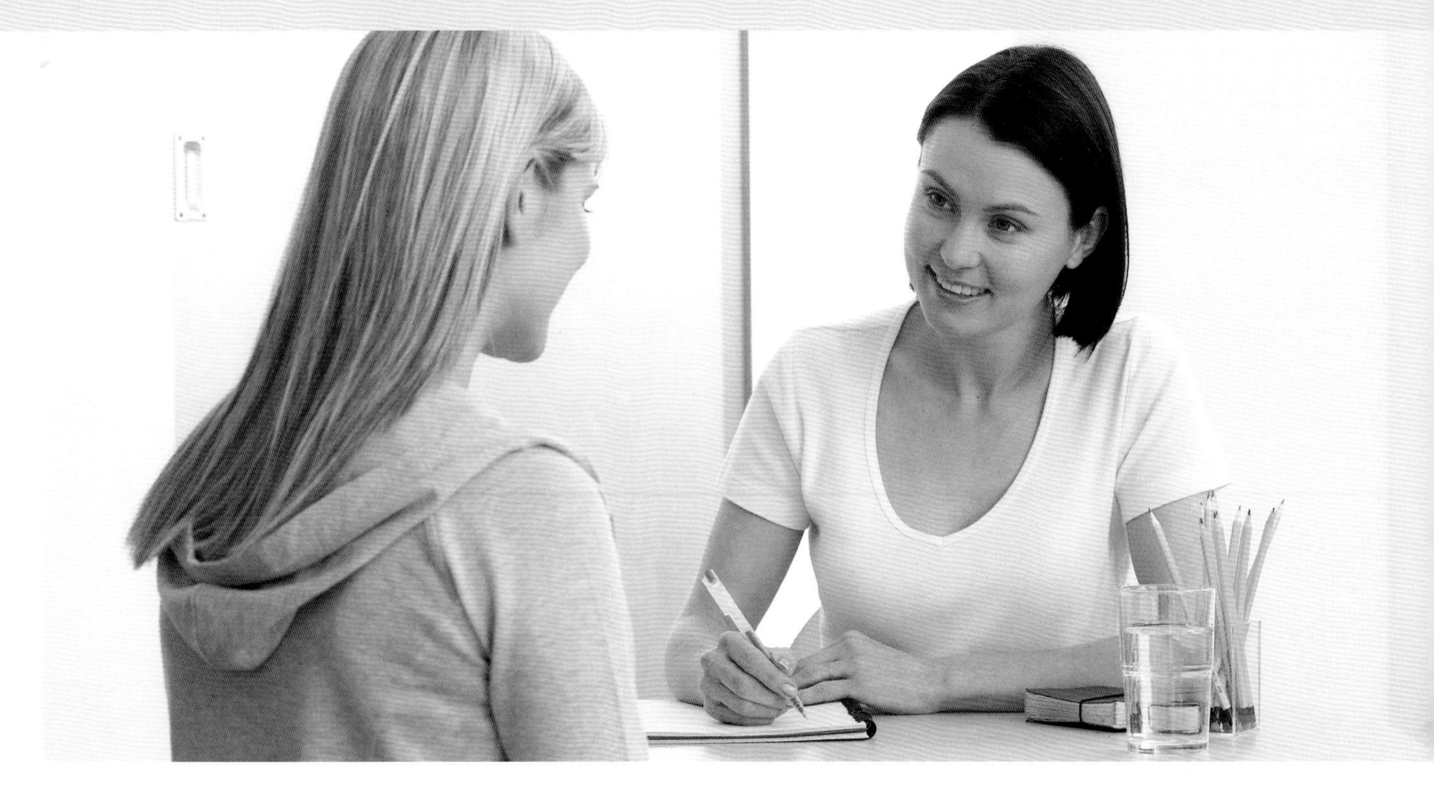

建立個案資料

為了有效地進行客戶諮詢，你必須對客戶可能出現的各種健康狀態與需求有清楚的了解，包括任何可能使他們不適合進行療程的身體症狀。

記下筆記

在進行初次諮詢時，必須確認客戶的個人資料細節、身體狀態與生活習慣。這個諮詢過程非常重要，因為它能讓你有機會透過專業能力與客戶產生連結，並且評估出客戶獨特的需要。客戶諮詢通常在接待區進行，大約需要 20 至 30 分鐘。

為客戶進行首次諮詢時，你應記錄的內容包括以下：

- 客戶的主要症狀，以及目前正進行的療程或西醫治療內容細節。
- 客戶的病史，包括曾經或現正身患的疾病、是否動過手術或發生過意外，以及目前正在服用或醫師建議服用的藥物。
- 相關的家族史與生活習慣，包括飲食、水分攝取、抽菸、飲酒、運動的習慣，以及睡眠狀態、興趣嗜好、排便頻率、經期狀況、壓力指數與原因。

對大部分的治療師來說，設計一份能包含所有客戶資訊的問卷是最理想的方式。我在下一頁提供了一個參考範例，不過許多治療師都會自行設計最適合自己的問卷內容。在進行療程之前，你或許也需要請客戶簽署一份簡單的同意聲明，表示自己同意接受治療，或是已獲得主治醫師同意，可以進行治療（這麼做並無不妥，而且依法律角度考量是有其必要的）。

你也需要對本次進行的治療內容作紀錄，這部分請參見本書第 148 頁「療程評估與後續照護」的說明。

這些書面資料都應該標示為「個人機密」，並放在不會遭他人翻閱的地方妥善保存。當客戶更換了藥物、出現不同症狀或疾病時，務必記得更新你手上的書面資料。請記得，客戶隨時有權要求檢視自己的檔案，即使療程已結束，你也應該保存至少七年的時間（從最後一次療程算起）。

如果你對客戶的身體狀況有疑慮，請用婉轉而有技巧的方式建議他們就醫檢查，切勿引起不必要的驚慌。

個人資料

您如何得知我的芳療服務？

姓名　年齡　生日

性別（男／女）　婚姻狀況　職業

地址

住家電話　公司電話　電子郵件

子女（數目與年齡）

轉介的醫師（醫師姓名）

醫師地址　電話

緊急連絡人（姓名／關係／電話）

個人健康資訊

正在服用的藥物／避孕藥／荷爾蒙替代療法（HRT）　正在服用的維他命／礦物質／自行取得的保健產品？

□貧血　□德國麻疹　□水痘　□白喉　□麻疹　□腮腺炎　□肺炎　□百日咳
□風濕痛　□鼻竇炎　□腺熱　□猩紅熱　□帶狀疱疹　□小兒麻痺症　□其他

曾施行的手術，含日期（例如盲腸或扁桃腺等等）

曾遭逢的意外／重大外傷／嚴重跌倒，含日期

□內置於體內的器材（子宮避孕器／心律調節器等）　□背部問題

整體健康狀況

女性健康資訊

您目前是否懷孕？（將影響精油選擇）　您是否有任何月經方面的問題？

詳細的用藥紀錄

詳細的替代療法內容，例如整體療法或攝取的營養品項目

臉部膚質評估（將影響選用的基底油）□乾性肌　□油性肌　□混合肌　□敏感肌　□缺水　□熟齡肌
其他膚質說明，例如過敏或配戴隱形眼鏡等可能影響臉部精油挑選的因素。

生活習慣

您每天喝幾杯水？

您每天喝幾杯茶或咖啡？

您抽菸嗎？

您喝酒嗎？每週大約喝多少量？

您的每日飲食營養均衡嗎？

您的進食習慣是依正常三餐時間、睡前進食，或是在正餐之間的時段進食？

運動類型

您每週運動幾次，每次大約多久？

工作時間：□固定　□彈性　□輪班制　□無特殊規定

精神狀況：□好　□一般　□差

睡眠品質：□好　□差　□輾轉難眠

您會在日常生活中挪出時間進行休閒或放鬆的活動嗎？
如是，您進行的活動有哪些？

您的家庭／工作／親密關係有讓你感受到任何特別的壓力嗎？如果是的話，您目前應對的狀況怎麼樣？

身體姿勢：□端正　□駝背

個性特質：□自信型　□緊張型　□混合型

個人觀點：□樂觀　□悲觀

您偏好哪一種香氣？□花香　□果香　□木質　□草本

您是否曾體驗過芳香療法／替代療法？

簽名　日期

本人在這份諮詢紀錄表中填寫的個人健康資訊，是根據本人對自身最大程度的了解以及與個人信念所做的真實填答，因此本人在此同意接受進行自然療法。

注意事項與禁忌

初次諮詢中所蒐集到的個案資訊，將突顯出療程中需要特別注意的地方。如果在過程當中出現任何疑慮，請務必向客戶的主治醫師進行諮詢。

客戶現有的身體症狀

如果客戶正在接受治療，或被診斷出需要治療的疾病（例如氣喘、癌症、糖尿病、心臟病或多發性硬化症），請務必先向他的主治醫師諮詢過，再進行療程。以下列出需要芳療師特別注意的常見疾病：

循環系統疾病 當你遇到罹患心臟病、曾罹患血栓或栓塞性疾病，或是有高血壓或低血壓症狀的客戶，請務必慎選使用的精油，在按摩時力道不可過重，並且須避開可能對病情產生影響的部位。

糖尿病 糖尿病患者的皮膚很可能較為脆弱，用油需謹慎（參見第 61 頁起的資訊與建議）。

羊癲瘋 某些精油可能在某些情況下會造成羊癲瘋發作（如迷迭香），更多資訊參見第 4 章的精油指南。這也說明確認客戶的完整病史非常重要。

發燒 請勿為任何體溫過高的客戶進行療程。

免疫 請勿為任何在 36 小時內曾施打預防針或接受疫苗接種的客戶進行療程。

神經系統失調 參見第 6 章關於神經系統的介紹

甲狀腺亢進 必須小心不能過度刺激客戶，只能用極為輕柔的方式按摩。

手術過後 如果是小型手術（例如靜脈曲張手術），大約在術後 1 週就可以進行療程；如果是大型手術，一般建議要等 6-12 週左右。不過無論是大型或小型手術，都必須注意避免按摩手術相關區域，並且在按摩反射區時，必須避開相關臟器與身體部位的反射點。

孕婦 只有資深芳療師才可以為孕婦芳療療程（參見第 7 章）。

皮膚問題 請避開接觸性感染或瘀傷的相關區域，也避開近期內流過血的傷口或是腫塊，或是只用非常輕柔的方式按摩，同時應慎選精油。

曬傷 如果是嚴重的曬傷，請避開相關區域。

客戶正接受的治療

了解客戶目前正接受的治療也很重要，因為某些精油有可能會抵消或放大治療的效果。

化療 在進行療程之前請先諮詢客戶的主治醫師。也可參考本書第 7 章的說明（第 238 頁）。

替代療法 避免在客戶接受整骨或針灸的當天進行療程。某些精油可能會對抵消掉順勢療法的效果，所以在進行療程前，請先諮詢客戶的順勢療法治療師。

服用藥物 通常精油不會影響用藥的效果，但在某些情況下它們可能會產生反應，並使藥物的效果因芳香療法擴大。如有任何疑慮，請諮詢客戶的主治醫師。

其他應列入考慮的狀況

在為客戶進行療程之前，需要列入考慮的狀況。

年齡 在為年紀小或未成年客戶（不滿 16 歲）進行療程之前，請取得家長或監護人親筆簽署的同意書。

酒類與娛樂性藥物 在飲酒後馬上進行芳香療程，有可能會產生暈眩或甚至做惡夢等副作用，因為精油會加乘酒醉效果。如果你仍然決定要為客戶進行療程，我會建議縮短療程時間，或是降低精油用量。同樣地，療程結束後至少 6 個小時內都不應喝酒。芳香療法的加乘作用更可能使藥物的效果變得格外危險。

飽食 在按摩時力道必須輕柔，並避開胃部。

時差 長時間搭乘飛機的客戶，下肢有可能出現血栓。當芳療師遇到尚未調整好時差的客戶時，這是必須列入考慮的重要項目之一。這時，芳療師需要多花點時間來確認客戶的病史，來判斷在當下進行按摩的危險程度。如果你有任何疑慮，可以建議客戶延後按摩的時間，這會是比較安全的做法。

芳香按摩完整步驟

在按摩的每一個階段，客戶都應該感到舒服而放鬆。花點時間與客戶解釋療程的內容，並且永遠記得在每一個療程開始之前，向客戶說明接下來的按摩順序，尤其對於初次體驗的客戶更是如此。

前置準備

如果是女性客戶，請她脫下身上的衣物，換上乾淨的浴袍。男性客戶則多半只需要一條浴巾就可以了。（請注意，必須請客戶在療程開始之前先去趟洗手間，因為芳香療程對身體系統具有激勵的作用。或許他們在療程結束後還會需要再去一次。）

在客戶進行前置準備的同時，你可以著手調配接下來要使用的精油，你的精油配方應該根據初次諮詢蒐集到的資訊，按客戶的需求量身打造。

接著進入按摩室。先請客戶脫下浴袍，躺上按摩床。你也應該準備一個腳踏凳，以備不時之需。接著，用溫暖的浴巾覆蓋客戶的身體。

如果天氣寒冷，例如在冬天，芳療師通常會提供事先以暖氣預熱好的小毯或毛巾，而如果氣候熱而潮濕，客戶則通常會希望按摩室陰涼一些，此時浴巾或薄被單通常會比厚重的毯子更受歡迎。不過有時空調會讓房間變得太冷，此時厚毯子就有可能派上用場。最好不要在進行芳香按摩時為客戶身體下方的墊毯加熱，因為這麼一來，客戶的體溫可能會變得過高，反而會影響精油滲透進皮膚的效果。同樣地，我們也不建議客戶在芳香療程之前去三溫暖或做蒸氣浴，因為身體在那之後的 1 到 2 個小時之間，仍會持續散熱和出汗，排汗的同時無法將精油吸收進皮膚組織中。

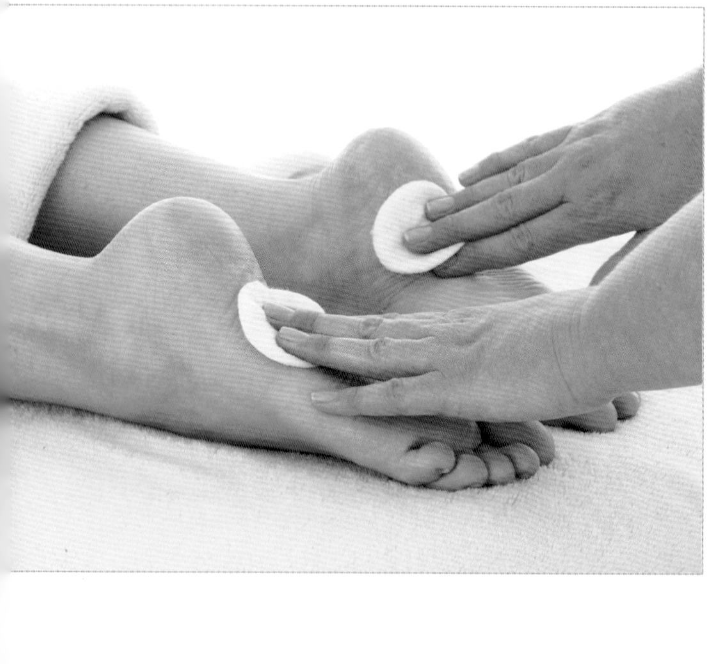

清潔

接著，為客戶進行臉部清潔與腳部消毒。確保客戶身上的浴巾妥當地覆蓋著身體。在按摩過程中，你會需要掀開浴巾來進行某些動作，但請注意務必在完成後儘快復原到覆蓋的狀態。

在各個按摩階段完成時，記得清洗或擦拭你的雙手，尤其是按摩完腳部之後，以及按摩臉部之前。某些按摩動作不需要使用按摩油，因此你必須在進行這些動作之前，拭除或洗去手上殘餘的油分。

在為客戶塗抹按摩油時，你應該先倒一些按摩油在掌心，而不是直接將按摩油從容器倒到客戶的皮膚上。將一手的掌心當作容器，另一手從其中沾取按摩油，在肌膚上以向上動作推展開來。芳香療法按摩與瑞典式按摩不同，芳療按摩會按壓穴道並進行淋巴引流動作，所以客戶身上塗抹的按摩油不需要像瑞典式按摩那麼多，不過在按摩肩頸部位時可能會需要多加一點按摩油。

◀**為客戶進行腳部消毒**是維持良好衛生非常重要的一個步驟。用化妝棉沾取茶樹純露來消毒，可以在清潔的同時，一邊檢視腳部的狀況。

起始動作

療程最開始的這個動作是以徒手進行，不需要使用按摩油。這個動作的目的是使客戶放鬆，並與芳療師建立起舒服自在的關係。請客戶臉部朝下，俯趴在按摩床上。一開始，先隔著浴巾進行深度的按壓，並一邊向客戶解釋接下來的按摩流程。當你準備好開始進行按摩，就將客戶背部的浴巾掀開來。

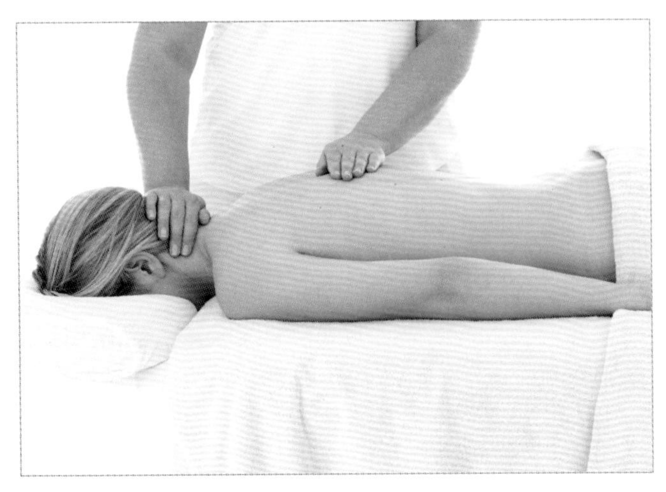

1 用一手的手掌心包覆後腦下方的枕骨，持續停留不動。另一手掌心平放在胸椎第 5 節處，停留 5 到 10 秒，然後離開。

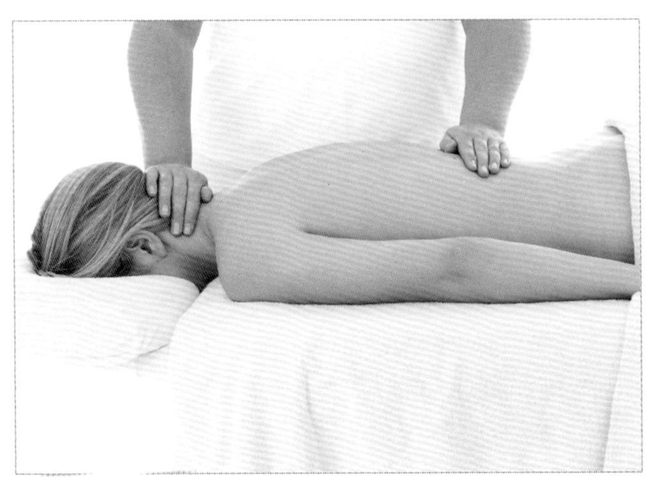

2 掌心從胸椎第 5 節往下移動到胸椎第 10 節處，停留 5 到 10 秒，然後離開。

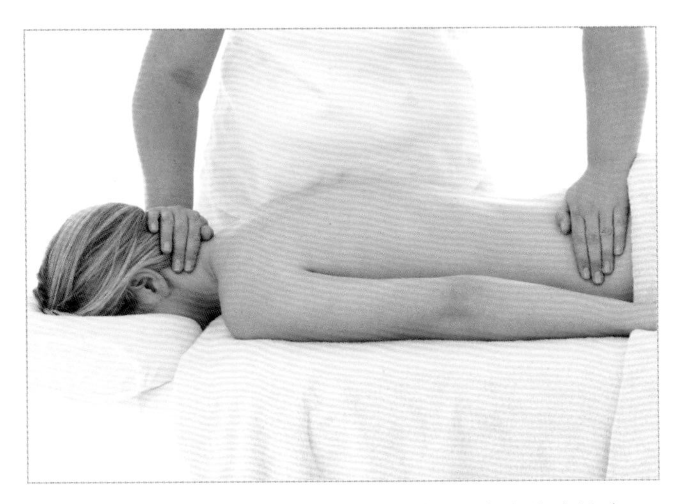

3 掌心從到胸椎第 10 節往下移動到骨盆上緣的髂嵴（iliac crest，或稱腸骨嵴），先停在右髂嵴，輕輕地朝腳的方向施力，然後換左髂嵴。完成後將掌心移開。

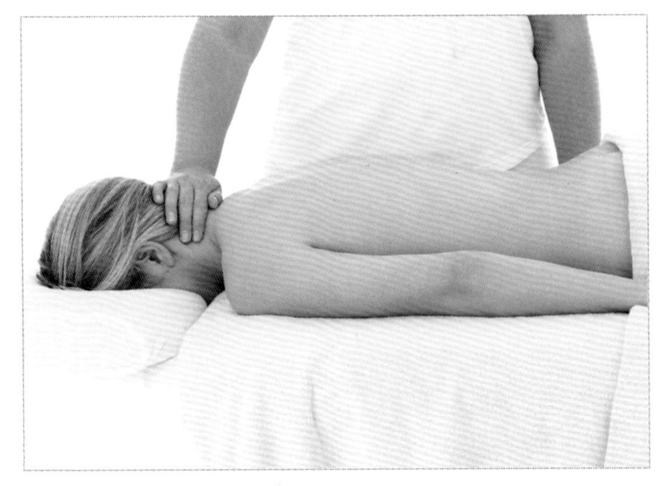

4 另一手仍然停留在枕骨上，數到 5，然後慢慢移開。

頭部與頸部按摩

這個階段依然以徒手進行，不需要使用按摩油，我們將隔著頭髮，在頭骨與頸部做延展與揉捏的動作。客戶仍然將臉朝下，俯趴在按摩床上。你也可以站在側邊進行這個動作。

頭部

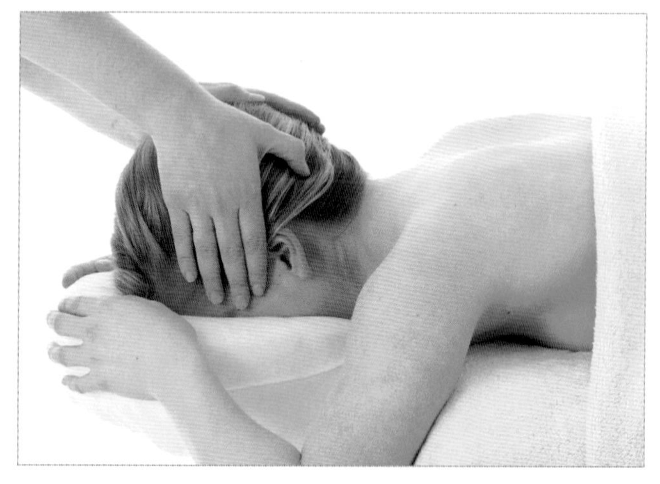

1 左手扶住頭骨右側，右手的大拇指在頭骨左側沿著枕骨下方進行按壓，一直到正中央。

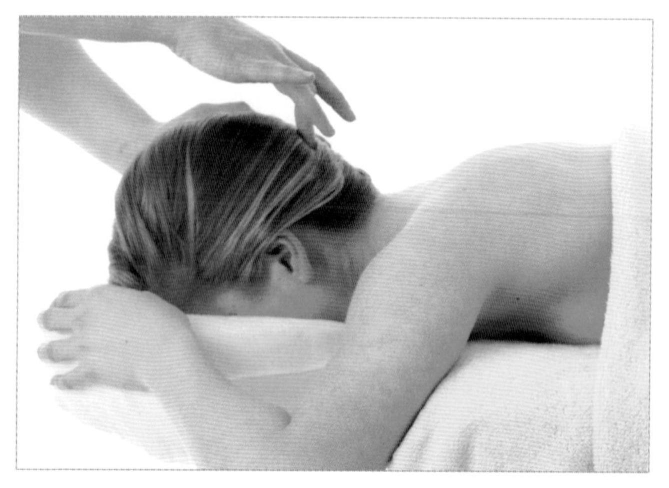

2 右手中指沿著頭骨中央進行按壓，一直到頭頂。

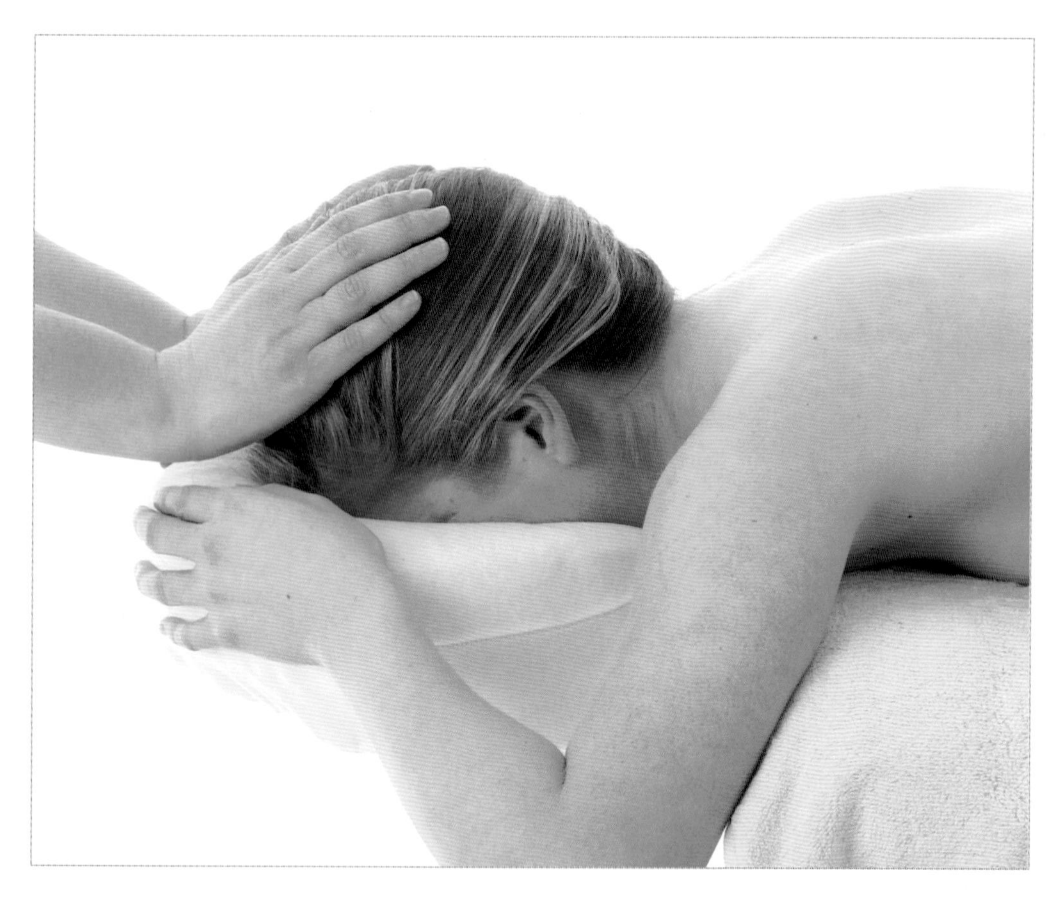

3 雙手扶住頭頂。接著換邊，以右手扶住頭骨左側，用左手大拇指與中指重複同樣的按摩動作。每一邊動作重複3次，如果客戶頭部較為緊繃，可以增加次數。一開始以較輕的力道進行，接著在客戶能承受範圍內慢慢加重力道。

頸部

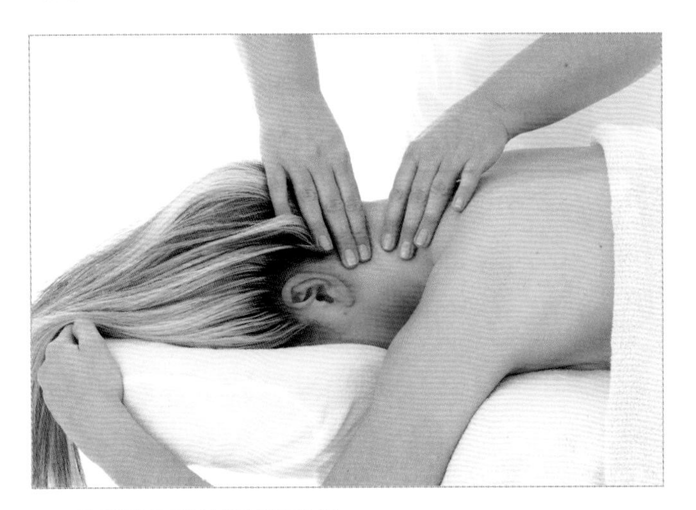

1 徒手按壓頭骨底部與頸部。

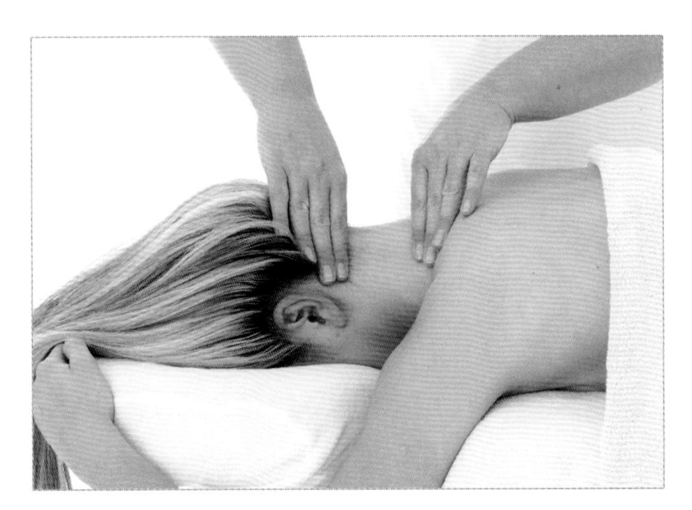

2 用延展與揉捏的手法進行。

頭皮

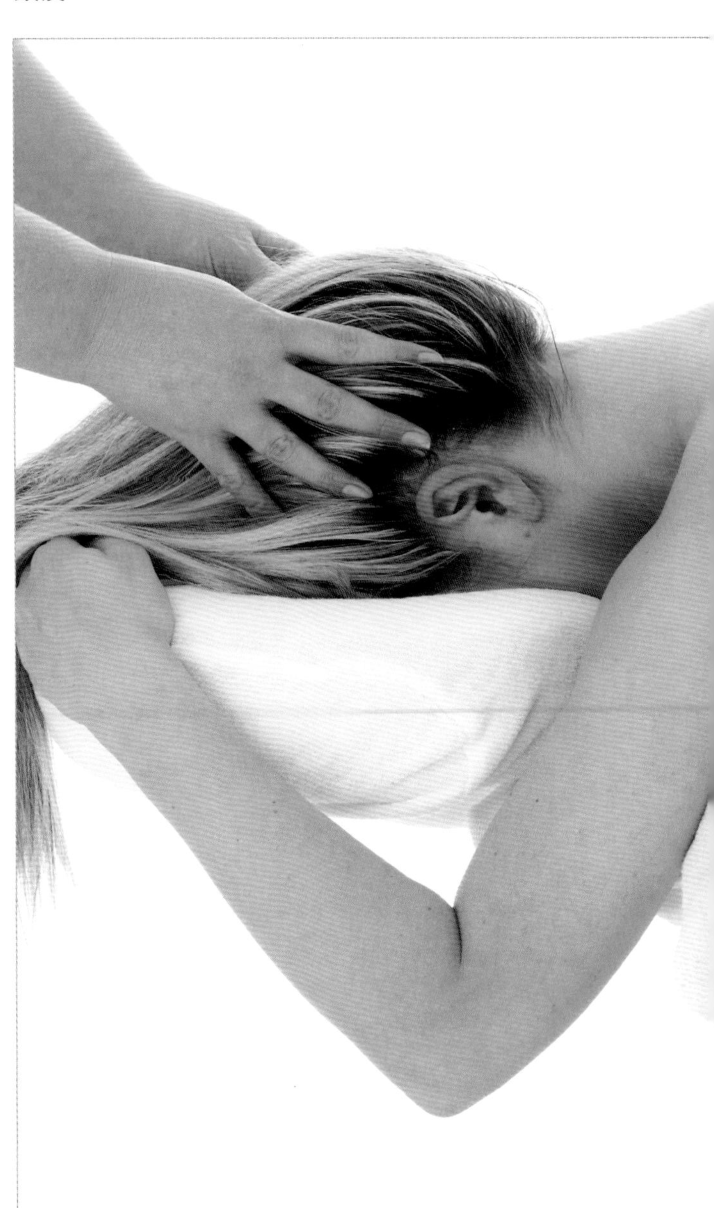

1 用雙手對頭皮進行深度按摩，深入髮絲當中，像洗頭一樣移向頭頂，這個動作可以去除負能量。重複 3 次。

脊椎按摩

在這個階段，客戶仍然以臉部朝下的姿勢俯躺在按摩床上。
這個階段的按摩動作能為淋巴引流，並安撫神經系統。倒一點按摩油到你的掌心當中。

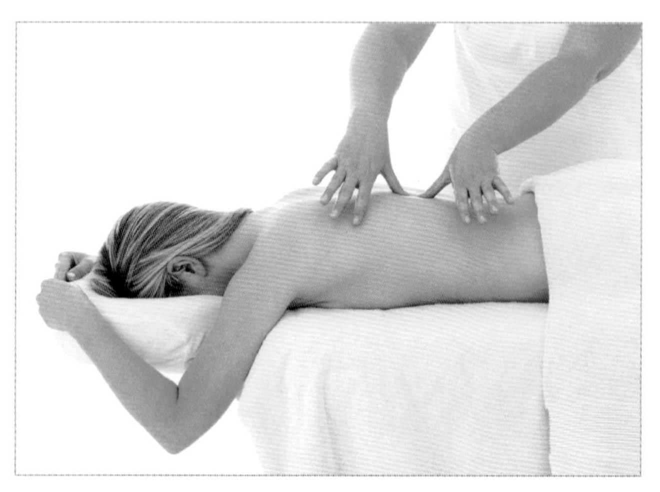

1 為了刺激脊椎神經節，請客戶配合進行深呼吸：深深地吸氣，然後吐出。每當客戶吐氣時，用雙手拇指指尖沿著脊椎右側按壓，從尾椎開始，向上進行到頸部。接著再沿脊椎左側進行同樣的動作。重複 3 次。

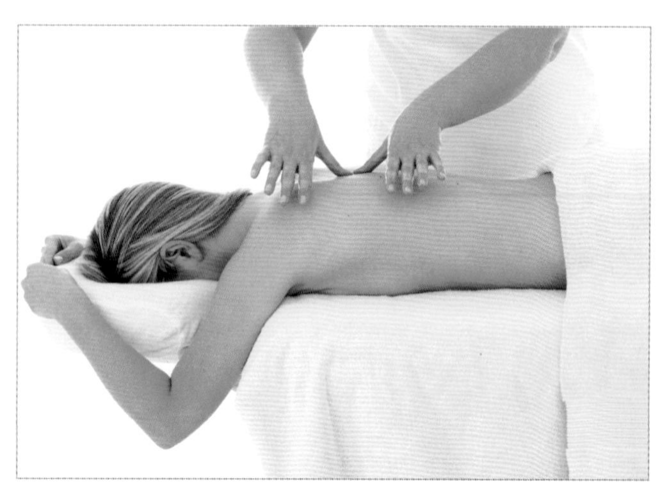

2 接著用大拇指沿著脊椎左側移動，從下背到上背部，將僵硬腫脹的組織疏通開來。左右側各重複 3 次。

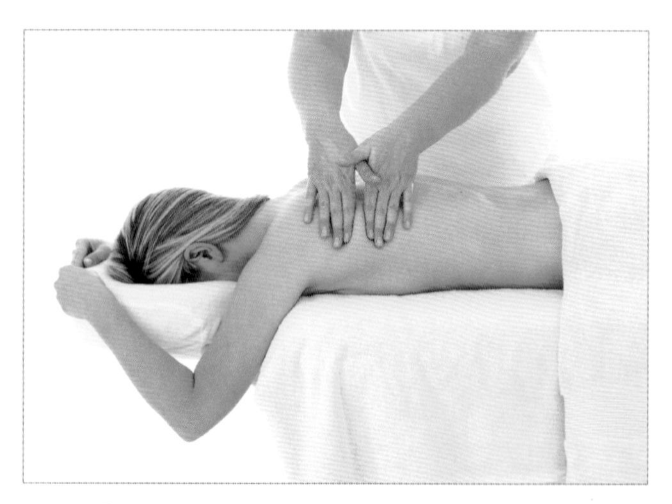

3 用「蝴蝶式」手法夾捏兩手食指之間的肌膚。從薦骨一路進行到頭部。接著再用 3 次動作從脊椎平行地按摩到身體側邊。然後換邊做，先從脊椎移向身側，再從薦骨移向頭部。

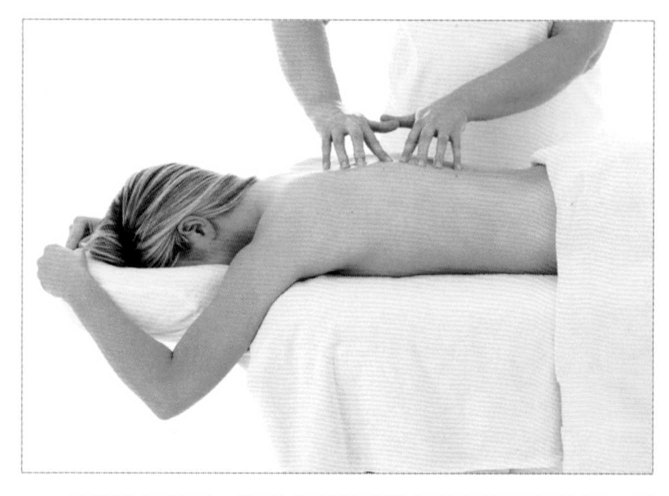

4 接著疏通淋巴。用指尖沿著脊椎周邊的豎脊肌按壓，並以指頭水平滑向身體側邊。接著雙手向上移到脊椎中部與上部，分別重複按壓與滑動的動作。

髖部與臀部按摩

這個階段的按摩動作主要用來緩解與子宮或生殖器官的不適，
此外也有助於改善腎臟與膀胱的問題。

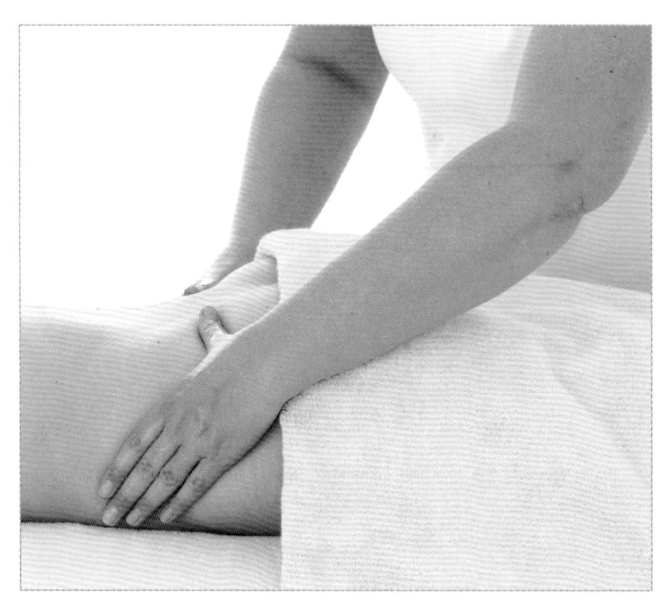

1 同時用雙手在髖部與臀部區域向內滑推。

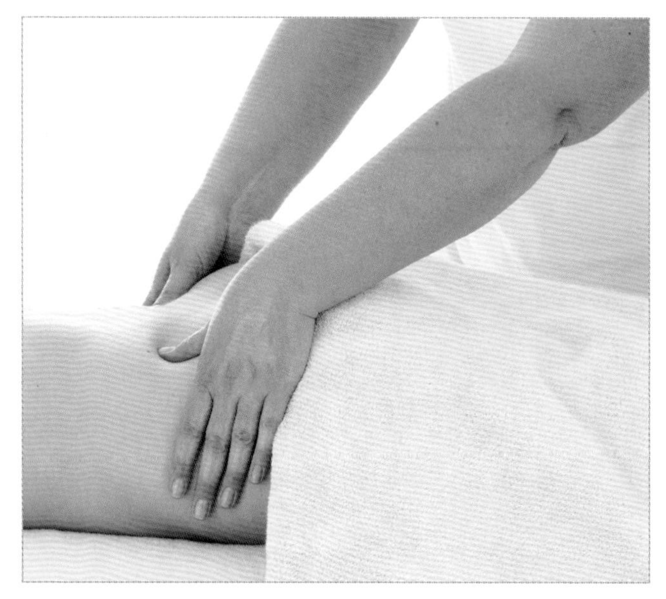

2 利用雙手的大拇指以畫圓的方式深度揉壓，從薦椎下方開始，沿V字型向外移動，重複3次。接著用同樣的方式，從脊椎末端的尾椎骨開始，大拇指以畫圓的方式深度揉壓髖骨部位，重複 3 次。

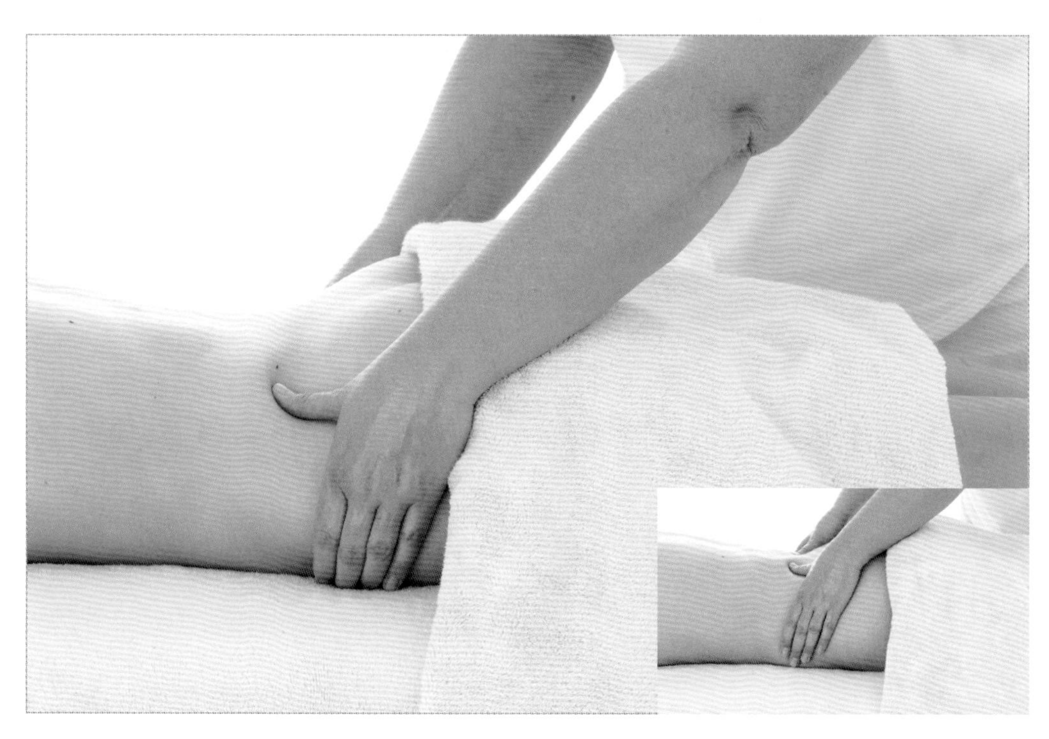

3 同樣利用大拇指從尾椎骨沿著脊椎深深地滑動到髖骨，然後雙手向外移動，再回到下方，就像畫一個方格一樣。這個動作也重複 3 次。

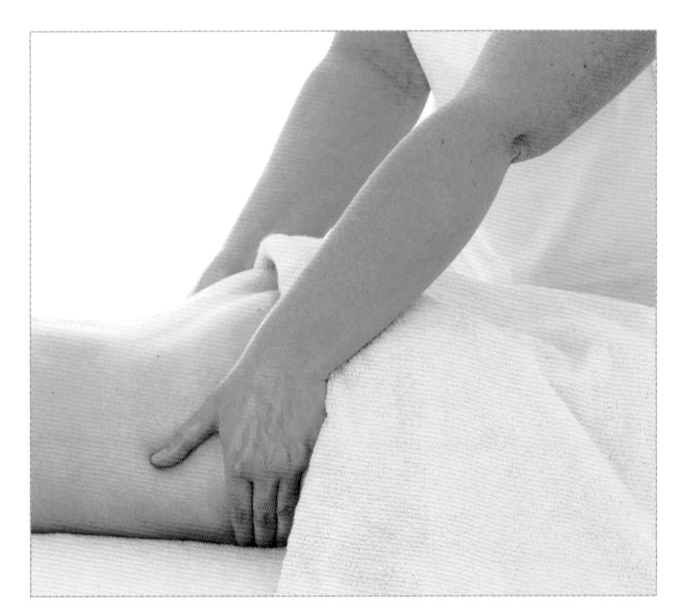

4 繼續在臀部區域重複同樣的扇形動作，從臀部肌肉的中心點向身體外側滑推。

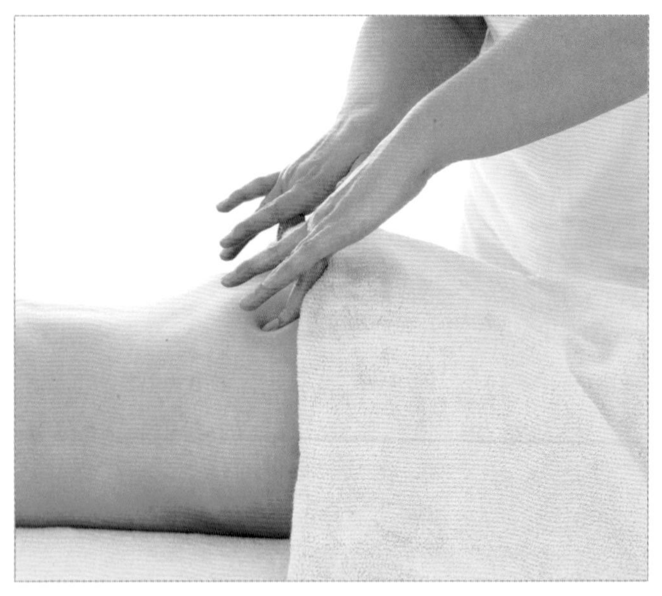

5 接著向內滑到臀肌的穴位點，以中指按壓，停留 4 秒，再以掌心按壓，停留 2 秒。

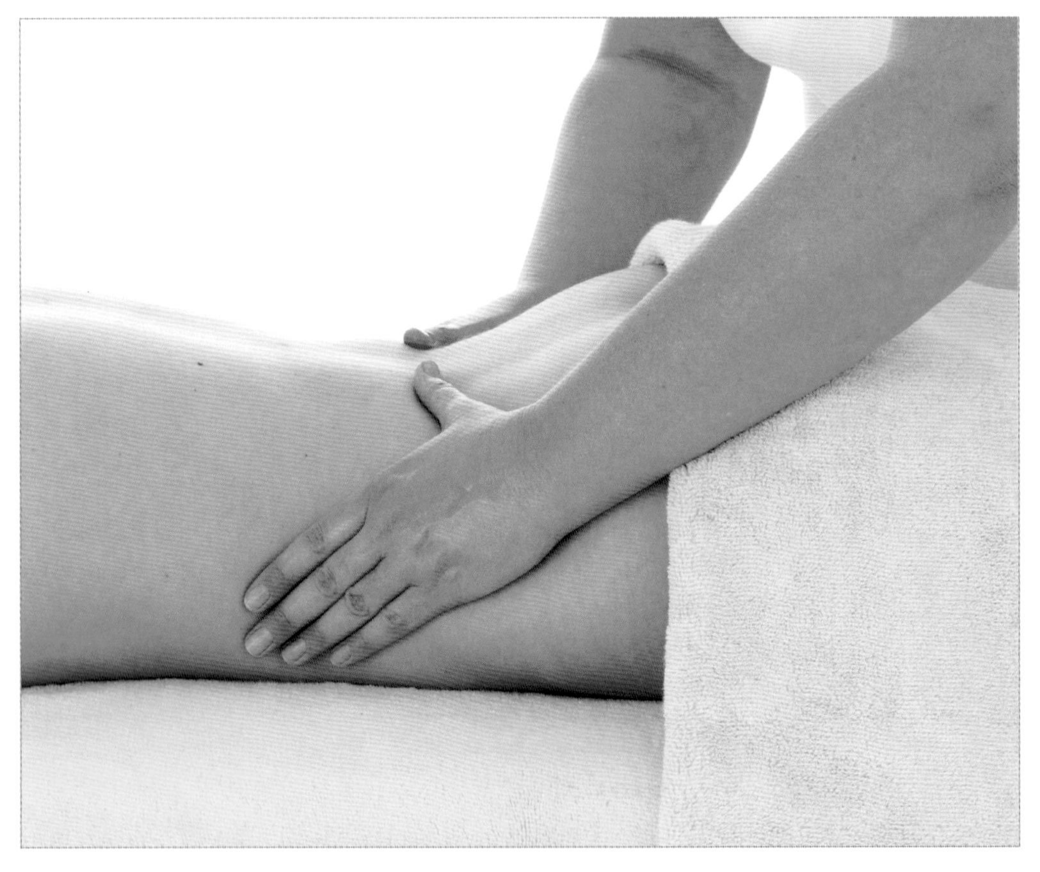

6 在腎臟對應區域進行深度滑推，雙手從身體側邊深深地向內側滑推，如果有需要可以多使用一點油。重複 3 次。

背部與手臂按摩

此時客戶應保持面向下方，俯臥在按摩床上。這個階段主要針對人體經絡進行按摩，能去除身體的負面能量。

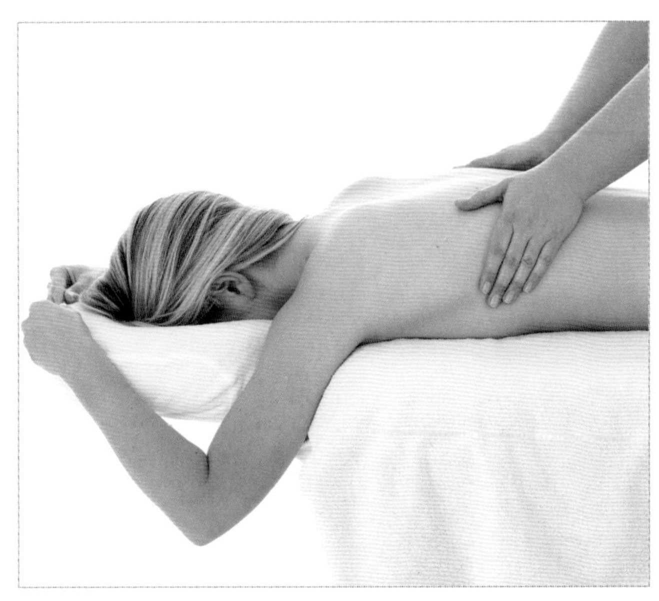

1 首先對整個背部進行滑推，重複 3 次。

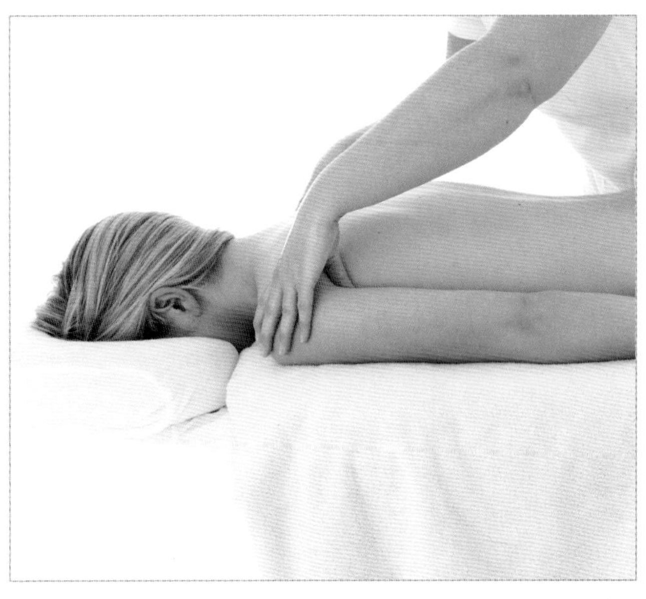

2 第 3 次滑推完成時，順勢將客戶的手臂放到身體兩側。接著沿著背部脊椎向上滑推，雙手滑移到肩膀，用大拇指按壓兩側肩膀的淋巴結，停留 2 秒。

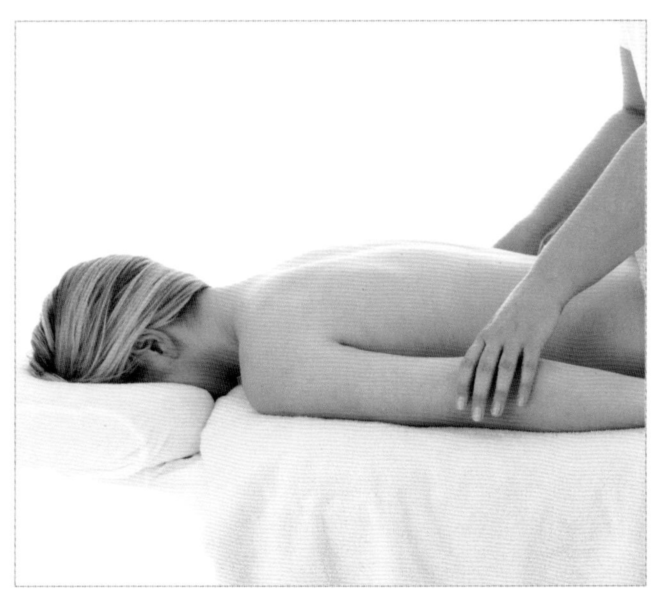

3 接著雙手往手臂移動，按壓手肘內側與掌心，各停留 2 秒，重複 3 次。（這裡按壓的穴道能影響淋巴結、新陳代謝與人體的心經）。

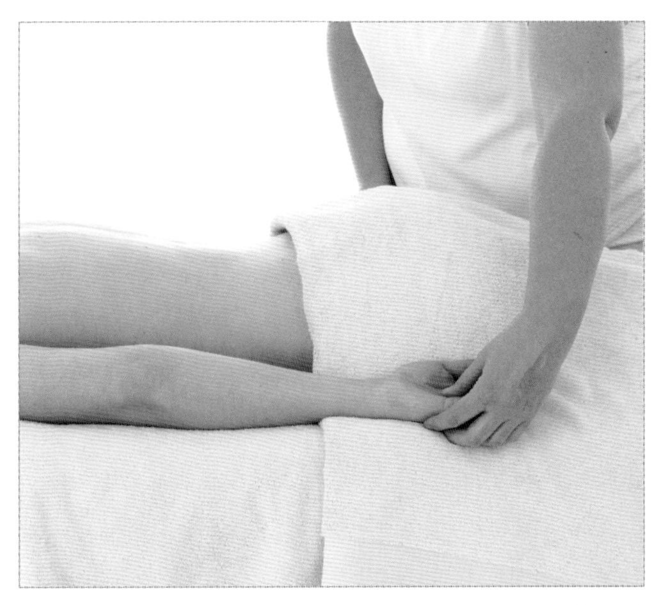

4 在手臂按壓，停留 2 秒，然後重複步驟 3 與 4，總共進行 3 次。

肩膀與頸部按摩

這個階段主要的按摩目的在於釋放肩頸壓力，這也是一般人身上特別容易緊繃的部位。

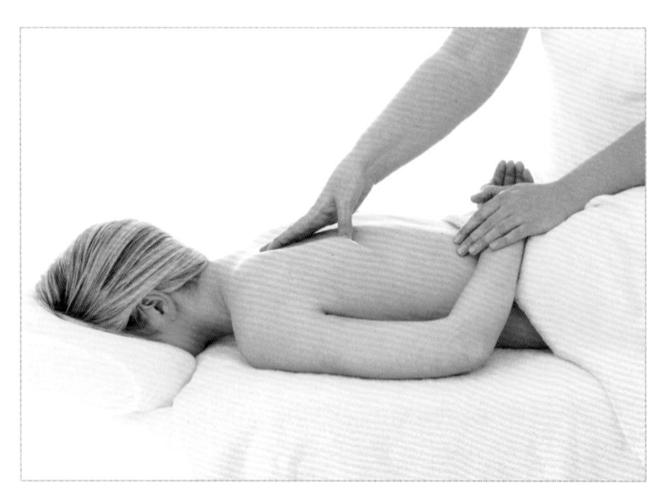

1 提起客戶的左手臂，輕輕地將它向後彎起，放在背上。大拇指用摩擦的手法在肩胛骨附近揉壓移動。

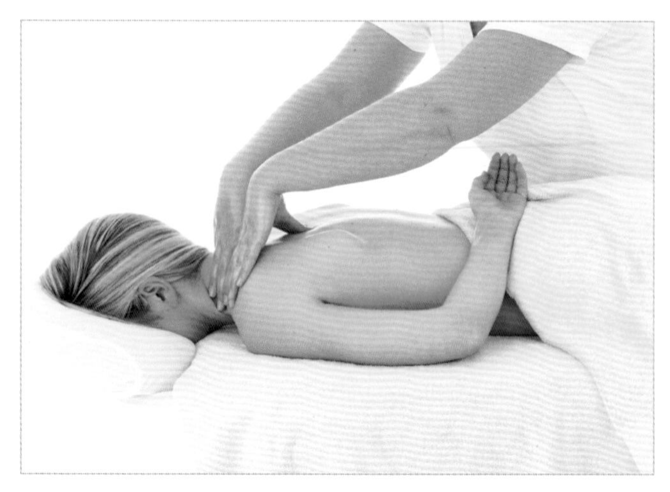

2 接著用大拇指與其餘四指抓捏肩膀的斜方肌（在肩膀與上背部的三角形肌肉）。

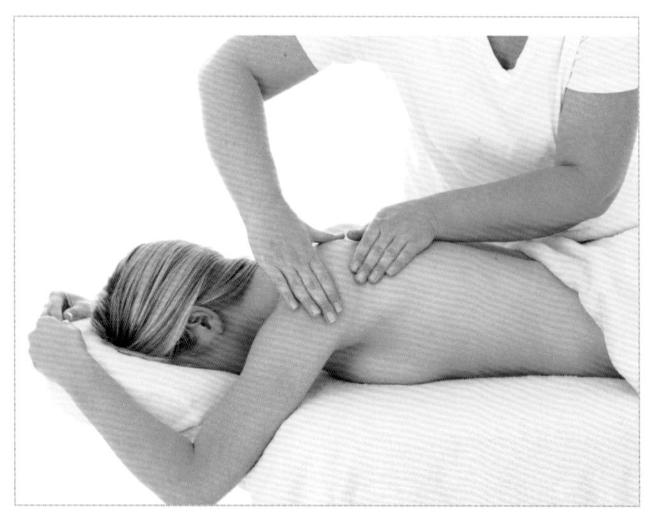

3 用雙手輪流揉捏，仔細按摩這個區域。

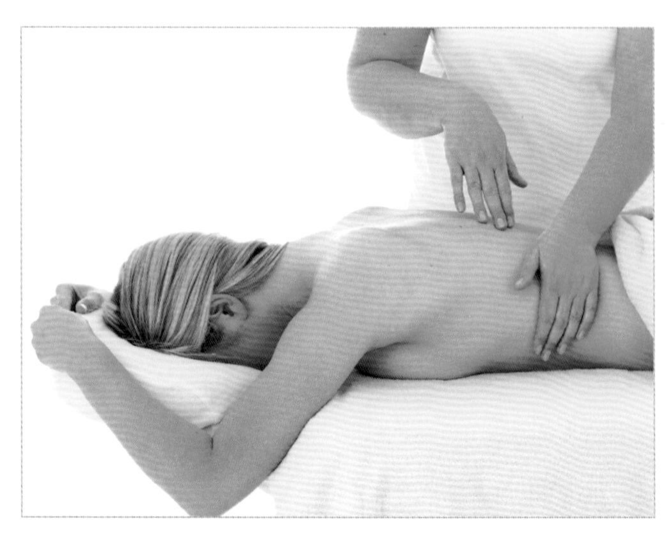

4 雙手交替著向上撫觸，慢慢地從腰際一直到肩部，雙手必須持續觸碰身體，不可間斷。重複 3 次。將左手放回原處，接著把右手向後彎起，重複步驟 1 到 4，按摩右側身體。

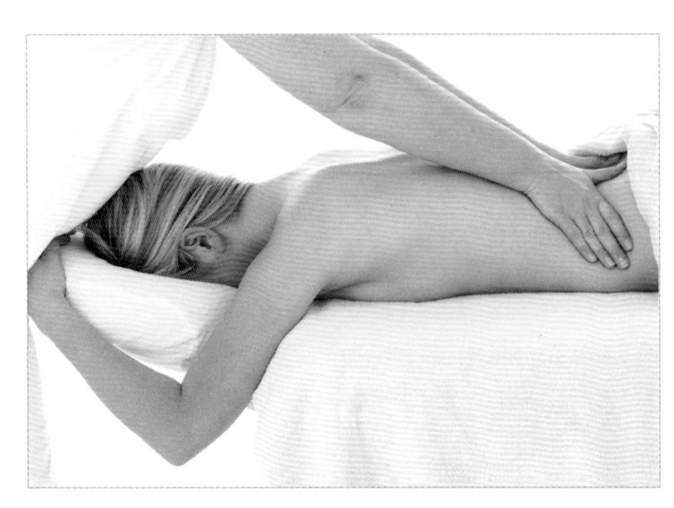

5 從肩膀向腰際深而緩慢地滑推，接著回到腋下的淋巴結，然後再輕輕地將肩膀按壓回正。重複 3 次。

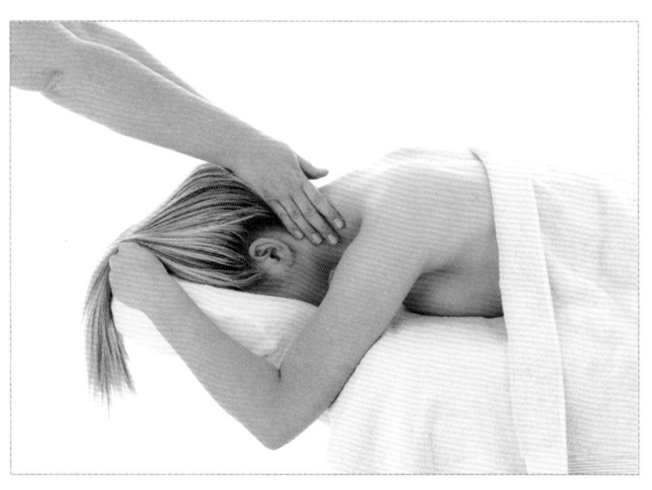

6 以揉捏的方式舒展頸部肌肉，接著輕輕用手指梳理頭皮上的髮絲。這個動作可以「甩掉」身上的負面能量。重複做 3 次，如果可以的話，從身體的側邊開始進行更好。

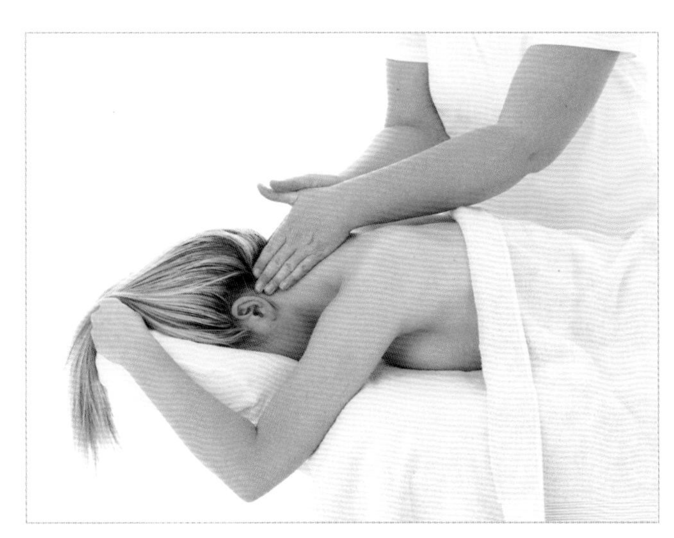

7 用手掌深深按撫斜方肌的每條肌理。

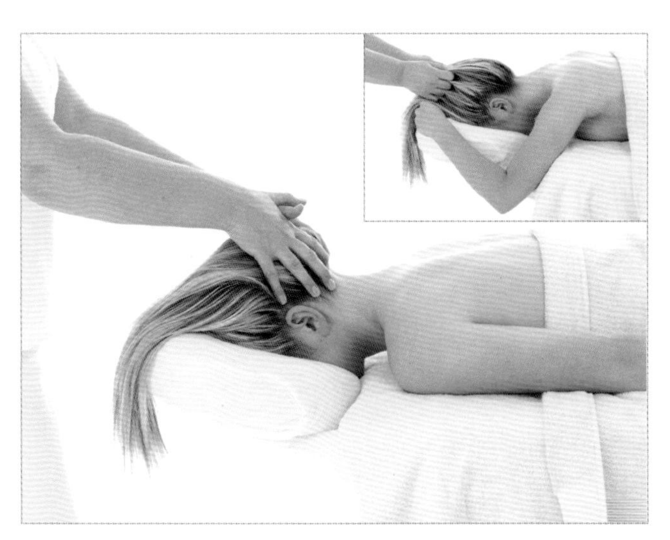

8 手指用振動的手法輕輕按摩頭骨，數到 3 之後沿著髮絲向外拋開。重複 3 次。

腿部按摩（後側）

這個階段將會同時按摩到客戶的雙腳，請只以向上滑推的方式來為客戶塗抹按摩油。

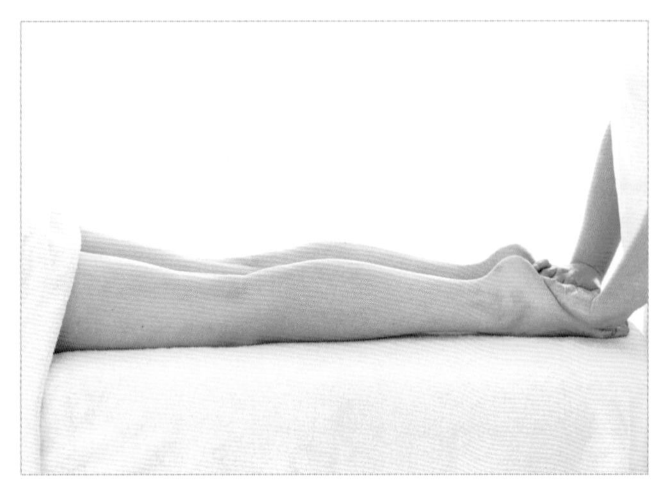

1 雙手放在客戶的腳底，停留 5 秒。

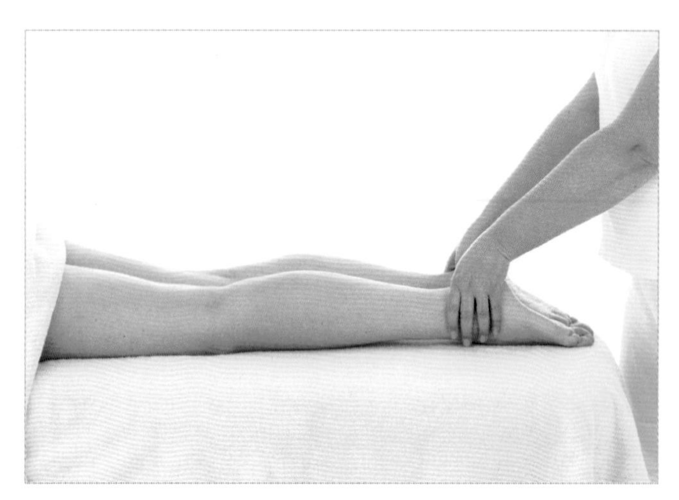

2 雙手向上移到腳踝，停留 2 秒。

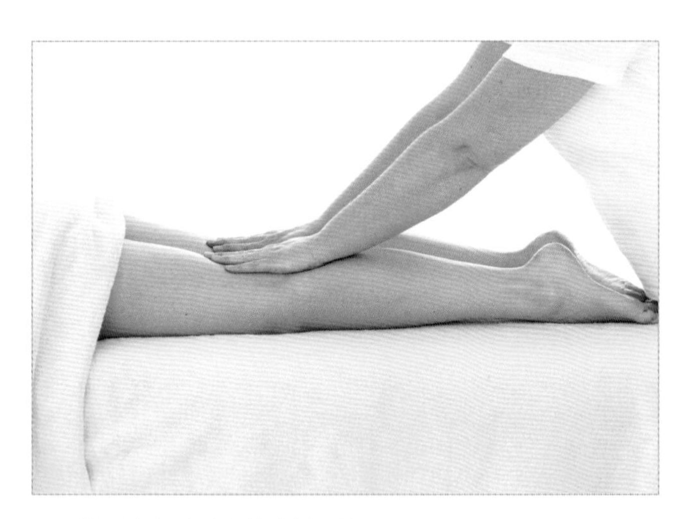

3 雙手向上移到膝蓋後側，停留 2 秒。

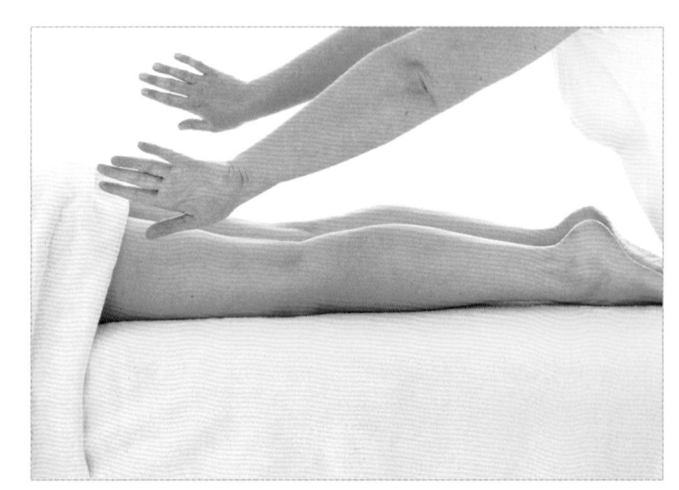

4 雙手向上移到大腿，然後離開。

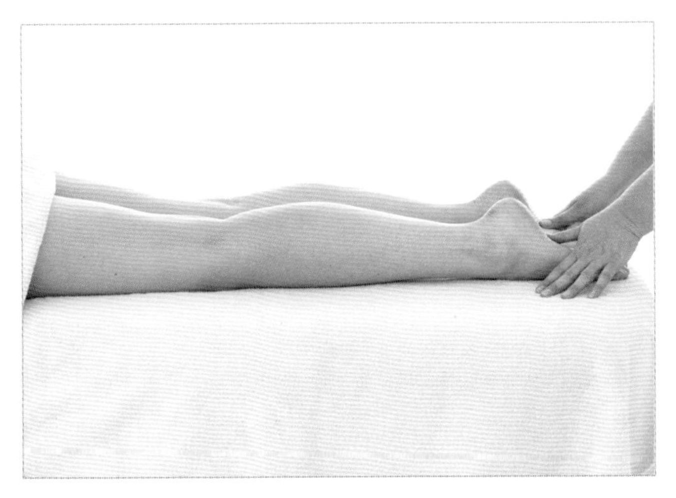

5 大拇指在腳底以畫圈的方式進行按摩，特別注意按摩太陽神經叢的反射點。

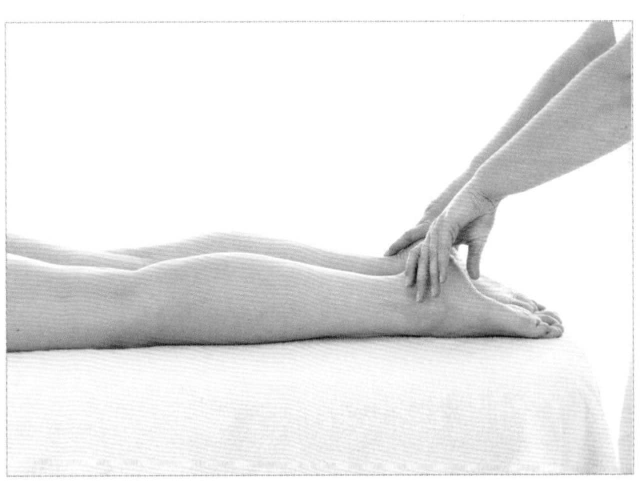

6 大拇指向上移到腳踝內側，按摩腳跟以及坐骨神經的反射點。

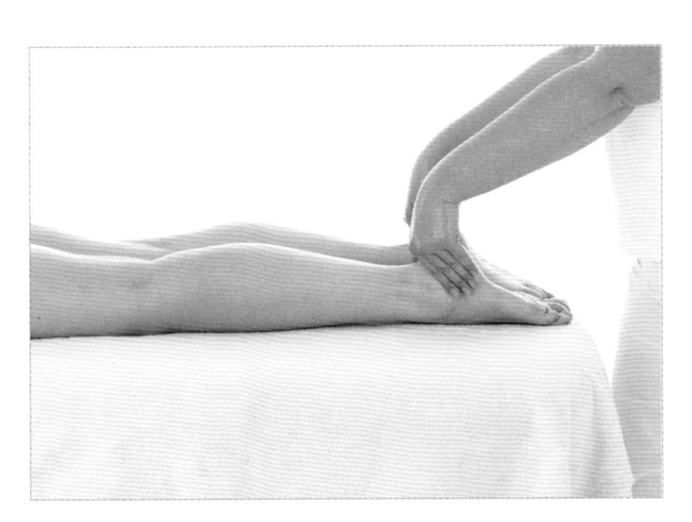

7 雙手移到腳踝，以畫圈的方式按摩子宮反射點（位在腳跟與內側腳踝骨之間）以及腿部後側。

太陽神經叢反射點

根據反射療法，左腳的太陽神經叢反射點是觀察身體其餘部位壓力程度的極佳指標，仔細地按摩這個部位能讓人更加放鬆，並且感到心情愉快。

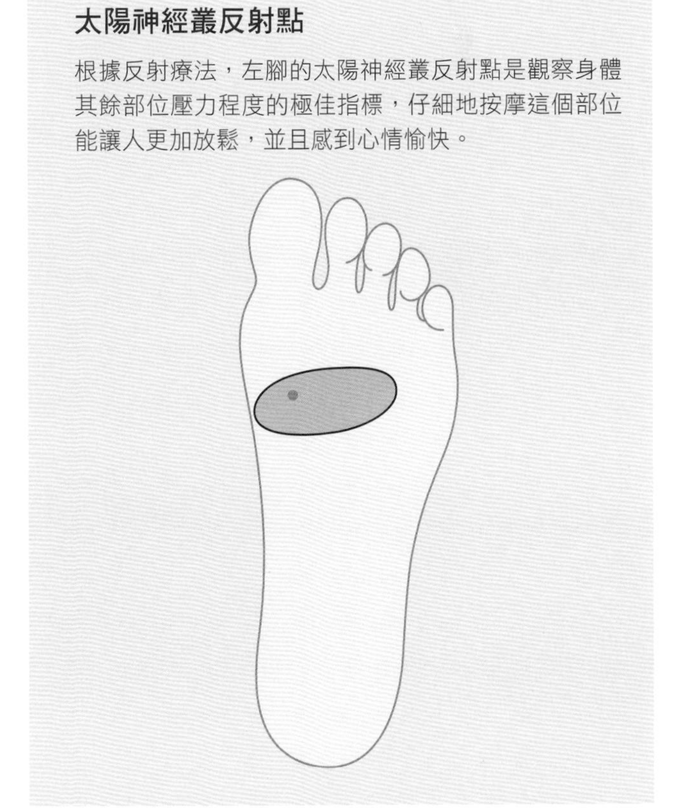

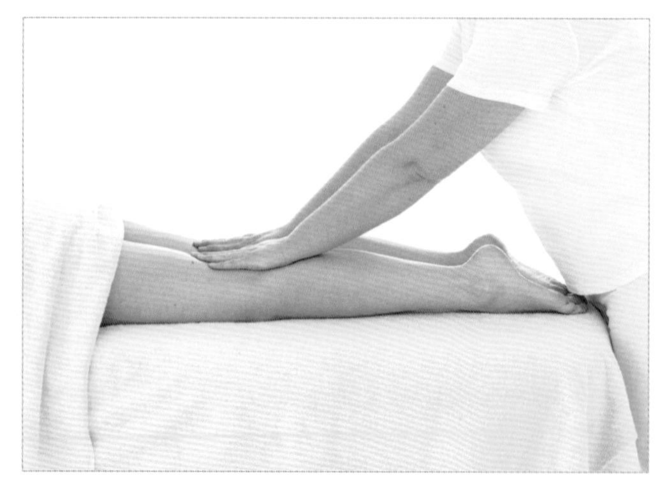

8 從下往上揉捏小腿部位，一直到膝蓋的後方（膝窩）。將雙手放在膝窩的穴道上（參考第 114 頁的圖示說明），停留 2 秒。

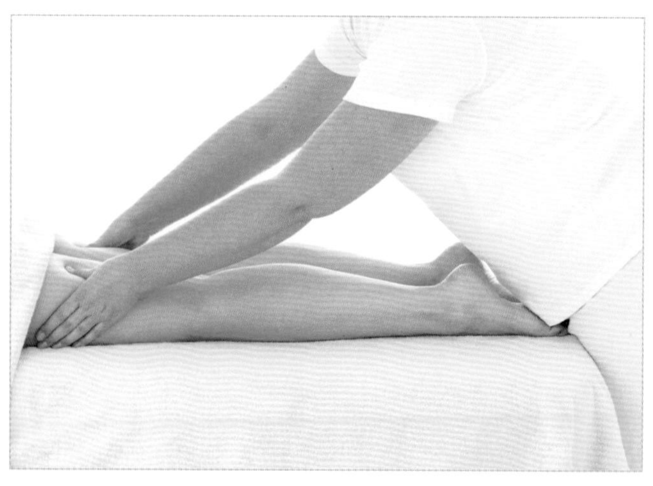

9 將大拇指滑到臀部下方的淋巴結（參照第 114 頁的穴位圖示），停留 2 秒後離開。重複步驟 1 到 9，共計 3 次。

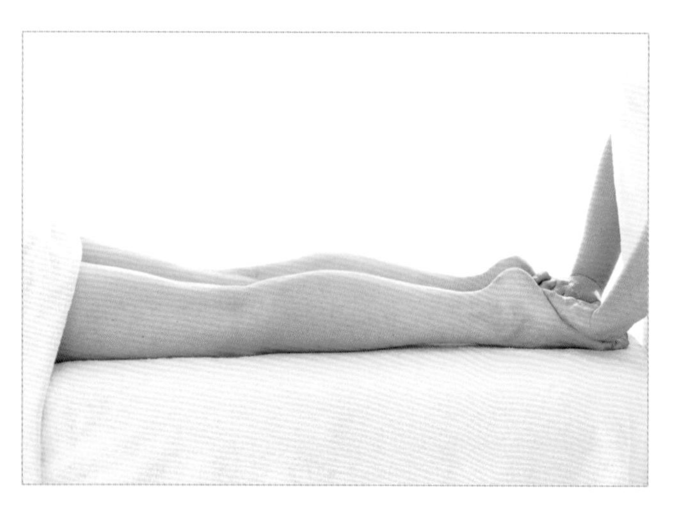

10 完成後，將雙手放在腳底，停留 5 秒。

極性療法（polarity therapy）

這個階段的按摩手法是根據極性療法的概念衍伸而來，主要運用的是人體的能量磁場。極性療法是一種「整體」的健康系統概念，由美國醫師藍道夫．史東（Dr Randolph Stone）借助中國的陰陽哲學所發展出來的。

極性療法透過撫觸等方式來關注人體的能量場，認為人類的身體是生命的載體，因此會以許多不同的頻率發散出磁場。身體的不同部位被歸類為正極或負極，就像化學原子一樣（參見第 20-21 頁），身體各部位也會尋求正負極能量的平衡，並需要修復能量流，才能保持在健康的狀態。極性療法也認為，能量流的阻滯會導致痛苦與疾病產生，也可能使人缺乏活力，或出現心理問題。極性療法是以治療師本身的磁場來幫助客戶重新回到平衡狀態。

在東方醫學系統當中，正極和負極用中文來說就是陽與陰。陰陽就是意指兩股對立的力量。極性治療師就是運用這兩股對立的力量來創造出第 3 種微妙的中性要素：平衡。

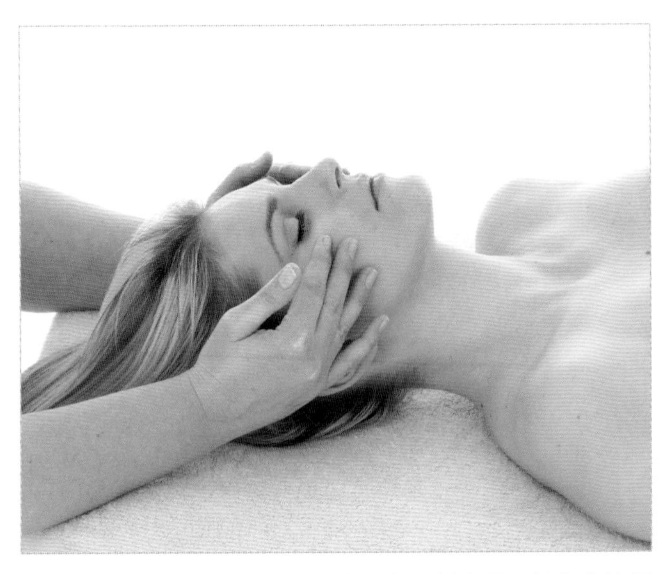

8 接著疏通鼻竇。將中指指腹放在兩側鼻翼，然後向外輕撫到顴骨部位。重複 3 次。

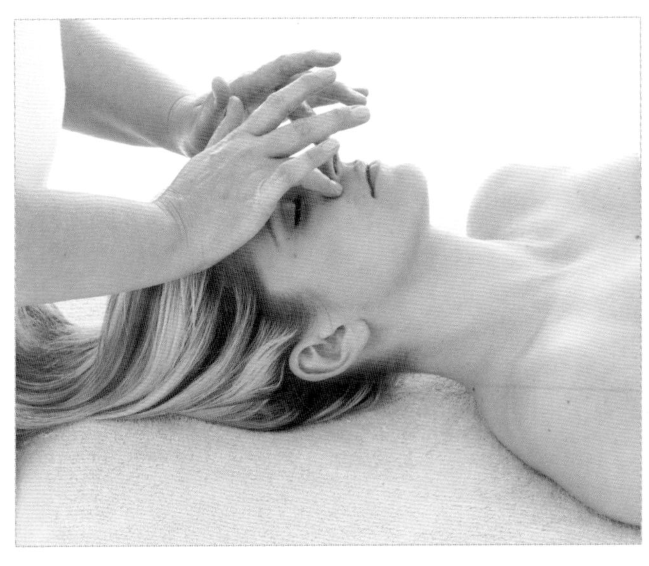

9 以無名指按壓鼻翼附近的穴位點。接著用 3 隻手指沿著顴骨向外輕撫。重複 3 次。

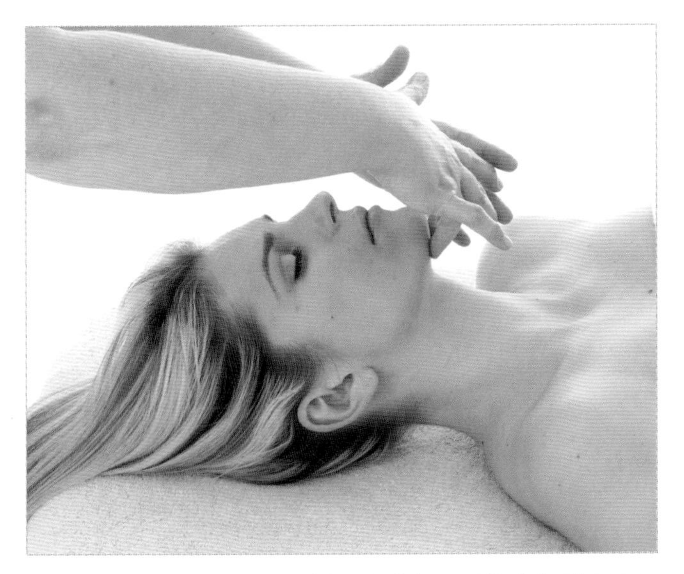

10 雙手無名指從鼻翼兩側滑向嘴角，再從嘴角到下巴下方，接著再從唇部下方滑向下巴下方。

促進淋巴流動的手法與結束動作

如要進一步疏通淋巴，雙手大拇指向下滑到臉部下方的頦下淋巴結[24]（參見第 136 頁）。重複 3 次，接著將雙手覆蓋在臉上，輕輕振動 1 次。

激勵淋巴系統將有助於清理細胞組織，並為身體創造活化再生的機會。定期以淋巴排毒療程來疏通淋巴，能避免淋巴出現阻滯的現象。

24. 位於全臉下方，在接近頸部的下巴三角區域。

頸部與胸口按摩

如有需要，可以在前頸與肩部多塗抹一些按摩油。

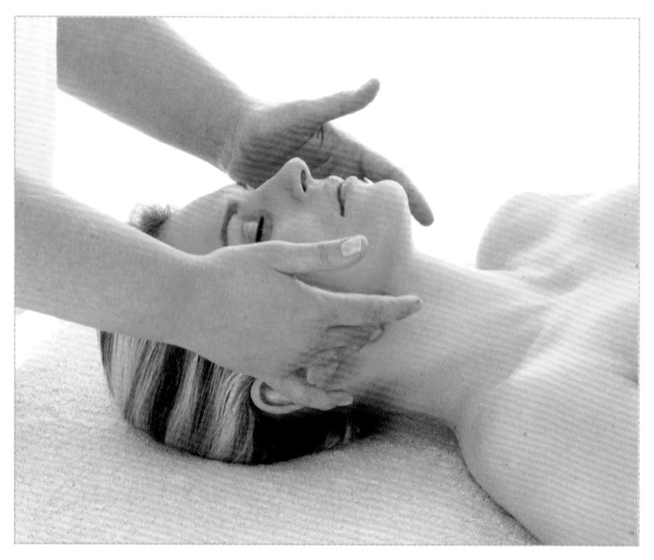

1 將兩隻手指放在下頷骨的下方，從下巴開始，沿著下頷骨，用淋巴引流的泵壓手法（pumping）[25] 沿著臉部輪廓按摩。重複 3 次。

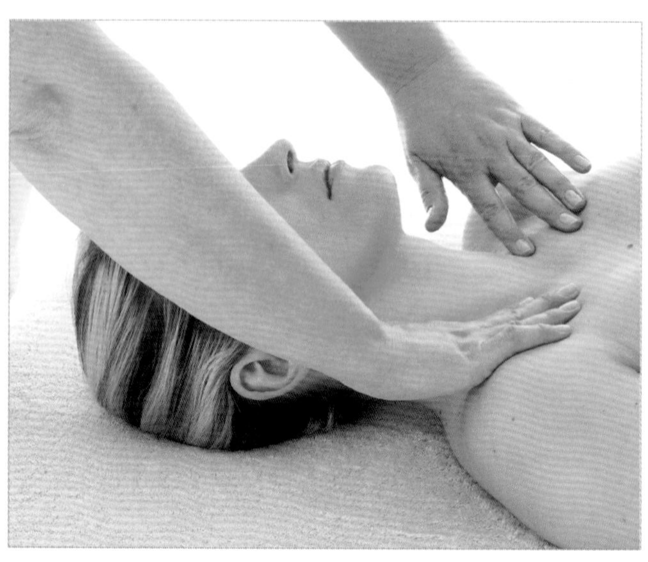

2 用食指從下頷骨向下按摩頸部兩側。這個動作將有助於疏通頸部淋巴結（參見第 114 頁）。重複 5 次。

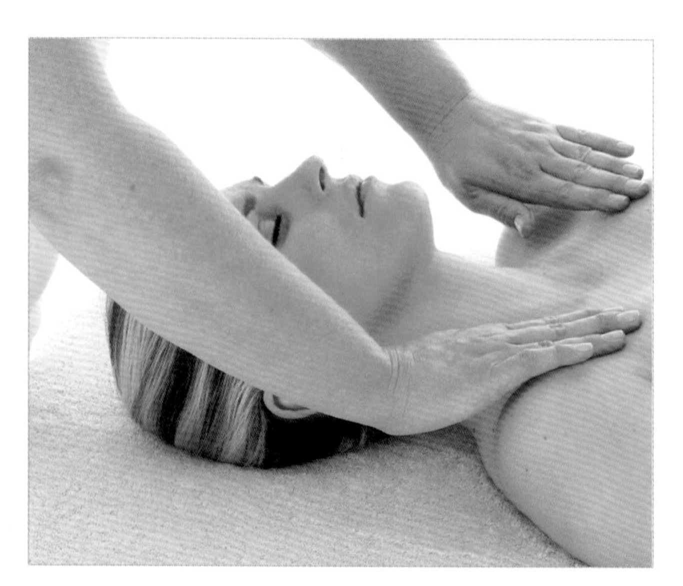

3 接著用雙手在胸口做 4 次畫圈的按壓動作。

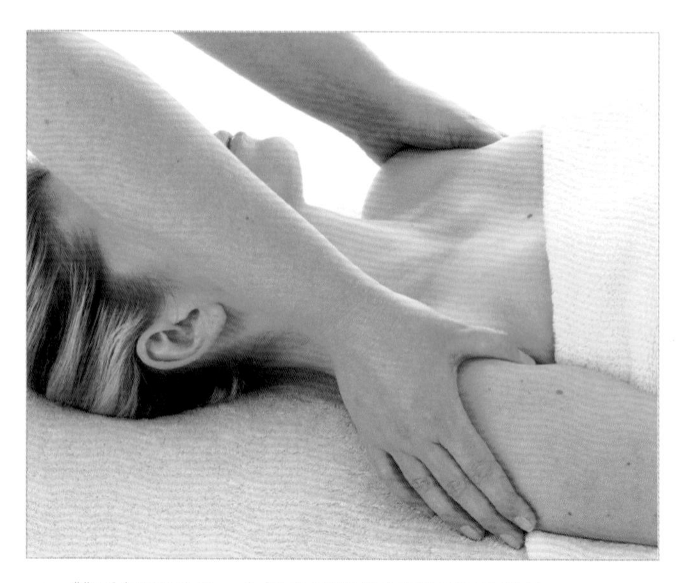

4 雙手包覆肩頭，大拇指按摩位在腋下的淋巴結。

25.淋巴引流所使用的按壓手法（pumping，或譯擠壓、抽壓）是有節奏性地針對重點區域進行輕壓的手法，透過擠壓和釋放的過程，在淋巴管形成如同幫浦一樣的抽吸效果，促進淋巴液流動。

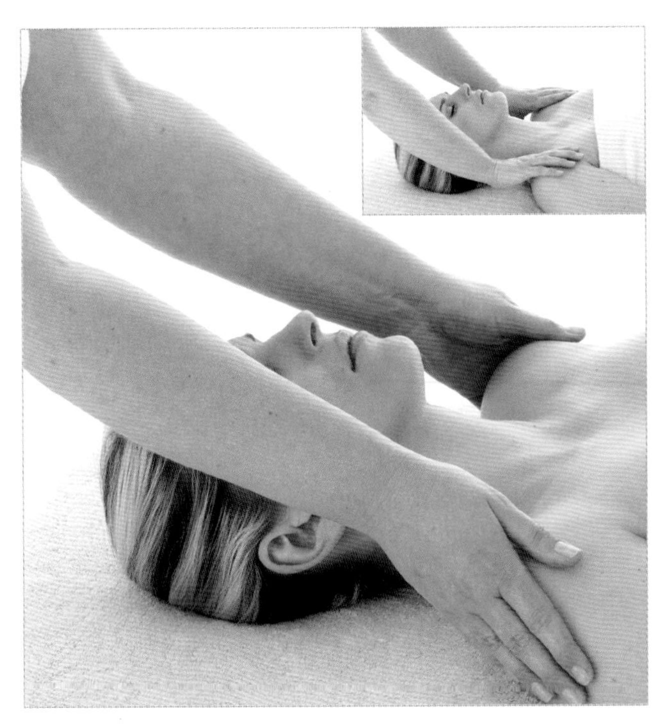

5 大拇指移到肩膀下方，用雙手滑推肩膀的三角肌。透過一次次的畫圓動作，讓大拇指越來越接近頸部下方的斜方肌。重複 3 次。

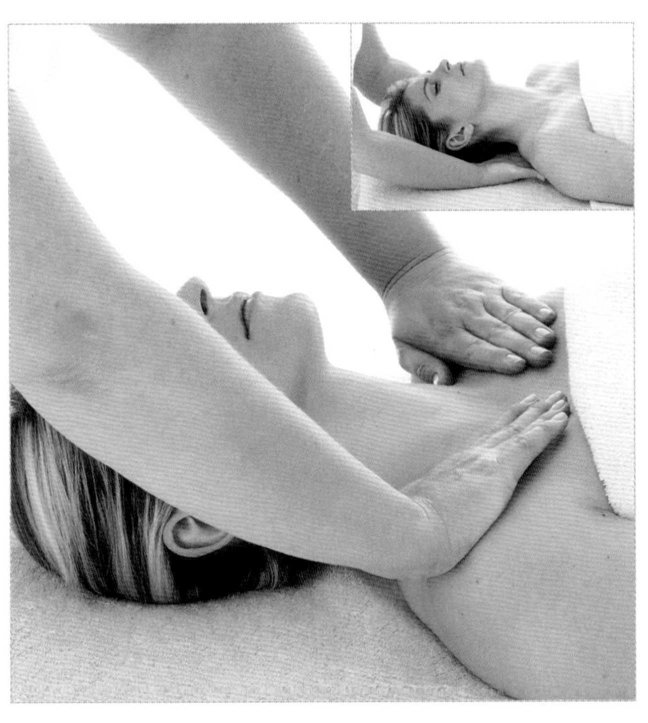

6 雙手放在胸口上，手指相對。在胸口上深深地按壓，接著手指轉向外側，滑過肩膀，進入身體下方的上背部。手掌放平，以畫圈的方式按摩斜方肌，再沿著頸椎兩側深深地滑向頭骨下方，最後輕輕振動 1 次作為結尾。重複 3 次。

長征引流法（The Long Journey）

長征引流法是一個速度緩慢的淋巴引流手法。你將從肩膀正面開始，到背面，再到頸部後方，接著沿著頭的兩邊，最後從髮梢離開。整個動作必須花上 20 秒來完成。這個動作也可以刺激肺部穴道。

作法：手指沿著鎖骨滑向肩頭，持續以深度的手法按摩。接著往下按摩菱形肌[26]與豎棘肌，再往上到頸部，最後讓手指穿過髮絲離開。重複 5 次。

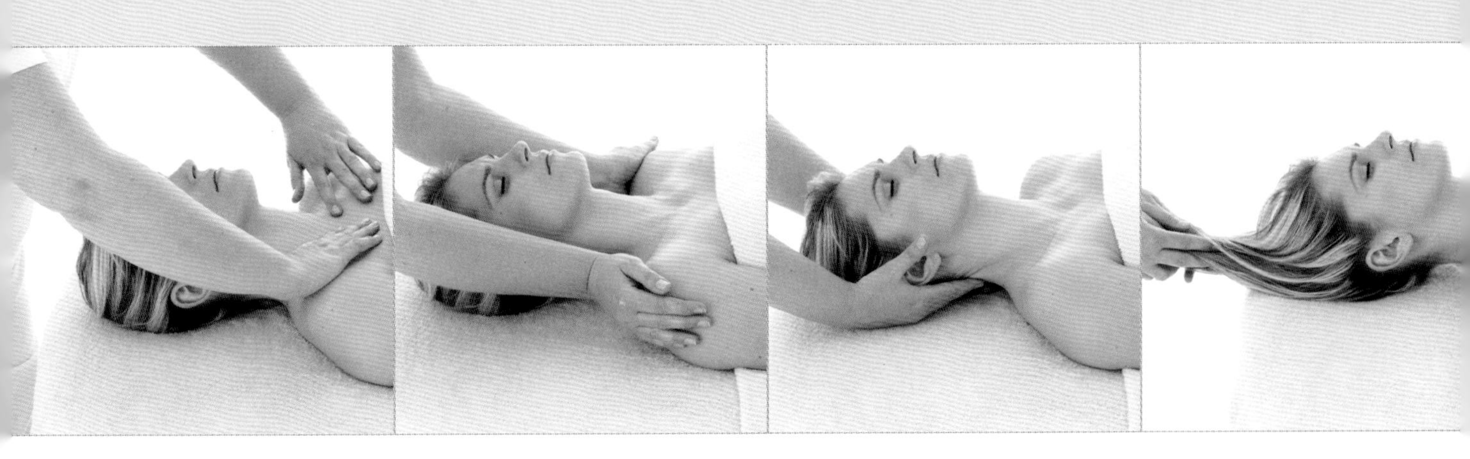

26.位在上背部肩胛骨與脊椎之間，在斜方肌的深層部位。

手部按摩

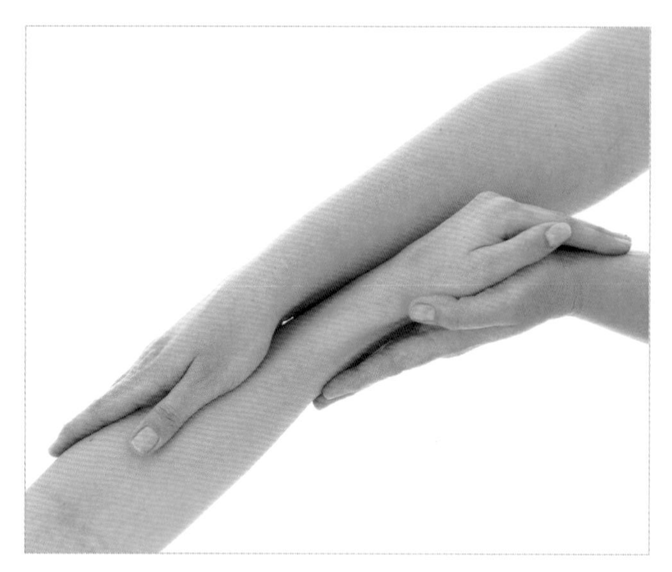

1 由下往上滑推整個手臂。

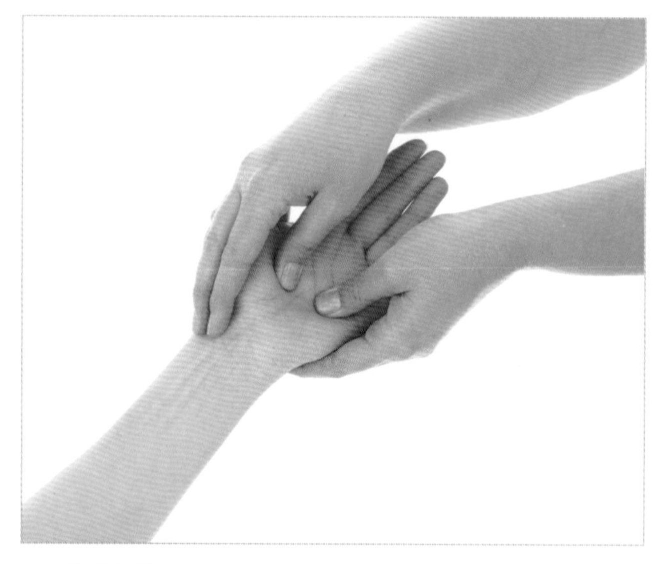

2 將掌心伸展開來，用畫圈的方式按摩。

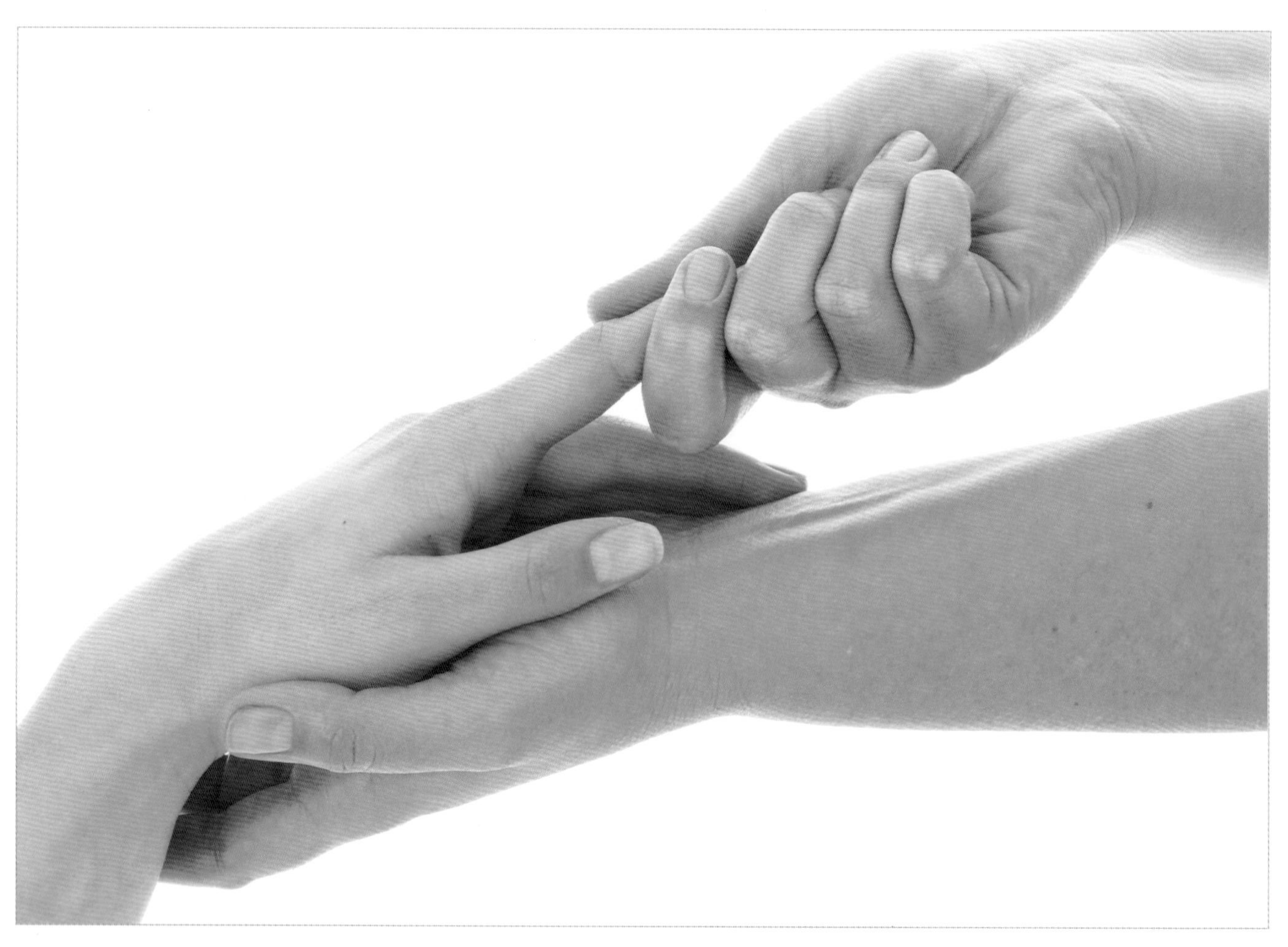

3 輕輕將每根手指向外拉，輕輕彈掉所有負面能量。

腹部按摩

腹部按摩的前 3 個步驟能讓橫膈膜放鬆、蓄養精力。後 3 個步驟則有助於排便，能改善便秘情況。

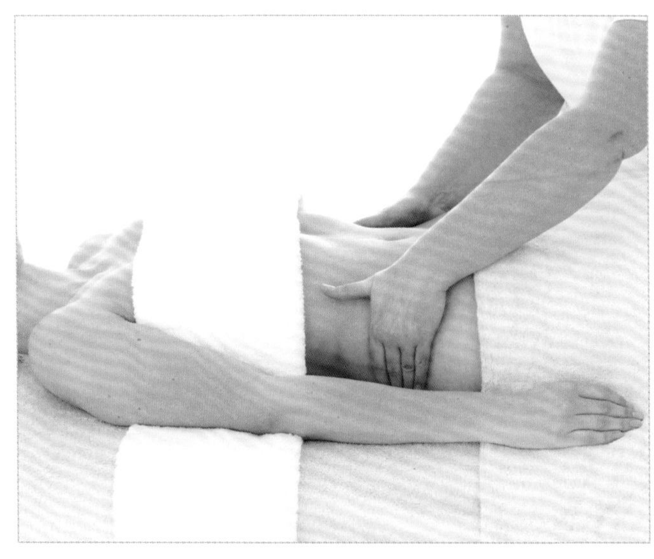

1 小心地將油塗抹在腹部區域，由外向內滑推按摩。重複 3 次。

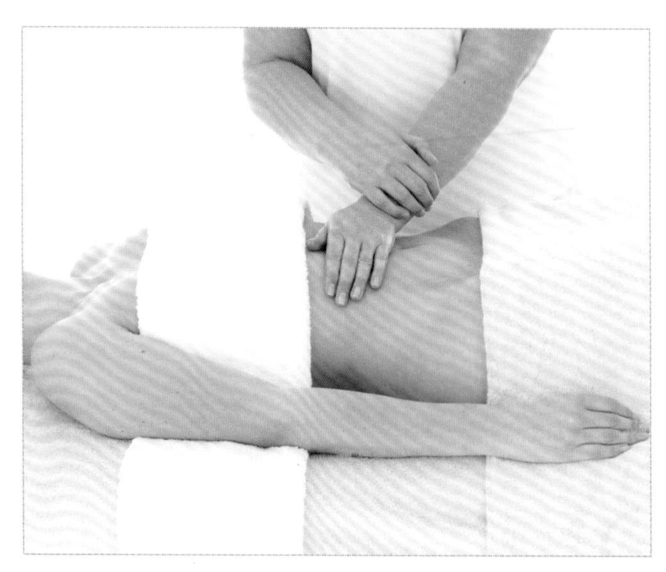

2 右手放在左手前臂上，將左手掌放在太陽神經叢，然後輕柔緩慢地旋轉你的掌心，如果是女性客戶請逆時針轉，男性客戶則順時針轉。重複 5 次（如果客戶特別緊繃也可以多做幾次）。

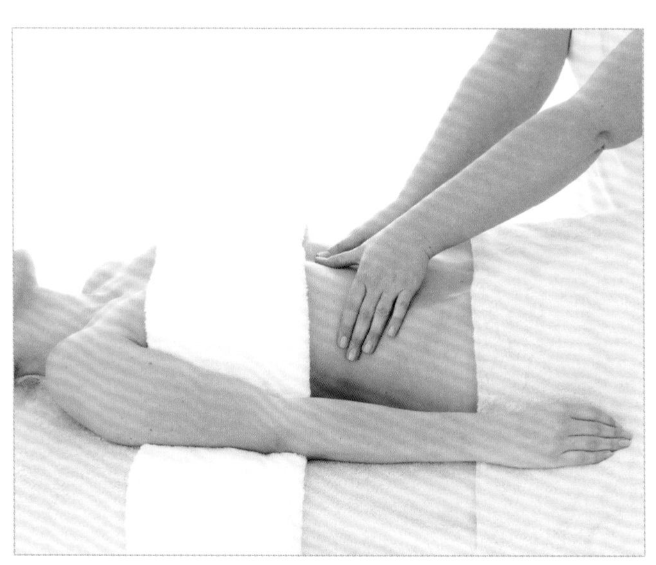

3 請客戶深深地呼吸，當客戶吐氣時，將你的雙手大拇指從太陽神經叢滑向兩側腰際，直到身體外側。接著改用雙手中指向內輕撫，停在骨盆上緣（髂嵴）的按壓點。重複 3 次。如果你感覺客戶身體過於緊繃，可以請他／她做幾次腹式呼吸。

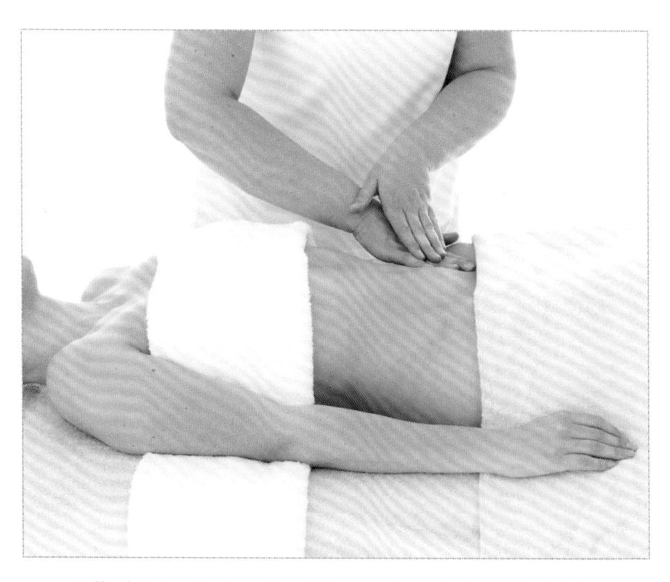

4 用指腹與手指的平坦面按摩大腸，在下腹部循順時針方向畫小小的圓圈。不過記得避開中央部位的經絡，以免阻斷能量運行。

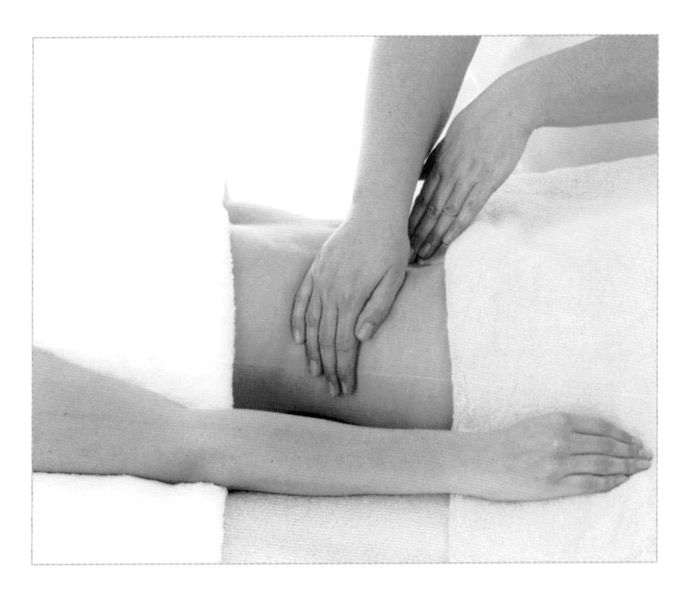

5 雙手從腰際開始交替滑推。從肋骨兩側開始，沿著肋骨向上，直到太陽神經叢，再轉而向下，用整個手掌按摩下腹到骨盤上方（髂嵴）的區域。重複 3 次。

6 最後將雙手掌心放在太陽神經叢，停留 5 秒。

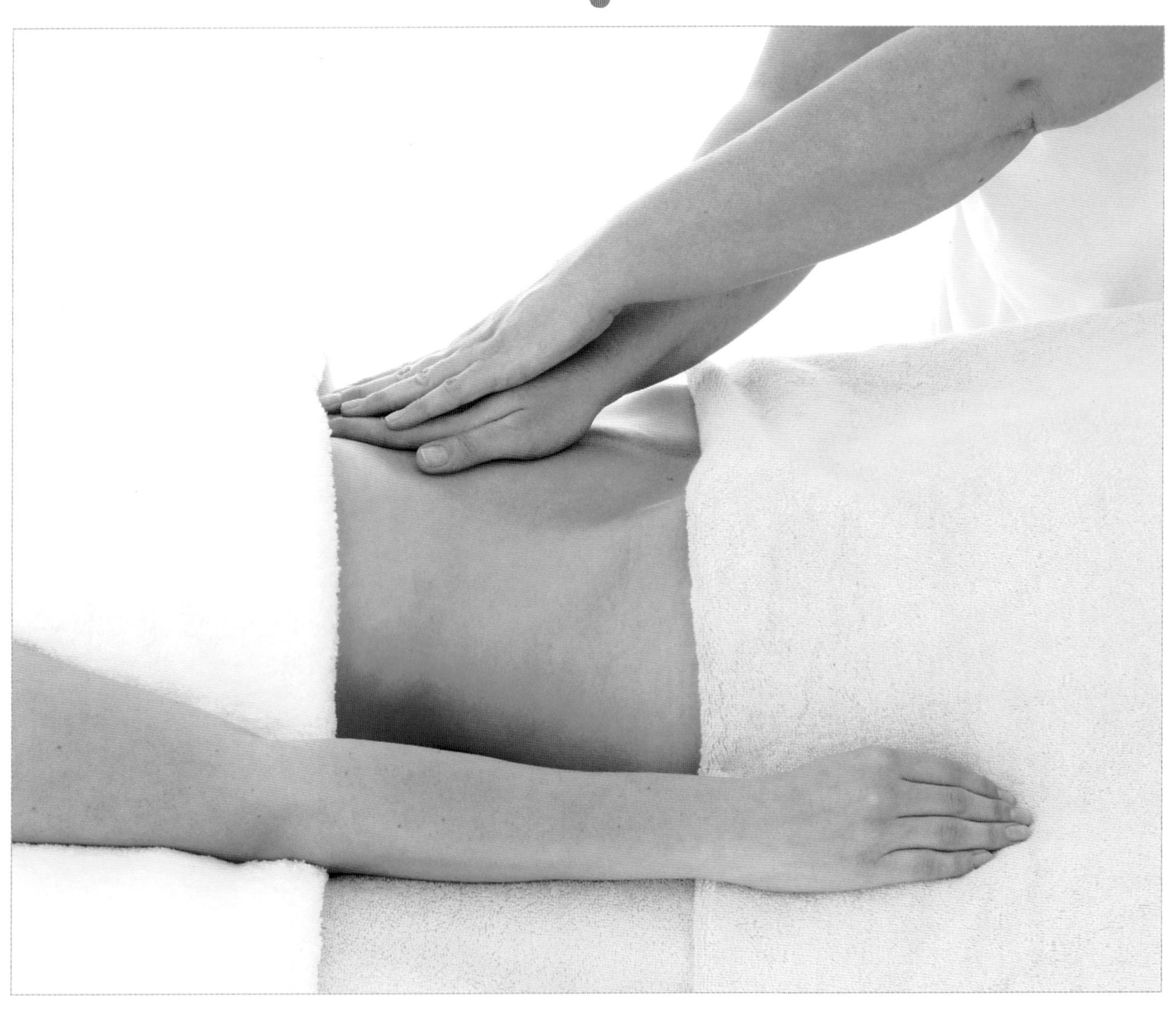

腿部與腳部按摩（前側）

此時請移動到客戶的腳部，準備按摩腳底。以滑推的方式為客戶塗抹按摩油，注意，方向只能由下往上。

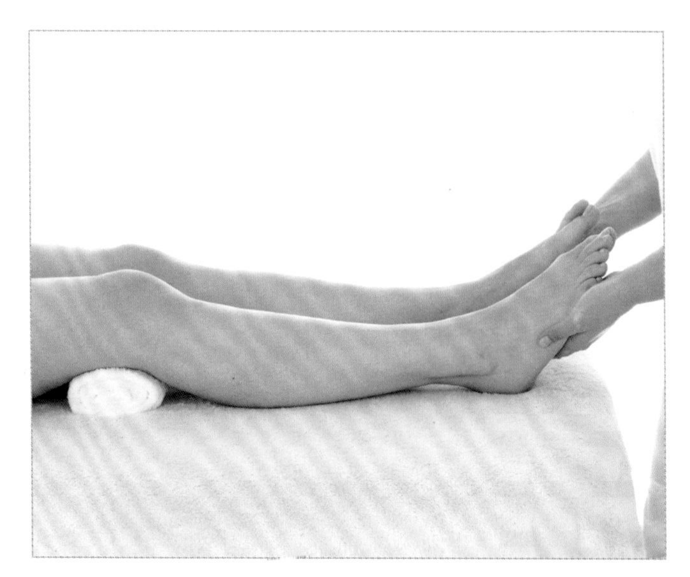

1 用雙手包覆雙腳腳底，停留 5 秒。

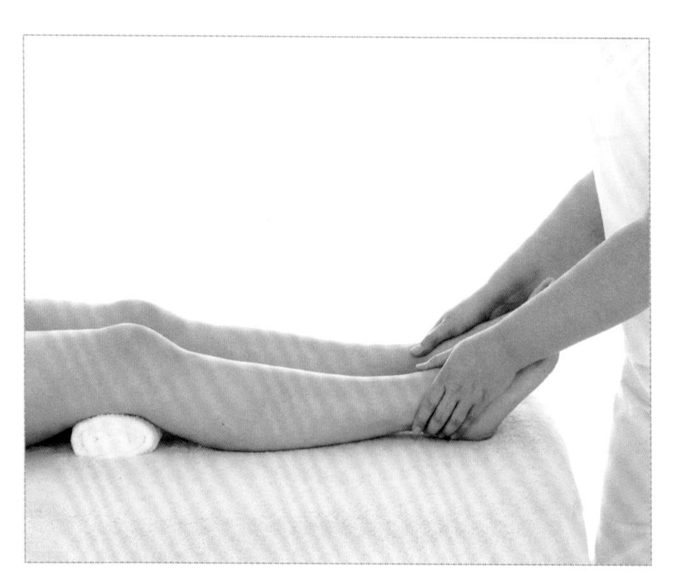

2 向上移到腳踝，停留 2 秒。

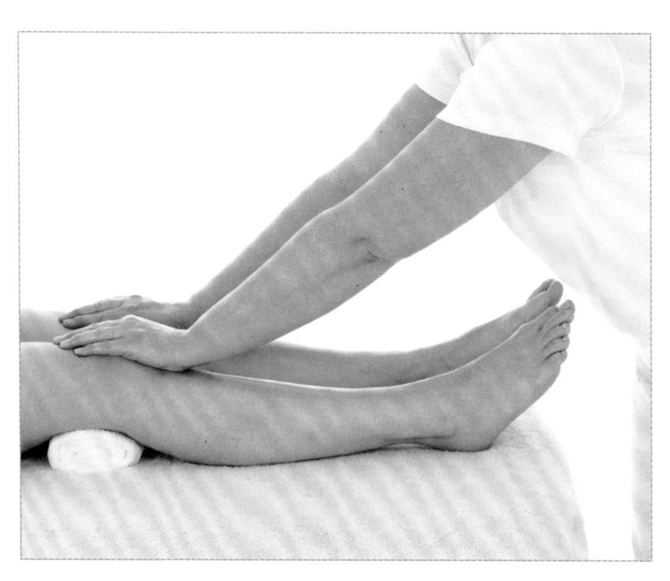

3 再向上移到膝蓋，停留 2 秒。

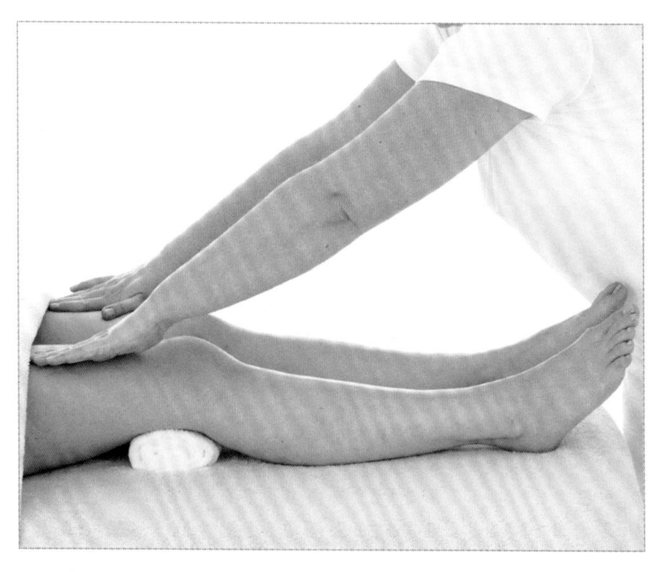

4 在大腿區域滑推按摩。

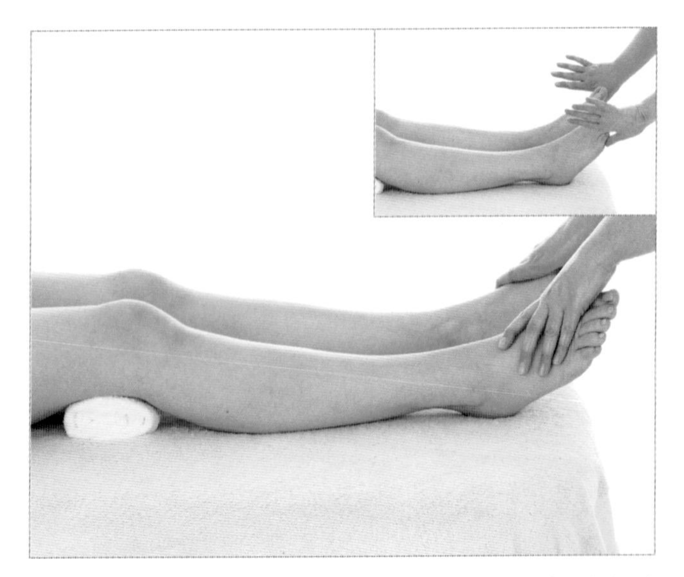

5 接下來這個動作能刺激腿部與腳部的淋巴流動。輕輕地將雙手放在雙腳腳背上，接著將手腕向前轉，大拇指順勢在腳底滑移，從腳跟滑向腳趾縫。總共進行 4 次，每次朝向不同的趾縫，從大腳趾與第二趾的趾縫開始，逐次向小腳趾移動。這個動作也可以去除身體的負面能量。

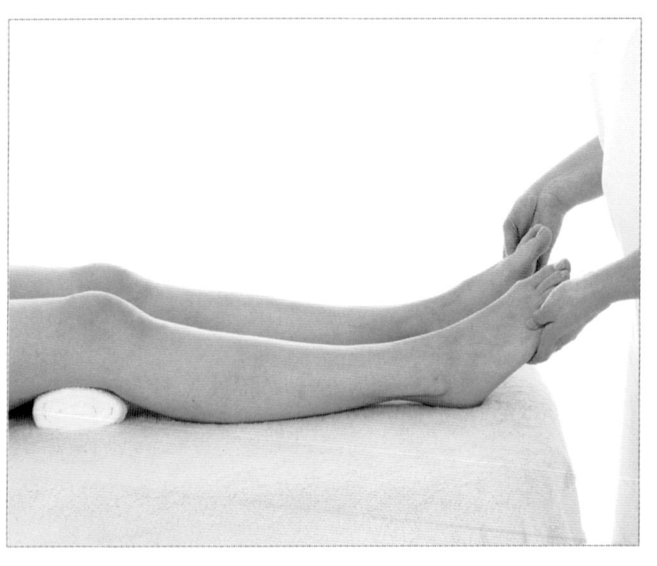

6 以畫圈的方式在趾縫間按摩每個腳趾頭，刺激淋巴按摩點。

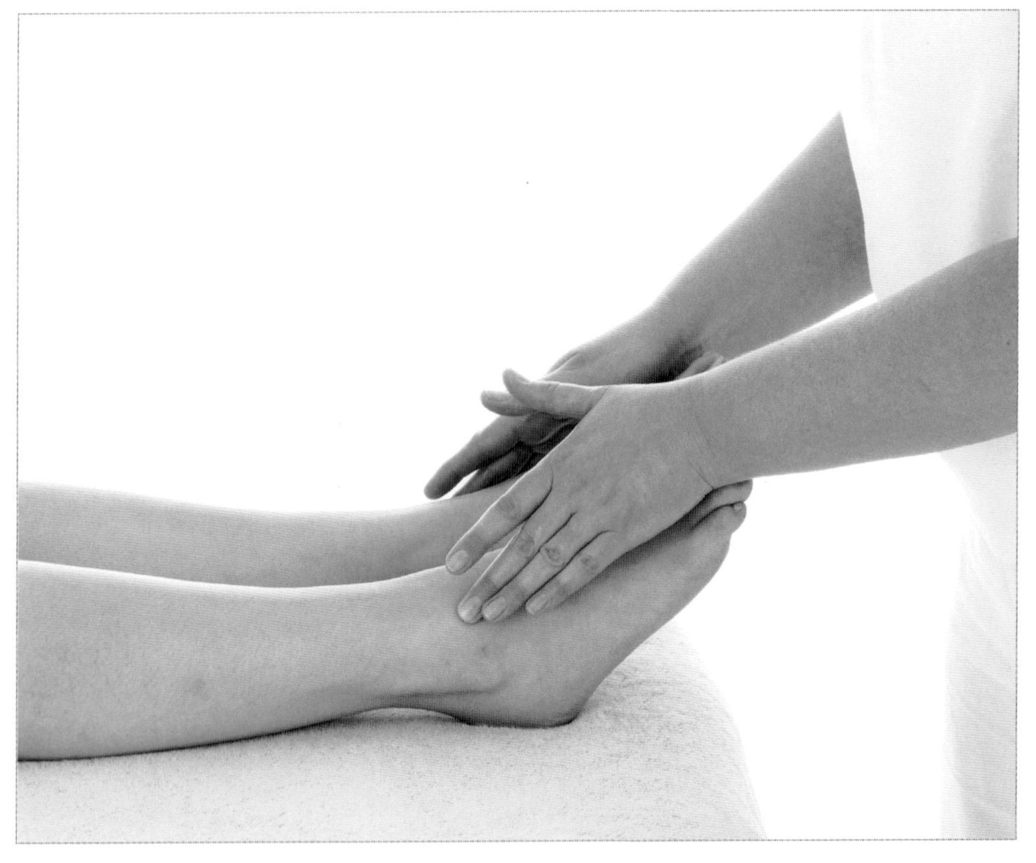

7 接著繼續用畫圈的方式按摩腳踝外側，並且以掌心輕輕揉捏小腿到膝蓋的部位。

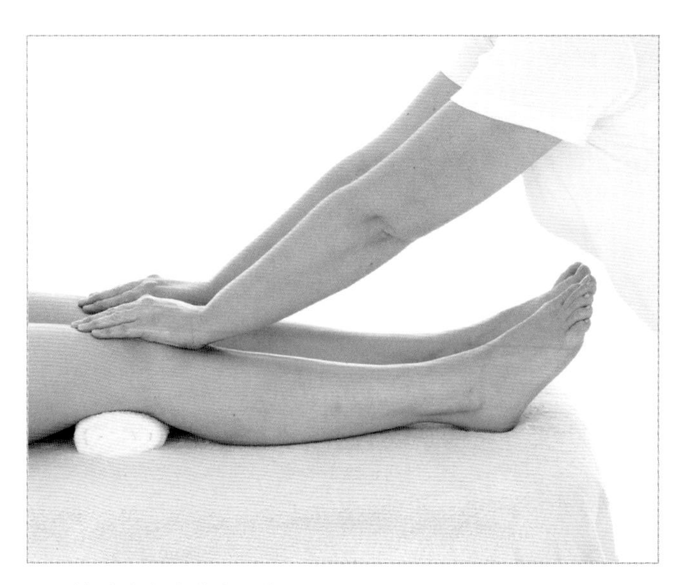

8 雙手放在膝蓋上，停留 2 秒。

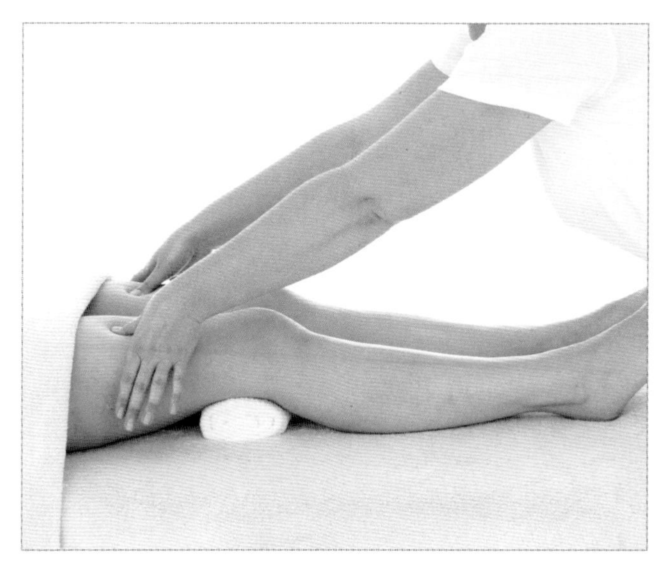

9 雙手接著向上，朝著腹股溝的淋巴按摩點移動，行進到大腿中間時停留，用大拇指按壓。重複步驟 1 到 9，共計 3 次。

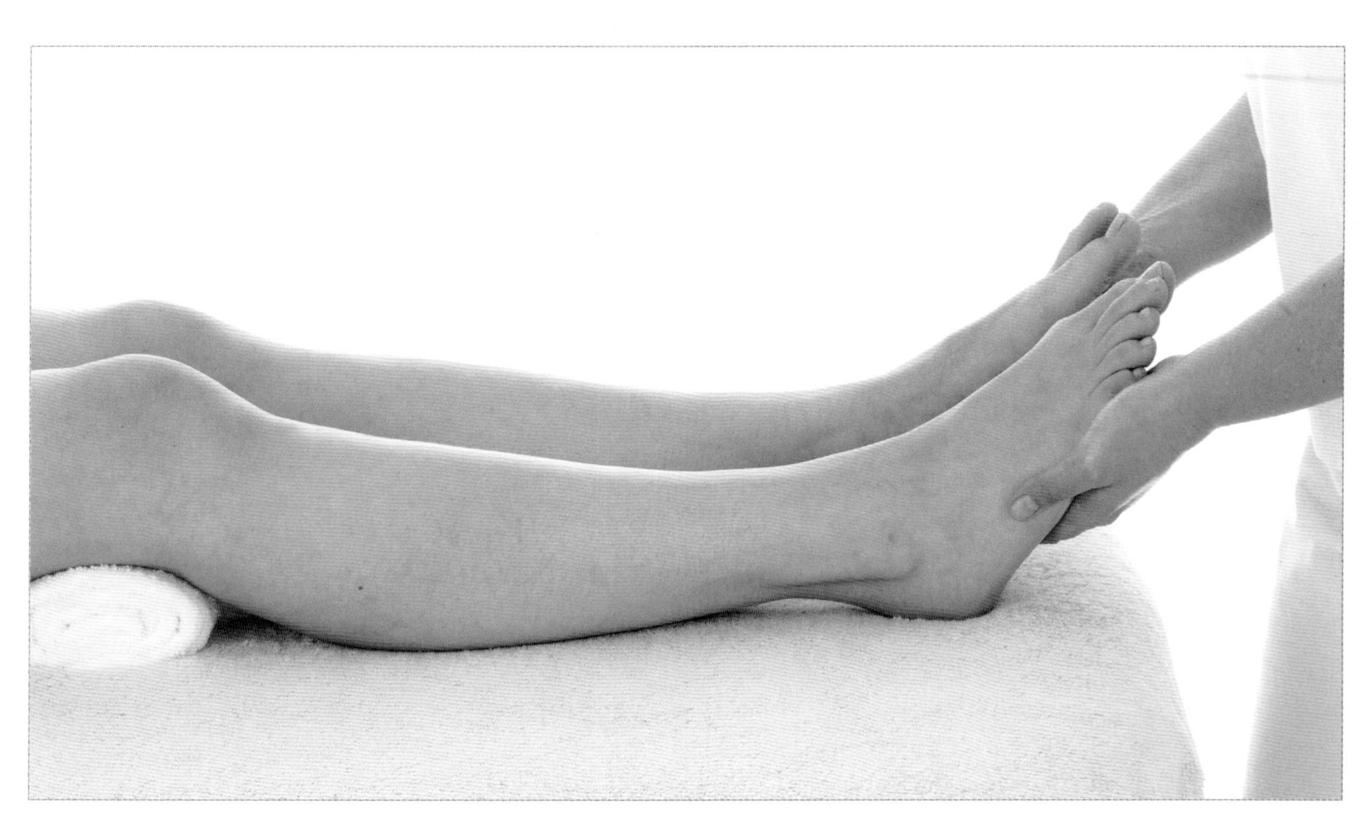

結束動作

以雙手握持兩隻腳的腳底，停留 20 秒，這個動作能重新平衡體內的能量流動，並去除所有負面能量。把浴巾蓋回客戶身上。清洗自己的雙手，以去除可能殘留的負面能量。

療程評估與後續照護

你在療程期間的觀察，以及客戶的回應，將有助於你評估這次療程的效果，並為客戶後續的照護及保養提出建議。

從療程中觀察

在初次諮詢後，你可以透過第一次療程，來確認客戶在諮詢時提供的資訊是否正確屬實。

你可以從直接的身體接觸中接收到許多訊息。客戶的皮膚是細緻或粗糙的？膚質平衡嗎？是乾性、混合性或油性？身上是否有腫脹淤滯的現象？肌肉的狀態正常嗎？血液與淋巴的循環狀況良好嗎？是否有任何阻塞的硬塊？脊椎的狀態良好嗎？客戶的身體緊繃嗎？有沒有任何地方在你按壓過後，皮膚轉為紅色？尤其當你按摩客戶的背部時，就像是在讀他的身體地圖一樣，有經驗的治療師只需要觀察各個反射區的反應狀況，就能了解客戶大致的健康狀態。

在每一次的療程中，都應該仔細觀察客戶的狀態，並記下下列事項：

- 姿勢、活動的難易度、呼吸狀況、體重。
- 態度：正面的、負面的、放鬆的、有壓力的、緊繃的、緊張的、外向的、寡言的、有自信的……等等。
- 皮膚狀況：包括皮膚質地、氣色、膚色、溫度、有沒有特別熱或冷的區域、乾燥程度、出油程度或是否有出屑的情況。
- 療程注意事項：例如是否有某些區域無法進行按摩，原因為何（例如靜脈曲張，或是有傷口），或是客戶是否不希望某些部位被按摩或碰觸。

用油紀錄

務必要將每次使用的精油及使用方式記錄下來。像下表這樣的紀錄卡格式，對你來說或許會是很方便的一種紀錄方式（本書第 53 頁有填寫完成的範例）。在某些診所中，同一位客戶可能會由許多不同的芳療師來進行治療，這時候，前一次的療程紀錄與用油紀錄更是不可缺少的資料。

客戶姓名	芳療師姓名		日期
症狀	**前調**	**中調**	**後調**

身體配方		臉部配方
前調		
中調		
後調		
基底油（10ml）		**基底油（5ml）**

注意

- 調製身體按摩油時最多使用 3 種精油，臉部按摩油則使用 1 種精油。
- 根據精油的特質，說明選擇加入配方的原因。
- 注意標註每次的配方濃度比例。
- 注意標註使用的基底油並說明原因。

後續照護

按摩療程結束後，輕輕地叫醒客戶，然後將按摩床的上半部稍微立起來。為客戶提供一杯飲料，例如礦泉水或水果茶。在你準備飲料的這段時間，客戶將漸漸甦醒過來，接著你可以將按摩床的上半部完全調直，讓客戶坐起來。接下來，對客戶說明療程結束後的注意事項。你可以按照下面列出的重點與客戶說明討論，或是將注意事項列在紙上，讓客戶自行閱讀。

- 為了讓按摩油能更完整地被身體吸收，6 到 8 小時之內請勿沐浴。也請別游泳。
- 請勿在療程結束後進行日光浴或光照療程，因為芳香療法中使用的某些精油有可能會使暴露在紫外線下的肌膚感到刺激或不適。
- 請勿在療程結束後進行激烈運動，因為精油成分可能會在身體排汗過程中被排出。
- 今晚請讓身心放鬆，晚餐清淡簡單，並儘早休息。

客戶的意見回饋

詢問客戶對於療程的想法與感受是很不錯的做法，尤其是完成第一次療程之後。你可以直接依照下列問題詢問客戶，或是提供一張問卷請他填寫。

- 在初次諮詢中，有沒有讓你尷尬或是困惑的部分？
- 按摩室內有沒有你感到喜歡或不喜歡的地方？
- 這裡的環境衛生狀況是否符合你的標準？
- 按摩床舒服嗎？
- 你在療程過程中是否曾覺得太熱或太冷？
- 你喜歡這次使用的精油香氣嗎？
- 你喜歡療程過程中播放的音樂嗎？
- 療程過程中有任何讓你感到不舒服的時刻嗎？
- 整體來說，有任何你不喜歡的地方嗎？
- 你未來還會考慮繼續向芳療師進行療程諮詢嗎？

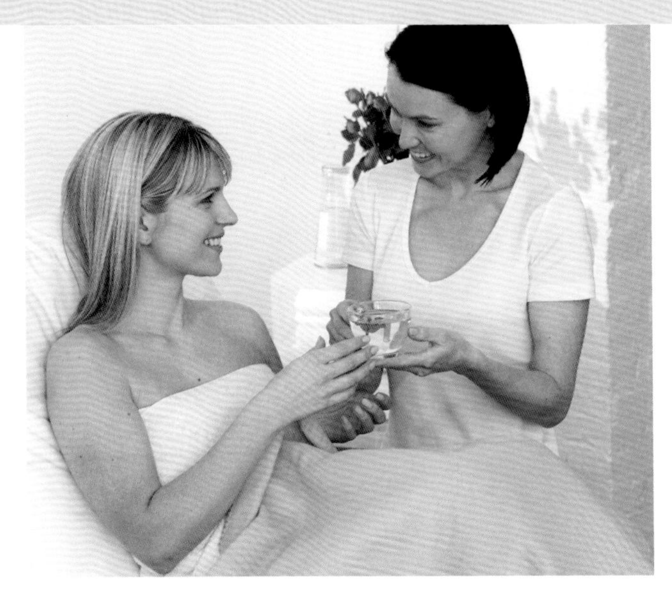

- 療程結束後請勿喝酒，儘量多喝水。
- 如果你在療程結束後感到輕微不適，或出現頭痛的現象。這可能是身體的排毒反應，很快就會消失。大多數人在芳香療程結束後都感覺特別舒服。

療程的反應回饋

你也需要將以下項目記錄下來：

- 客戶對療程的反應（參考方格說明）。
- 你覺得療程進行得怎麼樣？例如：客戶在按摩過程中是否睡著了？或是他一直不停在與你聊天，還是他的情緒突然變得沮喪了？
- 對於這位客戶，你想補充的其他說明。
- 客戶的症狀有什麼樣的進展。
- 你是否有為客戶推薦其他的單位或機構？（後續的追蹤狀況也都需記錄下來）
- 療程過後發生了什麼改變嗎？例如姿勢或態度不同。
- 你向客戶建議了什麼樣的居家芳療應用方式？（參見第 150 頁）你提供了什麼樣的使用說明與指示呢？
- 下一次療程時你會想做些什麼樣的改變，為什麼？

結案筆記

完成幾次治療後，你應該要寫下治療的摘要筆記：

- 個案的狀況是否有任何改善？不只是身體上，也包括情緒、心理與生活習慣等層面。
- 哪些地方沒有改變，或甚至變得更糟？
- 客戶最後的意見回饋。
- 你自己覺得療程進行得怎麼樣？
- 整體心得與結論。

居家芳療應用

享受精油最棒的方式之一，就是泡芳香浴。不過，居家的芳療應用方式還有許多。請詳細參照這個段落，以及本書第 108-109 頁列出的使用注意事項。

芳香浴

精油既可使人放鬆、鎮定，也能提振心情、激勵身體系統，不過芳香泡浴通常都是用來消除壓力。在泡澡時，精油既會被皮膚吸收，也會在揮發時透過呼吸進入身體。

為了達到最佳的效果，請先確保浴室是溫暖的。關上浴室的門，浴缸漏水口塞好之後，再加入混合的精油。請別直接將精油倒入泡澡水中，先用 5ml（1 茶匙）的基底油混合 8 到 10 滴精油再加入。如果不想使用基底油，也可以用 10ml（2 茶匙）的全脂牛奶或是沖泡奶粉來取代。

提振配方：紓緩感冒與咳嗽、疲勞與肌肉痠痛。

2 滴　歐洲赤松
2 滴　杜松漿果
2 滴　甜羅勒

活化與激勵配方：改善循環。

2 滴　甜羅勒
2 滴　廣藿香
2 滴　杜松漿果或迷迭香

活力配方：緩解各種疼痛、調經、消水腫。

2 滴　葡萄柚
2 滴　尤加利
2 滴　天竺葵

放鬆配方：消除壓力，改善失眠、焦慮與驚嚇。

2 滴　羅馬洋甘菊或橙花
3 滴　真正薰衣草，或是 2 滴玫瑰，或 2 滴茉莉

紓緩配方：紓緩關節疼痛、風濕或頭痛。

3 滴　真正薰衣草
2 滴　羅馬洋甘菊
1 滴　杜松漿果

安撫配方：改善便祕、消化不良與壓力。

3 滴　苦橙葉
2 滴　甜橙
2 滴　真正薰衣草

緩解配方：紓緩牛皮癬、皮膚炎、濕疹、帶狀疱疹、膀胱炎與心理壓力。

2 滴　佛手柑
1 滴　尤加利
2 滴　茶樹

改善憂鬱症與高血壓的配方

3 滴　真正薰衣草
2 滴　佛手柑

為嬰幼兒泡澡

在嬰兒的泡澡水中加入 1 滴精油就已經足夠了（如前所述，請用基底油、全脂牛奶或以奶粉沖泡牛奶來稀釋）。至於幼童，則可以 2 到 3 滴的精油稀釋後加入半個澡盆的泡澡水中。

請注意！防止孩子在泡澡時搓揉眼睛。

用精油泡澡可以緩解兒童在長水痘或出現其他感染症狀時的身體不適（參見第 7 章，第 221 頁）。

淋浴

先將精油調入 10ml（2 茶匙）的基底油中混合，接著塗抹全身，再開始淋浴。避開腳部以免打滑。

手浴或足浴

手浴或足浴可以緩解風濕或關節炎的不適。取 5 滴稀釋調合的按摩油，加在一盆溫熱的水中，接著浸泡手部或足部大約 10 到 15 分鐘。你可以按自己喜歡的氣味來選擇精油，或根據精油各自的特質來決定：薰衣草或松科精油可以紓緩腿部疲勞；薑能促進循環；絲柏則可以抑制出汗現象。

加入洗髮精

將 2 到 3 滴精油加入洗髮精或是 100ml（3 到 4 盎司）的水當中，加了精油的水可以在最後一次沖洗頭髮時使用。小心別碰到眼睛。

蒸氣浴

將 2 到 3 滴的尤加利、茶樹或歐洲赤松精油加入至少 600ml（1 品脫）的水中，然後灑在蒸氣室的熱石上，這對紓緩鼻腔阻塞特別有效，也有抗菌消毒的空氣清淨效果。

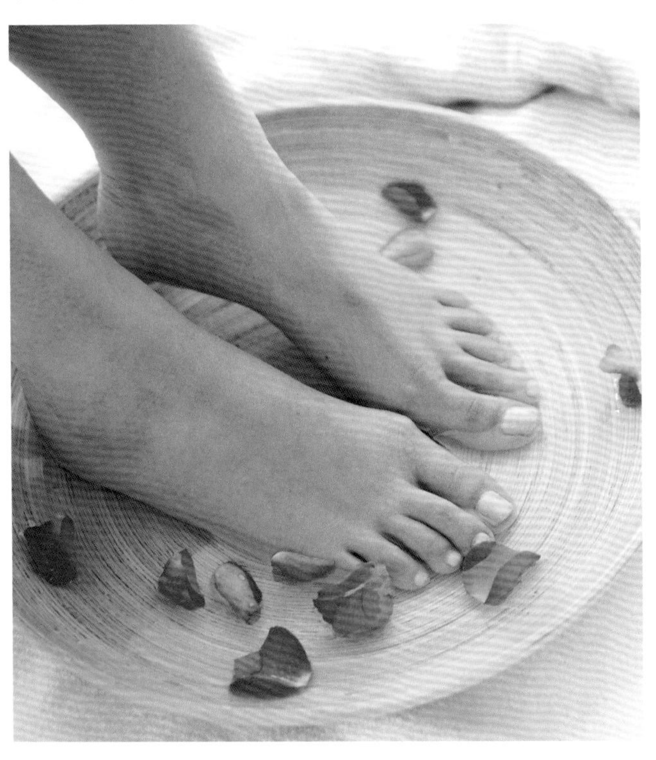

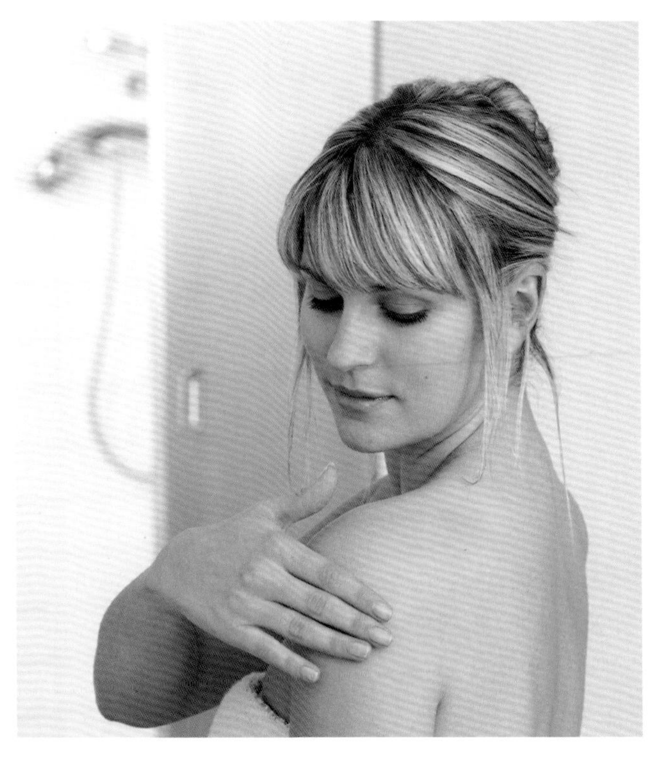

敷布

利用敷布能改善發燒、發炎與疼痛，並且可以改善身體循環，消除疲勞、頭痛，以及水分和淋巴的瘀滯。敷布也很適合用在特別敏感的部位，或是僵硬、紅腫、無法用力按摩的部位。務必使用天然纖維製成的布料，並注意使用的水分只需剛好浸潤敷布即可，毋須使用過多。

熱敷能消除肌肉疼痛，改善關節炎的情況。將幾滴精油加入非常燙的熱水中，接著戴上橡皮手套，把折疊好的棉布或毛巾浸入水中。扭乾多餘的水分，小心地將毛巾敷上患部（先確認溫度適中）。用錫箔紙、保鮮膜或另一條毛巾包覆保溫。15 分鐘後取下，輕輕地移動關節以紓緩疼痛感。

冷敷是扭傷、腫脹時第一時間的極佳消炎方式，敷在腳部則有助於退燒。冷敷布的製作方式與熱敷布相同，不過將熱水換成 100ml 的冷水，再加入 6 個冰塊。必須讓冷敷布維持在濕潤狀態，不可任其風乾。

你也可以交替進行冷敷與熱敷，來促進患部的循環，例如用在韌帶扭傷或瘀青的部位。

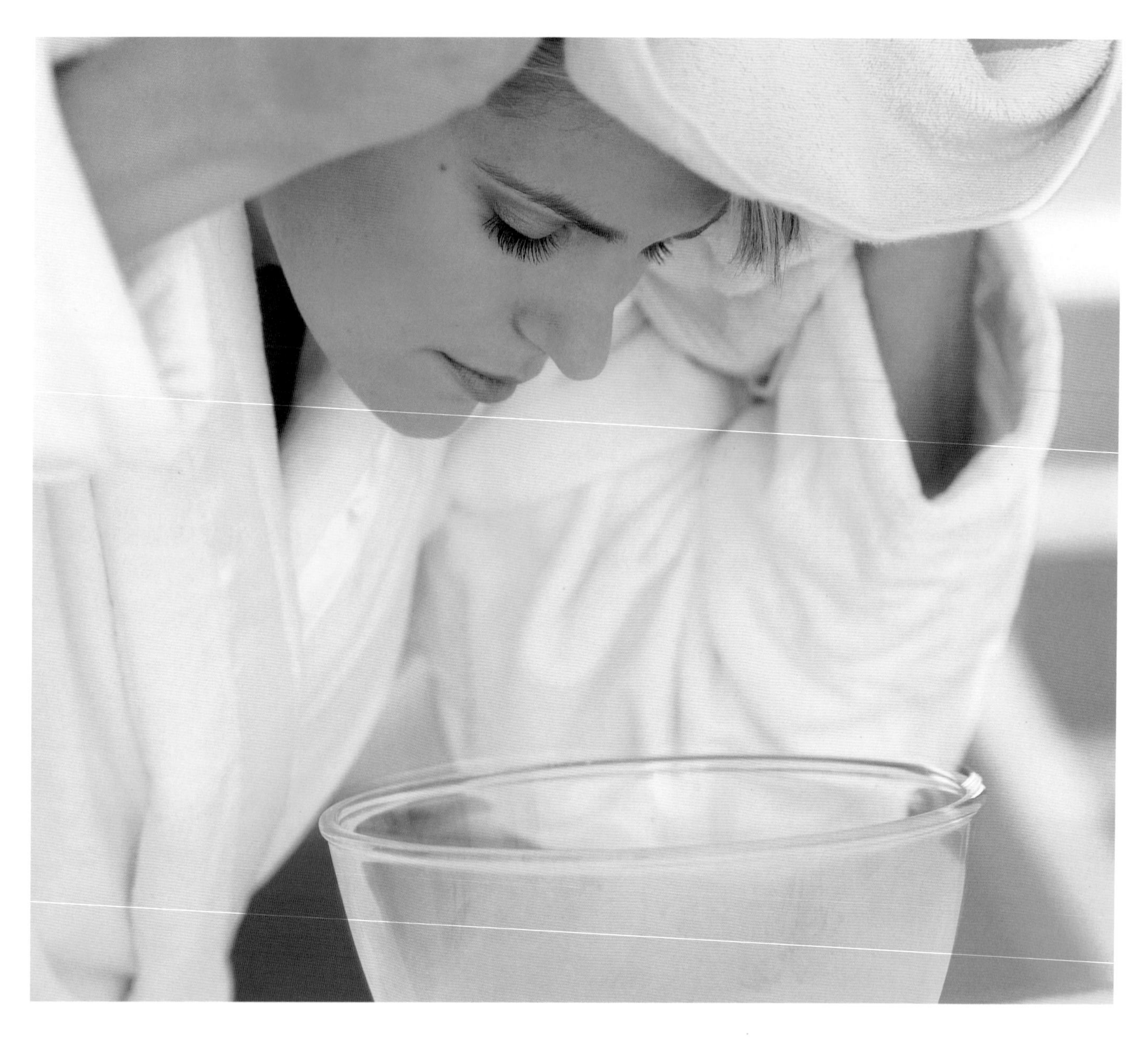

蒸氣吸入或蒸臉

將一盆非滾燙的熱水放在桌上，然後加入 6 到 8 滴精油，慢慢吸聞飄散出來的蒸氣。如果想用來蒸臉，精油的量則改為 3 到 5 滴，然後拿一條毛巾覆蓋頭部，將臉湊近盆口。注意閉上眼睛，這樣香氣才不會刺激到眼部，或引起灼熱感。深深吸聞 1 分鐘，然後休息一下，重複數次。每天進行 2 到 3 次，可以緩解鼻塞及其他呼吸系統相關的症狀。

另外還有一種方式，是將幾滴茶樹或羅文莎葉（桉油樟）精油滴在面紙上，隨時吸聞它的香氣（可參考精油指南第 88 頁關於茶樹的介紹）。

注意：氣喘患者在使用上述方式吸聞精油時應格外小心，因為精油濃郁的香氣有可能過於強烈，致使氣喘發作。

加入乳霜或乳液

精油也可以加入洗面乳、潤膚露或乳液當中使用。挑選一種無香料的純天然基底（有些精油店家也會販售無香基底乳液）。你也可以在治療濕疹、痱子等皮膚問題的爐甘石軟膏（calamine lotion）與氧化鋅軟膏（zinc oxide cream）中添加精油，這兩種藥膏都很容易從各大藥房取得。不過要確認你所選擇的精油適合以這種方式使用。

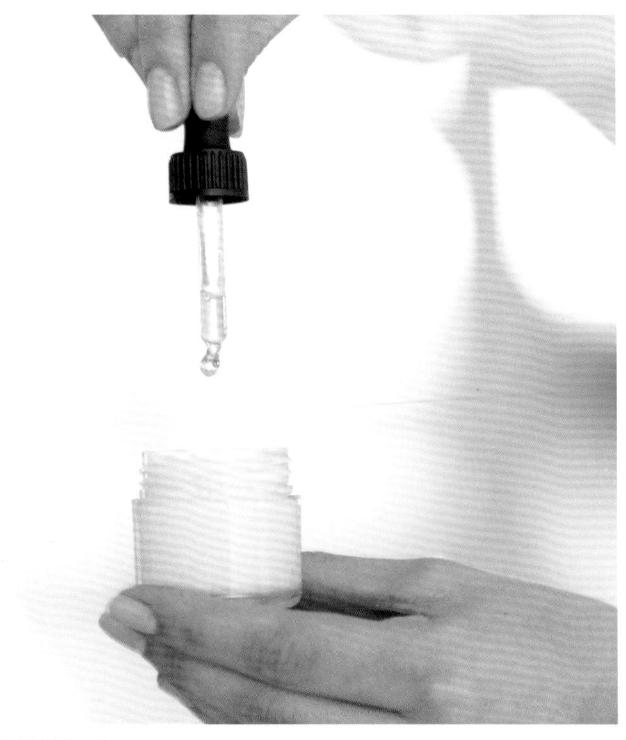

空間擴香

在空間中讓溫暖的精油釋放出香氣，能帶來以下好處：

- 改善呼吸道問題，緩解頭痛。
- 改善睡眠問題，有助於放鬆。
- 防止辦公室蚊蟲孳生。
- 除臭。

市面上的擴香器具包括以蠟燭加熱的薰香座、以電子儀器霧化的擴香機（或擴香儀），或是一種特別設計過、可以套在燈泡上擴香的芳香環。將 4 到 6 滴精油加在 1 茶匙（約 15ml）的水中，放入薰香座的置水處（最好使用純水，在加熱時才不會釋放出其他化學物質）。注意別讓水燒乾，因為剩餘的精油有可能燒焦並釋放出不好聞的氣味。此外也最好不要連續加熱超過 2 小時，因為 2 小時後精油中易揮發的輕盈分子早已散去，剩下的只有較重的分子，揮發速度會比較慢。

注意：如果你使用的是以蠟燭燃燒加熱的薰香座，千萬不可在不注意的情況下任其燃燒，因為精油極易揮發，可能會在高溫環境下，或在接觸到火苗時被點燃。尤其不可以在有兒童的房間內使用燃燒加熱式的擴香器具。

驅蟲

有幾種精油本身就是天然的強力驅蟲劑。你可以在濕布上滴幾滴檸檬香茅、茶樹與百里香，然後擦拭衣櫃內部和窗框來驅蟲。欲在戶外使用時，可以取一個乾淨的玻璃噴瓶，加入 8 滴茶樹、8 滴百里香與 100ml（3 到 4 盎司）的水製成噴霧噴灑四周。

蚊蟲叮咬

具有抗菌和消炎特質的精油能幫助消腫、止癢和消炎。你可以試試直接塗抹真正薰衣草精油，或是將羅馬洋甘菊或德國洋甘菊、胡椒薄荷或羅勒稀釋到 1% 的濃度來使用。

調整時差

在長時間的飛行過後，可以將以下精油配方調入 10ml（2 茶匙）的基底油中使用：

- 腳部腫脹：2 滴葡萄柚、1 滴絲柏、1 滴杜松漿果。
- 維持清醒：1 滴真正薰衣草、2 滴迷迭香。
- 幫助好眠：1 滴天竺葵、1 滴甜馬鬱蘭、2 滴真正薰衣草。

緩解旅途不適

將幾滴胡椒薄荷、薑或香蜂草滴在紙巾上，在出發之前或旅行途中隨時嗅聞。

空氣清新噴霧

將幾滴你最喜歡的精油調入 100ml（3 到 4 盎司）的水，放進噴瓶，就是一瓶具有療癒效果的空氣清新噴霧了。記得先搖晃均勻再使用。

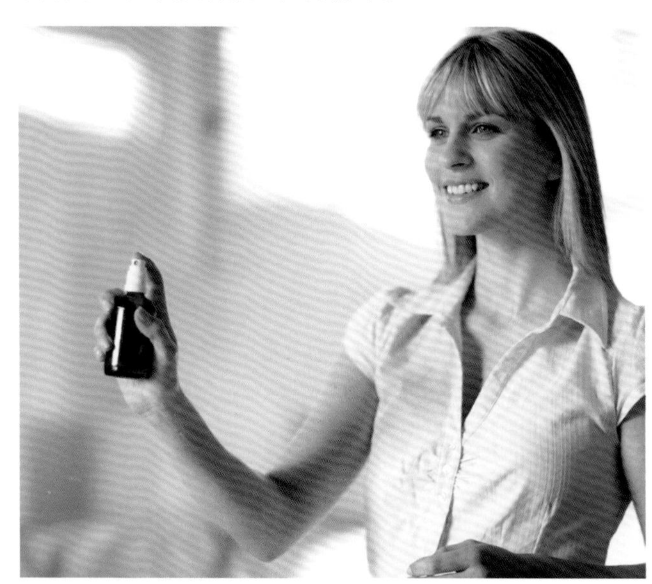

坐式按摩

我們也可以在客戶不更衣的情況之下，利用 15 分鐘的時間進行按摩，此時就不需要使用按摩油。通常這是一種就地進行的行動按摩服務，按摩地點可能在客戶的辦公室，或是其他工作環境，所以按摩師需要根據現場的擺設隨機應變。一般來說，只需要一張桌子與椅子，最好是高一點的椅子，這樣就夠了。你可以自備枕頭或毛巾作為輔助。下面這套坐式按摩手法也可以用在不適合俯臥的孕婦身上。

事前準備

客戶應坐在椅子上，正對著桌子。先確保他的坐姿正確，背部是挺直的。接著用枕頭或毛巾作為靠墊，讓他更舒服、更能放鬆。

如果是就地進行的行動按摩，可以在客戶身旁用紓解壓力的精油來擴香，讓他們可以吸聞到精油的香氣，並營造出令人放鬆的環境氣氛。如果可以的話，依照客戶的喜好，在療程期間播放他選擇的音樂。按摩結束後，為客戶遞上一杯水或花草茶。

在過去，芳療師親自到辦公室或診所提供按摩服務是前所未聞的事，但由於現代人的生活壓力越來越龐大，許多企業都願意為自己的員工提供這樣的療程服務。當然，有許多工作繁忙的人會更希望能在下班後到芳療館享受完整的芳療按摩，不過長時間的工作型態也表示付諸行動的機會有限。在必須長時間使用電腦的情況之下，紓解肩頸壓力最有效率的方式就是進行坐式按摩。

需要注意的是，女性客戶通常不太喜歡做頭部按摩，因為這麼一來，她們就得重新整理頭髮。不過男性客戶多半都非常享受一整套包含頭部、肩部與頸部的按摩。

坐式按摩最熱門的時段似乎是客戶實際用餐之前的中午休息時間。在按摩結束之後，你也可以為客戶推薦幾個活絡肩膀的動作。

按摩步驟

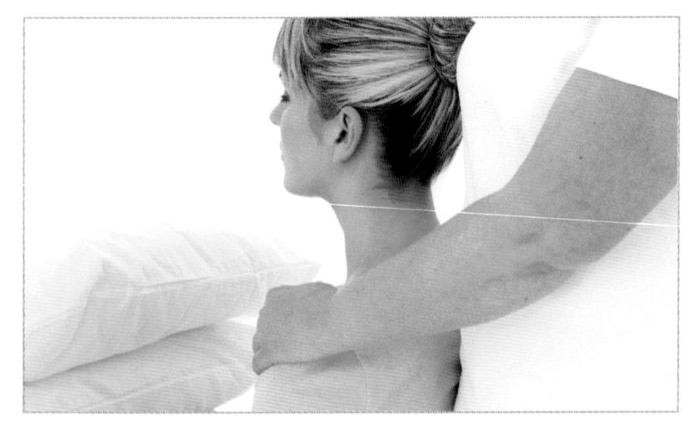

1 站在椅子後方，將雙手平放在客戶的肩膀，請他／她做幾次深呼吸。當客戶吐氣時，輕輕地將肩膀往後拉向椅背。重複 3 次。

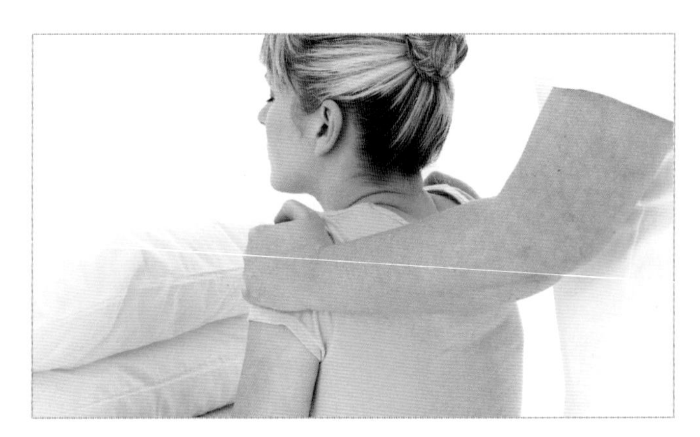

2 幫助客戶活動肩部，向前、向後旋轉，再向上、向下動一動。這麼做能讓肩部的整個球窩關節[27]（ball-and-socket joint）都活動到。

27.也稱為杵臼關節，是以球狀的關節頭和凹狀的關節窩凹凸相對構成的關節，有利於旋轉活動。人體中的球窩關節除了肩關節以外，還有髖關節。

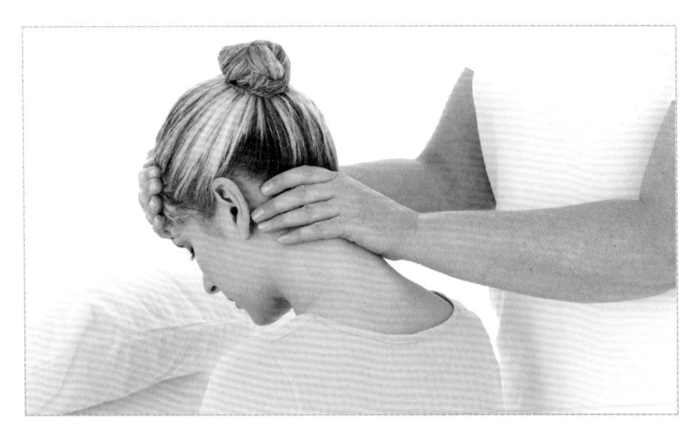

3 一手放在客戶前額，另一手慢慢地引導頭部向前倒、向後仰。重複 3 次。

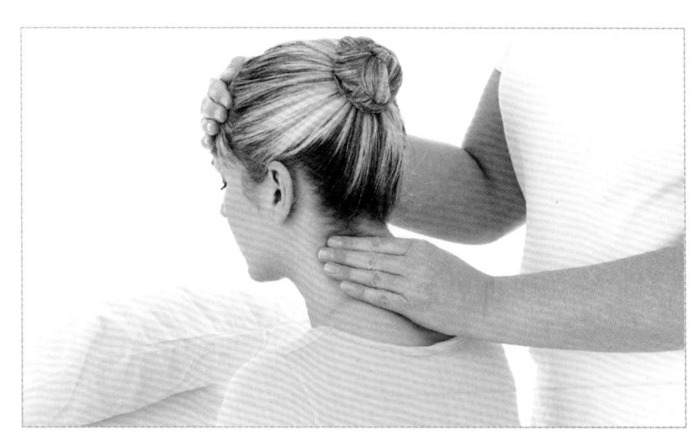

4 前額的手不動，另一手從頸椎第 7 節開始，沿著頸椎兩側向上按摩，直到頭骨下方。

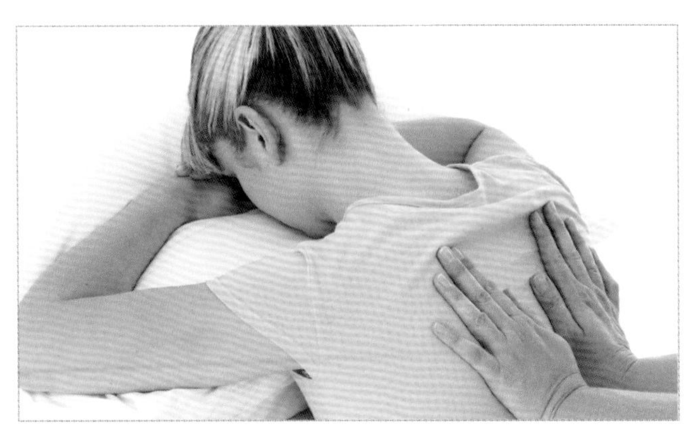

5 接著，請客戶趴在桌面的枕頭上，全身放鬆。雙手向上滑推整個背部。

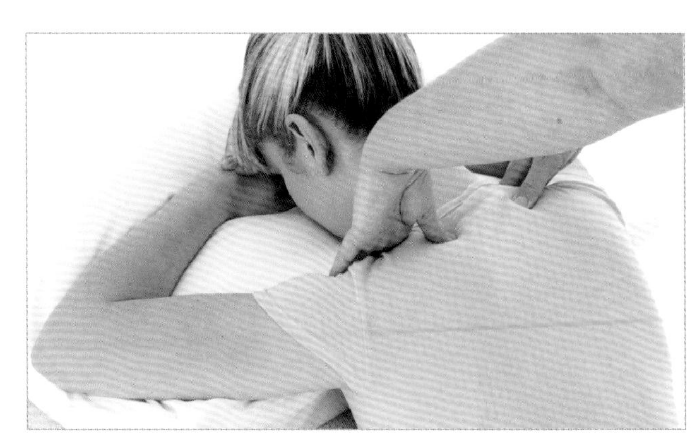

6 大拇指畫圈按摩上背部的斜方肌。從頸椎第 7 節開始，在斜方肌區域來回按摩，並向上滑推到頭骨下方。使用較重的力道進行。重複 3 次。

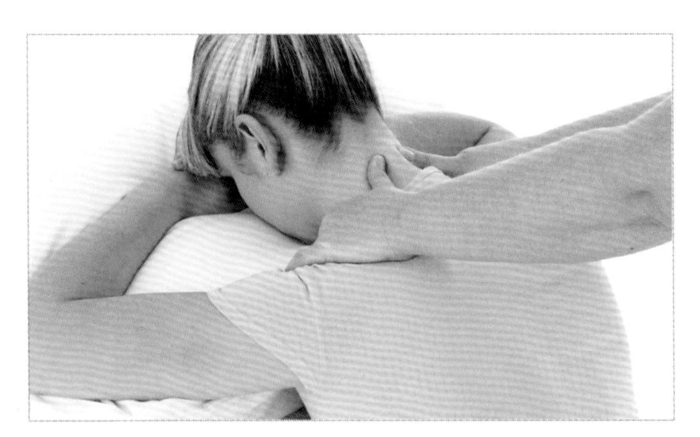

7 大拇指從頭骨下方往下畫圈按摩，停在頸椎第 5 節，然後雙手深深地向上按推。重複 3 次。

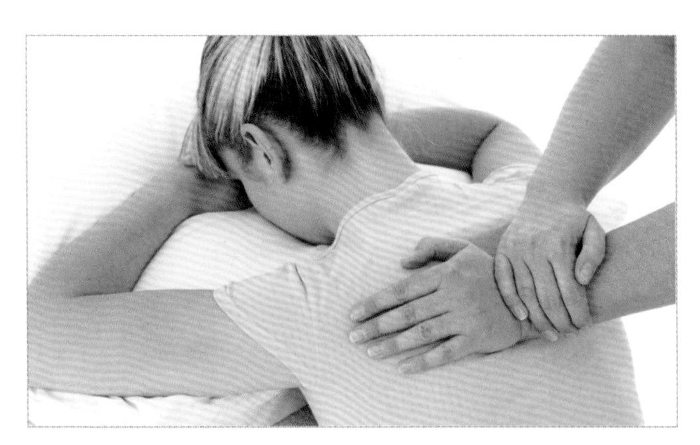

8 以手掌根部深度揉捏脊椎兩側，左手放在右手腕上幫助固定，用右掌根一次次深深地向上推揉。脊椎兩側各重複 3 次。

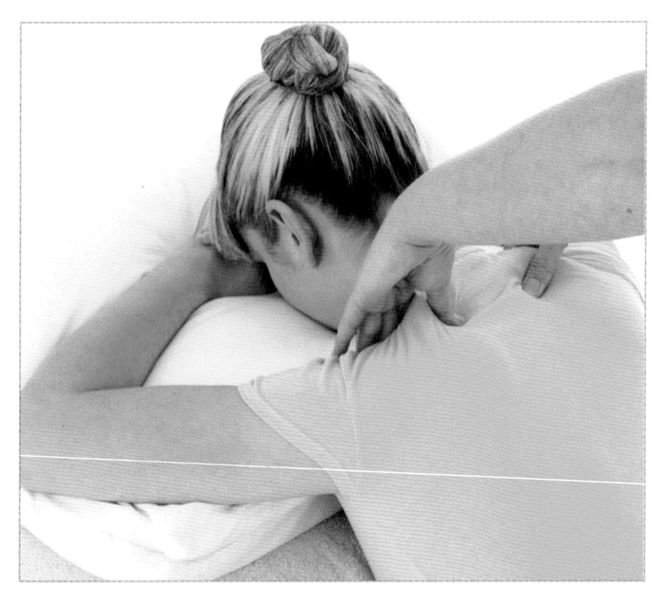

9 用揉捏和提拉的手法按摩斜方肌，仔細觀察此處的按摩點（參見第 114 頁），根據你感覺到的僵硬程度來使用摩擦手法緩解。注意按摩時間不可過長，否則可能使客戶感到疼痛。

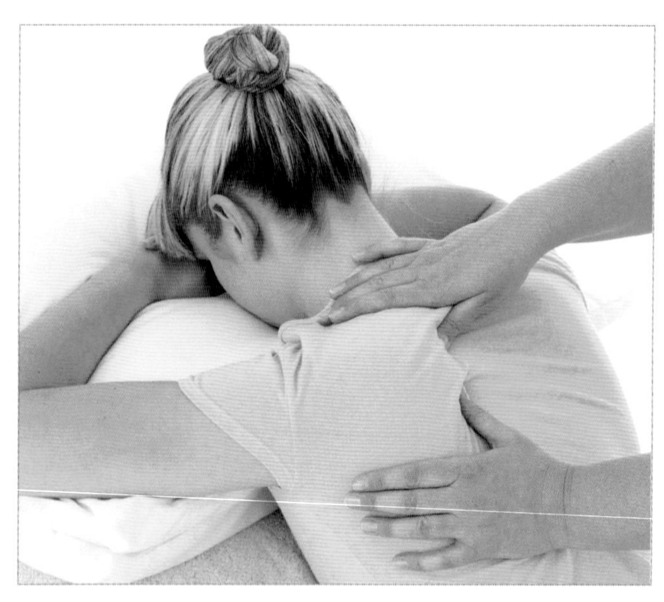

10 以同樣的方式按摩肩胛骨。

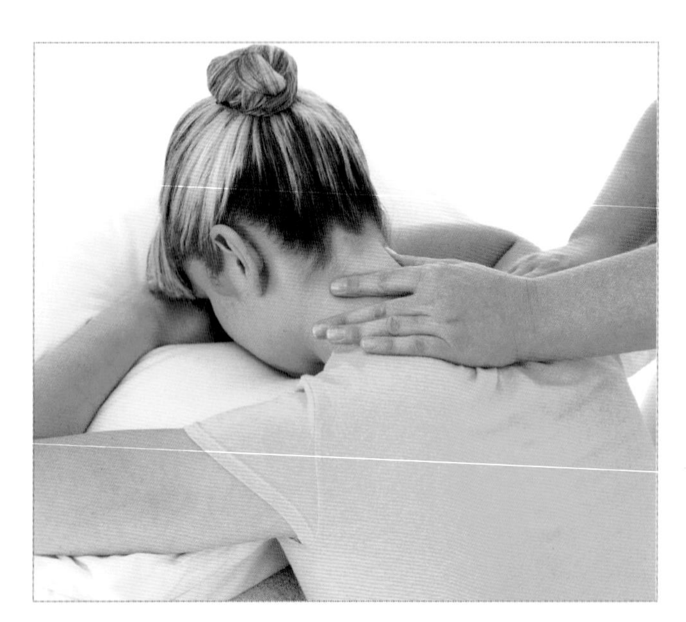

11 再回到頸部，用大拇指與食指從下往上按摩到頭骨下方，紓緩頸部壓力（見步驟 6）。重複 3 次。

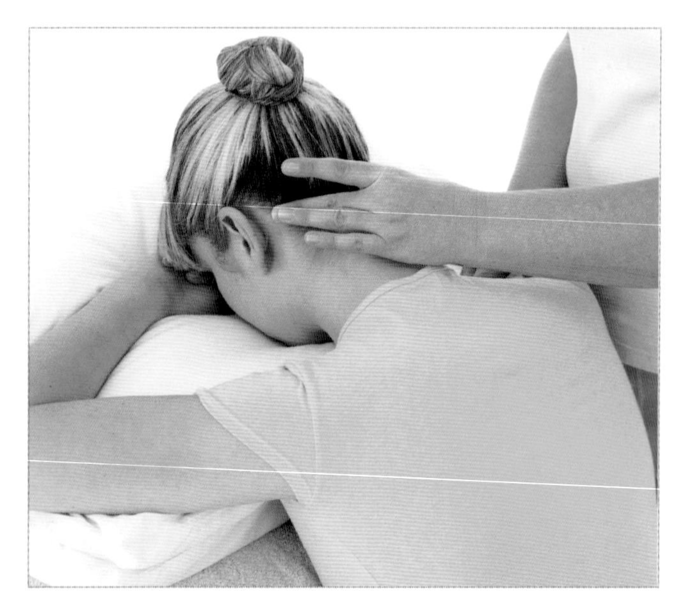

12 接著放鬆頭皮。按壓頭骨下方周圍，從耳朵下方的乳突開始，向中間按摩到枕骨附近的脊椎。在肌肉黏連的部位要注意調整力道，否則可能使客戶感到疼痛。

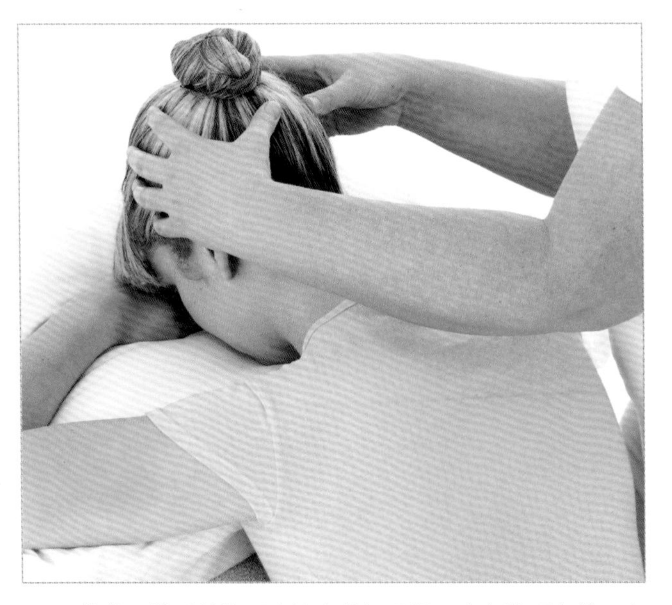

13 接著用雙手的指頭來按摩整個頭部，注意將頭皮從下方的頭骨上鬆動開來，直到彼此分離、頭皮可以輕易挪動的狀態。

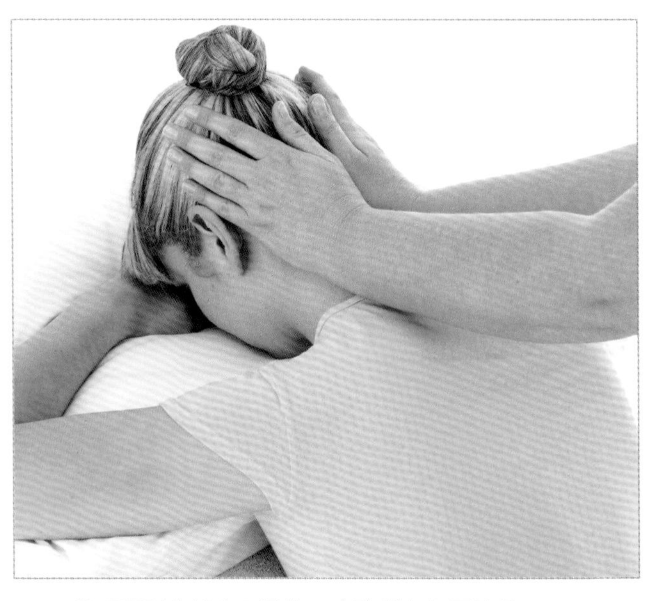

14 從頭頂到背部向下滑推，去除所有負面能量。

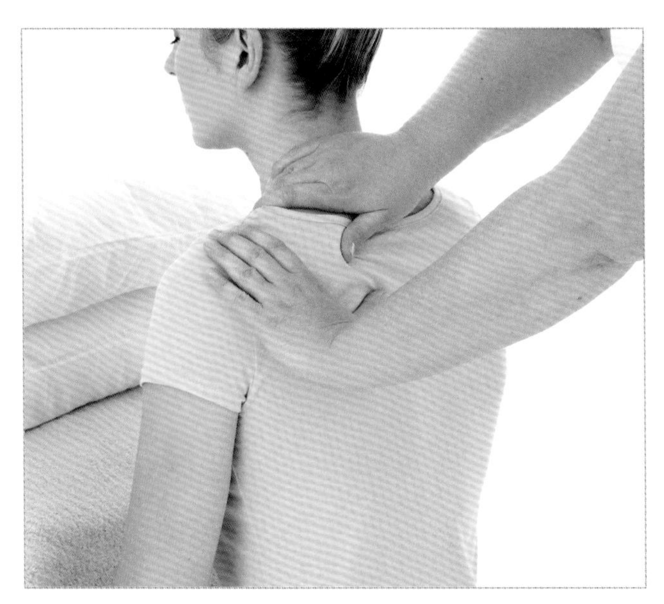

15 請客戶慢慢坐直，繼續按摩背部。再一次按摩斜方肌，用滾動和掌心揉捏的手法進行。接著輕輕將肩膀拉向後方（參見步驟 1）。

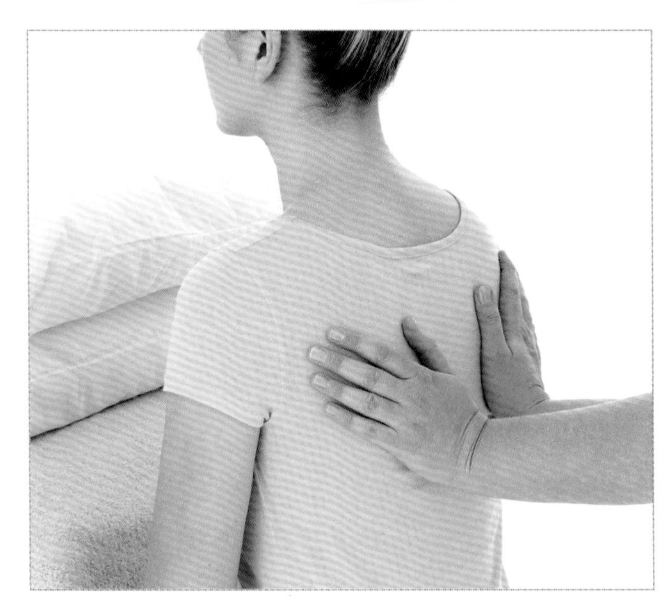

16 最後，從上往下輕撫背部，去除所有負面能量。

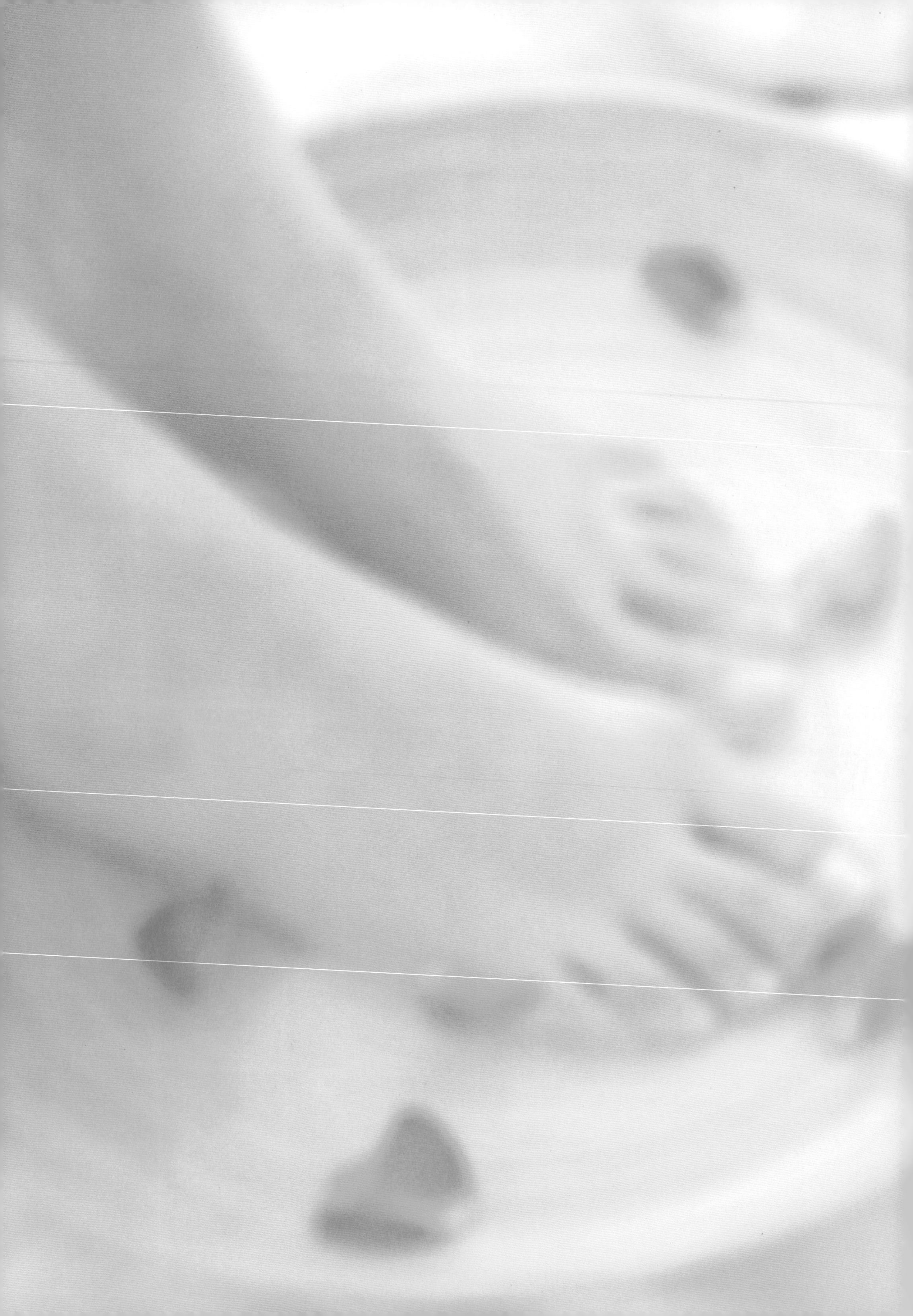

六、人體生理系統

芳療師必須對人體的解剖學（身體的構造與組成方式）與生理學（身體的運作機制）有充足的知識，才能確保芳香療程安全而有效。雖然我們總是分別從各個生理系統來對人體進行學習和了解，但各大系統之間的運作卻是互有關連的。當身體的某部分表現失常，其實是在反映整個身體的運作已經失衡。芳療師應該要從客戶的身心狀態進行整體的考量，也就是用整體療法的思維來進行治療。

細胞與組織

細胞是構成所有生物體的基本單元，也是生命最原始的形式。每個人的生命都是從這樣一個簡單的細胞開始，然後才接著分裂與繁殖。多個細胞聚集在一起，就會形成具有專門作用的組織，例如血液、肌肉或骨骼。多個組織聚集在一起，則會形成像肝臟或皮膚等器官。我們身上的每個器官都有明確的角色與分工，以維持身體正常運作。

細胞

細胞是由碳、氫、氮，再加上其他微量元素所構成的。人體中的細胞有許多種形式。細胞有許多不同的功用，其中有些跟細胞的構造或所在位置有關。

細胞結構

細胞被細胞膜所包覆，內部是漂浮著眾多小構造的液體，這些小構造叫做細胞器。在細胞的中央是細胞核，細胞核有自己的核膜。

細胞核

除了成熟的紅血球之外，人體內的每一個細胞都有細胞核。細胞核可以說是最大的細胞器，就像是細胞的大腦一樣，對於細胞繁殖扮演著重要的角色。細胞需要的訊息會儲存在 DNA 當中，因此 DNA 擁有複製增殖的重要基因訊息。DNA 以一股一股的方式纏繞成長串，構成染色體。每個人體細胞通常擁有二十三對染色體。

細胞核被一個半滲透性[28]的薄膜所包覆著，這些薄膜帶有孔洞，因此某些物質得以穿透於細胞核與細胞質之間。

細胞膜與細胞質

細胞膜細緻而具半滲透性，不僅維持了細胞的形狀，也對細胞內的物質起到保護的作用。它也負責掌管養分與廢物的進出。細胞膜的表面帶有纖毛，這些像毛髮一樣極為細小的突出構造，能幫助細胞排出不需要的廢物。

28.半滲透性即僅有某些物質能夠通過，並非所有物質都能穿透。

在細胞膜之內，則是外觀呈膠狀、半透明的細胞質。細胞質當中有各式各樣的細胞器，它們各自有獨特的功能（參見本頁方格說明）。細胞的許多化學反應，都是在細胞質中發生的。

各種細胞器

中心粒（centrioles）位在細胞質密度較高的中心體（centrosome）區域，與細胞的分裂有關。

核醣體（ribosomes）是一種極小的細胞器，由 RNA 與蛋白質所組成。核醣體負責生成蛋白質，供應細胞內外所需。

內質網（endoplasmic reticulum）由一系列的薄膜所構成，它的工作與酵素的生成及運輸有關，能協助將酵素與其他物質運出細胞。同時它也能降低有害物質的毒性。

粒線體（mitochondria）形狀如香腸一般，它就像是細胞的發電機，能將食物分子轉化為細胞所需的能量。

溶酶體（lysomes）是一群小型的卵狀細胞囊，負責生成各式各樣的酵素來抵禦有害物質。如果細胞的任何一個部位老化或受到損傷，溶酶體也負責將該部位摧毀。

高基氏體（golgi body/apparatus）附著在細胞質當中扁平的膜狀囊袋表面，負責運輸細胞生成的蛋白質，並將這些蛋白質運出細胞，或在細胞內儲存。

細胞的功能

細胞除了能組成各種具有不同功能的有機體之外，每一個細胞本身也以幾種方式進行活動。舉例來說，細胞會對外在刺激（例如溫度）做出反應，這就是所謂的細胞感應性（irritability）。細胞也會透過它半滲透性的細胞膜來吸收與分泌某些物質，這個過程就叫做細胞呼吸。

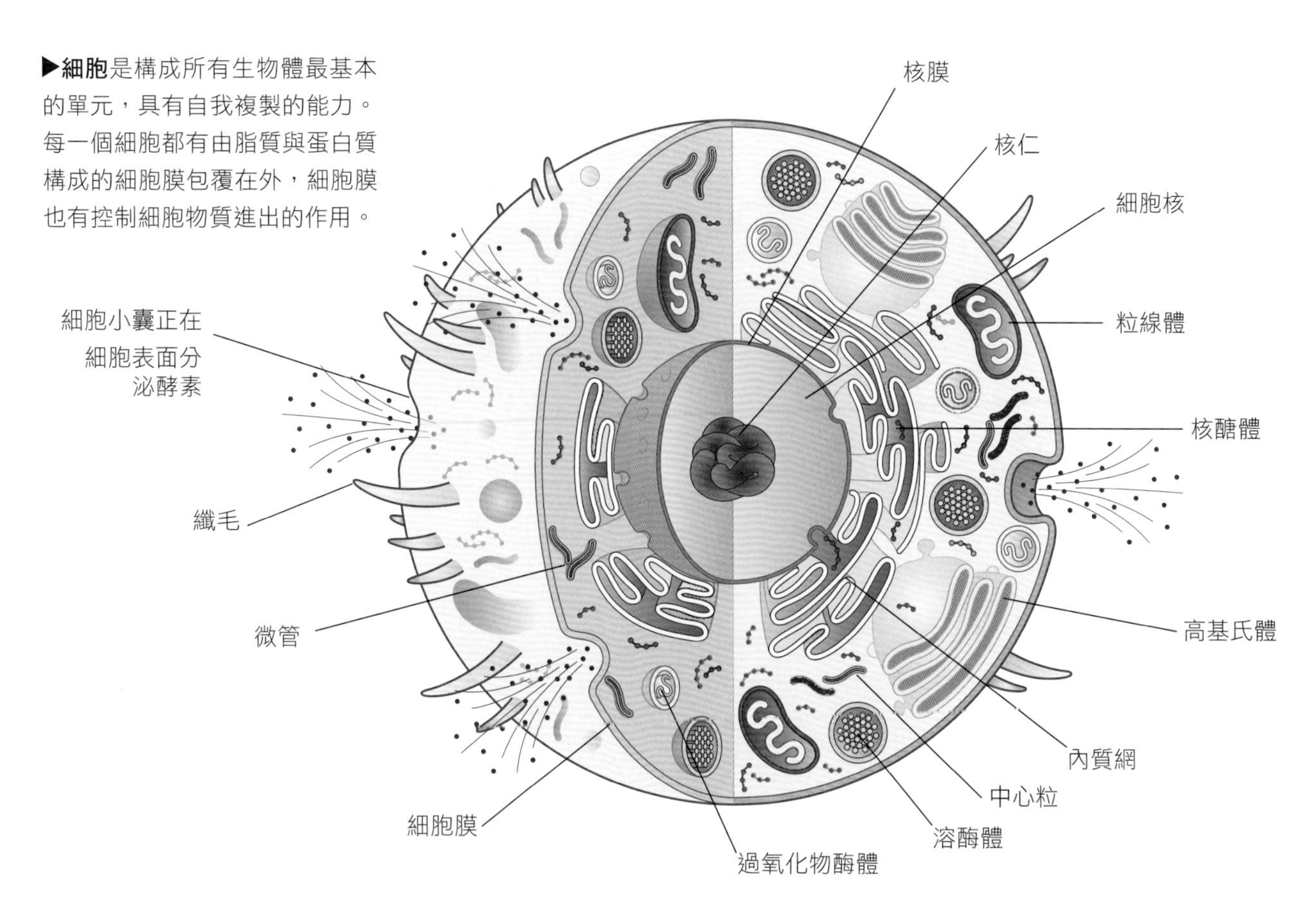

▶**細胞**是構成所有生物體最基本的單元，具有自我複製的能力。每一個細胞都有由脂質與蛋白質構成的細胞膜包覆在外，細胞膜也有控制細胞物質進出的作用。

細胞吸收的重要物質之一，就是血液中的氧氣。氧氣能讓細胞吸收或生成的其他物質轉化為能量。發生在全身細胞中的生化反應，就是所謂的人體新陳代謝。新陳代謝的過程又可分為以下兩部分：

- 合成代謝：將物質聚合起來，這是一個消耗能量的工作。
- 分解代謝：將物質分解開來，這是一個釋放能量的工作。

新陳代謝率指的是代謝工作進展的速度，速度的快慢與年齡、運動、體溫、環境溫度、甲狀腺、荷爾蒙、交感神經系統與藥物攝取有關。基礎代謝指的是維持生命所需要的最低代謝量。順帶一提，合成代謝在上午 4 點至 10 點間較為活躍，而分解代謝則在下午 4 點至 10 點之間比較顯著。

放大來看，細胞的活動狀態會反映在身體與生活之中。如果細胞不能正常運作，就會造成身體不適，或演變成疾病。

細胞分裂

細胞會不斷地進行自我複製，也就是將自己一分為二。細胞分裂的過程先由細胞核開始，接著細胞質再跟著分裂，最終形成兩個彼此極為類似的「子」細胞，這個過程就叫作有絲分裂（mitosis）。人的細胞終其一生都會不斷進行有絲分裂，用新的細胞來取代無法正常作用或已凋亡的老廢細胞，而老廢細胞最後則會剝落，或被人體重新吸收。細胞的壽命根據細胞種類而有不同，例如紅血球的壽命約有 120 天，但毛髮與肌膚細胞則比它更常進行更新。

減數分裂（meiosis）則是一種特別的細胞分裂，通常發生在生殖細胞上。當卵子在卵巢中逐漸成熟，精子在睪丸中增生時，細胞中的染色體並不會像有絲分裂那樣自我複製。在分裂過程中，這些細胞的 23 對染色體反而會彼此分離，每一對中的一條會移動到「母」細胞的另一端，於是在分裂後，每一個「子」細胞只會帶有 23 個染色體。而當卵子遇上精子，並結合成受精卵，受精卵的染色體數量就會回到一開始的 46 個，而其中一半來自父親的精子，一半來自母親的卵子。這也是為什麼每個孩子都會遺傳到父親或母親的某些特質，例如頭髮、眼睛的顏色，或是身高。

組織

當性質相同的細胞大量聚集在一起，就會形成組織。組織可以依大小、形狀與功能區分出不同類別。雖然組織有很多種類，但大致可以分為以下兩種型態：上皮組織與結締組織。

上皮組織（epithelial tissue）

上皮組織覆蓋於身體內外部的表面，能提供保護作用，也貼襯著人體內部眾多的腔體和管道。包括子宮內膜、血管內壁與皮膚，都是由上皮組織組成。

構成上皮組織的細胞彼此以一層（單層）或多層（複合）的方式緊密地貼合在一起，根據組織功能的不同，細胞排列的方式也有所不同。組織越活躍，細胞的高度就越高。

單層上皮（simple epithelium）

單層上皮組織的底端有一層基膜覆蓋著，基膜是一種不活潑的結締組織，能為上皮中的細胞供給養分。

鱗狀上皮（squamous/pavement，又稱扁平上皮）就像是人行道上扁平的石塊一樣，是一種非常順滑的黏膜，使物質可以輕易地通過。例如血管、心臟、淋巴管與肺泡內壁等都是鱗狀上皮的例子。

立方上皮（cuboidal）是由長得像立方體一樣的細胞所構成的，這些細胞負責吸收與分泌（或排泄）。例如腎小管、卵巢、甲狀腺、胰腺與唾腺等，都是立方上皮的例子。

柱狀上皮（columnar）則是由更高更寬的細胞所組成，可以在某些器官的內壁找到它。例如小腸與大腸內壁，以及胃壁和膽囊。

纖毛柱狀上皮（ciliated）是覆有細毛的柱狀上皮組織，這些細毛是一種叫做纖毛的突出構造，位在管道內側，會以單一方向推動管道內的物質。例如呼吸道與尿道都是纖毛柱狀上皮的例子。

單層上皮

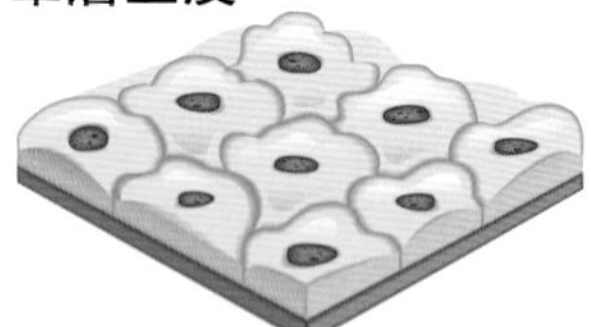
鱗狀上皮（扁平上皮）

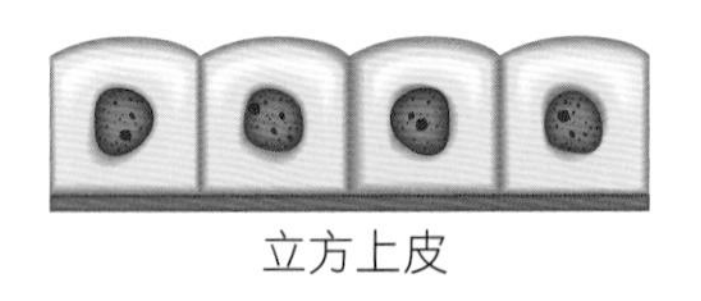
立方上皮

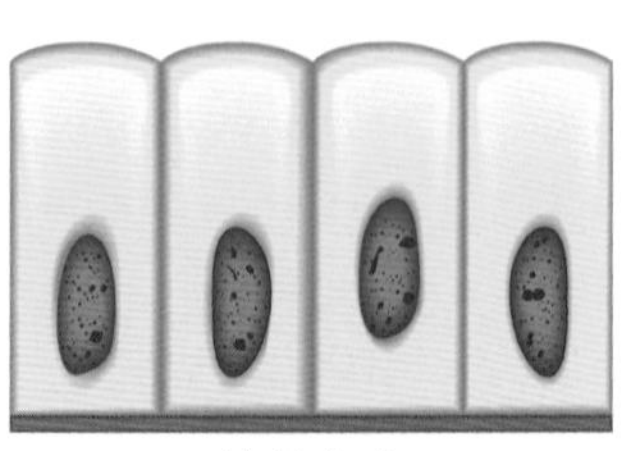
柱狀上皮

纖毛柱狀上皮

複合上皮（compound epithelium）

複合上皮主要的功能是保護下方的身體構造。構成複合上皮的細胞彼此形狀與結構都不一樣，當細胞在生長過程中朝向表層移動，細胞的形狀也會變得越來越扁平。複合上皮通常沒有基膜。

複層上皮（stratified）通常出現在潮濕或乾燥的表面，有可能因為磨損而損壞。位在乾燥表面的複層上皮，表層會包含帶有角質的老廢細胞，能為底部不斷增生的細胞提供保護，避免水分散失。人體中非角質化的複層上皮包括口腔內膜、咽頭、食道、眼結膜；角質化的複層上皮則包括皮膚、頭髮與指甲。

移形上皮（transitional）則是由許多層梨狀細胞所組成，移形上皮可以伸展、擴張，例如在器官膨脹時。移形上皮的例子包括子宮內膜與膀胱內膜。

複合上皮

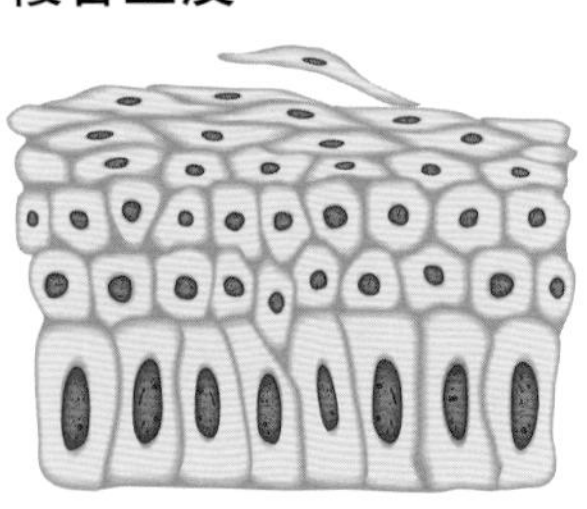
複層上皮

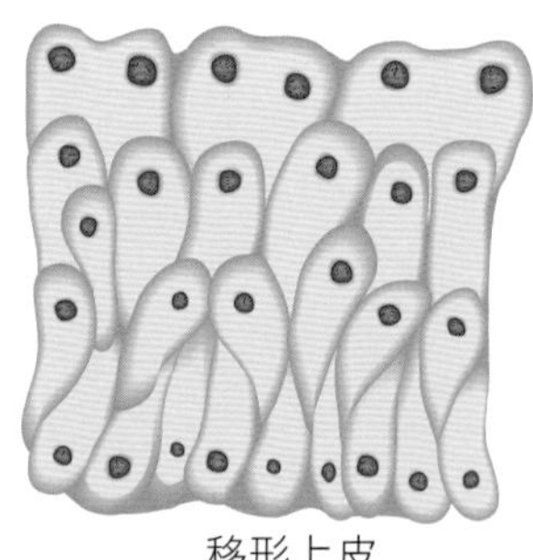
移形上皮

結締組織（connective tissue）

結締組織能將其他種組織與器官連接起來，並為身體提供支撐與保護。結締組織中的細胞排列方式比上皮組織更疏鬆，使得細胞間質（matrix）能充滿其中。細胞間質可能是像果凍一樣的半固體狀，也可能是緊密而堅硬的物質。細胞間質中的細胞與纖維，加上特定的化學分子，將決定結締組織的柔軟度或堅硬度。從堅實的骨骼到充滿彈性的肌腱以及柔軟的脂肪，都是結締組織的例子。

軟骨就是一種結實的結締組織，它的細胞間質幾乎是固體狀。軟骨又分為以下三種：

- 透明軟骨（hyaline cartilage）是一種滑順而有光澤的軟骨，通常出現在關節表面、肋骨之間，以及喉頭、氣管與支氣管的某些部位。
- 白纖維軟骨（white fibro-cartilage）通常出現在關節表面。白纖維軟骨也能作為骨骼的襯墊，例如在脊椎骨之間、膝蓋骨之間，以及髖部邊緣和肩臼等部位。
- 黃纖維軟骨（yellow fibro-cartilage）是彈性纖維穿過固體狀的細胞基質所構成的。黃纖維軟骨的例子包括耳垂、會厭與血管壁的中間層。

除此之外還有許多特別的組織類型，例如位在淋巴結與淋巴系統器官中的淋巴組織（參見第 180 頁）。血液也是一種結締組織，但因為血液中不帶有纖維，所以以液態方式呈現。

間隙組織（又稱蜂窩組織，areolar tissue）是人體中分布最廣的一種結締組織。間隙組織由纖維細胞（fibrcyte）組成，因此具有彈性，身體幾乎每一個部位都含有間隙組織。

脂肪組織（adipose tissue）是由專門用來儲存能量的特殊細胞所構成，這些細胞就是脂肪。脂肪能為身體提供阻隔、保護器官，同時能生成某些特定的荷爾蒙。脂肪當中也有許多微小的血管通過。

白纖維結締組織（white fibrous connective tissue）主要由緊密聚集的膠原纖維束所構成，這使得白纖維組織相當強韌，出現在肌腱（連結肌肉與骨骼）與韌帶（將骨骼連接在一起）當中。白纖維組織的細胞會生成膠原蛋白與彈力蛋白，分別能為組織提供韌性與彈性。

黃色彈性組織（yellow elastic tissue）是由彈力蛋白束所組成，分布在會伸縮的器官中，幫助器官在擴大後回復到原本的形狀與大小。這些纖維能延展到 1.5 倍長，放鬆之後則會回復到原本的長度。

膜

膜是由細薄的上皮細胞所組成的。它們覆蓋了人體中所有的器官與表面，能分泌特殊的汁液，降低摩擦。人體中的膜主要又分為三種：

- 黏膜（mucous membrane）覆蓋在消化道、呼吸道與生殖泌尿道的表面，提供保護作用。
- 滑膜（synovial membrane）出現在關節滑囊中（在關節凹處提供保護的囊袋）與肌腱表面，防止與骨頭摩擦可能產生的傷害。
- 漿膜（serous membrane）出現在胸腔、環繞肺部的胸膜、環繞心臟的心包以及環繞腹部器官的腹膜當中。

結締組織

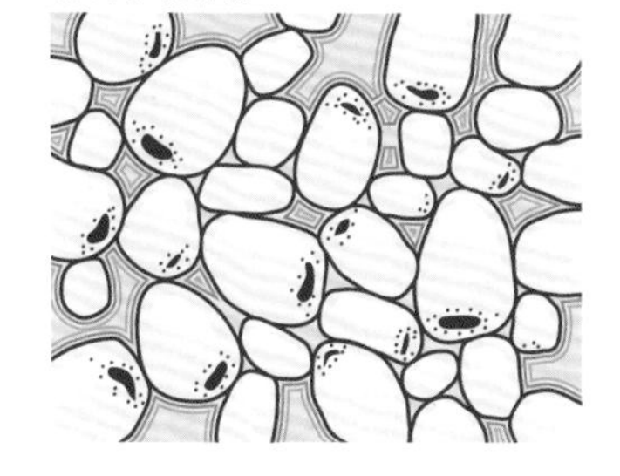
間隙組織（蜂窩組織）

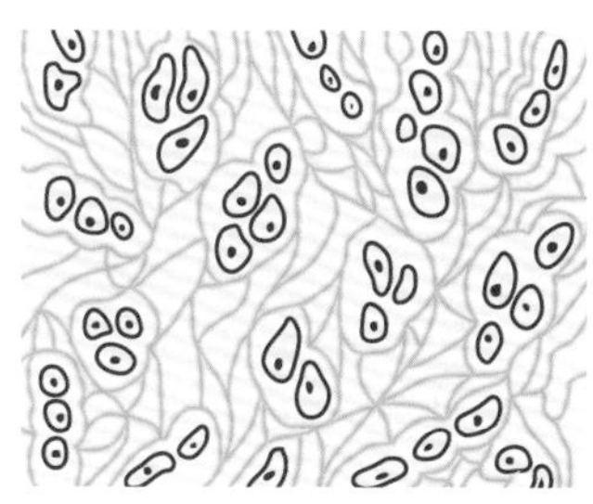
脂肪組織

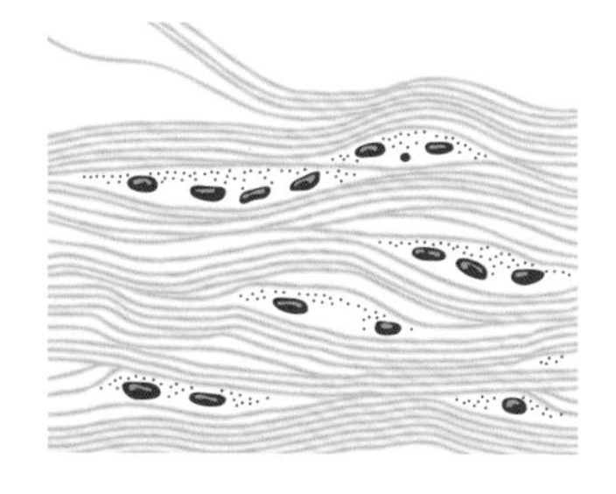
白纖維組織

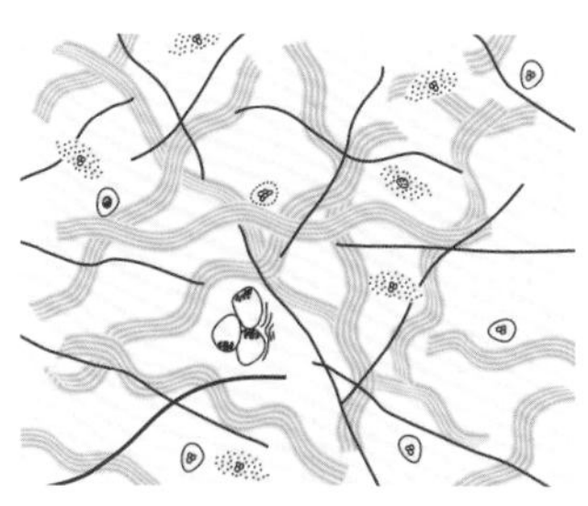
黃色彈性纖維軟骨

皮膚

皮膚是人體中最大的器官，對芳療師來說也是很重要的一個器官，因為皮膚是人體吸收精油的主要途徑之一。一個人的皮膚狀態通常可以反映出他的整體健康情況。

皮膚的構造

皮膚遍布身體表面，對外形成一道防禦線。皮膚的顏色與種族、個人因素、季節、身體部位與年齡有關。不同部位的皮膚厚薄程度也有所不同，嘴唇與眼瞼是人體當中最薄的皮膚。

當我們用顯微鏡來檢視皮膚時，會看到它的表面布滿了十字型的紋路，還有細緻的毛髮，以及幾乎無法以肉眼看見的孔洞（也就是汗腺的開口）。當然還有毛孔，也就是皮脂腺分泌皮脂的開口。

皮膚的構造有兩層：表皮與真皮。皮膚會不斷地更新再生，在真皮層底部的細胞會增生並向上移動，直到最後成為老廢細胞死去、剝落。完整的皮膚更新過程大約需要 6 周的時間。

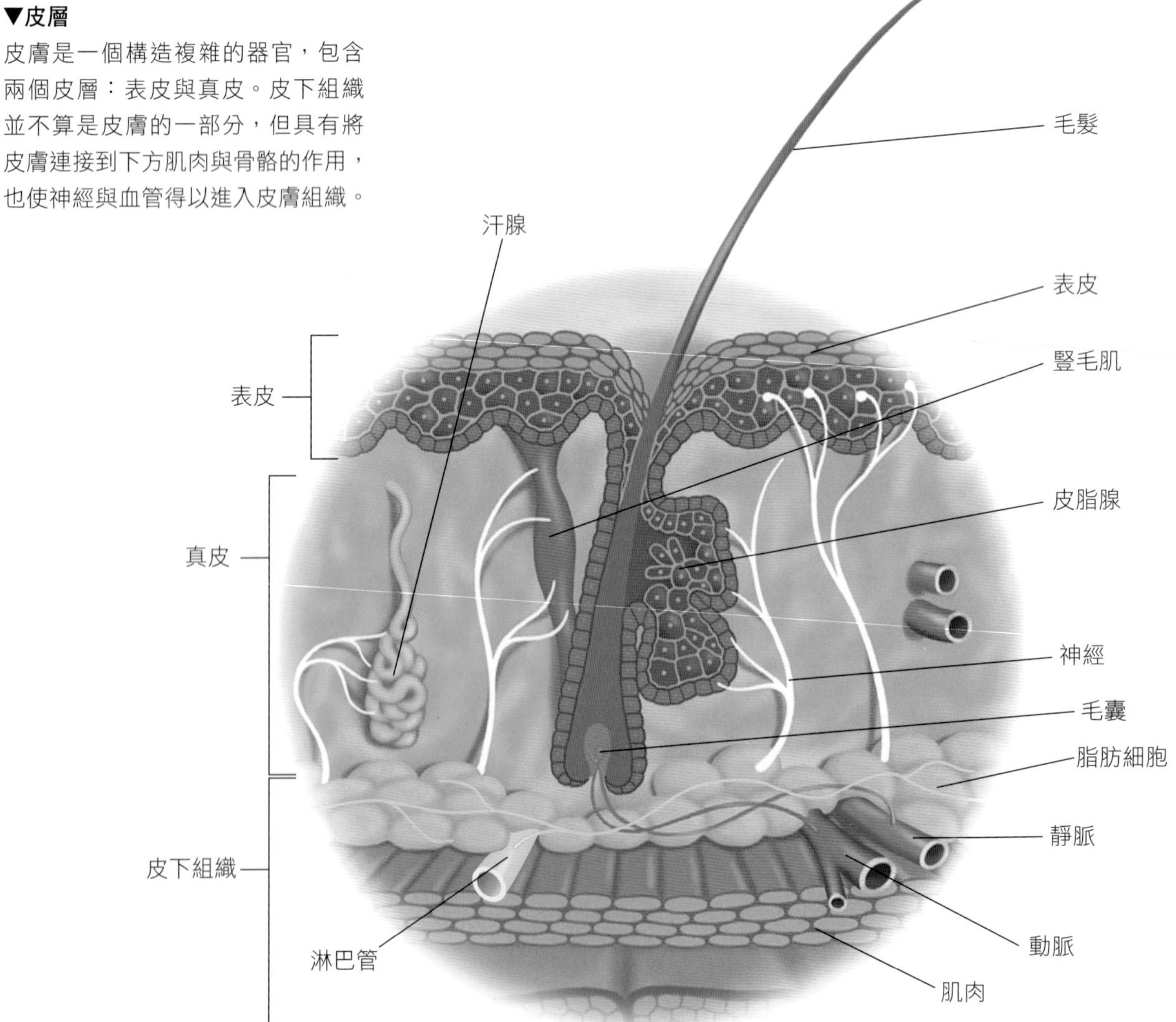

▼皮層
皮膚是一個構造複雜的器官，包含兩個皮層：表皮與真皮。皮下組織並不算是皮膚的一部分，但具有將皮膚連接到下方肌肉與骨骼的作用，也使神經與血管得以進入皮膚組織。

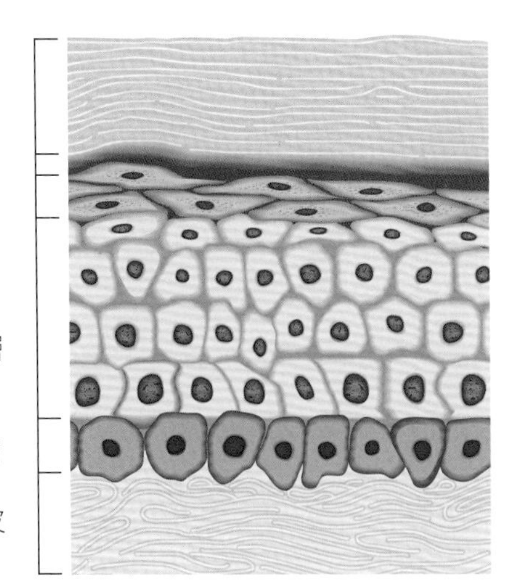

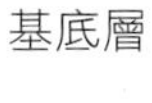
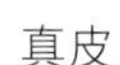

表皮（epidermis）

表皮為皮膚最表面的皮層。手掌與腳底的表皮是全身上下最厚的。表皮沒有血管或神經末梢通過，不過較深的幾層表皮，則在孔隙間分布流動的淋巴液。

- **基底層（或稱生發層，basal/ germinative layer）**是介在表皮與真皮之間，持續進行著細胞分裂的皮層。在基底層中，有一種叫做黑素細胞（melanocyte），它能生成黑色素，形成膚色。當皮膚暴曬在太陽底下時，會增加黑色素。
- **馬爾匹基層（或稱棘狀層，malpighian/ prickle layer）**之所以叫做棘狀層，是因為這個皮層中的細胞都是短小如棘刺一樣的突出物，能與鄰近細胞互相接觸。這些細胞非常活躍，它們的細胞質更為稠密，並且含有許多不同的物質（膽固醇、胺基酸等）。
- **粒狀層（stratum granulosum）**布滿了扁平的粒狀細胞，由於細胞核已接近生命尾聲，因此形狀趨於卵形。而細胞質中含有透明角質顆粒（granules of keratohyaline），是一種能穿透角質、軟化角質的脂肪性物質。
- **透明層（stratum licidum）**中充滿著同質的透明細胞。細胞的凋亡就是發生在透明層當中。
- **角質層（或稱角狀層，stratum corneum/ horny layer）**是由扁平、乾瘦、無細胞核的廢死細胞所組成。這些細胞經常會在受到摩擦後剝落。角質層是一個非常有效的防護傘，能防止組織水分散失。

真皮（dermis）

真皮在英文中還有兩種別稱，分別是「cutis」與「true skin」。皮膚中的血管、淋巴管、神經、汗腺、皮脂腺與毛囊都分布在真皮層當中，而男性的真皮層又比女性更厚。真皮層主要的功能是為皮膚提供支撐、韌度與彈性。真皮層又可分為靠近表面的乳突層，與位在下方的網狀層。乳突層（papillary layer）就在表皮的下方，豐厚的細胞間質中嵌著細小的膠原纖維和彈力纖維等組織。乳突層的乳突構造中，有微血管與觸覺神經末梢通過。網狀層（reticular layer）則是由密密麻麻的粗糙纖維所構成，其中有些甚至深入更深層的皮層，使皮層緊密地連結在一起。血管和這些纖維以稀鬆的方式互相纏繞，因此使血管保有舒張與收縮的空間。

真皮層包含著許多不同的纖維組織，決定了皮膚的質感與強韌度，例如：

- **膠原纖維（collagen）**是由纖維組織母細胞所生成的細胞，是一種堅硬而無彈性的白色蛋白質纖維，呈束狀，與皮膚表面平行。為皮膚提供韌度。
- **彈力纖維（elastin）**也是由纖維組織母細胞所生成的纖維細胞，是一種黃色的蛋白質纖維，讓皮膚有伸展與回彈的彈性。是一種多分支的纖維網絡。
- **網狀纖維（reticular fibres）**則是由膠原蛋白生成的纖維組織，也為皮膚提供支撐力。

真皮層中有大量的血管通過，這些微血管形成了精密的網絡，能為汗腺、毛囊與真皮層本身提供所需的養分與氧氣。這個血管網絡也負責為表皮提供養分和氧氣，因為表皮層中並沒有血管通過（參考第 174 頁）。淋巴管也在真皮層及表皮的底層形成了網絡。通常淋巴管會沿著靜脈分布。

皮下層（皮下組織）（The subcutaneous layer/ hypodermis）

皮下層只是一層脂肪組織，當中分布著和真皮層一樣的膠原纖維與彈力纖維。動脈與靜脈必須穿過皮下層才能進入皮膚當中。皮下層決定了我們的體形輪廓，也作為保護的襯墊，同時也是能量的儲存之處。皮下層的深度會根據年齡、性別與健康狀態而不同。它的脂肪細胞能為身體提供阻隔，減少體溫散失。其中的網隙組織與脂肪組織則具有吸震的作用，支撐著其他更脆弱的身體構造（例如血管或神經末梢）。在皮下層的下方，則是真皮下肌肉層（subdermal muscle layer）。

皮膚的作用

皮膚除了作為人體的防水屏障之外，還有許多實用的功能。

提供保護

皮膚為身體深處更細緻的結構組織提供了保護，同時皮膚也是抵禦微生物和有害物質侵襲的屏障。皮膚的抵禦作用來自它的弱酸性。當汗水與皮脂在皮膚表面彼此混和（見第 167 頁說明），就會形成一個酸性保護膜，能防止有機體孳生。皮膚生成的黑色素（見第 165 頁）也具有保護作用，可以為身體阻擋陽光中危險的紫外線。

吸收與排泄

皮膚具有吸收精微物質，並抗拒其他物質的能力，這對芳香療法來說格外重要。在第 2 章（第 34 頁）我們已經解釋過皮膚如何發揮這項功能，並且對人體帶來什麼樣的影響。皮膚也是一個微型的排泄系統，能透過排汗將身體中的廢物與毒素排出體外。

感知

皮膚中的感覺神經末梢會將影響皮膚的環境訊息傳遞到大腦，包括觸感、壓力、冷或熱。它們也會在遭受到不舒服或疼痛的刺激時，驅動身體的反射動作，以免受到更多傷害。

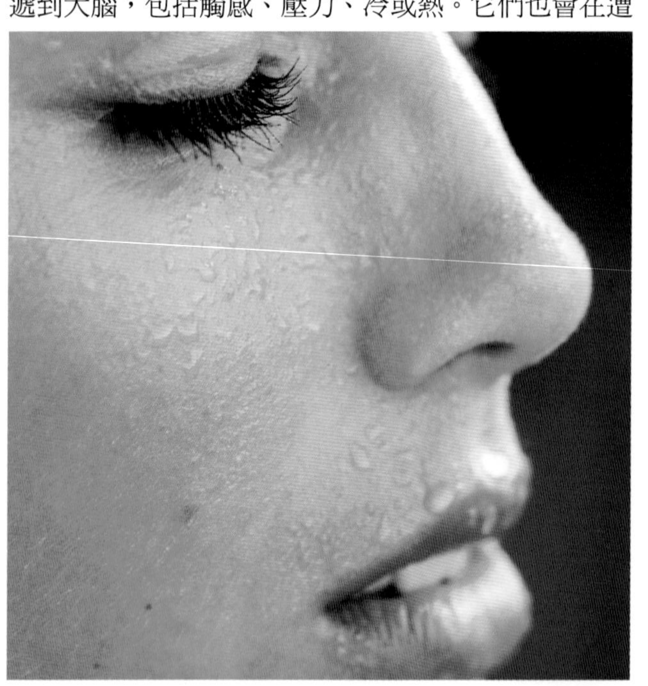

◀**透過汗腺排汗**是皮膚調節體表溫度的方式之一。當汗水在皮膚表面蒸發，會產生清涼感。

皮膚的酸鹼值

酸鹼值是測量酸性或鹼性等級的方式，數值範圍介於 0 到 14 之間，7 代表中性。酸鹼值的數字越高，表示所測物的鹼性越強。皮膚的酸鹼值介於 4.5 到 6 之間，表示皮膚是弱酸性的。

調節體溫

皮膚能調節體表溫度，並維持體內熱度，體溫的平衡也是一種體內平衡（homeostasis）（可參見第 195 頁的說明）。調節體溫的方式包括透過汗腺排汗，以及真皮層內的血管收放（血管舒張與血管收縮）。當體溫升高時，靠近皮膚表面的微血管會擴張，使流經體表的血流量增加，於是熱能就會透過傳導與發散等方式散失。這就是為什麼當我們感到熱的時候，原本素白的皮膚會突然發紅。當大量的汗水在體表蒸發，也能帶來清涼的感受。而當體溫降低時，身體就會出現完全相反的反應。

合成維生素 D

皮膚中含有一種脂肪性物質（一種經過改性的膽固醇分子），能將陽光中的紫外線轉化為維生素 D。這些維生素 D 會透過血液在身體中循環，在身體生成骨骼與維護骨骼功能時，會與鈣和磷一起被身體所用。當下使用不到的維生素 D 會被儲存在肝臟當中。兒童如果缺乏維生素 D，會導致骨骼鬆軟，出現容易骨折或畸形的軟骨病（rickets）。發生在成人身上的類似病狀叫做軟骨症（Osteomalacia）。

毛髮與腺體

皮膚裡還有許多鑲嵌在內的構造，這些構造也會影響皮膚的功能。

毛髮

毛髮是從毛囊當中生長出來的，毛囊是表皮細胞中一個囊狀的凹地。在毛囊根部，有一個叫做球部細胞（或稱毛球，bulb）的細胞群，當新細胞增生，舊有的細胞就會被向上推，遠離了營養來源之後，這些細胞就會凋亡成為角質，而這些從皮膚表面衍生出來的角質細胞就成了毛髮。

人體全身上下都有毛髮覆蓋，除了手掌與腳掌以外。毛髮能保護肌膚，有助於維持皮膚溫度，並協助觸覺感知。毛髮的顏色與黑色素有關：當毛髮中的黑色素被細小的氣泡取代，毛髮就會是白色的。

此外，在毛囊根部，還有一條小小的平滑肌以特定的角度貼附著，這條肌肉叫做豎毛肌。豎毛肌的作用就像它的名字一樣，讓毛髮能在寒冷或恐懼的狀態下豎立起來。

汗腺

汗腺的分布範圍很廣，但是在掌心、腳底、腋下與鼠蹊部最為密集。汗腺又分為兩種：小汗腺（或稱排泄汗腺），以及大汗腺（或稱頂泌汗腺）。小汗腺的開口位於皮膚表面，大部分的汗腺都屬於小汗腺；大汗腺的開口則在毛囊當中，只出現在鼠蹊部與腋下。大汗腺到了青春期才會開始活動，並且會排出帶有油脂的分泌物，如果這些分泌物被皮膚表面的微生物分解，就會變成不雅的體味。

當我們體溫過高或面臨恐懼的狀況時，交感神經會刺激汗腺分泌汗水，不過汗腺最重要的功能還是在於調節體溫（見第 166 頁說明）。汗水的分泌量是由內分泌系統中的大腦下視丘所掌控的（見第 196 頁）。

皮脂腺

皮脂腺是一種具有分泌功能的上皮細胞，與毛囊來自同一個組織。皮脂腺會分泌一種包含油脂與膽固醇的油性物質，也就是皮脂，皮脂會進入毛囊，能讓毛髮柔軟而光亮。皮脂腺的數量在頭皮與臉部最多，胸部與背部也有部分皮脂腺分布其中。皮脂為皮膚帶來防水的作用，同時也能作為消滅細菌與黴菌的媒介。它也能避免皮膚乾裂，尤其在高溫曝曬的情況下。當身體釋放出特定的荷爾蒙，就會刺激皮脂分泌。

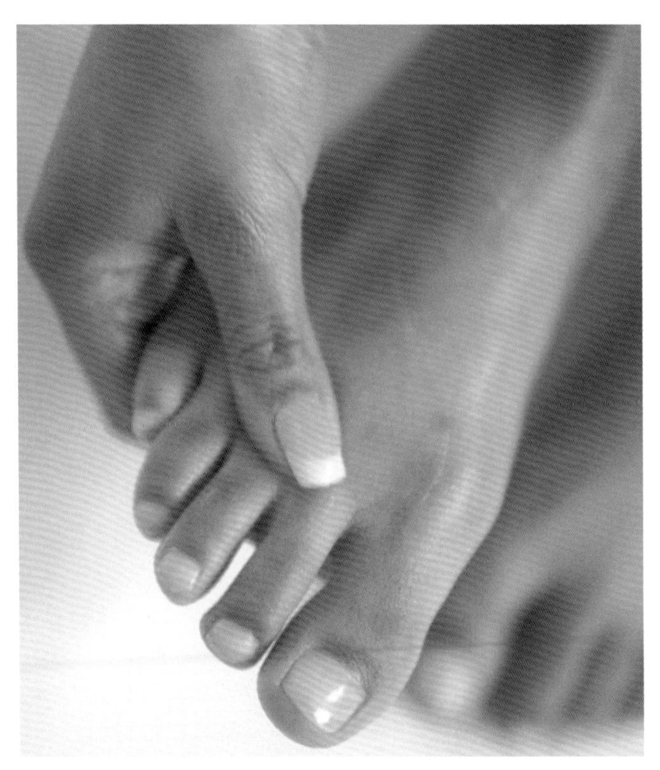

▲**構成手指甲和腳指甲**的細胞與表皮和毛髮相同，所以精油也能對指甲產生良好的效果。蛋白質與維生素 A 是保養指甲最重要的營養成分。

指甲

指甲的構成細胞與表皮和毛髮相同，不過指甲是一種堅硬、角狀的老廢角質細胞。每一片指甲都是從表皮基底層中的甲床生長出來的，指甲根部覆蓋著半球形的護膜，也就是指甲弧影。

手指甲的生長速度比腳指甲快，同時當環境溫度較高，指甲也會長得較快。覆在四肢最末端的指甲具有防禦的作用，能保護手指與腳指尖的血管和神經。指甲也可以透過下方的神經來傳遞觸感訊息。

芳香療法如何提供協助

皮膚的症狀通常反映的是內在深層的問題，芳香療法是一種整體療法，在治療皮膚疾病的時候必須將此列入考量。芳香療法可以處理皮膚問題，但可能需要時間才能見效。

芳香療法可以處理的症狀包括以下：

- 皮膚乾燥：可以使用的精油包括天竺葵、橙花、德國洋甘菊、依蘭、玫瑰與玫瑰草。
- 皮膚出油：可以試試檸檬、天竺葵、苦橙葉、雪松與檀香。
- 香港腳：可以用茶樹精油泡腳治療，或是直接以純油滴在化妝棉上擦拭患部。

精油是以非常微小的有機分子所構成的，因此能透過毛囊或汗腺管擴散到皮膚組織，再接著穿透微血管，進入身體的循環系統。擴散的速度會根據體表面積、基底油的濃稠度（黏性）以及精油的揮發程度而有所不同。

配合芳香按摩能增加皮膚的精油吸收度，而由於精油普遍具有抗菌防腐的特質（某些精油也能抗黴菌或各種細菌，例如茶樹或羅文莎葉），因此芳香按摩也能協助皮膚的防禦作用。

精油也有助於抗老，例如像乳香或橙花等精油，都具有幫助皮膚細胞再生的作用，因此也被認為是一種細胞再生劑（cytophylactic）。

此外，天竺葵能同時調節油性肌膚與乾性肌膚的皮脂分泌。

案例 1：濕疹

布蘭達的兩個孩子（6 歲的摩根與 8 歲的蘇菲）都患有先天性遺傳濕疹，症狀是在手肘與膝蓋後側出現搔癢與發炎的症狀。摩根連眼瞼也會發癢難耐，抓破之後更是一碰就疼。壓力似乎是使蘇菲症狀發作的情緒因素，她總是非常疲倦、愛哭，尤其是在放學回來以後更為嚴重，晚上也會因為患部搔癢而無法入睡。布蘭達曾帶著 2 個孩子去看醫生，醫生建議她們先忌食乳製品，並為她們進行了過敏原測試。

精油選擇

羅馬洋甘菊與天竺葵具有良好的消炎作用，真正薰衣草則是廣效的舒緩劑與抗壓劑，再加上甜馬鬱蘭與檀香，就是一個有助於一夜好眠的強力組合。

基底油調配 1：眼瞼搔癢

胡蘿蔔浸泡油 8ml
小麥胚芽油 4ml
上述基底油具有舒緩安撫的作用，使用時輕輕地擦在眼瞼上。

精油調配 2：皮膚搔癢與壓力

上述基底油 10ml
羅馬洋甘菊 1 滴
真正薰衣草 1 滴
天竺葵 1 滴
總共 3 滴，濃度 1.5%。每天使用 2 次，連續使用 2 周。

精油調配 3：助眠

甜馬鬱蘭 2 滴
檀香 1 滴
真正薰衣草 2 滴
在室內擴香 2 小時，幫助放鬆。

治療方式

摩根與蘇菲每週前來診所 2 次，連續 2 周，不過大部分的治療都是在家中進行。

後續照護

因為摩根與蘇菲年紀還小，所以調入精油的按摩油只使用 2 周就不再繼續，但之後她們仍持續使用基底油配方來改善膚質。此外，用等量的羅馬洋甘菊與大馬士革玫瑰純露製成噴霧，也相當有效，只要感到有需要就可以隨時噴灑，比起精油，純露更適合兒童使用（參見第 41 頁關於純露的介紹）。

治療結果

布蘭達在採取更健康的生活方式之後（包括攝取大量新鮮蔬果均衡飲食、多喝水、降低壓力、時不時使用上述芳療配方進行調理），發現孩子們的濕疹已經很少發作了，雖然不可排除還是有復發的可能性。

案例 2：青春痘

喬治今年 17 歲，長青春痘的情況非常嚴重：他的皮膚已經嚴重發炎，布滿黑頭粉刺、丘疹與膿包。他的醫生幫他進行了一次抗生素療程，期間狀況確實有好轉，但當療程結束就又復發了。喬治對自己的皮膚狀況感到束手無策，他也認為課業壓力與家庭壓力可能是使皮膚出現狀況的因素之一。

精油選擇

許多精油都非常適合用來消除感染、降低油脂分泌、減少疤痕、促進皮膚組織新生。其中最有效的是綠花白千層、茶樹與檸檬，因為他們有很強的抗菌性。佛手柑與苦橙葉則具有收斂的作用，而真正薰衣草有安撫和療癒的作用。天竺葵能平衡身心，也能調節皮脂分泌。

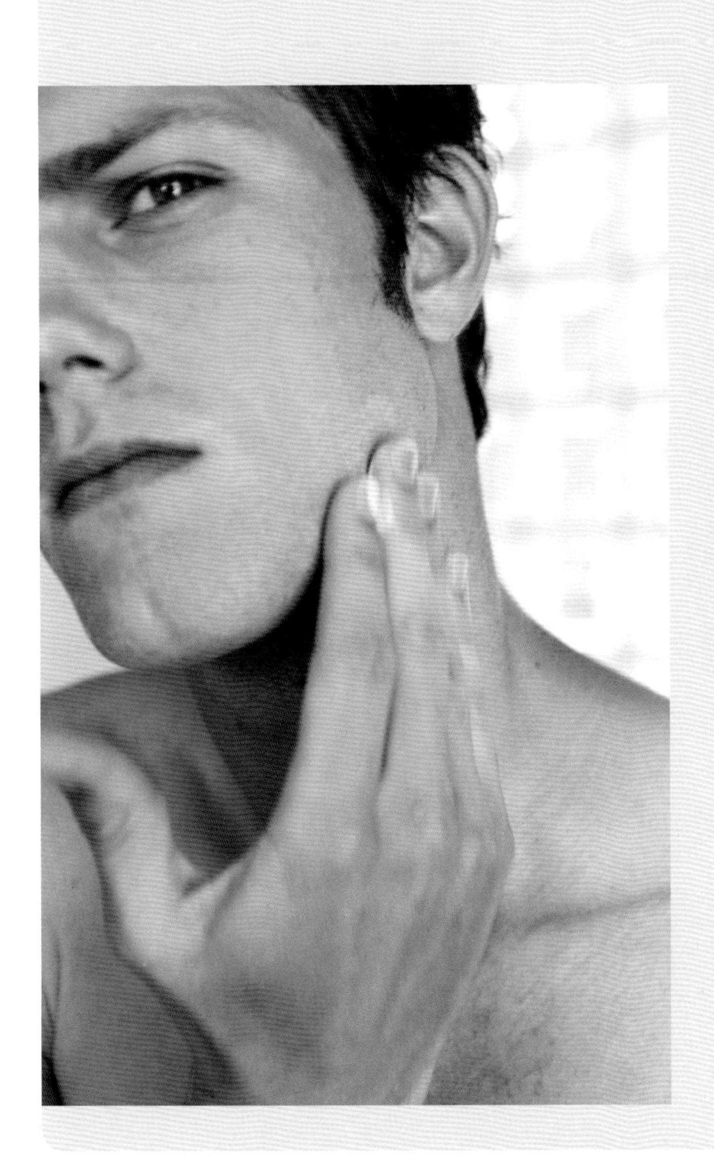

精油調配

荷荷芭油 10ml（適合用來控制過度分泌的皮脂，並防止皮脂堆積）
真正薰衣草 2 滴
天竺葵 1 滴
佛手柑 2 滴
總共 5 滴，濃度 2.5%

治療方式

按摩紅腫的青春痘會使症狀加劇，所以我們改在患部使用敷布。剩餘的按摩油則塗在狀況不那麼嚴重的部位，以防止情況惡化。此外，我們也將茶樹精油滴在化妝棉上，直接敷在紅腫的部位，這麼做可以強效殺菌，並直接對皮脂腺發揮作用（使用茶樹精油時必須小心，直接塗抹精油的效果比稀釋後使用來的好）。如此一直持續，直到痘痘消腫、收乾。接著，再加入其他如杜松漿果、葡萄柚與迷迭香等精油，來排除體內毒素。

後續照護

我們叮嚀喬治千萬不可擠壓粉刺與痘痘，同時也為他提供了飲食和運動方面的建議。他必須避免食用過度加工的食品，也就是含有飽和脂肪酸與精製糖類的食品，以及碘含量較高的食品（例如壽司捲與帶殼海鮮）；此外，多多攝取含鋅與維生素 A 的食物。同時，我們建議他每天在固定時段抽出 15 分鐘的時間，找一個空氣清新的地方散步（不建議他跑步，因為出汗也可能使症狀加劇）。晚上，則建議他使用真正薰衣草與羅馬洋甘菊精油泡個熱水澡，以紓解壓力。

治療結果

喬治每週至少會來診所進行 2 次治療，1 個月過後，狀況有了大幅的改善，這也表示他對自己越來越有自信了。我們用以上治療方式，加上輕柔的皮膚清潔療程，8 周之後，喬治的痘痘問題便一掃而空。

◀**像青春痘這樣的皮膚問題**，可以透過芳香療法改善，甚至根除。

呼吸系統

人體中因為有肺臟及相關的氣體通道，因此氧氣與二氧化碳得以進行氣體交換，進而維持生命。而呼吸系統除了呼吸之外，也與偵測氣味、說話與調節體內酸鹼值有關。

上呼吸道

人體若要正常運作，就必須有源源不絕的氧氣提供給細胞，細胞利用氧氣釋放能量，並將不需要的二氧化碳排出，這個過程稱為細胞呼吸。

氧氣是從鼻子開始進入人體的。當我們吸氣時，鼻孔會過濾吸入的空氣，並讓空氣變得溫暖、濕潤。鼻孔內部多虧有一層覆有纖毛（鼻毛）的上皮黏膜，能阻擋空氣中的細菌與灰塵。這層上皮組織也會分泌稠厚的黏液，它具有保護的作用，能防止灰塵和細菌進入喉部或肺部。

當空氣通過鼻子，就會進入鼻咽，也就是位在鼻子後方、鼻腔上部，內有黏膜的構造。咽頭是氣體與食物共用的通道，但兩者不能同時通過咽喉，否則就可能噎住或嗆到。

喉頭則連接了咽頭與氣管，是一個短小的漏斗狀通道。聲帶就位在喉頭當中，當氣體通過聲帶就能發出聲音。喉頭的上方有一片葉瓣狀的組織，叫作會厭（epiglottis），它能讓食物在吞嚥時不會誤入氣管當中。氣管能將氣體從喉頭帶入肺部，它是一個由C型軟骨環所包覆的管狀結構，這些軟骨環能確保氣管通道維持暢通。氣管一路向下穿過胸腔，連接到支氣管，並將氣體送至肺部。

肺臟

空氣能透過支氣管進入肺部的兩側。右支氣管比左支氣管更大，也更直。兩條支氣管都會再細分出更窄小的網狀通道，也就是小支氣管。小支氣管還會在肺部再分出更小的支氣管。

肺臟分為兩側，左肺的體積比右肺小，因為它必須與心臟共享胸腔的空間。肺臟是一種錐形的多孔器官，左肺與右肺都各自由一種特殊的黏膜包覆著，這層黏膜叫作胸膜。胸膜有兩層，由一種類似淋巴液的特殊液體在其中扮演潤滑的角色，讓兩層膜的表面在呼吸進行時，能夠順暢的滑動。

肺臟當中有大量的血管通過，所以看起來是粉紅色的。細密的小支氣管構成了一個可觀的網絡，支氣管的尾端會通到一種叫作肺泡的小型氣囊，數量可達上百萬個。肺泡是以枝葉的方式排列，就像一串串葡萄一樣。肺泡周圍有著一樣可觀的微血管網絡，叫作肺微血管。肺泡中的氣體與血管中的血液只以非常細薄的肺泡壁相隔，因此氧氣與二氧化碳能輕易的穿越，進行氣體交換。

肺臟內的氣體交換

當我們吸氣時，氧氣透過口鼻進入了人體。接著它穿過氣管、支氣管，到達肺泡，然後透過肺泡中濕潤的薄膜擴散出去。富含氧氣的空氣在肺泡周圍的肺微血管網絡中與血液相遇，氧氣穿過肺泡周圍具滲透性的黏膜之後，會被血液中的紅血球帶走。這個富含氧氣的血液會進入心臟，然後透過心臟的泵血作用（pumping），傳遞到全身細胞當中。而全身上下經由細胞呼吸而產生的二氧化碳，則會以相反方向從微血管壁滲入肺泡中，接著穿過支氣管與氣管，然後從口或鼻呼出體外。

幫助呼吸的肌肉

在兩側肋骨之間，有兩組分別稱為內肋間肌與外肋間肌的肌肉，負責在人體進行吸氣與呼氣時，將胸腔提高或下移。

橫膈膜是一個圓頂狀的肌肉薄膜，能將胸腔與腹腔區隔開來。橫膈膜上有三個開口，分別讓食道、主動脈與腔靜脈通過。

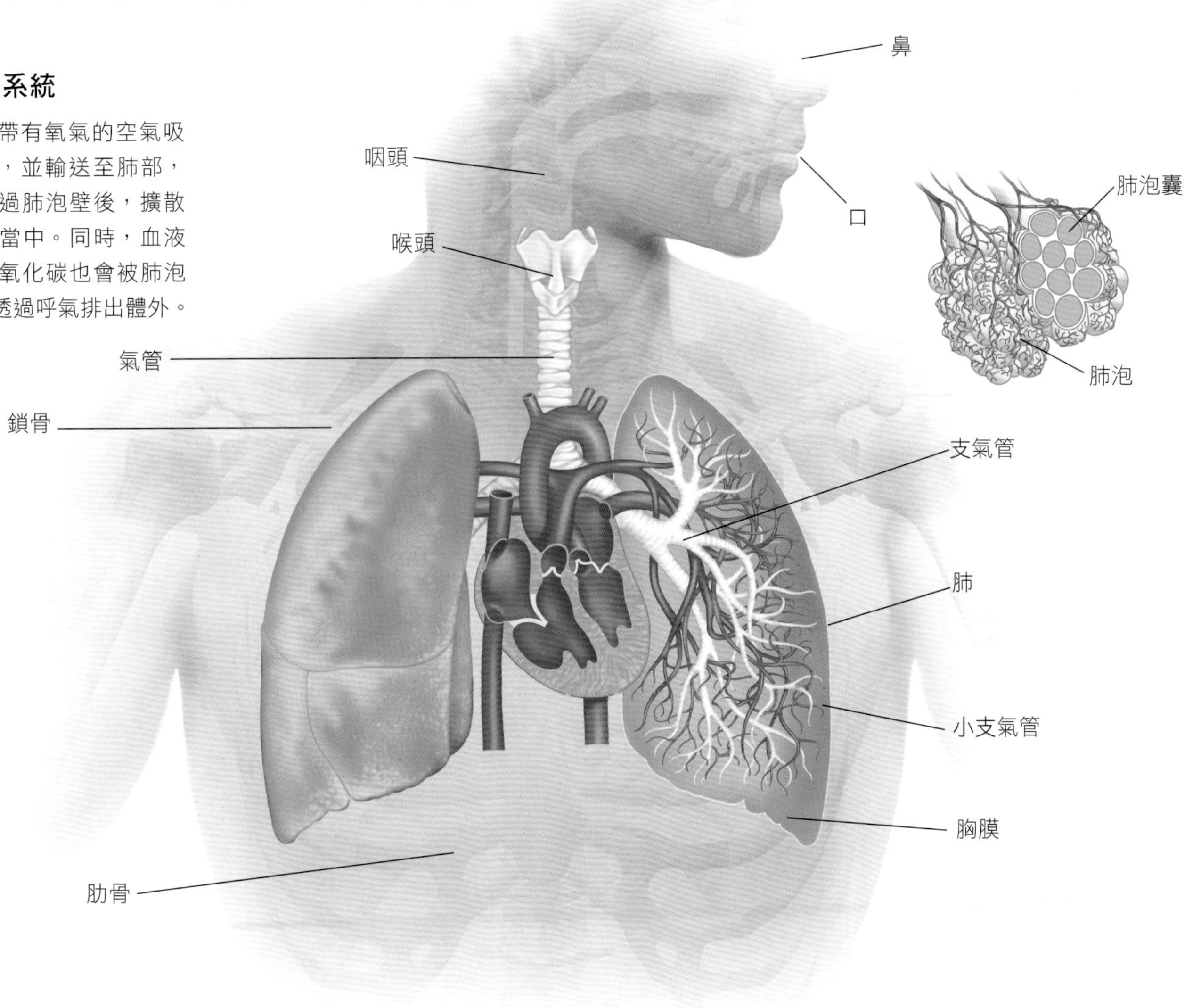

▶呼吸系統

口鼻將帶有氧氣的空氣吸入人體，並輸送至肺部，氧氣穿過肺泡壁後，擴散到血液當中。同時，血液中的二氧化碳也會被肺泡吸收，透過呼氣排出體外。

人體的吸氣動作包括肋間肌收縮、肋骨上移外擴，橫膈膜向下收縮呈扁平狀。透過這樣的動作能使胸腔空間增大，壓力減少。而在呼氣時，肋間肌放鬆，橫膈膜也放鬆，並回到原本的圓頂形狀，肋骨回到原位。這樣的動作將使胸腔空間減小，肺部氣壓增加，因此能迫使氣體排出。

調節呼吸

人類可以透過意志來控制一部分的呼吸動作，但呼吸基本上仍是一種無法隨意掌控的化學或神經性行為。可隨意控制的是像說話或歌唱等與呼吸相關的活動，而無法隨意控制的呼吸活動，則是由延腦中的神經細胞，也就是所謂的呼吸控制中樞來負責掌控。除此之外，主動脈與頸動脈血管壁當中的化學感應器也能掌控人體的呼吸。

呼吸系統的其他功能

如前文所述，我們能夠說話是因為氣體通過了聲帶。這就是為什麼當我們喘不過氣時會無法說話（例如在高速奔跑的狀態下），也是為什麼對歌手來說，掌握呼吸方式是如此重要的一件事。呼吸系統對芳香療法來說也非常重要，因為嗅覺也是呼吸的一部分，是一種讓我們感知到不同氣味的能力。這部分在本書第 2 章（見第 32 頁）已有詳細的說明。呼吸也是身體調節血液酸鹼度的方式之一。二氧化碳呈弱酸性，因此當身體系統當中累積過多的二氧化碳（通常是因為肺部或呼吸系統出現疾病），就有可能造成呼吸性酸中毒（respiratory acidosis）。

呼吸系統常見疾病

一般感冒、流行性感冒與扁桃腺炎等病毒感染都會影響到呼吸系統，除此之外，妨礙呼吸的疾病或症狀將會造成全身性的影響。

氣喘

呼吸道氣喘又分為兩種：外因性氣喘（體質過敏或遺傳性過敏）和內因性氣喘。這兩種氣喘都會導致支氣管中的黏膜與肌肉層增厚，分泌黏液的腺體增大。氣喘發作時，支氣管壁肌肉會痙攣、收縮，腺體分泌出大量黏液，進而縮減氣體通道。吸入的氣體量仍能維持正常，但卻只能呼出一部分的氣體。氣喘發作的持續時間短則幾分鐘，長則可達幾小時之久。

過敏性反應

舉例來說，花粉症就是一種對外界抗原（即能刺激身體出現免疫反應的物質，如花粉、塵蹣）過度敏感，導致身體出現反應，致使呼吸道過敏的症狀。

急性鼻竇炎

鼻竇是位於臉骨當中的一種空腔構造，當鼻竇內側黏膜發炎或阻塞，就會產生疼痛。通常是因為鼻腔或咽頭的微生物蔓延擴散所造成的。

支氣管炎

支氣管炎是一種細菌感染，通常是一般感冒或流行性感冒的症狀之一。支氣管炎可能是急性，也可能是慢性。慢性支氣管炎是一種慢性發炎的疾病，可能形成的因素有許多，例如抽菸或空氣汙染。

肺氣腫

這是一種阻礙肺功能的慢性疾病，會導致小支氣管、肺泡管與肺泡膨脹擴張，並且無法還原。

扁桃腺炎

病毒與細菌是導致扁桃腺與咽頭壁發炎的常見原因。

案例 1：肺氣腫

索妮雅今年 80 歲，由於年輕時是重度的吸菸者，目前她的心肺功能已出現問題。她的呼吸困難，需要倚賴儀器協助供氧。

精油選擇

乳香能使呼吸深長，尤加利則能清理上呼吸道，此外，安息香是很好的袪痰劑。其他可以使用的精油還包括薑、歐洲赤松與苦橙葉。

精油調配

金盞花浸泡油 10ml，加上精製酪梨油 10ml
尤加利 2 滴
乳香 2 滴
安息香 2 滴
6 滴，濃度 3%（適合索妮雅的年紀使用）

治療方式

每天用按摩油輕柔地按摩她的胸部與背部。

後續照護

用精油在臥房中進行短時間的擴香（每次不可超過 1 小時），也發揮了很好的作用。可以用來擴香的精油包括歐洲赤松或百里香。

治療結果

按摩油確實舒緩了她的呼吸不適，也讓索妮雅晚上睡得更好了。

案例 2：鼻竇炎

愛娃今年 30 歲，來自新加坡。她一直以來都有鼻竇炎的問題，這在東方人身上是一種常見的現象，與當地氣候有關。當然，東方人細緻的骨骼結構也可能是原因之一。尤其當她開著空調工作、睡眠，更容易使狀況加劇。

精油調配

基底油 10ml
澳洲尤加利 2 滴
歐洲赤松 2 滴
乳香 2 滴
6 滴，濃度 3%

治療方式

在按摩油中加入少量純露，然後按摩胸部與背部。用稀釋成 1% 的乳香與檀香輕柔地進行臉部按摩，特別加強位在顴骨下方的鼻竇對應穴道，能舒緩鼻竇炎造成的疼痛。

後續照護

我建議愛娃晚上在臥房中滴 1 到 2 滴的精油，如果她的同事沒有意見的話，也可以在辦公室用少量的歐洲赤松擴香，歐洲赤松的氣味應該是相當宜人的。

治療結果

愛娃的狀況似乎有了很大的改善。

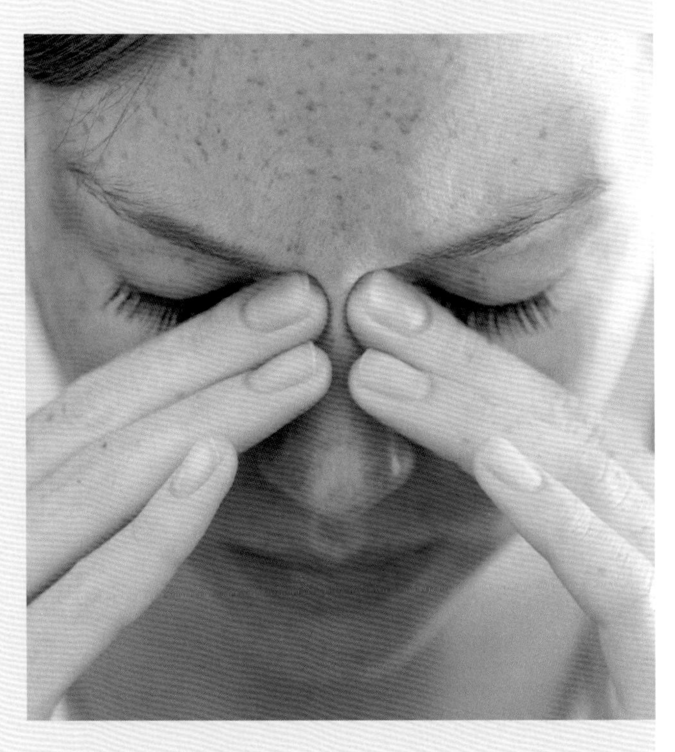

▲**鼻竇炎是一種鼻竇發炎的症狀**，會引起鼻腔、臉頰、牙齒與頭部疼痛。使用精油可以緩解疼痛，芳香按摩更能紓解可能使症狀加劇的個人壓力。

芳香療法如何提供協助

芳香療法與草藥療法不同，精油無法透過潤滑黏膜的方式來鎮痛（demulcent），因此沒有辦法直接舒緩受到刺激或發炎的黏膜。不過精油對於許多常見的呼吸道問題卻能發揮極大的幫助。精油用在呼吸道的作用主要是抗痙攣與祛痰。

抗痙攣精油能舒緩支氣管的痙攣現象。處理氣喘或乾咳等症狀時，可以試試羅馬洋甘菊、絲柏與甜百里香。

祛痰精油有助於排除黏液與痰液。當受到鼻黏膜炎病毒感染，例如出現鼻竇炎或咳嗽等症狀時，可以試試藍膠尤加利、澳洲尤加利、歐洲赤松、安息香與乳香。

抗菌與抗病毒精油，例如佛手柑、歐洲赤松、真正薰衣草、尤加利與茶樹等，都有助於緩和呼吸道感染。

提振免疫系統的精油能透過下面兩種方式來強化並支持免疫系統：直接激勵免疫系統，或是抑制相關的微生物活動。有許多精油都有廣泛的抗病毒和抗菌能力，例如尤加利、檸檬、迷迭香、百里香與茶樹。

循環系統

血液在人體當中透過一個極長且複雜的網絡穿梭全身，這個網絡是由動脈、靜脈與微血管交織而成，確保全身上下的每一個細胞都能從血液中取得食物、氧氣與其他維持生命所需的養分。心臟不眠不休的工作，發揮泵血功能，讓血液抵達身體的最遠端，因為有了心臟，循環作用才得以進行。

心臟的構造

心臟是一個拳頭大小的器官，位在胸腔橫膈膜與肺部的中間地帶。心臟是由肌肉組成的，包括以下三層構造：

心包：最外層的心包是一層滑順的覆膜，由外層的纖維心包與內層的漿膜心包所組成。內外兩層之間充滿著漿液，能防止心臟跳動時彼此摩擦。

心肌：夾在中間的心肌是一種特別的非隨意肌。心肌是一種格外健壯的肌肉，它的纖維彼此分支、纏繞，終其一生都必須要依照一定的韻律進行收縮。

心內膜：心內膜是貼附於心肌內側的一層薄膜，由平坦的上皮組織所構成，遍布著血管。

心臟以膈膜分為左右兩側，每一側又各可以分為位在上方、腔壁較薄的心房，以及位在下方、腔壁較厚的心室。從身體流入的血液會透過大靜脈，從兩側心臟的上方（也就是左心房與右心房）進入心臟，然後再透過泵血動作，將血液打入下方的心室當中。位在下方的左右心室一樣會藉由泵血，讓血液輸送到全身的器官與組織中。

當心肌收縮，心臟中的血液就會被擠進動脈，並輸送到全身各地。而當心肌放鬆，心臟中會注滿從靜脈輸入的血液。這個持續收縮與舒張的動作，就是心跳。

流經心臟的血液

血液透過左右兩條冠狀動脈進入心臟，冠狀動脈是主動脈的分支，有一系列的瓣膜來調節通過心臟的血流量。在右心房與右心室之間，有一個三尖瓣，而左心房與左心室之間則是二尖瓣。主動脈的瓣膜負責調節從右心室進入肺動脈的血流量。瓣膜會依據心室壓力的改變來調整開合。當這些瓣膜無法正常運作，就會出現心律不整，也就是心跳不規則的狀況；而如果任何一條冠狀動脈無法為心臟提供足夠的血液，心臟病就會發作。

當缺氧血從身體回到心臟，會通過身體中最大的靜脈，也就是上腔靜脈與下腔靜脈，進入心臟的右心房中。當血流注滿右心室，就會通過三尖瓣進入右心房，然後由肺動脈將這些缺氧血帶回肺臟。血液會在肺臟中進行氣體交換，也就是攜帶二氧化碳的血液通過肺部之後，會帶著氧氣離開（見本書第 170 頁呼吸系統的說明）。這些充氧血會透過肺靜脈再次回到心臟，進入左心房。接著通過二尖瓣進入左心室，然後進入人體中最大的動脈，也就是主動脈，最終將這些充氧血輸送到全身各處。

血壓

血壓是指血液通過動脈時，對動脈血管施加的壓力。血壓的測量單位是毫米汞柱（mmHg），並且以兩種數據呈現：先是舒張壓，而後是收縮壓。同一個人的血壓讀數有可能只因在不同時間或不同情境下測量，就出現很大的差異。做為參考的話，在 90/60 到 125/80 之間的血壓讀數都可算是正常，如果收縮壓超過 140，或舒張壓超過 90，就算是有高血壓。

▶**流經心臟的血液**

充氧血會通過 2 條肺靜脈，從肺臟進入左心房，接著流入主動脈，並輸送到全身。而靜脈會在右心房積存缺氧血，然後透過心臟的泵血功能，通過肺動脈進入肺部。

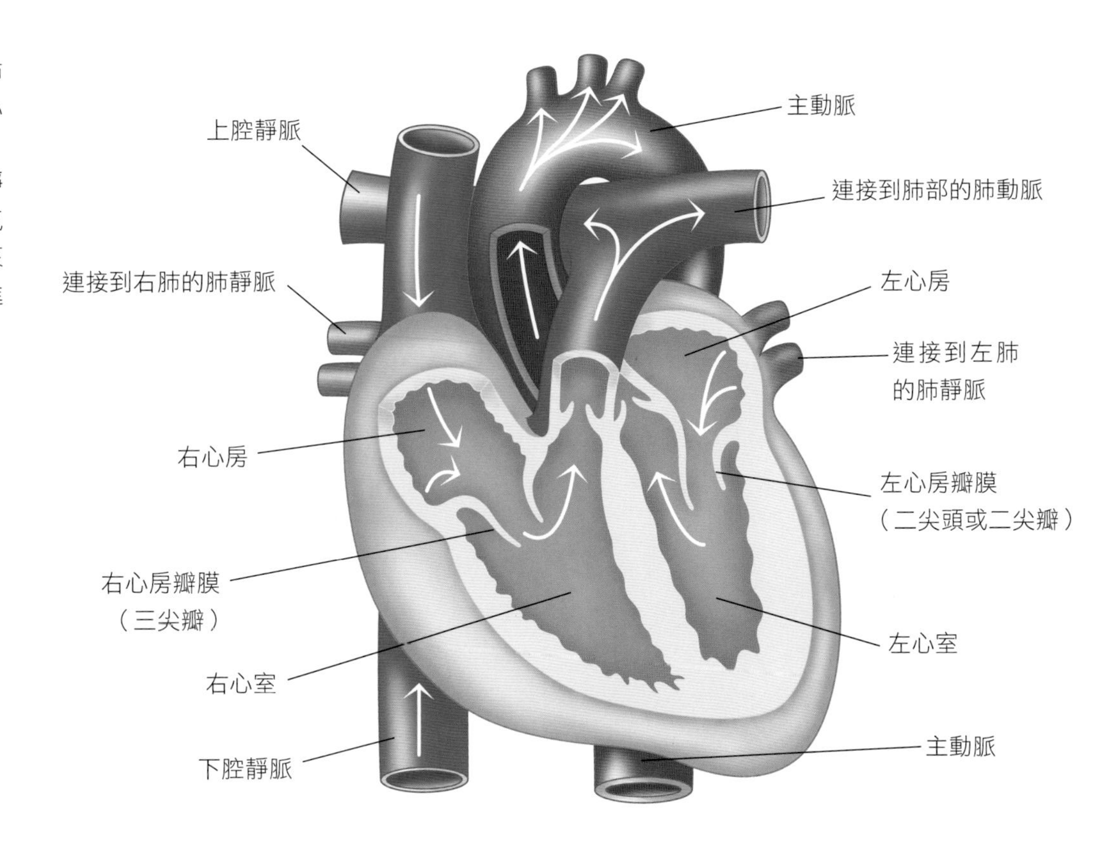

心搏週期

心臟的工作就是要確保全身的血液循環不間斷。它就像是一個幫浦（泵）一樣，在放鬆的狀態下每分鐘跳動大約 60 至 70 次，在運動狀態下則跳得更快。心臟的收縮與舒放，也就是所謂的心搏週期，又可以分為兩個階段：在心臟舒張期，血流從靜脈進入心房，再到心室，此時心肌是放鬆的；在心臟收縮期，心室會收縮、瓣膜閉合，使得動脈壓力增加。這就構成了心搏（也就是心跳）。

血液

人體體內的所有組織都有血液供給，就連骨骼也不例外。全身各個細胞所吸收與排出的物質，都是透過血液進行攜帶與輸送，因此血液也可以說是身體中的運輸系統。

血液是由血漿構成的，血漿是一種稀薄的液體，當中含有上億個紅血球、白血球與血小板。

紅血球是一種兩面內凹的盤狀細胞，由細胞質與具彈性的細胞膜所組成，在血液中占了 90% 的比例。紅血球由紅骨髓所製造，當中含有血紅蛋白，這是一種富含鐵質的蛋白質（這也是血液呈現紅色的原因），與氧氣之間有著密切的關係。紅血球的主要功能是將氧氣輸送到全身細胞，並從細胞中帶走二氧化碳。

白血球是血球中體積最大的一種，外觀呈白色，因為白血球並不帶有血紅蛋白。白血球的主要功能是抵禦感染，並為身體阻絕病毒、毒素與細菌的侵略。白血球又分為三種，分別在身體中扮演著不同的角色：

- 有粒細胞（granulocytes）大約占人體白血球的 75%，能捕捉細菌，並慢慢地吞噬它，這個過程又稱為吞噬細胞作用。
- 淋巴細胞（淋巴球）（lymphocytes）大約占人體白血球的 23%，它們生成於淋巴結中，能製造抗體，剿滅外來的蛋白質。
- 單核白血球（monocytes）大約只占人體白血球的 2%，它們能吞噬血液中的外來蛋白質。

血小板同樣是由紅骨髓製造生成，對於血液凝結扮演著重要的角色。當身體組織受到損壞，會釋放出能吸引血小板的化學物質，於是血小板會聚集，並驅動凝血作用。

血漿呈弱鹼性，是一種黃色的液體，能攜帶血球。血漿有 96% 是由水分組成，其餘則是蛋白質（白蛋白、纖維素原、球蛋白）、抗體與可溶性鹽離子（氯化鈉、氯化 、磷酸鈣）、養分（胺基酸、葡萄糖、脂肪酸、甘油）、廢物（尿素、二氧化碳）與荷爾蒙等重要的化合物。

血管

在全身上下輸送血液的血管，都是一種細瘦的中空管道，不過每種血管的尺寸與結構會因功能而稍有不同。

動脈負責將血液帶離心臟，它的肌肉管壁厚實且有彈性，能承受血流通過時施加的壓力。除了肺動脈的根部以外，其他所有部位的動脈都沒有瓣膜。動脈輸送的是充氧血（通往肺部的肺動脈除外）。動脈又分為小動脈，能將血液輸送到微血管當中。

靜脈負責將血液帶回心臟，它的管壁比動脈薄，因為流經靜脈的血液壓力較低。靜脈以瓣膜阻止血液回流。靜脈輸送的是缺氧血（從肺部流入心臟的肺靜脈除外）。靜脈的分支叫作小靜脈，從微血管延伸而來。

微血管是人體中最細小的血管，連接小動脈與小靜脈，使整個循環系統得以完成。微血管壁只有一層，如同像細胞壁一樣薄，所以能讓組織中的物質隨意穿透、進行交換。

循環系統當中的各種循環

肺循環（小循環）與呼吸有關，是一種單純由心與肺構成的系統。透過肺循環，使血液的含氧量提高，二氧化碳含量則降低。

體循環（大循環）則是人體中最大的循環，它的作用是將養分與氧氣帶入所有身體系統中，再帶走組織中的廢物並排出體外。

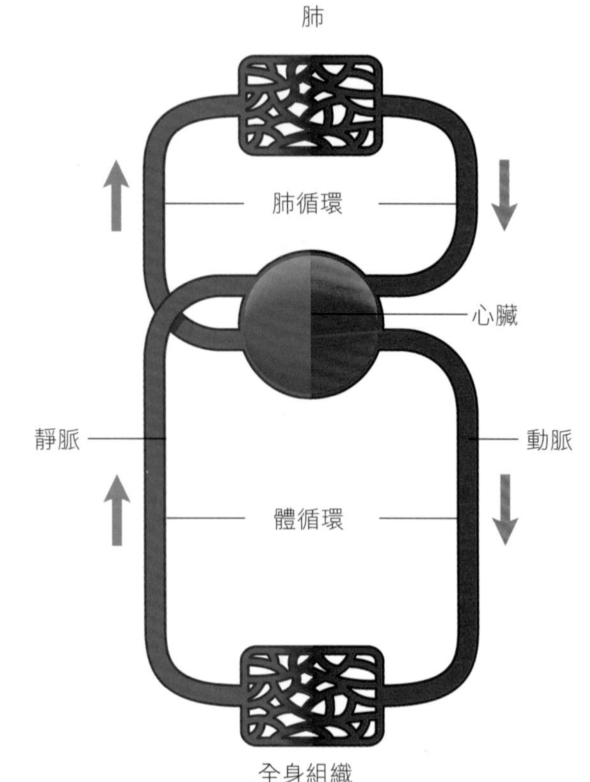

▲體循環

血液透過由靜脈、動脈與微血管組成的複雜網絡，從心臟被輸送到身體的各個細胞。上面這個簡單的示意圖說明了充氧血是如何從肺部進入身體，而缺氧血又是如何從身體回到心臟，重新補充氧氣。

門脈循環（肝門循環）則是體循環的一部分，是透過肝門靜脈，將通過消化器官的血液帶入肝臟的過程。門脈循環能使富含葡萄醣、脂肪與蛋白質的血液在繼續進行體循環之前，先由肝臟進行處理和運用。

血液功能

- 將氧氣從肺部帶到全身組織
- 將身體組織生成的二氧化碳運送到肺部
- 輸送排泄物
- 輸送消化後的食物
- 傳遞熱能
- 傳遞賀爾蒙
- 凝結（以避免在受傷時失血過多）

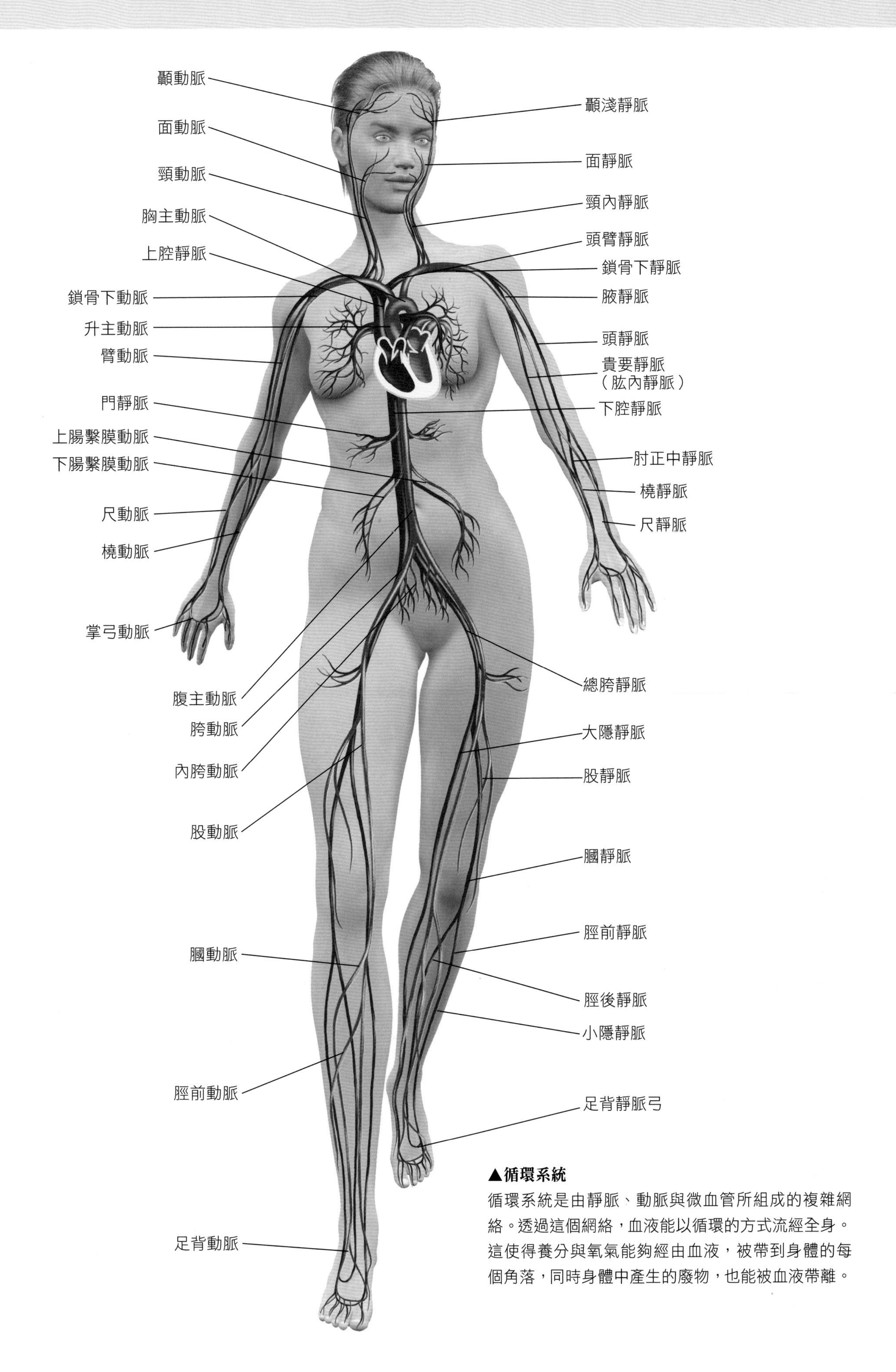

▲循環系統

循環系統是由靜脈、動脈與微血管所組成的複雜網絡。透過這個網絡，血液能以循環的方式流經全身。這使得養分與氧氣能夠經由血液，被帶到身體的每個角落，同時身體中產生的廢物，也能被血液帶離。

循環系統常見疾病

芳療師在職業生涯中會見到許多以下疾病的案例，有許多效用卓著的精油可以助你一臂之力。

心臟病

先天性心臟病與其他類型的心臟病、高血壓與低血壓、心律不整與栓塞，都是因為心臟功能不全所衍生出來的疾病。除了必須按醫囑服藥之外，也可以透過芳香療程進行適度的按摩，不過選油須謹慎。

靜脈曲張

靜脈曲張是靜脈嚴重擴張，致使血管中的瓣膜無法閉合阻止血液回流，血管也失去彈性與韌性的一種疾病。患者的血管壁會腫大並且凸起，從皮膚表面就能清楚看到。靜脈曲張通常發生在腿部，一旦受傷就很容易引起血管破裂。芳療師在為靜脈曲張患者進行療程時，務必小心不可在患部施加壓力，只能將適合患者使用的按摩油輕輕塗抹上去。

高血壓

每個人的血壓都有所不同（見第 174 頁），但如果血壓一直高於同齡族群中的公認正常血壓值，那麼就可以說是罹患了高血壓。血壓也可能因為情緒壓力或飲食而提高。

貧血

當血液中的血紅蛋白濃度相當低的時候，就會造成貧血。貧血的主要症狀是異常疲倦、呼吸困難、膚色蒼白、對感染的抵抗力低。

心悸

心悸的狀況因人而異，不過大部分的症狀都是出現快速而不規則的心跳。心悸有可能與情緒、壓力、刺激與運動有關。

中風

這是因為通往腦部的血流受阻，或是因為血管破裂（通常與高血壓有關）所造成的疾病。中風的嚴重程

案例 1：高血壓

西蒙是一個年屆 50、事業有成的商業人士，卻有明明極度疲憊卻無法入睡的困擾。他的體重過重，膚色紅潤。

精油選擇

依蘭與甜馬鬱蘭可以幫助控制高血壓的情況，而真正薰衣草和洋甘菊精油則很適合搭配用來鎮靜助眠。

精油調配（身體用油）

基底油 20ml（根據體形調整用量），包括滲透性極佳的葡萄籽油與酪梨油各 10ml。
羅馬洋甘菊 2 滴
真正薰衣草 4 滴
依蘭 1 滴
甜馬鬱蘭 2 滴
總共 9 滴，濃度 2.25%

精油調配（臉部用油）

身體按摩油配方中的前 3 種精油（甜馬鬱蘭不適合用在面部）取少量，稀釋後使用。

治療方式

溫柔的芳香療程使西蒙更加放鬆，高血壓的症狀也減輕了。在 1 個小時的按摩療程之後，他深深地睡著了。

治療結果

療程當晚西蒙睡了個好覺，一直到隔天早上 9 點才醒來。他開始成為芳香療法的擁護者，經過幾次類似的療程之後，西蒙開始覺得他應該慢慢走出高壓的生活型態，學著適當地放鬆。

案例 2：嚴重的壓力

吉娜現年 54 歲，目前是一個熱門電視節目的執行顧問。吉娜的工作型態使得她生活壓力極為龐大，也很少有自己的時間，在一整天工作之後，她通常早已疲憊不堪，同時她還有高血壓的問題。

精油選擇

有非常多的精油都有助於放鬆和紓壓，配方中選用的精油是根據吉娜的偏好所決定的。葡萄柚是個很好的選擇，因為它有排毒的功效；天竺葵作為平衡用油總是效果顯著；依蘭則是為了讓她血壓降低而選用的。我們也可以將臉部用油換成能提振情緒的橙花。

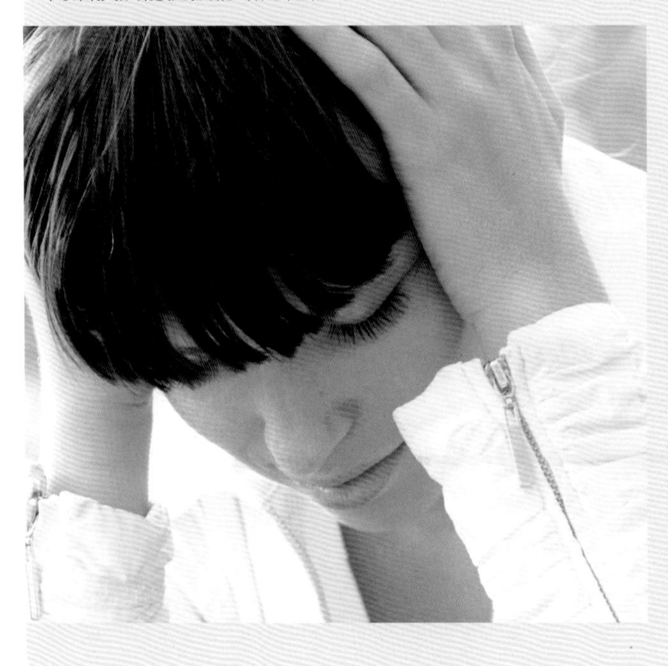

精油調配（身體用油）

基底油 10ml，其中包含能滋潤乾燥肌膚的甜杏仁油 5ml、提高滲透性的酪梨油 3ml，以及根據她的年齡需要所添加的月見草油 2ml。

葡萄柚 2 滴
天竺葵 1 滴
依蘭 1 滴
總共 4 滴，濃度 2%

精油調配（臉部用油）

金盞花浸泡油 7ml（適合熟齡肌膚使用）
奧圖玫瑰 1 滴
乳香 1 滴

治療方式

定期抽出時間來做身體與臉部按摩，是最能幫助吉娜放鬆的方法。

治療結果

固定每週進行的療程讓吉娜受益頗多，她總是說自己現在感覺好多了，尤其是隔天上班時感覺格外明顯。

◀**壓力、過勞與緊張**都可能使身體出現各種狀況，例如頭痛、高血壓、皮膚問題，而這些問題都可以透過芳香療法獲得改善。

度有輕有重，在很嚴重的情況下，有可能造成終身或暫時性的癱瘓。

芳香療法如何提供協助

當身體循環系統出現狀況時，通常都會伴隨水分滯留（水腫）的問題。固定進行按摩就能幫助身體排出多餘的水分與毒素，不論使用哪精油。此外，某些精油也能幫助改善循環方面的不適。

提高血壓的精油能處理低血壓的情況，並且刺激循環系統運作。這些精油包括：黑胡椒、迷迭香與穗花薰衣草。

降低血壓的精油能處理高血壓的情況。這些精油包括：依蘭、真正薰衣草與甜馬鬱蘭。

滋補與收斂的精油能強化並調理全身系統，對於靜脈曲張特別有幫助。這些精油包括：絲柏、檸檬、杜松漿果。

促進局部充血的精油能激勵並促進局部血液循環，使微血管擴張，因此增加血流量。這些精油包括：黑胡椒、尤加利與薑。

淋巴系統

除了血液循環系統之外，還有另外一個液體循環系統伴隨其側，並且與它密切合作。這個液體循環系統在體內擔任清潔的工作，並且能為身體抵禦感染的侵襲，它就是：淋巴系統。

淋巴液是什麼？

淋巴液是一種透明的小麥色液體，是從血漿當中衍伸出來的物質（參見第175頁）。淋巴液與血漿的成分類似，但它的蛋白質濃度較低。當血漿在身體循環過程中從微血管滲出，就會成為組織液。過多的組織液會從身體細胞中滲入為淋巴管，也就成了淋巴液。接著，淋巴液會在淋巴循環系統中流經淋巴管與淋巴結，最後再回到血液當中。

淋巴網絡

微淋巴管、淋巴管、淋巴結以及淋巴導管，構成了身體的淋巴系統。

微淋巴管

微淋巴管是從身體的組織空隙中生成的盲端管（blind-ended），這些管道精細而富有彈性，與微血管的構造相似，不過微淋巴管比微血管更寬，形狀也更不固定。微淋巴管是由一層上皮組織所構成的，所以液體很容易就能穿透其中。微淋巴管也比微血管更容易被穿透，體積較大的物質也可以穿過微淋巴管壁。組織液中因為體積過大而無法進入靜脈的分子物質，可以很容易地進入淋巴系統當中。這些分子物質大部分都是蛋白質，不過也包括各種外來的入侵者，例如細菌。因此淋巴系統的主要功能就是對抗身體中的各種感染症狀。而在小腸中則有一種叫做乳糜管的微細管道，能去除腸道中堆積的脂肪。

淋巴管

淋巴管是像靜脈一樣的管道，由結締組織以及上皮細胞所構成。淋巴管帶著淋巴從全身各地流向頸部的大靜脈：左鎖骨下靜脈與右鎖骨下靜脈。每個人每天流入靜脈系統的淋巴液大約有2到4公升（3.5到7品脫）之多。

不過淋巴系統並不像血液循環系統有心臟作為泵血的幫浦，淋巴液的流動是透過其他機制進行的。其中最主要的機制是日常活動中的肌肉收縮，肌肉的收縮可以推動淋巴液前移。此外，其他機制還包括動脈的脈搏收縮，以及胸腔在吸氣時因壓力變化而造成的汲取作用。在細長的淋巴管中，有無數個單向的瓣膜，能確保淋巴液只以同一方向前進，並且不會回流。

淋巴結

在淋巴液流回血液之前，會經過至少一個淋巴結。淋巴結是一種卵形構造，在我們全身上下有超過100個淋巴結，以群聚的方式分布在各處。有些淋巴結就在皮膚下方，有些淋巴結則位在身體構造的深處。人體中主要的淋巴群分布在以下部位，當我們身體受到感染的時候，出現「腺囊腫大」（腫塊）的地方，就是以下淋巴群所在之處。

- 頭部與頸部：枕骨淋巴結位在頭部後方，下顎淋巴結則在下巴部位，而鎖骨淋巴結則圍繞在頸部四周（並且分為淺表與深部兩部分）。當出現上呼吸道感染時，這些淋巴結就可能會腫大。
- 腋下：腋下淋巴結負責接收上肢與胸部的淋巴液，並可能在出現感染症狀時變得腫脹。
- 手肘：這些淋巴結為滑車上淋巴結或立方淋巴結。
- 鼠蹊部：這些淋巴結為腹股溝淋巴結，負責接收下肢與生殖部位的淋巴液。
- 膝蓋下側：這些淋巴結為膝後窩淋巴結。

每一個淋巴結都負責接收不同淋巴管所收集的淋巴

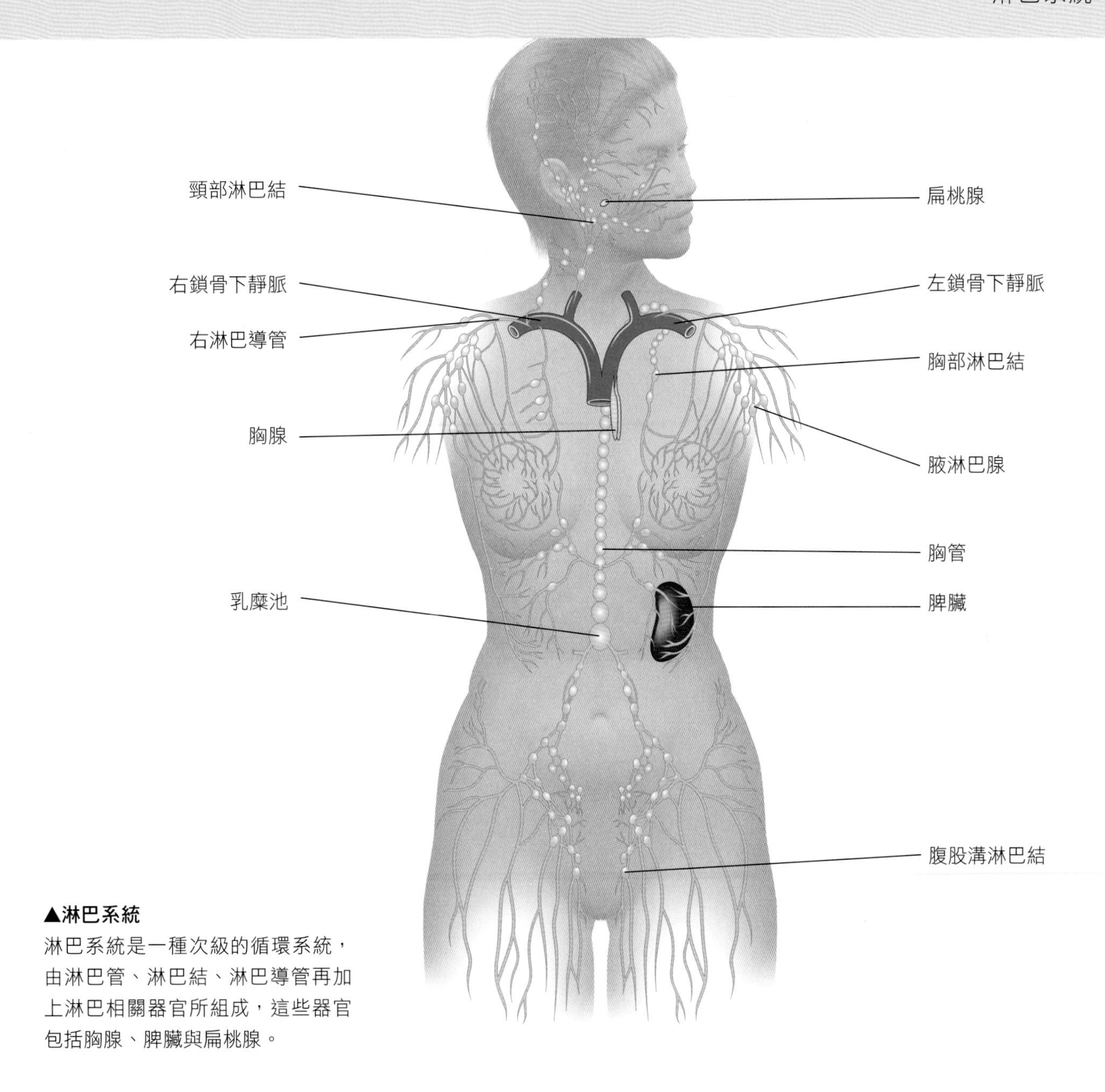

▲淋巴系統
淋巴系統是一種次級的循環系統，由淋巴管、淋巴結、淋巴導管再加上淋巴相關器官所組成，這些器官包括胸腺、脾臟與扁桃腺。

液。淋巴結中有能對抗感染的淋巴球、巨噬細胞與白血球細胞，當淋巴液緩慢地流經任何一個淋巴結，所有的微生物、細胞碎片或是有可能對身體帶來傷害的傳染性細菌都會被濾除，於是在淋巴液回到血液之前，所有的外界物質都已經被清除了。

經過負責過濾的淋巴結之後，淋巴液會繼續沿著淋巴管前進，最後進入兩個淋巴導管中的一個。

淋巴導管

胸管是淋巴系統中的主要集合導管，起始於乳糜池。乳糜池是一個特別的淋巴囊，位在腰椎第 1 節與第 2 節之間。乳糜是一種乳狀的液體，當中富含微淋巴管從小腸中吸收的脂肪球，而乳糜池就是用來暫時存放乳糜的囊袋。胸管會接收從頭頸左側、左臂、左胸與雙腿流入的淋巴液，而胸管又與左鎖骨下靜脈相連結，淋巴液藉此能回到血液當中。

在身體中所佔比例較小的右側淋巴，也就是來自頭頸右側、右胸與右臂的淋巴液，將會透過頸部下方的右淋巴導管，進入右鎖骨下靜脈。

免疫系統

淋巴系統能透過淋巴球（白血球），尤其是噬菌細胞與巨噬細胞，來擊退可能威脅到身體健康的有機體。這些細胞是透過骨髓與數個輔助器官所生成的。

脾臟

脾臟是由淋巴組織所構成的巨大淋巴結，顏色呈深紫紅色。它位在腹腔上緣的後側，就在橫膈膜的下方、胃與左腎之間，被肋骨下部所保護。脾臟的功能包括：

- 生成淋巴球。
- 儲存備用血。
- 生成抗體與抗毒素（antitoxin）。
- 銷毀耗舊的紅血球。
- 在胎兒出生前負責生成紅血球。

扁桃腺

扁桃腺是多個卵形的小腺體，位在柔軟的上顎兩側（顎扁桃體），以及舌頭後方（舌扁桃體）。咽扁桃體（又稱為腺樣體）則位在鼻腔後方的上咽後壁。扁桃腺負責抵禦從口鼻進入身體的微生物，是細菌侵入時，身體的第一道防線。

抗原與抗體

抗原是指能觸發身體免疫反應的外來物質，而身體做出的反應就叫做抗體。每一個抗體都是特殊的，能觸發或刺激特定的淋巴細胞開始作用，來制伏或消滅某種抗原。淋巴球細胞又可分為T細胞或B細胞。B細胞負責製造特定抗體，並透過血液循環全身。T細胞則又可細分為許多類型，分別具有不同作用：「殺手類」細胞負責直接剿滅外來物質、「幫手類」細胞負責釋出能激勵其他淋巴球與巨噬細胞的物質、「鎮壓類」細胞會抑制免疫反應，而「記憶類」細胞則負責記住這些抗原，在下次狹路相逢時讓身體快速地做出反應。

胸腺

胸腺是一個由淋巴組織組成的三角形腺體，位在胸腔上部。胸腺對於即將出生的胎兒與新生兒的免疫力發展扮演著重要的角色，它能使特定的淋巴球發展、成熟，並使它們成為免疫系統的T細胞。胸腺在孩提時代最為活躍，青春期後就會逐漸萎縮。

免疫反應

免疫反應是一種身體的防禦機制，用來剿滅有害的入侵者（例如疾病或感染），並且將體內雜質排出（例如毒素），並藉此使身體常保健康。

有些特殊的免疫力是與生俱來，並可透過遺傳代代相承的，這就是為什麼某些族群或種族能對某些感染病免疫，或是相反地特別容易受到感染。後天習得的免疫力會在人的一生中逐漸發展出來：當我們遇到各種特殊的抗原，身體將學會辨識，並因此形成抗體。後天的免疫力可以透過許多方式獲得：以被動的方式（例如從胎盤或母乳中取得）、直接體驗疾病的方式，或是注射疫苗。

雖然在現代醫學中，抗生素對於細菌感染扮演著不可或缺的角色，但抗病毒的藥物效果卻不見起色。許多病菌都是由病毒所引起的，其中兩個最嚴重的疾病包括：

- 愛滋病（AIDS，後天免疫缺乏症候群）是由人類免疫缺乏病毒（HIV）引起的疾病，它會攻擊體內固有的免疫系統，並使身體變得脆弱、容易遭受感染。
- B型肝炎是一種由B型肝炎病毒（HBV）引發的肝病，會透過帶原者的血液與組織液傳染，這種病毒非常頑固。

案例 1：排毒

卡蘿是一位 44 歲的女性，平時需要照顧行動不便的丈夫，自己也有水腫的問題。她覺得自己身體腫脹，雙腿既浮腫又沉重。雖然她很注意自己的飲食，但也承認自己在晚上有吃點心安撫情緒的習慣。根據醫生的説法，她的腎臟並沒有問題，但她認為自己有淋巴循環遲滯的現象，需要來進行排毒治療。

精油選擇

適合用來處理類似症狀的精油是具有利尿效果的精油，尤其是杜松漿果、甜茴香、迷迭香，而天竺葵、檀香與廣藿香則是較溫和的選擇。此外，排毒效果最好的精油是葡萄柚，而檸檬、杜松漿果與甜茴香也都能發揮類似的功效。臉部用油以玫瑰草來加強保濕，並促進細胞再生。

精油調配（身體用油）

20ml 的基底油，包括酪梨油 10ml（增加滲透度）與甜杏仁油 10ml（潤膚效果）
葡萄柚 5 滴
杜松漿果 3 滴
甜茴香 1 滴
天竺葵 3 滴
總共 12 滴，濃度 3%

精油調配（臉部用油）

甜杏仁油 5ml
玫瑰草 1 滴

治療方式

卡蘿每週會前來診所，進行一次全身的芳香按摩。在其他日子裡，她則會自行在腿部塗抹上述的按摩油（療程剩下的油由她帶回家自行使用）。我建議她透過改變飲食習慣來為身體排毒和減重：多吃能利尿的蘆筍、茴香根與大黃，同時減少脂肪的攝取。我也鼓勵她多做點運動，例如騎單車或散步，來改善腿部循環。

治療結果

2 個月之後，卡蘿覺得情況確實好轉了。她的腿感覺「輕盈」許多，同時她也遵照建議，調整了自己的飲食和運動習慣。她的腿部看起來形狀更為勻稱，而且她還去上了徒手淋巴引流的課程來加速淋巴排毒。她一直持續進行著每個月的保養療程。

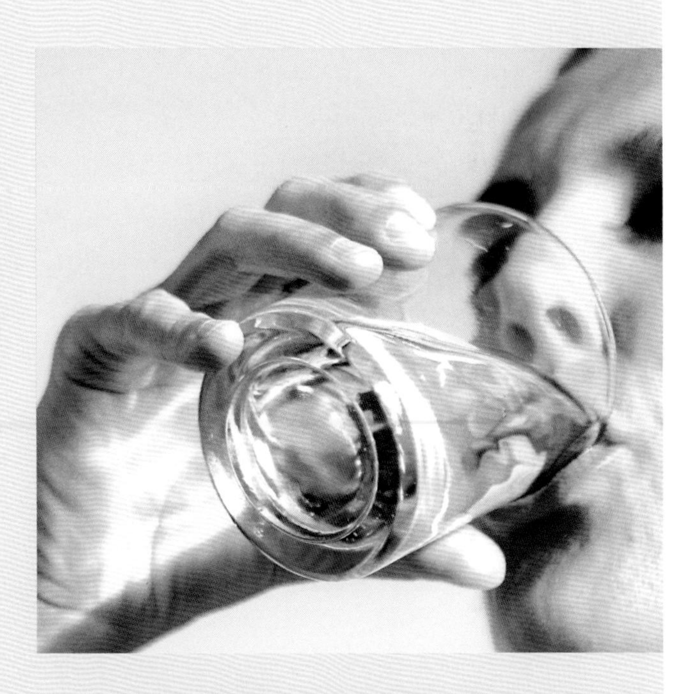

▲**喝水有助於身體排毒**，而在芳香療程結束後，如果能喝一杯水，將更有助於精油在身體的各個部位運作。

芳香療法如何改善淋巴系統問題

當身體的免疫力下降，就很難抵抗外來的感染，於是抵抗力較弱的人們常會出現咳嗽、感冒等小毛病。

適合使用的精油包括：佛手柑、洋甘菊與百里香等精油能刺激身體白血球增生，有助於抵禦感染。

如果淋巴系統無法在身體組織中發揮調節水分的功能，那麼在組織中就會充滿過多的水分，形成腫脹（水腫）。淋巴水腫是一種四肢水腫的症狀，常常發生在接受過癌症治療的病患身上。雖然徒手淋巴排毒是最適合的治療方式，透過芳香療法按摩也可以發揮整體性的效果。

適合使用的精油包括：杜松漿果、甜茴香與檀香都具有利尿功能，能將身體中過多的水分排出體外。

神經系統

神經系統是人體的控制中心，能決定身體的動作和反應，以及適應周遭環境的方法。神經系統也掌握了人的心智思維與情緒反應。中樞神經系統（CNS）是由腦與脊椎神經所組成的，而邊緣神經系統則是指從腦與脊椎神經延伸至身體各處的神經網絡。

腦

腦是大量神經組織聚集而成的複雜構造，由顱骨在外提供保護。腦的功能是整合接收到的神經刺激，並傳遞出正確的反應指令。腦主要分為大腦、小腦與腦幹等三個部分，腦幹又由中腦、橋腦與延腦組成。

大腦

大腦是腦部最大的一部分，又可以分為左右兩個腦半球。大腦的兩半球是由腦部深處大量的神經纖維所連結，這些神經纖維叫做胼胝體（corpus callosum）。每個腦半球又可以區分為不同的腦葉，這些腦葉以覆蓋其上的顱骨名稱為名，包括：額葉、頂葉、顳葉與枕葉。不同位置的腦葉，掌管的功能也不同。

大腦的表面（或說外層）是由神經細胞（灰質）所組成的，也就是所謂的大腦皮質。大腦皮質與所有的意識活動、感官覺知、意志行動的念頭和控制有關，也就是掌握了人類的思考、推理、情感、記憶與智力等能力。

腦的核心深處，就是間腦的所在地。間腦中含有基核（basal nuclei），是一般認為灰質影響肌肉骨骼的區域；還有接遞與詮釋所有感官脈衝訊息的丘腦（除了嗅覺以外）；負責調節自律神經系統，也就是掌控飢餓、口渴、體溫、心臟與血管功能的下視丘；以及邊緣系統。

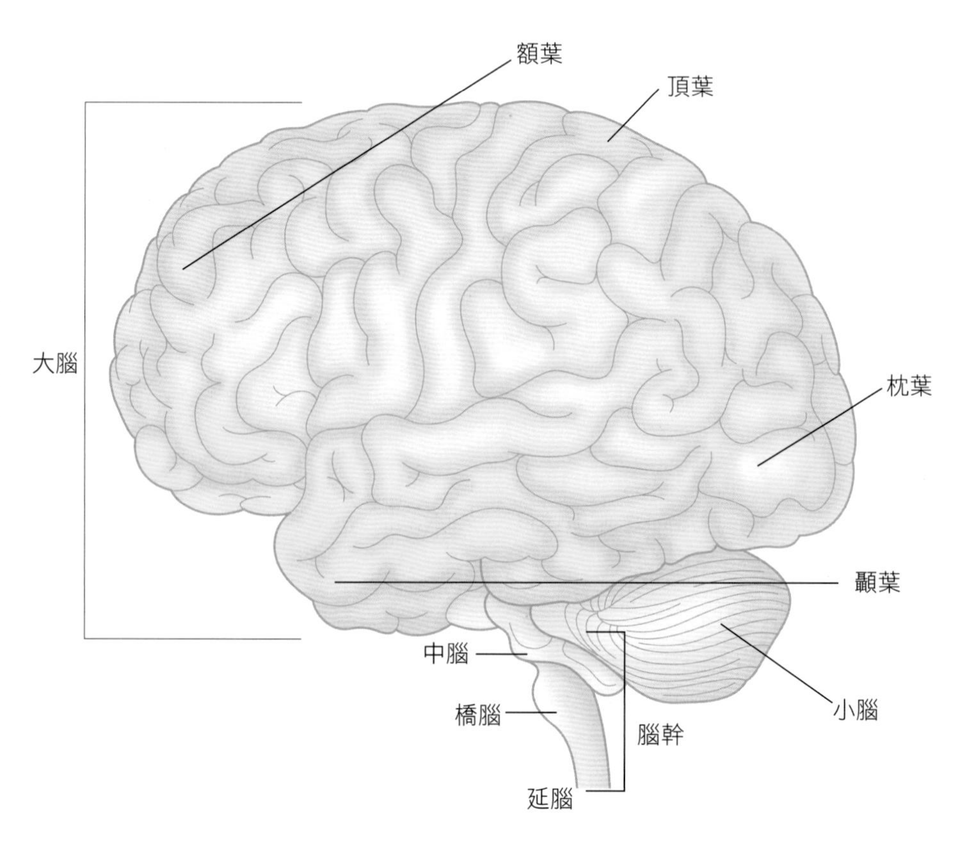

▶腦葉
額葉掌控的是人格特質、判斷、計畫、演說與動作。顳葉則讓我們能分辨出聲音與記憶。頂葉處理的是像溫度與痛感這類的刺激信號。枕葉則負責詮釋視覺畫面。

小腦

小腦的形狀就像花椰菜一樣，位在顱骨後側，大腦的下方。小腦的功能是協調肌肉骨骼的自主運動，並維持身體平衡。小腦也負責協調由自律神經系統控制的身體活動。小腦透過三條神經纖維通到腦幹，這三條纖維分別連接到中腦、橋腦與延腦。

腦幹

中腦位在大腦的下方，是將大腦與下方腦構造與脊椎神經連結起來的通道。

橋腦是一個主要由神經纖維組成的構造，成為大腦左右半球之間的橋樑。這些神經纖維是神經訊息的接遞站，與腦神經相連接。

延腦是從橋腦向下延伸出來的構造，也是脊椎神經的一部分。延腦中最重要的控制中心包括掌握心臟、肺臟與腸道活動的控制中樞。延腦當中還有反應中樞，掌控嘔吐、咳嗽、打噴嚏與吞嚥等功能。延腦最特別的構造之一就是錐體交叉（decussation of the pyramids），這是運動神經從大腦的運動區向下延伸到脊椎神經時，彼此對向交叉所形成的構造。這也意味著，大腦左腦掌控的是身體的右半邊，反之亦然。

神經元

神經系統是由數百萬個叫做神經元的神經細胞所組成的，神經元是由一種特別的結締組織，也就是神經膠質，來供給養分。神經元具有以下兩種特質，因此能執行大腦的主要功能：

- 感應力(irritability)：感應事物並將它轉變為神經脈衝的能力。
- 傳導力(conductivity)：將神經脈衝傳遞至全身的能力。

神經元又分為三種：

- 感覺神經元(或稱傳入神經元)能將神經脈衝從身體各周邊部位傳遞到脊椎神經，這些脈衝信號接著有可能被傳入大腦，或是傳給反射弧當中的連接神經元。感覺神經元傳輸的感覺信號包括熱、冷、痛、味覺、氣味、畫面與聲音。
- 運動神經元（或稱傳出神經元）來自大腦、脊椎神經與自律神經。他們能將脈衝信號傳出大腦和脊椎神經，來影響肢體動作。這些動作包括自主性動作（例如肌肉收縮），或是反射性動作（例如眨眼），或是驅使腺體分泌腺液。
- 混合神經元是指感覺神經元與運動神經元同時位在由結締組織組成的鞘囊當中。混合神經元會出現在脊椎神經以外的其他身體部位中。

每個神經元都只有一條軸突（axon），負責將電子脈衝訊息從細胞中傳出，但神經元可能包含許多樹突（dendrite）負責接收從其他神經元軸突中傳遞過來的訊息。從生理解剖的角度來看，神經元彼此之間並沒有連結的構造。各個神經元之間的傳輸點叫做突觸（synapse），神經元會分泌一種叫做神經傳導物質的化學成分，來連接突觸之間的空隙，並將神經脈衝傳遞給鄰近的神經元。這樣的神經連結在人體中有上百萬個，構成了一個幾乎是瞬間反應的「訊息高速道路」。一旦神經脈衝透過神經傳導物質跨過神經元間隙，神經傳導物質就會被體內的酵素中和。

神經元如何傳遞訊息

每一個神經元都包含三個基本構造：含有細胞核的細胞體、一個軸突與無數個樹突。

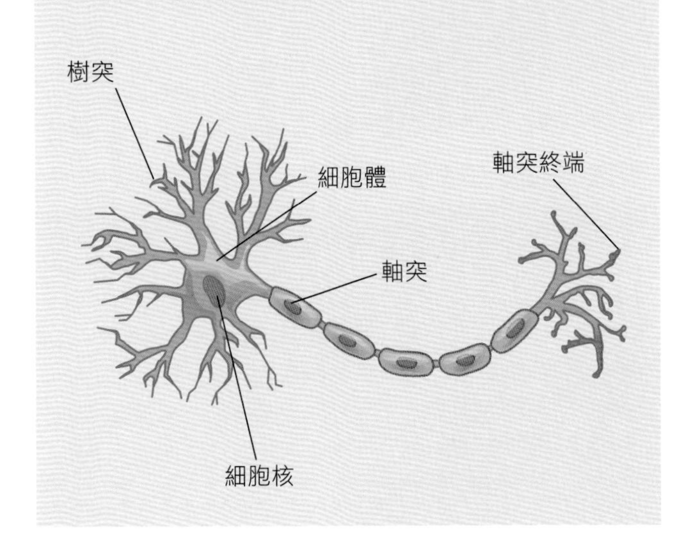

脊椎神經

脊椎神經延伸自腦幹，是一個連貫的構造。腦部與脊椎構成了人體的中樞神經系統。

就像腦有顱骨保護一樣，脊椎神經也有脊椎骨作為保護。腦與脊椎神經又由統稱為腦膜的三層特殊結締組織所覆蓋，這三層組織分別是：

- 硬腦膜（dura mater）分為兩層，是一種強韌且肥厚的纖維膜，它的外層就是骨膜（periosteum）。
- 蛛網膜（arachnoid mater）是緊貼在硬膜內側，浸潤在漿液中的膜狀組織（名為蛛網膜的原因是因為它的構造細緻，如蛛網一般）。蛛網膜下方的蛛網膜下腔含有腦脊液蛋白，具有保護與滋養的功能。
- 軟腦脊膜（pia mater）是最內層的腦膜，是一種有大量血管分布的細密結締組織。軟腦膜完整地覆蓋了腦部的腦迴，並向下延伸到脊椎神經、終端纖維，最後在尾骨與骨膜互相融合。

除了腦神經以外，脊椎神經也是連接大腦與身體其他部位的神經組織，同時也是反射動作的控制中樞，讓我們在接收到外在或內在刺激時，能以極快的速度做出反應（見方格說明）。

神經反射動作

脊椎神經是反射動作的控制中樞，脊椎神經使我們的身體能在遇到感官刺激時，得以不經過大腦直接做出反應。最典型的反射動作就是膝反射：

- 感覺接收器感受到在膝蓋附近的敲擊刺激，於是感覺神經元通過脊椎神經，將這樣的訊息傳遞給腿部的相關運動神經。
- 然後小腿就像痙攣一樣抽動了。

這樣一連串形成反射動作的構造，就叫做反射弧（reflex arc）。

我們的體內有許多反射動作正連續不停地發生，影響著我們的心臟、血管、胃、腸與呼吸。大腦負責記錄這樣的活動，這是為什麼我們知道膝反射或眨眼的動作正在發生，但卻無法控制它。芳療師在進行按摩時，務必要熟知反射動作的機制。脊椎兩側的神經節能影響交感神經系統，因此按壓神經節能使反射動作暫時停止，不過按壓的位置必須準確。

邊緣神經系統

邊緣神經系統包括 33 對脊椎神經、12 對腦神經，以及自律神經系統。

邊緣神經系統當中大部分的神經都是由感覺神經纖維所組成，能將神經脈衝從感覺末梢傳入大腦，而運動神經元則接收大腦透過脊椎神經傳出的神經脈衝，將信息傳遞到像是骨骼肌等部位。

腦神經總共有 12 對，源自腦部的腦核。腦神經中有些是感覺神經，有些是運動神經，也有些是混合神經。

而 31 對的脊椎神經則分別從脊髓管中延伸出來，每一條都是混合神經，也就是由運動神經與感覺神經共同組成的神經。這些神經依照所在的脊椎位置命名，並且可以分為五大類，或稱為五大神經叢（見第 187 頁圖示）。

自律神經系統

自律神經系統又稱為自主神經系統，負責控制無法受到意識掌控的身體部位。它又分為兩種：交感神經系統以及副交感神經系統。

交感神經系統讓身體為危急情況作好準備，尤其能刺激身體的「戰逃」反應（參見第 231 頁關於壓力的說明）。交感神經運作時，所有與對抗眼前緊急狀況無關的反應都會被抑制，包括胃腸道的肌肉活動，或是消化液的分泌都會趨緩，甚至完全停止。

副交感神經系統則主要與能修復、儲存身體精力的活動有關。副交感神經系統是讓身體平靜的「和平使者」，將交感神經激起的反應緩和下來，讓身體回到平衡的狀態（體內平衡）。這些神經脈衝會使心跳降低、支氣管空間縮小、使血液流入體內器官、增加消化能力、調整腺體的分泌情況。

我們必須謹記，自律神經系統並不是各自獨立的系統，交感神經系統與副交感神經系統彼此之間以緊密的方式合作，藉以調節身體的內部運作。

人體的神經系統負責接收並詮釋從身體內外蒐集到的訊息，並且與內分泌系統的運作息息相關。

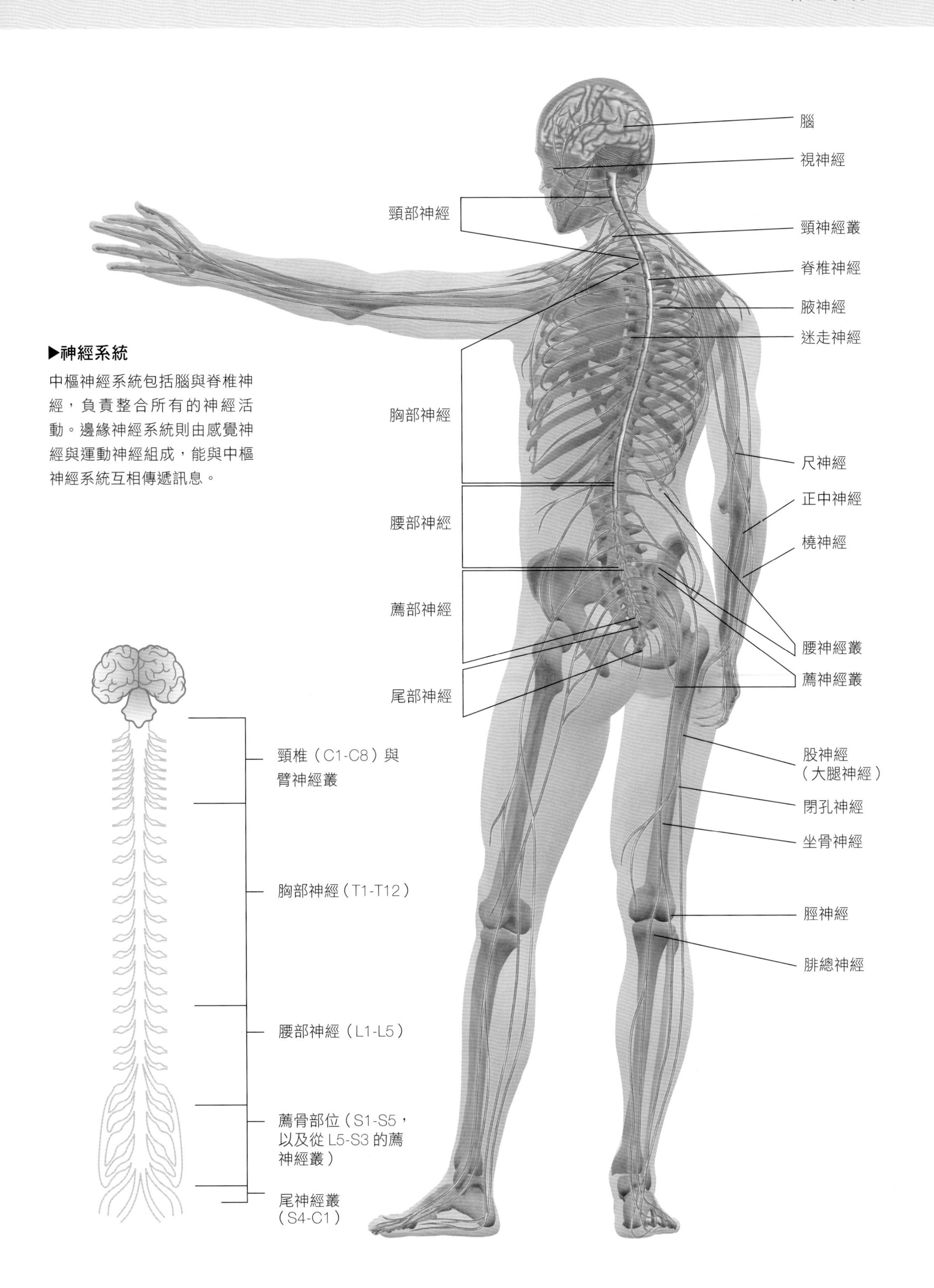

▶神經系統

中樞神經系統包括腦與脊椎神經，負責整合所有的神經活動。邊緣神經系統則由感覺神經與運動神經組成，能與中樞神經系統互相傳遞訊息。

神經系統常見疾病

神經系統的症狀有很多種形式，因為神經系統失調並不只會影響生理功能，也會影響心理或情緒狀態。

神經緊縮或神經損傷

這類疾病有許多種，從腕隧道症候群（手腕正中神經受到壓迫）或坐骨神經痛，到腦性麻痺（胎兒或新生兒中樞神經系統損傷所造成的疾病），都是神經緊縮或神經損傷的例子。

退化性神經疾病

這類疾病包括運動神經元疾病（motor neurone disease，控制肌肉動作的腦神經細胞壞損）、帕金森氏症，以及多發性硬化症（中樞神經系統受損，以致無法準確傳導神經訊號）等等。

神經性疾病

這類疾病包括偏頭痛、羊癲瘋，以及阿茲海默症與其他失智症等。

焦慮、憂鬱與心理疾病

心理疾病是一種較模糊的神經性疾病，一般認為心理疾病是多因性的，也就是由許多因素共同造成的，包括工作過量、對身體疾病的憂慮，到大腦中的化學物質失衡，都有可能造成心理疾病。心理疾病的症狀同樣也有許多表現形式，包括：失眠、注意力不集中、性慾降低、飲食性疾患（例如厭食症或暴食症）和肢體痙攣等。

芳香療法如何提供協助

上述症狀許多都是醫學疾病，但芳香療法卻能發揮很大的作用。當身體放鬆下來，會比一直處在緊張的壓力狀態時，更有妥善應對人生境遇的能力。學會使用放鬆的技巧來控制心緒，進而平衡身體狀態，一直是整體療法最主要的信念。下列精油各自可以用來改善不同的症狀：

抗憂鬱：羅勒、佛手柑、真正薰衣草、檸檬、橙花、玫瑰、檀香與依蘭。

滋補神經：能強化神經系統，適用於神經衰弱、壓力或驚嚇等症狀。這些精油包括：快樂鼠尾草、杜松漿果、羅勒、迷迭香與檸檬香茅（Cymbopogon citratus）。

放鬆神經：能紓解神經緊張與焦慮。這些精油包括：羅馬洋甘菊、德國洋甘菊、佛手柑、真正薰衣草、甜馬鬱蘭、香蜂草、橙花與岩蘭草。

安撫情緒：天竺葵、花梨木、茉莉。

本書第7章對於處理各種壓力症狀有更詳細的說明。

在治療病患時，務必要讓病患的主治醫師清楚治療情況，或是在取得醫療團隊的許可後才進行療程。芳療師必須確認患者真正需要的，是放鬆性還是激勵性的按摩。舉例來說，為多發性硬化症患者進行療程時，療程務必要短而輕快（大約20分鐘），因為患者需要適當的激勵來繼續一天的生活，而不是沉浸在放鬆的狀態中。這時應使用激勵的手法來按摩背部神經節，並透過撫觸的方式，將含羅勒的精油塗抹在腿部。

注意：在使用羅勒與杜松漿果時務必小心，因為過高的劑量有可能在某些情況下產生毒性。同時，如果對方是孕婦或正準備懷孕，則最好避免使用快樂鼠尾草與茉莉。

案例 1：神經性厭食症

蘇西今年 15 歲半，她從 11 歲起就一直在寄宿學校就讀，近年突然決定開始吃素。每次她放假回家時，對食物就變得非常挑剔，因此越來越消瘦。她的月經也停止了。這很明顯是一種心因性的飲食性疾患。

精油選擇

奧圖玫瑰能調理閉經，也能提振情緒。而在其他滋補子宮的精油中，蘇西選了茉莉。羅勒能激勵消化與神經系統，迷迭香也能滋補神經。頭部與臉部配方使用的是非常滋潤、營養的基底油，因為她的皮膚非常乾燥，並且似乎有落髮的現象。

精油調配（身體用油）

大約 20 克 的無香基底乳液。
奧圖玫瑰 2 滴
羅勒 1 滴
迷迭香 1 滴
總共 4 滴，濃度 1%

精油調配（臉部用油）

甜杏仁油 10ml
茉莉 1 滴

治療方式

由於厭食症患者非常重視自己的身體形象，因此用滋潤的乳液進行奢華的身體按摩，對他們來說相當具有吸引力。米雪琳．阿契爾曾建議，對於厭食症患者很重要的是，要用激勵式的手法來按摩脊椎神經節，放鬆式的按摩手法沒有辦法激勵下視丘促進食慾。所以在按摩的一開始，我就用快速的手法按壓了脊椎神經節的按摩點。第一次按摩下來，蘇西感覺非常好，因此在她接下來的假期中，進行了 1 套總共 6 次的療程。

治療結果

我說服蘇西吃少量卻營養的食物，蘇西的母親也帶她向醫生求診。醫生提供了許多有幫助的建議，也很贊成她接受芳香療程。當蘇西在 6 個月後再次來到診所時，明顯看起來健康多了。

案例 2：焦慮與緊張性頭痛

露西今年 39 歲，是 2 個學齡兒童的母親。露西有焦慮和緊張性頭痛的問題，主因是過度勞累加上家庭問題。丈夫的職業使露西的社交生活相當忙碌，而丈夫又總是很晚回家。有時她甚至沒吃早餐就必須急忙出門。她的皮膚開始出現問題，睡眠狀態也很糟，總是多夢。她希望芳香療法能帶來改善。

精油選擇

露西需要用天竺葵來平衡肌膚狀態，事實上她的身體也非常需要平衡。配方中的其他精油是用來幫助她放鬆神經、放慢思緒。羅勒是用來抵抗憂鬱的情緒，並幫助她清理思緒。米雪琳．阿契爾也建議用岩蘭草來穩定心神。

精油調配（身體用油）

基底油 10ml，包括荷荷芭油 5ml 與金盞花浸泡油 5ml（這兩種油都很適合用來滋潤肌膚）。
羅勒 1 滴
天竺葵 2 滴
乳香 1 滴
橙花 1 滴
總共 5 滴，濃度 2.5%

精油調配（臉部用油）

榛果油 7ml，適合混合性肌膚使用
天竺葵 1 滴
苦橙葉 1 滴（也是適合混合性肌膚使用的精油）

治療方式

我用上述配方為她進行了完整的身體芳香按摩，這些精油應該能對她產生幫助。後續大約 1 個月進行 1 次按摩。

後續照護

露西的皮膚狀況穩定下來之後，臉部用油就改成乳香與奧圖玫瑰各 1 滴，用來促進皮膚再生。我也建議她在感到壓力龐大時，用稀釋後的岩蘭草，以逆時針方向按摩太陽神經叢。

治療結果

露西每幾個禮拜（或當她感到壓力太大時）就會來做一次按摩療程，她說能享受這樣放鬆且被寵愛的感覺，真的是太棒了！

消化系統

消化系統是消化道與肝臟等輔助器官的統稱，透過一系列的消化運作，能將我們攝入的飲食轉化成維持生命與身體功能的物質。

消化道

消化道始於嘴部，終至肛門，它是一條能讓食物通過的長形管道。消化道的型態與功能依部位的不同會轉換好幾次，包括咽頭、食道、胃與腸都是消化道的一部分。

口腔

當你將食物送入嘴裡，消化的過程就開始了。透過咀嚼的動作，能讓食物變得細碎，而食物帶來的視覺與嗅覺刺激，則觸發了分泌唾液的本能反應。唾液中的消化酶與唾液澱粉酶（澱粉酵素），是初步消化碳水化合物所需要的元素。

咽頭與食道

經過咀嚼咬碎的食物，接著會移動到口腔後方的咽頭，準備被吞嚥。口腔中的咽頭是空氣與食物共享的通道，食物經過咽頭後會進入喉咽，並由肌肉推送至食道當中。食道是一條由隨意肌纖維與非隨意肌纖維所組成的長形管道，以一種波狀的蠕動方式，將食物向下推到胃部。

腹膜

腹膜是一個封閉的囊袋，也是人體中最大的一種漿膜，腹膜包覆了腹腔中的消化器官以及骨盆腔的其他器官。它能分泌具有潤滑作用的黏液，避免器官之間彼此摩擦。

胃

胃是位在橫隔膜下方的肌肉囊袋組織。胃的兩端是具有閥門功能的括約肌，能控制食物進出。食物從食道通過賁門括約肌進入胃部，接著再通過幽門括約肌離開胃部，進入十二指腸。

食物進入胃部之後，會接著進行物理消化與化學消化。經過口腔咀嚼的食物碎塊，會在胃裡被攪拌成一種叫做食糜（chyme）的漿狀物。胃液當中含有胃液素與凝乳酵素等消化酶，其中的胃酸（鹽酸）也成為消化液的最佳介質。蛋白質在這裡被分解為消化蛋白質。食物會一直停留在胃部，直到成為食糜，才會被釋放到小腸的第一段。

小腸

小腸負責繼續對食物進行化學分解，在分解完成之後，食物的養分也會被小腸吸收。這一段消化道會一路延續到迴盲腸瓣膜為止，迴盲腸瓣膜能防止進入大腸的食物廢渣迴流。

小腸壁有四層，包括肌肉、血管、淋巴管、神經與黏膜。小腸壁的內側覆蓋著絨毛，絨毛是一種突出構造，就像是極小的指頭一樣，能增加表面積、利於吸收，其中布有血管與淋巴管網絡。小腸的蠕動能讓腸道內的食物、胰液與肝臟分泌的膽汁充分混和在一起，並將消化過的物質推向絨毛，透過絨毛的血管與淋巴管吸收養分。從胃部帶來的消化蛋白質會分解為胜肽（polypeptide），最後變成胺基酸；碳水化合物則被分解為醣類（例如葡萄糖）；脂肪與油分則轉變為脂肪酸和甘油，在危急時刻會派上用場供肌肉使用，平時則儲存起來。

大腸

食物中未被消化的部分，加上粗纖維與未被吸收的消化液，會以液態的形式從小腸進入大腸。大腸由三個部分組成：升結腸、橫結腸與降結腸。在第一段，也就是升結腸當中，還包含一個小囊，也就是盲腸，盲腸的另一端則通到闌尾。鈉與水分會在大腸內再次被吸收，而剩餘的物質（包括未消化的食物、廢死細胞與細菌）就會繼續進入肛管，成為排出體外的糞便。肛門由兩條括約肌把守，內括約肌是非隨意肌，無法隨意掌控，而外括約肌則是隨意肌，可根據意志控制。

▶消化系統

我們攝取的食物會透過消化道，分解成身體可以吸收的形式。消化的工作在食物進入口中、被唾液分解時就開始了，但大部分的消化工作還是在胃與小腸當中進行。

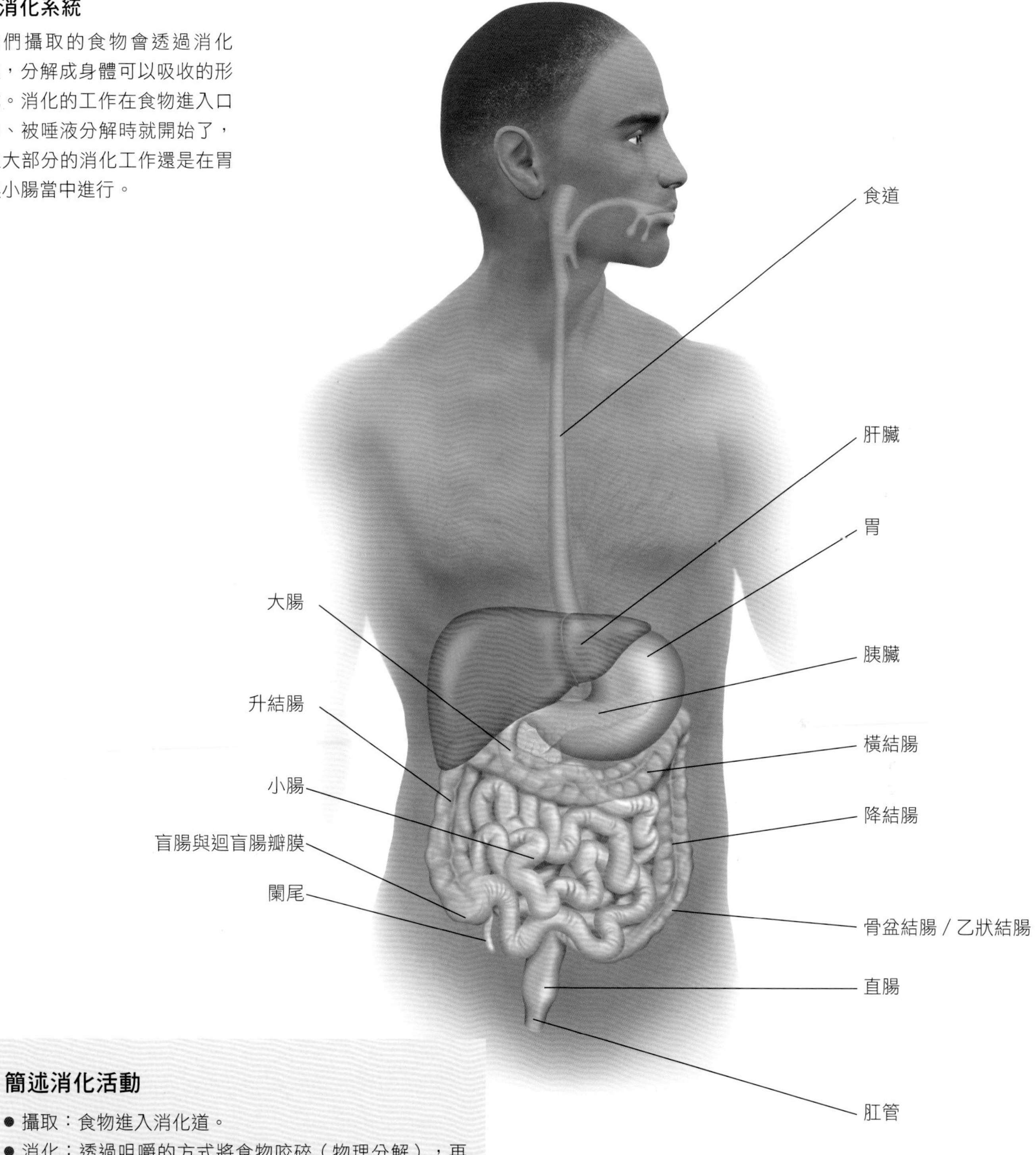

簡述消化活動

- 攝取：食物進入消化道。
- 消化：透過咀嚼的方式將食物咬碎（物理分解），再透過消化酶進行化學分解。
- 吸收：汲取出食物當中的養分，並將養分轉換為可以被身體利用的形式。接著養分透過消化道的管壁進入血管與淋巴管當中，並運輸到需要這些養分的身體部位。
- 排出：將身體無法消化和吸收的物質排出體外。

輔助器官

在消化過程當中，許多分泌物會進入消化道來幫助消化進行。其中有些是由消化道內膜的腺體分泌的，例如唾液與胃液，其他則是由以下的消化輔助器官所提供。

肝臟

肝臟是人體中最大的體內器官，也是維持生命不可或缺的重要器官。同時，它也是我們體內最大的腺體，一個成人的肝臟可以重達1.4到1.6公斤（3到3.5磅）。肝臟位在胸腔上方的右側，由不對稱的兩個半邊所組成，又可以被細分為4到8葉。攜帶著養分的血液會透過肝門靜脈，從胃、脾、胰、腸等部位源源不絕地注入肝臟。動脈血液則是從肝動脈輸入肝臟。

肝臟身負許多重要的消化功能，其中最主要的幾項包括：

- 製造膽汁，膽汁加上胰臟分泌的脂肪分解酵素，就能進行第一階段的脂肪消化。
- 從胡蘿蔔素中合成維生素A。
- 儲存維生素B_{12}、A、D、E、K與鐵質。
- 調節胺基酸。

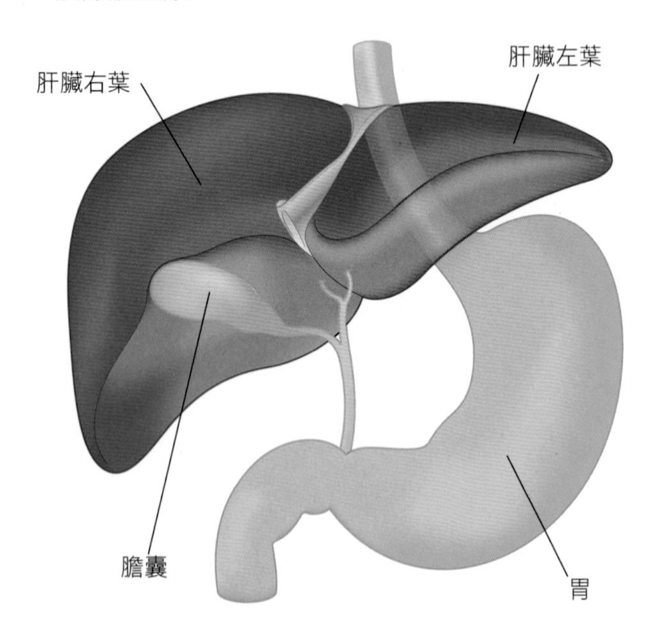

▲肝臟

肝臟是一個大型的解毒器，在消化過程中扮演特別重要的角色。對人體有害且不具水溶性的毒素，會在肝臟中被天然的消化酶分解，並轉變為可溶於水的物質，最後交由腎臟或大腸排出體外。

- 調節血漿蛋白。
- 調節血糖濃度。
- 淨化毒素與藥物，透過膽汁或腎臟排出體外。

肝臟是人體中少數可以自然再生的組織。即便損失的比例高達75%，肝臟仍舊能夠重新生長並回復到原本的大小。

膽囊

膽囊是一個小型的梨狀囊袋，貼附在肝臟後壁，作用是儲存肝臟分泌的膽汁。由於膽囊會吸收水分，所以透過膽管輸出到十二指腸的膽汁更為濃縮，是肝臟分泌的10到15倍濃。膽汁可以消化食物中的脂肪，並能對尚未消化完成的食物中和酸性。人類可以在沒有膽囊的情況下存活，當出現膽結石的症狀，通常會以手術摘除膽囊。

胰臟

胰臟是一個淡灰色的內分泌腺，位在腹腔上方的左側，胃的後方。胰臟是由許多小葉所構成，這些小葉是一群能分泌胰液的小腺泡。胰液當中含有脂肪分解酵素、胰蛋白、凝乳蛋白與澱粉酵素等等消化酶。脂肪分解酵素能讓脂肪轉變為單酸甘油酯、二脂酸甘油酯與脂肪酸。胰蛋白與凝乳蛋白則會將消化性蛋白（一種蛋白質）轉化為多胜肽。澱粉酵素負責將碳水化合物（澱粉）分解為麥芽糖。這些消化酶會透過胰管進入十二指腸。胰管內側分布著腺泡中央細胞，這些細胞會分泌一種帶有重碳酸鹽與鹽分的溶液，並進入小腸。胰腺的分泌是透過荷爾蒙與自律神經系統所控制的（參見本書第184頁關於神經系統的說明）。

胰臟也被視為是具有雙重功能的器官，因為除了消化功能之外，它也具有內分泌的功能（參見本書第196頁）。

消化系統常見疾病

消化不良、腹瀉、便秘與脹氣等症狀，對很多人來說並不陌生，不過，因飲食不當而造成的消化不適，可能會演變成長期的慢性疾病。消化系統也可能因為壓力過大而出現問題。

芳香療法如何提供協助

抗痙攣、消脹氣與促進消化的精油都很適合用來處理消化系統的問題。有時候我們會用胡椒薄荷來處理腸躁症，因為它既能消脹氣，又有抗痙攣的效果。不過如果患者的症狀有其他的潛在因素，那麼還有許多其他的精油可以選擇。

抗痙攣的精油可以使神經緊張很快被舒緩下來，這可能是造成腸道痙攣或其他消化器官痙攣的原因之一。這些精油包括：黑胡椒、荳蔻、德國洋甘菊、羅馬洋甘菊、甜茴香、薑、橙與快樂鼠尾草。

- 利膽的精油能促進膽汁流動、激勵膽囊。可以試試德國洋甘菊、羅馬洋甘菊、真正薰衣草、胡椒薄荷、迷迭香與玫瑰。

- 利肝的精油可以滋養並激勵肝臟分泌膽汁。這些精油包括：德國洋甘菊、羅馬洋甘菊、絲柏、葡萄柚、檸檬、鼠尾草與迷迭香。

- 消脹氣的精油能使消化系統放鬆。有許多精油都有助於緩解症狀，例如羅勒、肉桂、甜馬鬱蘭、黑胡椒、德國洋甘菊與羅馬洋甘菊。

案例：腸躁症

茱莉今年 23 歲，正要準備結婚，但她對於婚禮感到非常焦慮，因為她患有腸躁症。她的腸躁症狀非常典型：腹部疼痛、脹氣、時而便祕時而腹瀉。她越來越擔心自己的婚禮可能會因為腸躁症發作而毀於一旦。

精油選擇

使用羅馬洋甘菊來舒緩腸躁症狀，其他的精油則是用來讓茱莉放鬆。橙花除了能改善情緒，還可以紓解肌肉痙攣。胡椒薄荷也是很適合腸躁症的選擇，不過它清涼的辣味並不是在所有場合都適合使用，尤其是新娘的大喜之日！

精油調配（身體用油）

基底油 10ml，包括酪梨油 5ml（滲透性強）與杏桃核仁油 5ml（能滋養肌膚，並且容易吸收）。

羅馬洋甘菊 2 滴
真正薰衣草 2 滴
橙花 1 滴
總共 5 滴，濃度 2.5%

精油調配（臉部用油）

杏桃核仁油 5ml
橙花 1 滴

治療方式

1 周進行 1 次芳香按摩。經過 4 次治療之後，茱莉開始感覺狀況好轉，對於婚禮也越來越有自信了。

後續照護

婚禮當天，茱莉用 1 滴橙花精油滴在化妝棉，裝進小塑膠袋裡，然後在早上更衣時塞在自己的內衣當中，一直到婚禮結束。

治療結果

婚禮進行地非常順利，當天茱莉的腸躁症並沒有發作。此外，雖然她非常緊張，但橙花的香氣卻有效舒緩了她的焦慮感。

泌尿系統

泌尿系統能調節體內水分（包括血液在內）的組成與容量，並且由腎臟扮演淨化與篩濾的角色。體內多餘的水分和廢物會以尿液的形式排出體外。

腎臟

腎臟是兩個形狀如扁豆的器官，位在腹部後壁、脊椎的兩側。一個腎臟大約有 12 公分（5 吋）長，構造從外到內分別是纖維囊、腎皮質與腎髓質與腎錐體。

腎臟具有以下功能：

- 過濾血液中的雜質與新陳代謝廢物，避免毒素在身體中累積。
- 調節身體的水分與鹽分濃度。
- 使血液的酸鹼度維持在正常的平衡狀態。

每一個腎臟都包含了上百萬個腎元。腎元是過濾血液的基本功能單位，它的體積極小，是一個單邊封閉的管狀構造，末端連接到一個杯狀的球囊。當血液從腎動脈流入腎臟，會沿著血管分支進入一個微血管網絡，這個微血管網絡就是腎小球。在腎小球的外圍，有一種稱為鮑氏囊的囊狀構造，幾乎將腎小球完全包覆了起來。腎小球與鮑氏囊的外壁具有半滲透性，因此能進行簡單的過濾動作，接下來，過濾後的濾液會從鮑氏囊流入彎曲環繞的腎小管，進行再吸收。當濾液流經腎小管，大部分的水分與養分（例如肝醣、胺基酸、礦物鹽與維生素）都會被血液重新吸收，剩下的就是由水分、鹽分與蛋白質廢物所組成的尿液。尿液會根據成分的組成與特性，呈現出不同的顏色。

一般來說，成人每 24 小時內應該會排出 1.5 公升的尿液，不過尿液的量也可能因為許多因素而有變化，例如某些藥品就會影響尿液生成。能讓身體排出更多尿液的藥物就叫作利尿劑。

腎臟

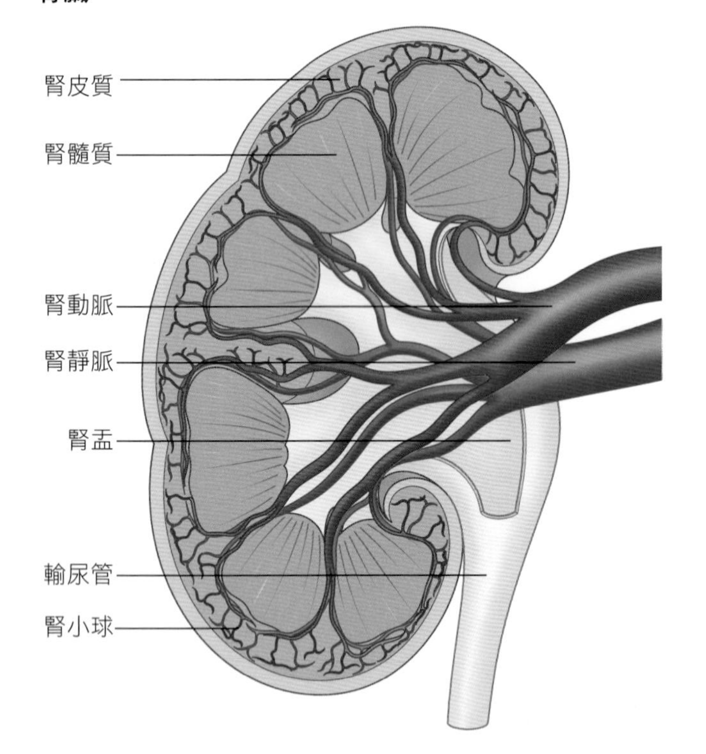

膀胱與尿道

接著，尿液會從腎臟進入兩個非常細的管道（輸尿管），管壁肌肉再透過蠕動收縮的動作，將尿液輸送至膀胱。膀胱是一個梨狀的囊袋，位在骨盆腔恥骨的後方。膀胱的大小會根據尿液的量而改變。膀胱能在 5 個小時之內輕鬆存放 200-400ml 的尿液，不過它能容納的量可以高達 800ml 之多。膀胱壁由 4 層肌肉組織構成。

尿道是一條從膀胱頸連接到體外的通道。膀胱的出口由一個圓形的括約肌把守著，括約肌必須放鬆，尿液才能排出體外（也就是所謂的排尿）。尿液的傾瀉也必須透過膀胱肌肉的收縮來協助。女性的尿道長約 3 到 5 公分（1.5-2 吋），比男性來的短，男性的尿道長達 15 公分（8 吋）左右，同時也是供精液通過的管道。

泌尿系統常見疾病

泌尿系統是一個高度自律的系統（即便失去一邊的腎臟也能正常運作），但一旦腎臟功能出現問題，就會對全身造成重大的影響，因為腎臟擔負著淨化與維持體內平衡的重要角色。一般來說，泌尿系統的疾病較容易出現在膀胱以及窄小的泌尿道當中。

尿道感染

膀胱炎是一種尿道與膀胱壁發炎感染的病症。當女性進入懷孕晚期，胎兒有可能會阻礙尿液流動；而對男性來說，則可能因為前列腺炎，使局部區域感染或阻礙尿液流動。像膀胱炎這種尿道感染，會出現包括發燒、下背部疼痛、頻尿、血尿、排尿時有燒灼感等症狀。

腎結石

腎臟與膀胱當中的鈣質堆積，大部分都是從腎小管或腎乳突開始的。這些鈣質接著會移動到腎盂當中，並在此處累積。腎結石會造成極大的疼痛感，並可能需要以手術或用超音波碎石等方式來治療。

尿失禁

無法控制的漏尿現象。在老年人身上特別常見，原因是肌肉衰弛。而有些孕婦在懷孕晚期，也會因為胎兒的位置與體重，使膀胱暫時受到擠壓。

體內平衡（homeostasis）

體內平衡指的是維持體內細胞環境的平衡。我們體內的水分平衡是透過腎元中的腎小管來掌控，他們能決定身體將重新吸收多少水分。首先，大腦會偵測身體中目前含有多少水分，如果水分不足，腦下垂體就會釋放出抗利尿激素，來增加腎小管的吸收度。抗利尿激素會使腎小管上的毛孔張開，水分會被人體重新吸收，於是尿液變得較濃；如果大腦並未釋放抗利尿激素，那麼所有的水分都會離開腎臟成為尿液，尿液也會較為稀薄。

泌尿系統

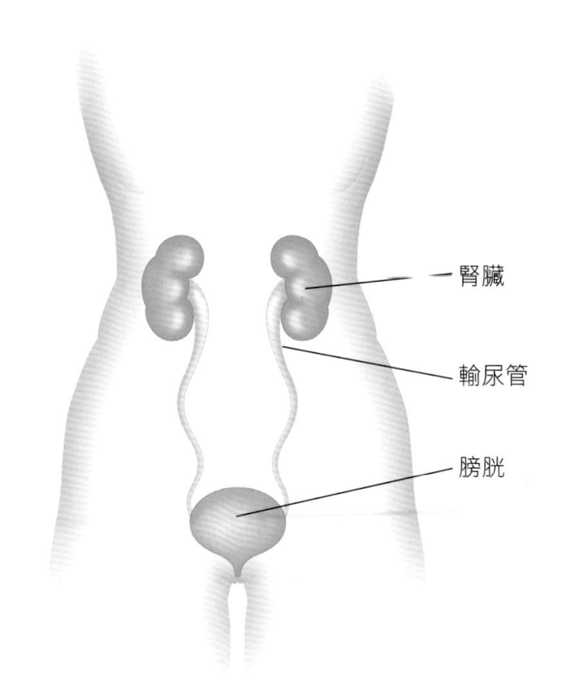

芳香療法如何提供協助

一般並不建議腎臟疾病患者使用精油，因為這是嚴重的生理疾病，不過精油可以用來紓解尿道感染。將4滴茶樹與4滴佛手柑以至少30ml基底油稀釋後，加在溫暖的水中進行坐浴。你也可以用同樣的配方來清洗相關部位，不過因為生殖泌尿部位的黏膜組織耐受性較差，因此應該將濃度降低到0.05%到1%之間。你可以用調配好的按摩油頻繁擦拭尿道口。此外，也可以在按摩油中加入檀香精油，並按摩下腹部，檀香是知名的尿道抗菌用油。

還有一些精油具有極佳的利尿效果，可以疏解水分滯留（水腫）的情況：例如杜松漿果、甜茴香與效果較溫和的檀香、天竺葵和廣藿香。也有人是為了瘦身和改善橘皮組織而使用這些精油。

內分泌系統

人體的許多重要功能都是由內分泌系統所掌控，內分泌系統包括了多種能將各種荷爾蒙分泌至血液的內分泌腺。荷爾蒙就像是人體的「化學使者」（chemical messenger）一樣，它們會鎖定特定的細胞與組織，並根據它的活動狀態來進行調節，以維持身體系統的平衡。

腦下垂體

腦下垂體與下視丘是共同運作的夥伴，它們的工作是控管大部分的內分泌腺。下視丘本身並不是內分泌腺，而是大腦的一部分。不過下視丘能直接掌控腦下垂體，對於眾多的內分泌腺具有間接的影響力。腦下垂體常被形容成是「內分泌腺的老大」（或是「樂團的首席」），而下視丘則是「樂團的指揮」。

腦下垂體的大小如豌豆一般，位在下視丘的下方，兩者以一個柄狀構造相連接。腦下垂體分為三葉：腦下垂體前葉透過血管連結到下視丘，腦下垂體後葉則透過神經與下視丘連結，而在這兩者之間還有一個細長的條型組織，叫做腦下垂體中葉，中葉只有在懷孕的時候才會分泌荷爾蒙（其中一種，就是使孕婦皮膚的基底細胞生成黑色素的促黑激素 [melanocyte-stimulating hormone，MSH]）。

如果腦下垂體運作不當，將會造成荷爾蒙失調，並可能形成巨人症或侏儒症。

腦下垂體前葉負責分泌的主要促內分泌激素（trophic hormones）包括：

生長激素（growth/somatotrophic hormone）能促進骨骼、肌肉、結締組織與眾多器官生長。它會抑制胃液分泌，而運動、焦慮感、睡眠與低血糖能刺激生長激素分泌。

甲狀腺刺激素（thyroid-stimulating hormone，TSH）會刺激甲狀腺的成長與活動狀態。TSH 的釋出有日常規律，在晚上 9 點到早上 6 點間最為活躍，而下午 4 點到晚上 7 點之間較為低落。

荷爾蒙的指揮系統

內分泌腺並不會持續將荷爾蒙分泌到血液當中，相反地，它們會將荷爾蒙儲存起來，當接收到荷爾蒙「使者」傳遞出的需求訊號後，才會在短時間內將荷爾蒙釋放出來。下視丘會監測血液中的荷爾蒙濃度，並分泌出「釋放激素」（releasing hormones）到與腦下垂體相連結的血管當中。腦下垂體於是會接著釋放出「促內分泌激素」（trophic hormones），告知相關的內分泌腺應在何時分泌多少荷爾蒙。整個內分泌系統都是透過這樣的負回饋機制（negative feedback）在運行。

腎上腺皮質刺激素（adrenocorticotrophic hormone，ACTH）使血流集中到腎上腺皮質，因此提高腎上腺中膽固醇與類固醇的濃度，進而增加類固醇荷爾蒙的釋出，尤其是可體松（cortisol，也稱為皮質醇或壓力荷爾蒙）。ACTH 的濃度在早上 8 點最高，午夜時分最低，人體終其一生都會維持這樣的規律，但也會受到個人睡眠作息影響，當作息改變，轉換與調整的時間可能需要數天，因此會有時差的問題產生。

性腺刺激素（Gonadotrophic/sex hormones）負責掌控卵巢與睪丸的生長發育（參見本書第 200 頁的生殖系統介紹）。

除此之外，腦下垂體也會分泌兩種與促進內分泌腺無關的激素，這些激素是在下視丘中製造，但儲存在腦下垂體後葉。這兩種激素分別是：

催產素（oxytocin）會在生產期間刺激子宮收縮，並在生產過後促進乳房分泌乳汁。

抗利尿激素（anti-diuretic hormone，ADH）作用在腎小管，能增加水分的再吸收，間接控制血壓。

▶內分泌系統

內分泌腺與相關組織會分泌荷爾蒙（也就是所謂的「化學使者」），並將它們釋放到血液當中。內分泌腺與相關組織包括：腦下垂體、甲狀腺、副甲狀腺與腎上腺，以及卵巢、睪丸、胰腺的其中一部分與胎盤。

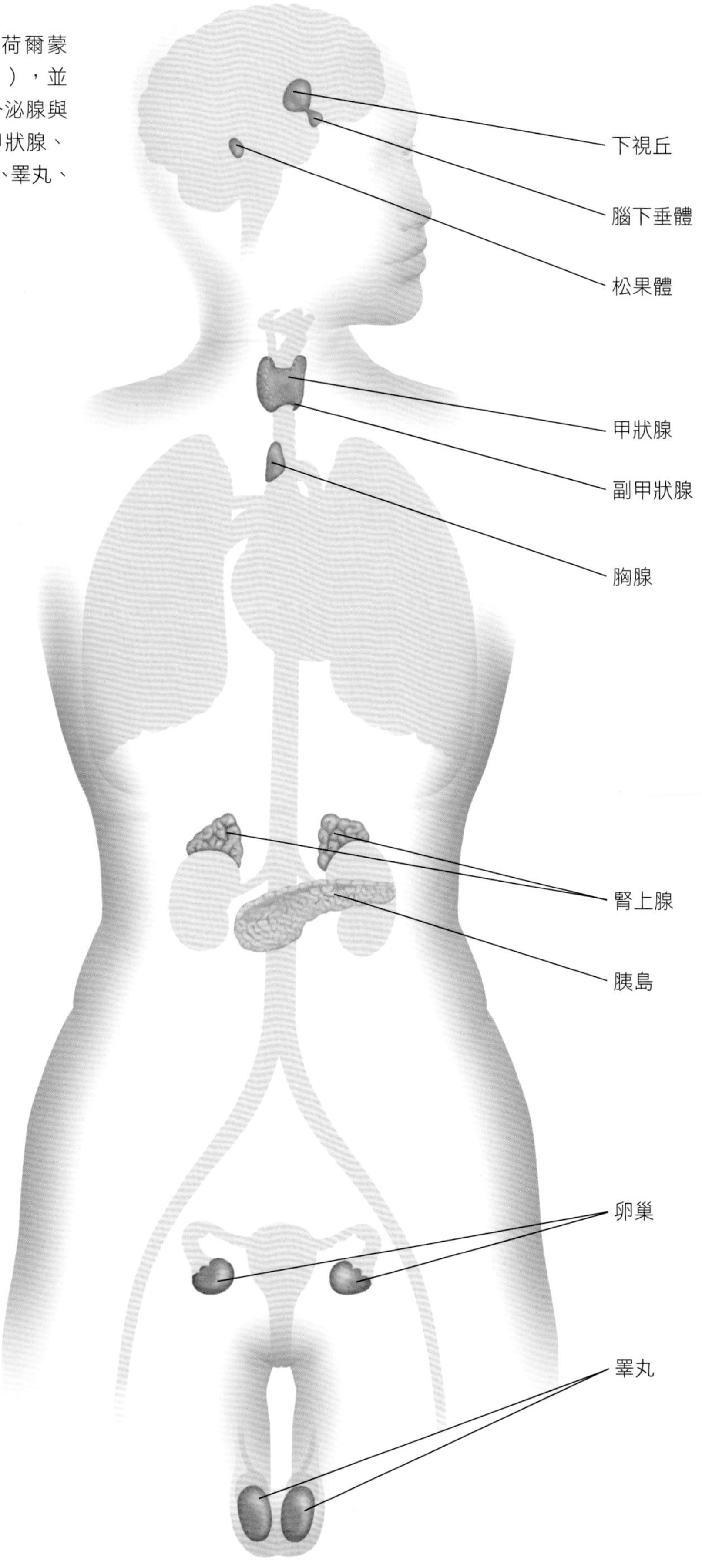

下視丘
腦下垂體
松果體
甲狀腺
副甲狀腺
胸腺
腎上腺
胰島
卵巢
睪丸

甲狀腺

甲狀腺位在頸部喉頭與氣管的前方，分為兩葉，呈圓錐狀。人類從飲食中攝取的碘，大部分都被甲狀腺用來製造三碘甲狀腺素（T3）與四碘甲狀腺素（T4）等荷爾蒙。當 T3 與 T4 分泌生成之後，會與其他膠狀物質結合，儲存在甲狀腺球蛋白(thyroglobulin)的濾泡組織中。T3 與 T4 會調節生長發育，並影響心理、生理及新陳代謝活動。甲狀腺還會分泌調節血液鈣離子濃度的降血鈣素（calcitonin）。人體在許多時刻都會增加對甲狀腺荷爾蒙的需求，例如在月經期間、懷孕期間與青春期。

甲狀腺過度分泌可能導致凸眼性甲狀腺腫（Graves disease），出現坐立不安、盜汗、體重下降、新陳代謝提高等症狀，也可能伴隨甲狀腺腫大的現象。甲狀腺分泌不足則會降低新陳代謝速度，出現體重增加、皮膚乾燥與髮質脆弱等症狀。如未治療，會減緩生理與心理活力。

副甲狀腺

直到 1880 年學界才發現副甲狀腺，是人體最晚被發現的器官。這些小小的腺體通常位在甲狀腺的後方，但在某些罕見的例子中，也可能存在甲狀腺中。因為有了副甲狀腺，神經與肌肉系統才能夠正常運作。副甲狀腺會分泌副甲狀腺素，與甲狀腺共同負責調節血液與組織液中的鈣離子濃度。人體有 4 個副甲狀腺，也可能多達 8 個。當副甲狀腺偵測到人體血鈣濃度過低就會分泌副甲狀腺素。這是一種能刺激身體釋放更多鈣離子並增加鈣質吸收的蛋白質。

副甲狀腺的過度分泌會使身體中的鈣濃度失衡，導致骨質鬆軟，甚至形成腫瘤。這種情況可以透過手術切除副甲狀腺改善。副甲狀腺分泌不足則可能導致患者出現肌肉強烈收縮的強直性痙攣（tetany）。根據症狀的嚴重性，可以用口服或靜脈注射的方式補充鈣質。

腎上腺

腎上腺是兩個三角形的腺體，位在腎臟兩側的上方，分為外側皮質與內側髓質，兩者在結構與生理方面均有所不同作用。皮質是維持生命的必要構造，髓質則否。

腎上腺皮質負責分泌以下三種不同的荷爾蒙：

- 葡萄糖皮質素（glucocorticoids，可體松與氫化可體松）對身體各大系統具有廣泛的作用，包括促進肝醣（glycogen）儲存、提高血糖濃度、促進腎小管吸收鈉與水分。這些荷爾蒙還能幫助身體對抗壓力和消炎。
- 礦物性皮質素（mineralocorticoids，醛固酮）主要影響腎小管，留鹽排鉀維持水分與電解質的平衡。
- 性皮質素（sex corticoids）則掌控第二性徵及生殖器官的功能發展。不過一般認為進入青春期之後，它的影響力便遠遠比不上生殖腺（參見前文說明）。

腎上腺髓質完全被皮質包覆，與自律神經系統中的交感神經緊密相關。髓質分泌的荷爾蒙就是腎上腺素（adrenalin）與正腎上腺素（noradrenalin），這兩種荷爾蒙會在面臨「或戰或逃」的緊急時刻與壓力情境中被釋放出來（參見第 231 頁）。

腎上腺亢進可能導致庫興氏症候群（Cushings syndrome），出現體重增加、臉部與頸部發紅、面部與身體毛髮大量生長、腎功能衰退與血壓升高等症狀。腎上腺低下則可能導致愛迪生氏症（Addison's disease），出現體重降低、血糖降低、關節部位褐色素沉澱與肌肉衰退的症狀。荷爾蒙替代療法可治療以上病症。

胰島（或稱蘭氏小島）

胰島是在 1869 年由德國解剖學家保羅．蘭格翰斯（Paul Langerhans）發現，以不規則的方式群集遍布在胰臟之中。健康成人的胰臟大約有 100 萬個胰島細胞。胰島分泌的荷爾蒙是胰島素（insulin），它能藉由幫助身體細胞吸收、使用血糖，或是將血糖儲存為肝醣，降低身體的血糖濃度。如果身體失去調節功能，就會出現糖尿病，而身體的血糖濃度就必須透過飲食限制與注射胰島素的方式來調整，以防止血糖過高或過低。糖尿病又分為兩種：胰島素依賴型糖尿病（第一型糖尿病，病徵出現在早期），以及非胰島素依賴型糖尿病（第二型糖尿病，病徵出現在成人期）。

松果體

松果體又被稱為「第三隻眼」（the third eye），形狀如松果，大小如豌豆。它位在兩側大腦之間，靠近

▼胰腺

胰腺是由一種細胞群（acini，胰腺泡）所組成，它能分泌胰液，胰液中含有多種能幫助消化的酵素。胰腺在內分泌系統中也扮演著重要的角色，負責分泌如胰島素等荷爾蒙。

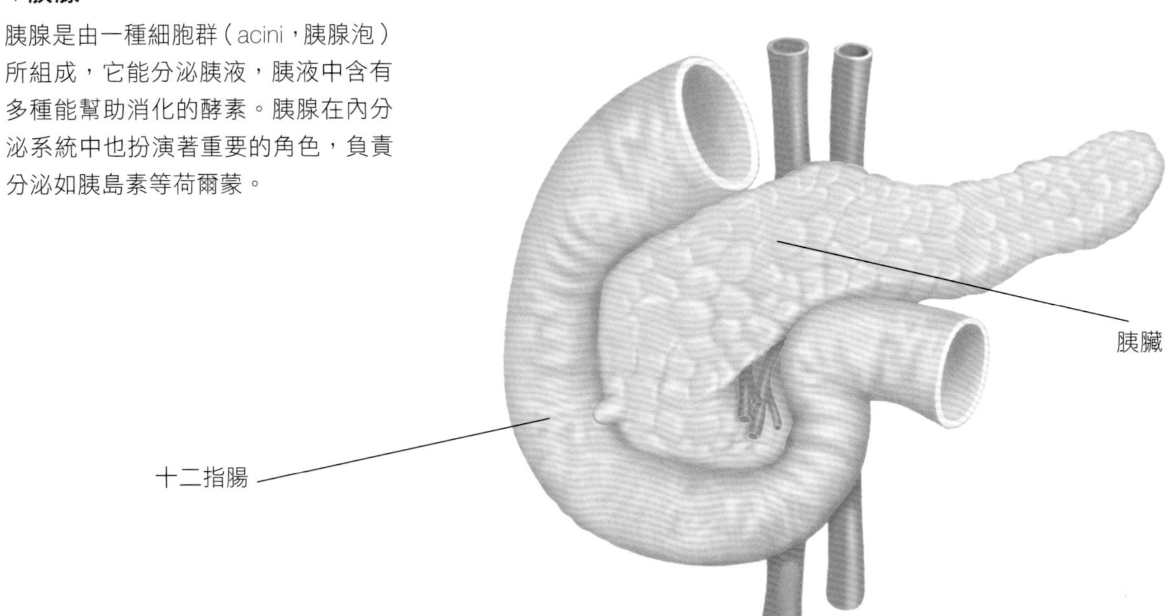

中心的位置，跟大腦之間以神經構成的短柄相互連結，這些神經有許多最終都會通到下視丘。松果體會根據人體的「生理時鐘」釋放出多寡不一的褪黑激素。在黑夜，褪黑激素高，使我們出現睏倦感；在白天，褪黑激素較低。視網膜的光敏細胞會偵測環境亮度，接著透過一系列的訊號傳遞，將訊息傳達到松果體。動物的冬眠也與褪黑激素的生成有關。

青春期之後，松果體會縮小。進入青春期後，褪黑激素會大量減少，不再抑制性徵發展。

人體對光照的敏感度也可能導致季節性情緒失調症，也就是俗稱的冬季憂鬱症。

性腺

女性的卵巢與男性的睪丸各自會分泌不同的荷爾蒙，這些荷爾蒙負責掌控青春期期間第二性徵的發展，另外對女性來說，也會影響月經與懷孕等生殖功能（參見第 200 頁）。男性睪丸分泌包括睪固酮在內的主要男性荷爾蒙，而女性的卵巢則會分泌濃度不等的雌激素與黃體酮。

性腺的荷爾蒙失調可能使男性出現女乳症，或女性出現多毛症（毛髮以男性的方式生長），或閉經現象（月經不至或月經中斷）。當雌激素或黃體酮濃度不足，就可能出現多囊性卵巢症候群（polycystic ovary syndrome），並影響受孕。雌激素過高則會出現子宮內膜異位，也就是應該生長於子宮內的內膜組織，出現在子宮之外。

芳香療法如何提供協助

精油本身就蘊含植物性荷爾蒙（phytohormones），能發揮與人體荷爾蒙作用類似的作用，用來強化或取代人體的荷爾蒙。

有些精油具有類雌激素的作用（沒有精油能產生類黃體酮的作用）。舉例來說，甜茴香具有類雌激素作用是因為精油當中含有洋茴香腦（anethole），這是一種由雌二醇（oestradiol）衍生出來的甲基醚類。在治療某些生殖系統疾病時，應該將精油列為主要的治療用品之一，例如更年期（參見本書第 204 頁）。

天竺葵是另一種可以列入考慮的精油，因為它具有平衡各個系統的作用，尤其對皮膚有很好的效果，並且能直接影響腎上腺皮質。於是，芳療師在處理荷爾蒙失調的狀況時，可以注意是否同時伴隨著壓力相關症狀，例如疲倦與焦慮。其他能發揮幫助的精油還有玫瑰與真正薰衣草，以及具有異國情調的橙花、檀香與茉莉，這些都是對女性相當有益的精油。

生殖系統

生殖系統是所有生理系統中獨特的一支，雖然它的存在與否並不會影響人體生命的存亡，但對於生命的繁衍卻具有不可或缺的重要作用。

兩性之間的共同點

男性與女性的生殖器官無論在外表或生理運作上都有所不同，不過以生理構造來看，它們卻是以類似的方式發展成長。兩性的生殖系統特性在許多方面都有共同之處。舉例來說，陰莖與陰蒂都同樣是由勃起組織所構成。男性的睪丸在生理構造上與女性的卵巢相似，並且與卵巢一樣先在腹腔長成，接著才在出生前後向下落到陰囊中。

性荷爾蒙通常都被區分為男性或女性荷爾蒙，但事實上，性荷爾蒙普遍存在於兩性之間，只是比例與作用的差異而已。青春期是兩性體內生殖器官趨於成熟的時期。此時，濾泡促進激素（follicle-stimulating hormone，FSH）與黃體成長激素（luteinizing hormone，LH）會開啟第二性徵的發展，包括讓女孩長出乳房、讓男孩聲音變得低沉。FSH 也會刺激能讓女性分泌雌激素的格雷夫氏濾泡（Graafian follicle），使其發展成熟；在男性身上的作用則是會刺激男性睪丸製造精子。LH 作用在女性身上時，可協助子宮為迎接受精卵做好準備，作用在男性身上則能刺激睪丸分泌睪固酮。

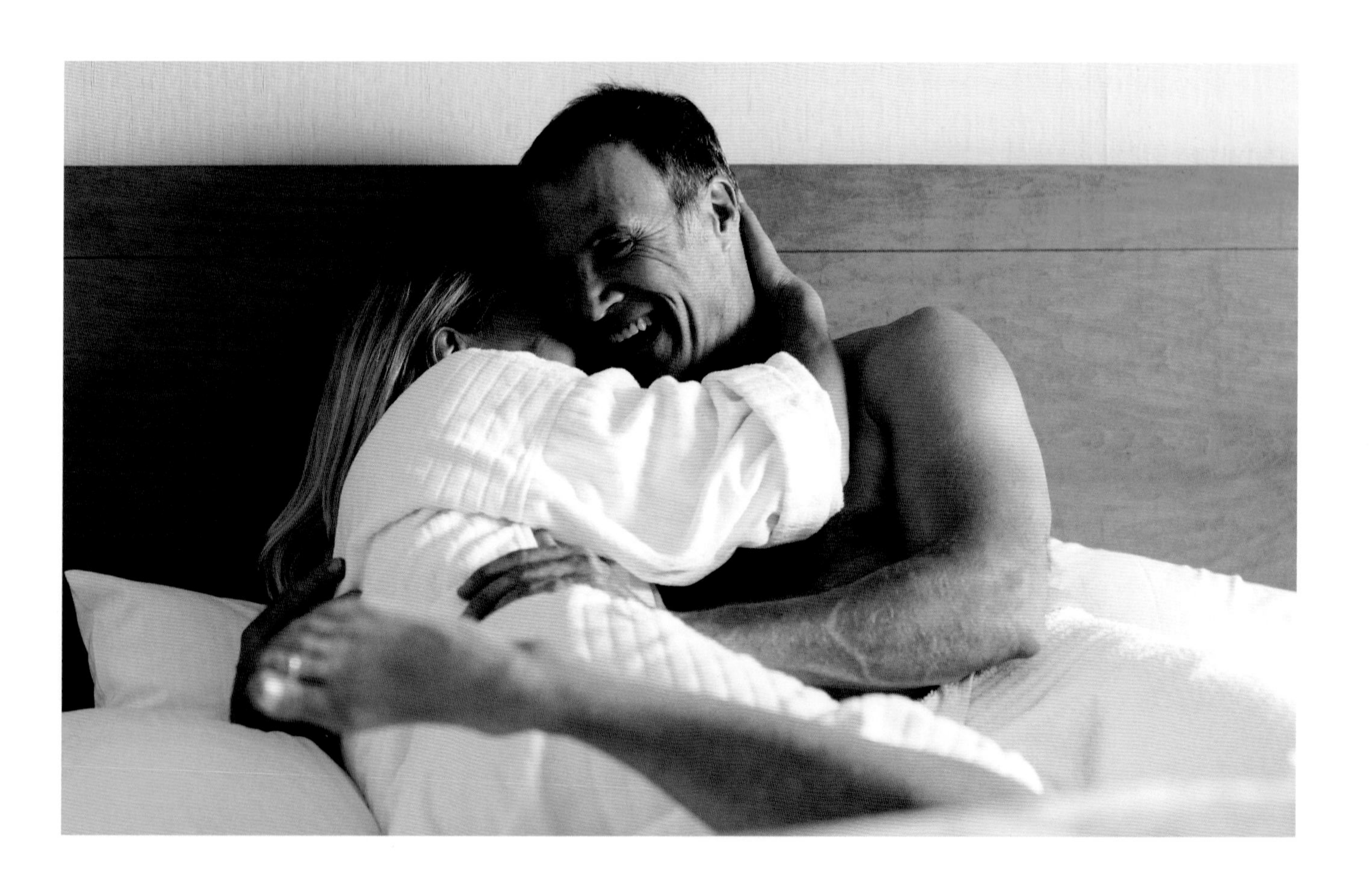

女性生殖系統

女性生殖系統是由內部與外部的器官所組成。它的功能是製造性荷爾蒙與卵細胞，並且當卵細胞與精子結合，生殖系統也負責提供支持並保護，直到生產結束。

女性生殖器

女性的外生殖器，也就是所謂的外陰（vulva），組成構造包括：唇狀的陰道門戶（大陰唇與小陰唇）、透過韌帶與恥骨連和（symphysis pubis）相連接的陰蒂、薄膜狀的處女膜，以及位在陰道口兩側負責分泌潤滑黏液的大前庭腺。

- 內生殖器位在骨盆腔當中，包括卵巢、輸卵管、子宮與陰道。
- 卵巢是兩個小型的卵形器官，位在子宮兩側，是卵子的發育之地。未成熟的卵子沉睡於卵巢當中，直到青春期 FSH 洶湧而至，才會刺激卵子發育排出。
- 細瘦的輸卵管從卵巢連接到子宮，在頂端有像手指一般的突出構造，能引導卵子進入輸卵管準備受精，進而進入子宮。
- 子宮是一個小而中空的梨狀器官，位在骨盆腔當中，在膀胱後側、直腸前側。子宮有著肥厚的肌肉內壁，其中的空間能擴大到容下一個胎兒。子宮內膜是一種黏膜組織，每個月在月經期間都會剝落一部分。在女性懷孕期間，子宮壁會舒張開來，以適應逐漸增長的胎兒大小。陰道是一個肌肉通道，從陰道口一直通到子宮頸，在生產期間，陰道的大小也會伸縮，使胎兒能順利通過。陰道以酸性的環境來防止微生物孳生，避免內生殖器受到感染。

▼女性生殖系統

卵子從卵巢中釋放出來，就會進入輸卵管。輸卵管會輕微地收縮，管壁的纖毛運動能讓卵子前進到子宮當中。卵子在輸卵管中能存活 24 小時，如未受精，便會被身體重新吸收。

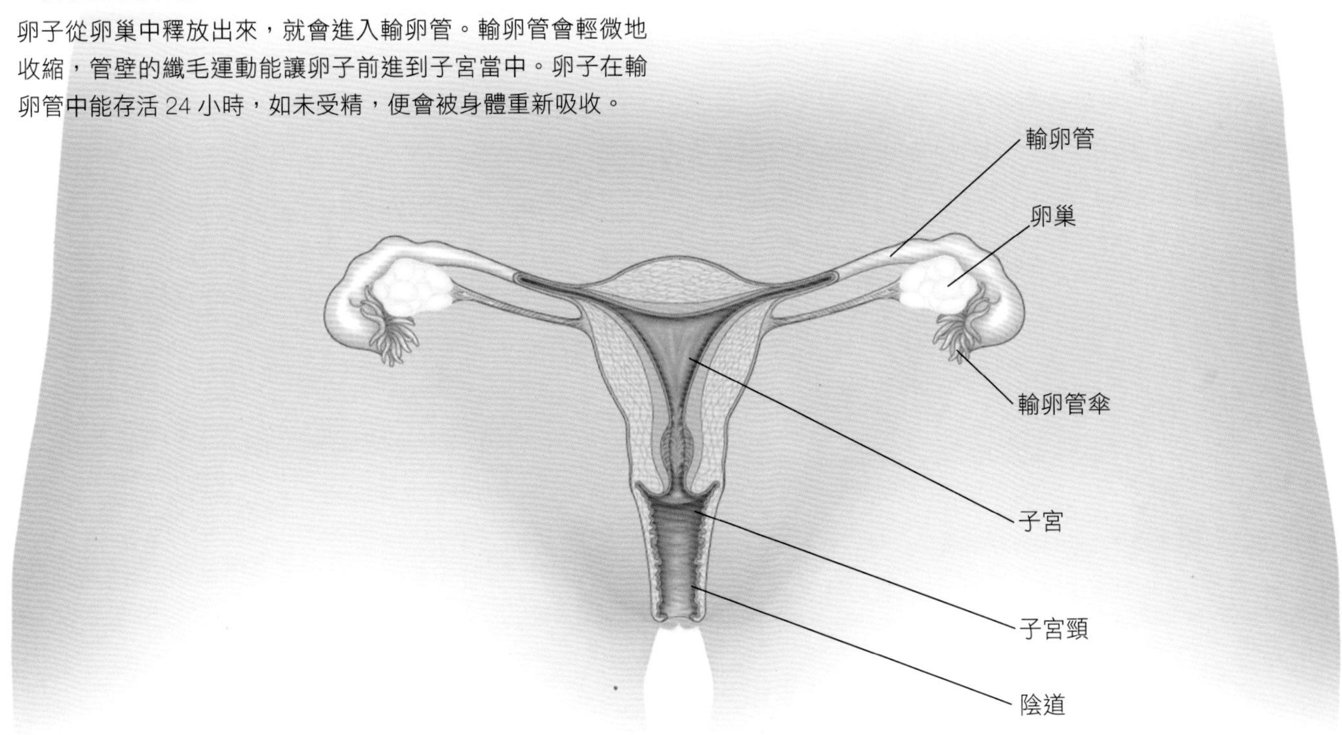

月經

從青春期開始到更年期為止，女性的生殖系統會在 26 到 30 天之間重複一個週期的循環，並受到荷爾蒙變化的影響。

下視丘分泌的促黃體生成素釋放激素（luteinizing hormone-releasing hormone，LH-RH），會促使腦下垂體前葉釋放出 FSH。於是，卵巢內的卵子濾泡會開始成長，卵巢也會開始分泌雌激素，最終導致排卵。當雌激素濃度達到一定程度，身體會開始分泌能使卵子脫離濾泡進而排出的 LH。

如果卵子未受精，那麼雌激素與黃體酮的濃度會雙雙下降，子宮內膜脫落剝離，形成月經。如果卵子成功受精，那麼空缺的濾泡會繼續生成雌激素與黃體酮，所以女性在懷孕期間不會出現月經。

懷孕

胎兒在母親子宮中的 9 個月可以分為 3 個時期，女性在懷孕期間會經歷許多特殊的荷爾蒙變化：

- 人類絨毛膜刺激激素（human chorionic gonadotrophin，HCG）是由胚胎外的一層外膜細胞所分泌的荷爾蒙，能使母親的身體進入懷孕狀態。
- 人類胎盤泌乳原（human placental lactogen，HPL）有助於處理緊急情況，並且使母親的乳房與乳腺脹大。
- 促黑激素（melanocyte stimulating hormone，MSH）會刺激黑色素生成。促黑激素會改變乳暈的顏色，並被認為是孕婦產生黃褐斑或是面部黑斑（英文稱為孕婦面具 [pregnancy mask]）的主因。孕婦黃褐斑通常出現在臉部，通常在生產過後就會消失。
- 雌激素與黃體酮則與腦下垂體共同運作，能刺激乳腺發展，並在臨盆之前抑制子宮收縮。

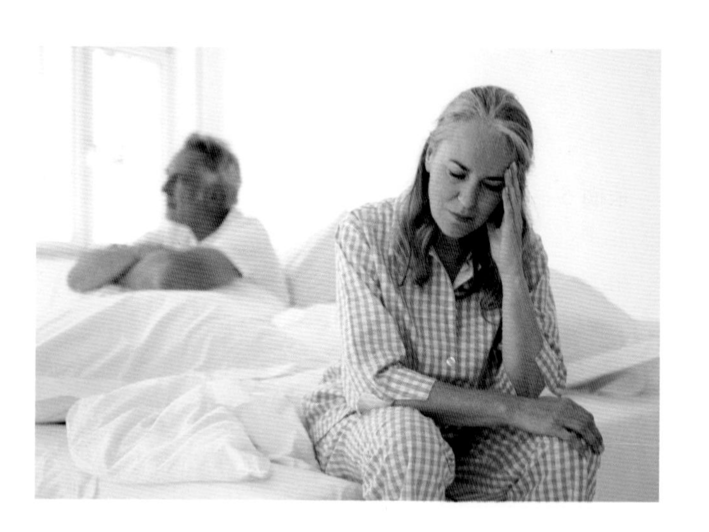

乳房

女性的乳房是由脂肪、纖維與乳腺組織所構成的。當女性進入青春期，受到雌激素與黃體酮的影響，乳房便會逐漸發育成形。脂肪組織在表面覆蓋著整個乳房，而纖維組織則與胸肌連結，分布在內側、緊鄰胸壁，為乳房提供支撐。

乳房大小的主要變動時期在青春期與懷孕時期。一個成熟的乳房應含有 15 到 20 個葉狀的乳腺組織，每個腺葉都是由許多稱為乳腺泡的小囊所組成，這些小囊集合在一起，就成了輸乳導管。輸乳導管會朝乳頭匯集，形成輸乳囊，也就是在女性哺乳期負責存放乳汁的部位。乳頭的外圍有一圈淡紅色的組織，稱為乳暈，乳暈包含大約 20 個極微小的導管開口，這些開口非常小，以肉眼無法辨識出來。

更年期

通常如果月經超過 12 個月未至，加上雌激素濃度低落，就可以說是進入了更年期。更年期一般發生在 40 歲後期到 50 歲中期的女性身上，也等於宣告了女性生育年齡的終結。

當卵巢不再每個月進行排卵，身體的雌激素就會日漸減少，於是月經變得不規則，最後終止。更年期會帶來許多令人不適的副作用，包括陰道乾澀、熱潮紅、頭痛、疲倦，並且有時會出現不尋常的情緒性舉措。乳房的乳腺組織會萎縮，雌激素的低靡也可能導致骨質密度流失，造成骨質疏鬆症，並使皮膚和毛髮變得乾燥而脆弱。許多更年期女性會透過荷爾蒙替代療法（HRT）來緩解這些症狀。

女性生殖系統常見疾病

生殖器官的疾病或功能失常，可能是基於器質性因素，或是因荷爾蒙失調所造成。然而，飲食與壓力看似和荷爾蒙無關，事實上卻會對荷爾蒙產生重要的影響。

閉經（amenorrhoea）

閉經是在尚未停經的年齡出現月經不至或月經停止的現象。造成閉經的原因可能是多種荷爾蒙的不足，或是憂鬱和心理壓力。厭食導致的體重過輕，以及過度極端的運動習慣，都可能導致月經停止。

經痛／月經不順（dysmenorrhoea）

月經期間沉重、煎熬與疼痛的感覺，是因為子宮肌肉收縮痙攣，加上子宮瘀滯充血，導致下腹部出現絞痛感。經痛也可能與子宮內膜異位有關，或者如果只出現一次的話，可能是因為流產。

經前症候群（pre-menstrual syndrome，PMS）

許多女性都會在月經來潮之前，就感覺身體出現許多症狀，例如水腫、胸部腫痛、情緒易怒等等。這些症狀的嚴重程度都是因人而異，有些人只感覺到輕微的不適，有些人則可能感覺耗弱不堪。

子宮內膜異位（endometriosis）

這是一種慢性的婦科疾病，只會影響尚未停經的女性。這是一種骨盆當中的子宮內膜發炎現象，會導致下腹部出現疼痛，並出現不正常的經血量。子宮內膜異位指的是子宮內膜碎片出現在骨盆腔當中，並附著在骨盆腔的其他器官上，因此形成排卵、排尿和性交時的疼痛。其他症狀還包括疲倦與憂鬱。子宮內膜異位也常伴隨不孕的現象。

子宮肌瘤（fibroids）

子宮肌瘤是生長在子宮肌壁、非癌症性的良性小瘤。子宮肌瘤並不一定會造成問題（許多女性都長有子宮肌瘤而不自知），但也可能會出現影響月經週期與受孕能力的間歇性疼痛。子宮肌瘤可以透過手術移除，在必要的時候也可能摘除整個子宮。

多囊性卵巢症候群（Polycystic ovary syndrome，PCOS）

PCOS 是一種因荷爾蒙失調造成的疾病，也就是卵巢中生長出多個無法形成卵子的濾泡，並導致女性不孕。

芳香療法如何提供協助

芳香療法能幫助改善女性生殖系統的許多問題，尤其有許多精油都能幫助緩解月經與更年期的不適。

抗痙攣的精油最適合用來舒緩經痛，這些精油包括：甜馬鬱蘭、真正薰衣草、羅馬洋甘菊與快樂鼠尾草。

通經：某些精油能幫助排出經血，尤其適合用來調理閉經。這些精油包括：甜茴香、快樂鼠尾草、杜松漿果、茉莉與胡椒薄荷。

滋補子宮的精油能發揮調養與強化子宮的作用，這些精油包括：茉莉、乳香、玫瑰與快樂鼠尾草。

抗菌防腐並且抗黴菌的精油，則有助於處理生殖系統的念珠菌感染（尤其是白色念珠菌 [*Candida albicans*]）。可以依照下列配方，將精油加在優格中灌洗陰道。

全脂牛奶或天然優格 100ml
德國洋甘菊 5 滴
真正薰衣草 5 滴
茶樹 5 滴

也可參見本書第 214-217 頁「懷孕及生產前後的芳香療法」單元。

注意：不可在準備懷孕的女性身上使用快樂鼠尾草，因為它具有強烈的通經作用。

案例 1：子宮內膜異位

今年 43 歲的瑪格麗特長期承受著持續性的腹部疼痛，甚至讓她感覺整個人像生病一樣不舒服。她同時有失眠的問題，所以總是感到疲倦、易怒，情緒起伏很大，甚至覺得憂鬱。她的醫師建議她摘除子宮，但她並不想在身上動刀，也不願意依賴荷爾蒙藥物生活，畢竟這類藥物可能帶來體重上升、面部毛髮增加等副作用。

選擇精油

在此挑選的都是能調理子宮的精油。除此之外，奧圖玫瑰對於改善情緒有很好的效果，杜松漿果能調節月經週期，而佛手柑則能提振免疫與精神。

調配精油

15ml 的基底油：包括 10ml 的甜杏仁油與 5ml 的月見草油。
奧圖玫瑰 2 滴
快樂鼠尾草 2 滴
真正薰衣草 3 滴
絲柏 2 滴
總共 9 滴，濃度 3%

治療方式

每週 1 次進行芳香按摩，持續 8 周，來幫助瑪格莉特提振免疫系統與精神。之後她每個月會前來為自己「充電」一次。

後續照護

瑪格麗特也將按摩油帶回家每天使用，連續 3 週。同時她也準備好，要為了自己的健康而調整飲食習慣，並在身體情況允許的時候去健身房運動。

治療結果

在第 1 期療程結束之後，瑪格麗特就感覺好多了。雖然她的子宮內膜異位狀況仍然沒有變化，但她的疼痛感已大大減輕，並感覺自己更有活力。

案例 2：更年期

費麗絲蒂今年 49 歲，出現了典型的更年期症狀，包括：月經不規則、熱潮紅與嚴重的疲倦感。這些症狀讓她心情非常低落，因為過去的她一直全身上下都充滿著活力。她的生活非常忙碌，身體的狀況卻讓她力不從心。

選擇精油

適合用來處理更年期症狀的精油有非常多，包括佛手柑、天竺葵（能影響內分泌系統，讓身體達到平衡狀態）、絲柏、甜茴香、橙花、玫瑰與依蘭。快樂鼠尾草能緩解熱潮紅的症狀，杜松漿果可以調節月經週期並改善水腫。費麗絲蒂依個人偏好選擇了依蘭，除此之外，橙花也具有宜人的香氣，同時能提振情緒。

調配精油

15ml 的基底油：包括 5ml 的琉璃苣油、5ml 的月見草油（兩者都含有大量的 γ- 次亞麻油酸）與 5ml 的杏桃核仁油（調理肌膚）。
快樂鼠尾草 3 滴
天竺葵 3 滴
杜松漿果 1 滴
依蘭 2 滴
總共 9 滴，濃度 3%

治療方式

費麗絲蒂儘可能挪出時間來進行每週 1 次的按摩，剛開始的第 1 週她來了 2 次。她也將剩下的按摩油帶回家自己使用。

後續照護

我建議她多多攝取在這段特殊時期身體需要的營養：多吃種籽類食物、香蕉與胡蘿蔔。此外，也額外補充琉璃苣膠囊、人蔘與維他命 B 群。她也應該避免吃過度加工、過多人工調味品的食物，這些都可能會使她的症狀加重。

治療結果

費麗絲蒂在接下來的幾個月間，一直維持著 1 週 1 次的按摩頻率。接著，在她感覺好多了之後，調整為 1 個月 1 次。她的更年期症狀有明顯的好轉，尤其是熱潮紅。

男性生殖系統

男性的生殖構造用來生產精子，並透過性交將精子置入女性陰道中。

男性生殖器

男性生殖器包括陰莖、睪丸，以及相關的腺體和相互連接的管道。

陰莖又分為陰莖根與陰莖體，由帶有大量血管的勃起組織所構成，主要的作用在於輸送尿液與精液。陰莖中也布滿了自主神經與軀體神經，受到刺激時，會出現充血勃起的現象。

睪丸一開始在嬰兒的腹腔當中成長，直到出生之後才會向下落到陰囊當中。陰囊是一種由深色肌膚、纖維組織、結締組織與平滑肌所構成的囊袋。睪丸的功能有二：製造睪固酮，也就是促進男性性徵發展的一種男性荷爾蒙，以及製造精子。

精子在睪丸中生成，成熟後透過輸精管進入分泌精液的精囊。在性交過程中，帶有精子的精液會沿著陰莖上的尿道排出，而這個過程是由 FSH 與 LH 所驅動的。

前列腺位在骨盆腔，直腸的前側，負責分泌精液所需的潤滑黏液。

男性生殖系統常見疾病

男性的生殖系統可能出現構造扭曲或感染發炎的症狀，例如出現龜頭或包皮發炎的症狀（龜頭炎或陰莖炎），或是睪丸因血液循環受阻而出現睪丸扭轉（tsticular torsion）的現象。而由於尿道既用以排放尿液，也用來輸送精液，所以男性的泌尿疾病會影響性功能。此外，心理或情緒反應也可能造成陰莖勃起困難（參見第 229 頁，關於壓力的章節）。

男性不會經歷類似女性更年期的特殊時期，不過男性的生殖能力與性能力會隨著年齡增加而逐漸減退。隨著男性年紀增加，前列腺也會逐漸腫大，可能影響尿液排放。而男性荷爾蒙與雌激素的濃度變化，也可能是 50 歲以上男性容易出現前列腺腫瘤的重要因素之一。

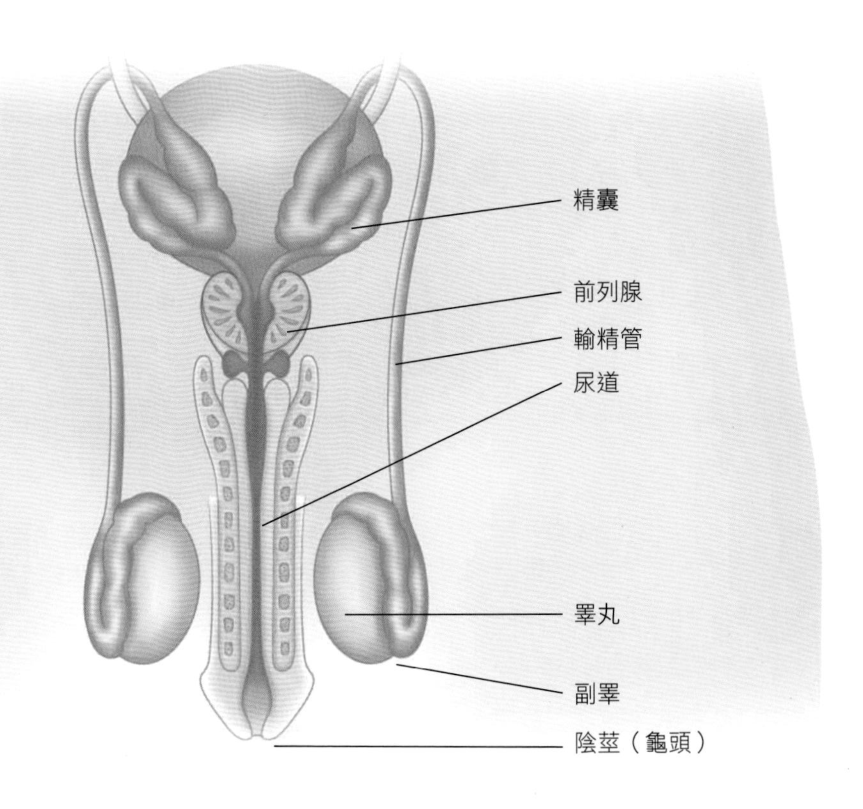

▼男性生殖系統

男性從青春期開始製造精子，一直到老年都仍有生產精子的能力，不過從中年末期開始，生產的速度會下降。一次射精會排出上億個精子，其中只有大約幾千個能存活下來進入子宮，或甚至是輸卵管。

肌肉骨骼系統

人體的骨骼不僅保護了體內的重要器官，更能與肌肉和關節合作，讓肢體能靈活地活動。遍布全身的肌肉系統除了使人得以活動之外，對於呼吸和消化等身體功能更是功不可沒。

骨的構造

骨骼是人體當中最堅硬的一種結締組織，發展完全的骨骼當中含有 25% 的水分、 30% 的纖維礦物質與 45% 的礦物質。人體以 206 塊骨頭構成骨架，雖然骨骼本身相當輕盈，卻能承受極大的重量。

骨骼組織是由一種叫做成骨細胞（osteoblast）的特殊細胞所構成，並且分為幾種不同形式：

密質骨（或稱緻密骨，compact bone）是一種質地緊密、多層堆積的平行管狀構造。每一個密質骨的中心都含有相當微小的孔隙，也就是哈佛氏管（Haversian canal），讓血管與神經得以從中通過。這樣的構造使得密質骨具有強壯而堅硬的特質。

鬆質骨（或稱海綿骨，cancellous bone）的結構就像海綿一樣，其中的哈佛氏管呈現分支眾多的網狀，其中布滿了紅骨髓。

骨膜（periosteum）是一種覆蓋在骨骼表面、質地堅硬的纖維膜。骨內膜會生成骨骼成長所需的新生細胞，而骨外膜則有大量血管分布其中。在關節部位，骨膜是由滑膜關節表面的透明軟骨所取代，而在頭蓋骨的內部，則是以硬膜來取代骨膜。

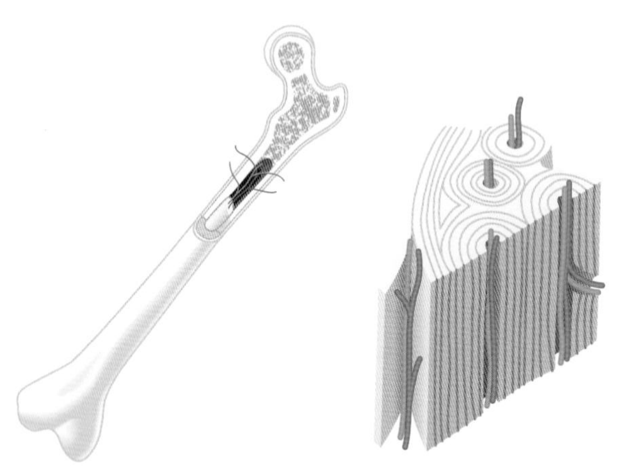

▲**密質骨**從橫切圖中可以看到密質骨中的平行管狀構造是以多麼緊密的方式排列。位在中央的哈佛氏管有血管與神經通過。

骨的五大類型

- 長骨是骨骼中最強壯的一種，例如股骨（大腿骨）。長骨包含一個骨幹（長柄）與兩個骨骺（兩端）。骨幹由密質骨構成，中間的骨髓腔分布著脂肪及黃骨髓。骨骺則是在外層由密質骨包覆著內部的鬆質骨。
- 短骨是較小的一種骨頭，例如手腕或腳踝的蹠骨。
- 扁平骨是由兩層薄薄的密質骨，包夾著中間的鬆質骨。例如顱骨中的額骨與頂骨就是由扁平骨構成的。
- 不規則骨是在大量的鬆質骨外覆蓋一層薄薄的密質骨，再由骨膜覆蓋在最外層，例如脊椎骨就是一種不規則骨。
- 籽骨是一種圓形的骨塊，例如膝蓋骨。

骨化（ossification）

人體的骨骼會透過骨化而成長，骨化從出生之前的胚胎時期就會開始，一直到大約 25 歲才會完成。長骨是由軟骨發展而來，而扁平骨則是由非軟骨性的結締組織演變而來。在這過程中，成骨細胞會分泌骨骼基質，並逐漸取代其中的軟骨與黏膜組織，以長骨來說，這些作用就發生在長骨的兩端。接著，骨骼基質會鈣化成為新生的骨骼。

當骨骼斷裂（骨折），裂開的兩端將會由新生骨骼來接合。骨骼復原的速度有可能因為許多因素而延長，例如當患者年紀較大，或是受到感染時。

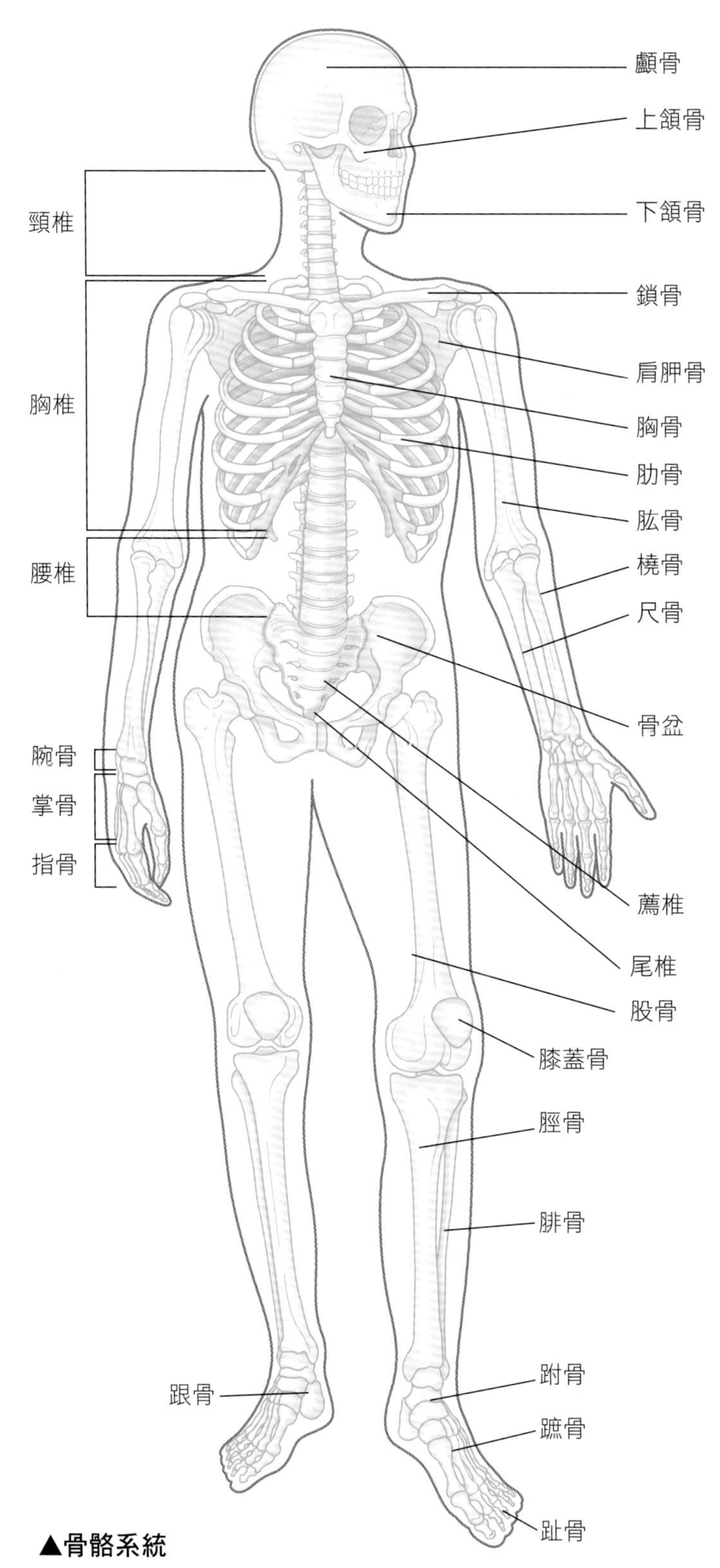

▲骨骼系統

骨骼系統又可分為中軸骨與四肢骨。中軸骨是由顱骨、脊椎、肋骨與胸骨組成的基本架構，而四肢骨顧名思義是四肢的骨骼。骨骼系統比起身體的其他部位，更容易出現疼痛。

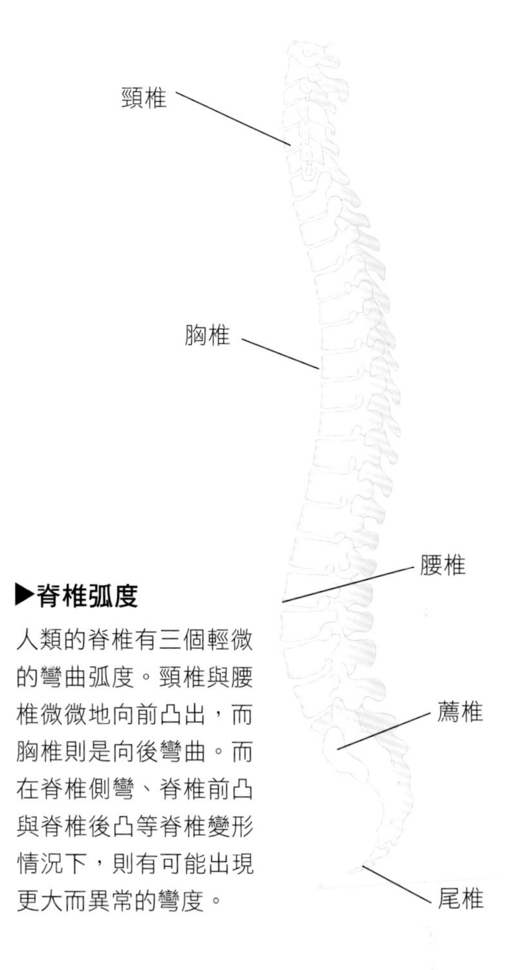

▶脊椎弧度

人類的脊椎有三個輕微的彎曲弧度。頸椎與腰椎微微地向前凸出，而胸椎則是向後彎曲。而在脊椎側彎、脊椎前凸與脊椎後凸等脊椎變形情況下，則有可能出現更大而異常的彎度。

各種滑膜關節（synovial joint）

球窩關節（或稱杵臼關節，ball and socket joint）是由一球狀的關節頭與另一窩狀的關節面結合而成的關節。球窩關節可以以各種方向進行活動。例如：髖關節與肩關節。

樞紐關節（或稱鉸鏈關節，hinge joint）可以按特定的方向凹折或伸直，例如：膝關節。

車軸關節（或稱樞軸關節，pivot joint）關節窩以環狀方式包圍中間的關節頭，關節可以旋轉活動。例如：頸椎第一節就是以這種方式讓頭部能旋轉、移動。

滑動關節（又稱平面關節，gliding joint）可以進行有限的滑移動作。例如：手指與腳趾的關節（腕骨與跗骨）。

橢圓關節或鞍狀關節（condyloid or saddle joint）可以進行前後或左右這兩個方向的旋轉動作。例如：大拇指與手腕。

骨的功能

人體的骨架又可以分為兩種骨骼：

- 中軸骨（axial）是由顱骨、脊椎、肋骨與胸骨所組成的。中軸骨是骨架的核心，並且對於身體中柔軟的器官發揮了保護的作用。
- 四肢骨（appendicular）包括由肩部連結的上肢骨，以及由骨盤連接的下肢骨。四肢骨對於人體的活動扮演著重要的角色。

脊椎是中軸骨的核心，人體骨架的其他部分基本上是「掛」在脊椎上的。脊椎包含 24 塊可活動的脊椎骨，加上薦椎（由 5 塊骨頭融合而成）與尾椎（由 4 塊骨頭融合而成），總計包含 33 塊骨頭。

椎間盤扮演著吸收外力震擊的角色，而它所形成的軟骨關節則為整個脊椎增加了彈性，並且具有保護腦幹的作用。每一段脊椎都有透明軟骨與神經弓（neural arch）包覆在外，它們透過環狀的關節面相互連接，貫穿其中的則是脊椎神經（參見第 184 頁關於神經系統的說明）。神經纖維、血管與淋巴管也沿著脊椎骨分布於兩側。

關節

骨頭之間是透過韌帶與可彎曲的關節相互連接。

- 肌腱：堅硬、富有纖維、不具彈性，它能連接肌肉與骨骼。
- 韌帶：強韌、富有纖維、無法伸展，它使骨骼能互相連結。
- 人體骨架中的許多骨頭都是透過槓桿原理來作用，也就是透過肌肉的拉扯在活動。如要完成這些動作，需要關節與附著於骨骼的肌肉相互配合。

關節主要可以分為三種：軟骨關節、纖維關節與滑膜關節。軟骨關節可以進行小範圍的移動，透過強健的韌帶相互連結，例如薦骨兩側的薦髂關節。纖維關節是固定的，沒辦法進行任何動作，例如連接顱骨各個部分的關節。滑膜關節則是能自由活動的關節，它們由纖維囊包覆在外，纖維囊的內側則布有滑膜，能分泌滑液來防止骨骼摩擦。滑膜關節總共有六種，能以不同的方式活動。不過關節的活動性越大，也表示受傷的可能性越高。

案例：上背部疼痛

艾咪今年 24 歲，一直受頸部與背部的長期疼痛所苦，疼痛感非常嚴重。根據她的說法，這樣的疼痛從青春期早期就出現了，當時的她已在舞蹈學校就學多年。雖然她曾接受物理治療，而且一開始確實改善不少，但當她進入職場成為長時間使用電腦的上班族，狀況就逐漸又嚴重了起來。於是她希望藉由芳香療法來讓自己放鬆，並減緩患部不適。

精油選擇

羅馬洋甘菊與真正薰衣草都可以用來止痛，甜馬鬱蘭、薑以及泰國蔘薑都能有效舒緩因為脊椎錯位而造成的肌肉緊繃。

精油調配（身體用油）

夏威夷堅果油 10ml（能有效滋潤肌膚，同時考量到艾咪的使用時間，夏威夷堅果油能很快被皮膚吸收）
羅馬洋甘菊 1 滴
真正薰衣草 2 滴
甜馬鬱蘭 1 滴
總共 4 滴，濃度 2%

精油調配（臉部用油）

杏桃核仁油 5ml
橙花 1 滴

後續照護

我建議艾咪在療程結束後回家好好休息放鬆，讓精油能更充分地在身體中運作。此外，使用電腦時，每過 1 小時就要短暫地休息一下。午休時間可以稍微散散步，幫助自己放鬆。在晚上，我則建議她用真正薰衣草泡熱水澡。

治療結果

幾週之後，艾咪的狀況有極佳的進展。她一直固定來進行背部按摩，因為持續的治療讓她更加放鬆了。

骨骼系統常見疾病

脊椎決定了人的姿勢與對稱性，如果姿勢不良或受到外力的不當壓迫，將會對整個身體造成影響。許多出現在骨骼與關節的問題都是在不斷累積之後，隨著年齡漸漸浮現。

骨性關節炎

這是一種關節消耗或退化的症狀，可能是年紀使然，也可能是因磨損而斷裂。骨性關節炎是因取代老舊軟骨的新生軟骨細胞不再正常運作而產生的疾病。外傷或過度使用也可能加速骨性關節炎的出現。骨性關節炎會使軟骨表面不再順滑，因而增加了關節彼此之間的摩擦。位在下方的骨骼因此變厚，並形成骨刺。接著關節會開始發炎，活動時會相當疼痛，並咯吱作響。容易出現骨性關節炎的部位是平時承受最多壓力的部位，例如髖關節、膝關節、脊椎下部與大腳趾。

類風溼性關節炎

類風溼性關節炎與身體的結締組織有關。目前還不清楚造成類風溼性關節炎的真正原因，大約有 3% 的人患有這類疾病，在各個年齡層都有可能發生。一開始的症狀是疲憊、莫名的不適、疼痛感，以及晨間關節僵硬。關節滑膜會變得腫大而肥厚，並且有可能分泌出過多的滑液。同時，關節當中的軟骨會被破壞，而其下的骨頭更遭到損傷。最後，骨頭可能彼此融合，關節於是變得僵硬而無法活動。

骨質疏鬆症

當骨骼中含有鈣鹽的骨膠原蛋白不當流失，也就是當身體中的鈣質流失，骨質就會變得疏鬆。骨質疏鬆的基本成因是荷爾蒙分泌不足，不過營養不良或營養吸收力不足、長時間缺乏運動，以及例如類風濕性關節炎等疾病，也都可能是造成骨質疏鬆症的原因。骨質疏鬆症的症狀包括骨骼孔隙增加，加上骨質脆弱、容易斷裂，即便是一點小傷也會斷裂。骨質疏鬆症經常發生在更年期後的女性身上。

芳香療法如何提供協助

雖然精油並無法使骨骼疾病痊癒，但他們能幫助罹患關節炎或類風濕性關節炎的患者緩解不適。

消炎：有些精油既能降低疼痛感，也能減輕關節部位的發炎症狀。有一些精油除以上作用之外，還能降低患部的水腫情況。這些精油包括：德國洋甘菊、羅馬洋甘菊與真正薰衣草。

抗風濕：許多精油對於消解或預防風濕症狀都具有良好的作用，例如芫荽與杜松漿果。

淨化：也就是能幫助身體排毒，去除新陳代謝廢物的精油，例如：杜松漿果、檸檬、葡萄柚與奧圖玫瑰。

促進局部血液循環：這些精油能刺激體表循環，也就是增加患部的血流量，並改善阻塞與發炎的症狀。例如：黑胡椒、薑、迷迭香（高血壓患者慎用）。

這些疾病在老年人身上特別容易出現，也可參見本書第 234 頁的相關介紹。

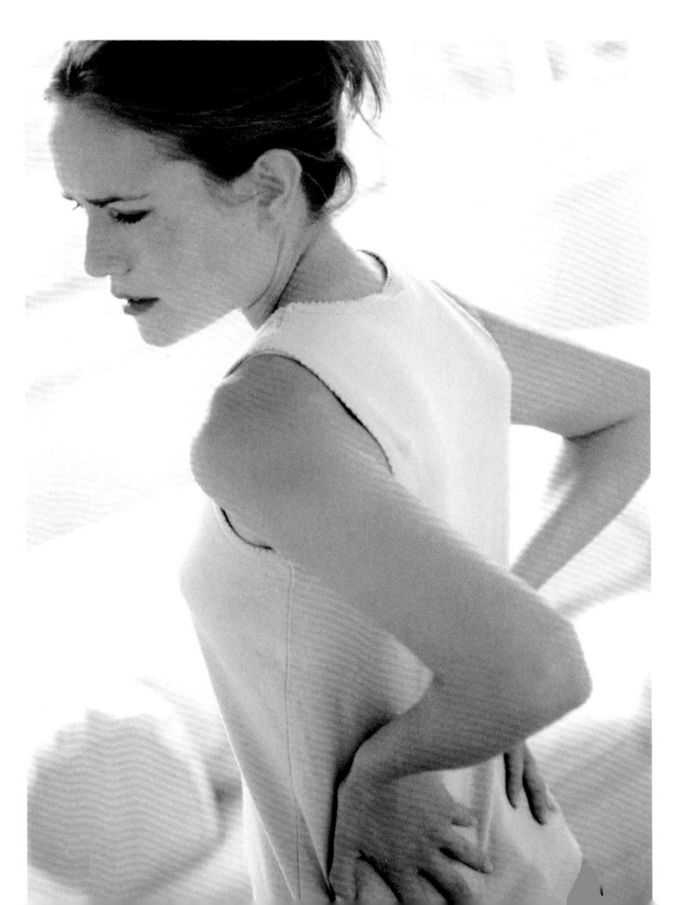

肌肉

人體的肌肉系統當中包含超過 6 百條各具特色的肌肉，主要的功能都在於進行肢體動作與維持肢體協調。要完成一個肢體動作，有賴於肌肉與骨骼的相互合作。

肌肉結構

肌肉組織包含 75% 的水分、20% 的固體（大部分是一種叫作肌凝蛋白的蛋白質），以及 5%的礦物鹽、肝醣和脂肪。肌肉的重量大約佔人體體重的 1/5。

人體的肌肉又分為 3 種類型：

骨骼肌主要是貼附於骨骼上的肌肉，也就是肢體與軀幹上的肉體。骨骼肌是由長度不等的纖維組織所構成，每一條纖維都帶有無數條絲狀的肌原纖維。肌原纖維明暗交替，分別稱為明帶與暗帶。這些肌纖維集合在一起就成為肌束，並有肌束膜環繞包覆在外。骨骼肌又叫做橫紋肌（因外觀得名），或是隨意肌，因為它可依據意志來進行活動。骨骼肌容易疲勞，需要透過規律的運動來鍛鍊。

平滑肌會根據神經脈衝、伸展動作或荷爾蒙作用來收縮或放鬆，不過我們無法用意志來控制平滑肌，所以它又稱為非隨意肌。舉例來說，胃壁、大腸、子宮與血管都是由平滑肌所構成的。平滑肌呈紡錘狀，表面並無橫紋，透過結締組織結合在一起。平滑肌能在長時間內緩慢地進行收縮，並不容易疲勞。它的另一項特色是可以被伸長或縮短，且不影響收縮的功能。

心肌是一種特別的非隨意肌，只出現在心臟外壁。終其一生，人的心肌都會按照規律自主收縮，而收縮的頻率是透過神經與荷爾蒙來掌控（舉例來說，腎上腺素就會使心肌加快收縮）。心肌是人體中最強健的一種肌肉。

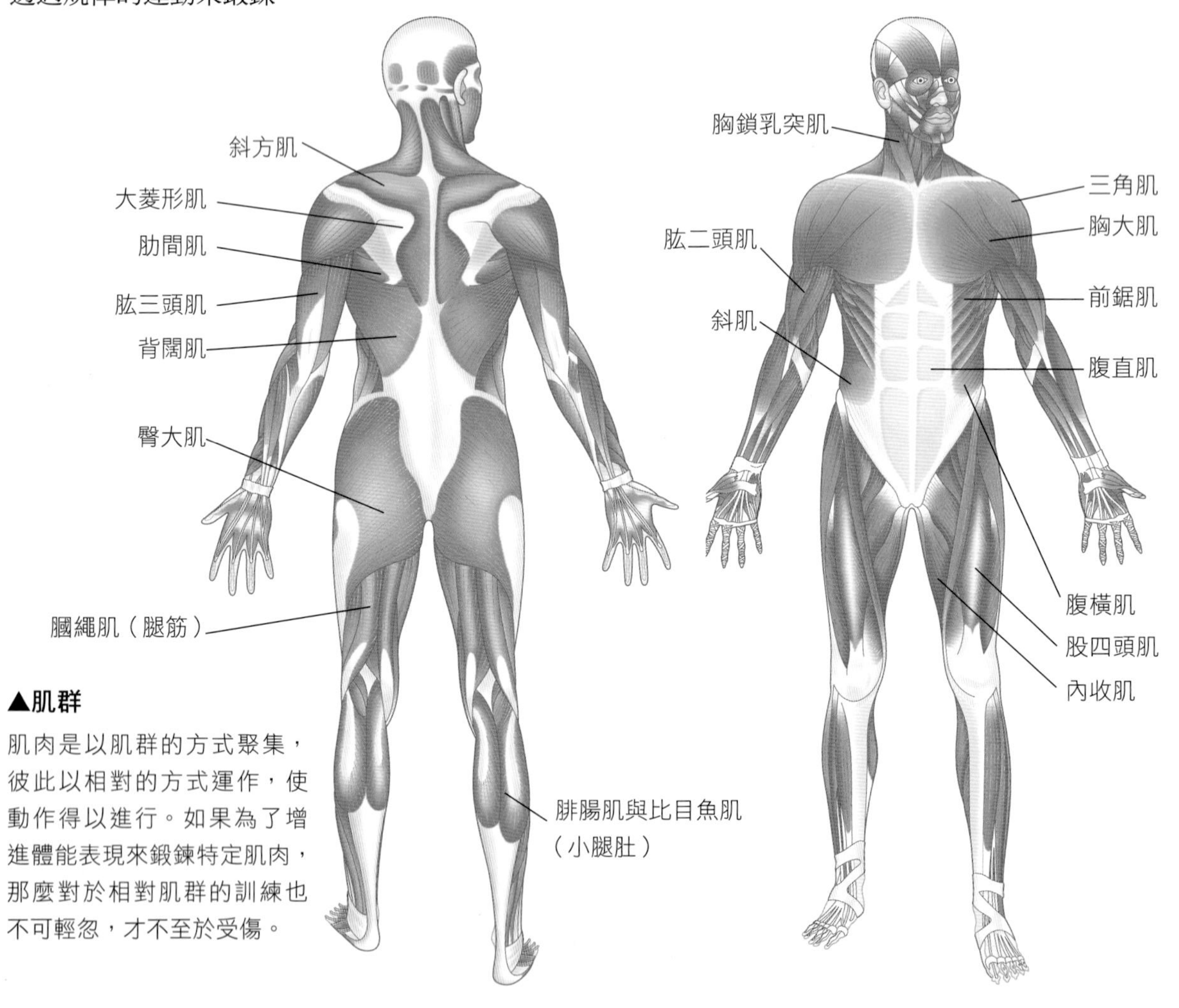

▲肌群

肌肉是以肌群的方式聚集，彼此以相對的方式運作，使動作得以進行。如果為了增進體能表現來鍛鍊特定肌肉，那麼對於相對肌群的訓練也不可輕忽，才不至於受傷。

案例：肌肉疼痛

亞倫今年 44 歲，剛從前列腺癌中康復。醫院的治療團隊為他安排了運動計畫，但這卻使得他的頸部與肩部開始出現疼痛。他曾尋求物理治療部門的協助，但最後他還是決定試試芳香療法能否改善他的問題。

精油選擇

亞倫對於不常見的精油組合特別感興趣。泰國蔘薑與真正薰衣草都能止痛，加在一起效果很好，而且泰國蔘薑還有消炎的特性。檀香則有助於放鬆，並且是很適合男性的氣味。

精油調配（身體用油）

基底油 10ml：包括荷荷芭油 5ml（幫助進入肌肉深部）、精製酪梨油 5ml（幫助穿透肌膚）
泰國蔘薑 2 滴
真正薰衣草 2 滴
檀香 1 滴
總共 5 滴，濃度 2.5%（之後可以增加到 3%）

治療方式

亞倫每週會進行一次 1 小時的背部與上胸部療程。因為他的肌肉非常僵硬，所以這個療程會先以瑞典式手法進行按摩，再接著進行一般的芳香療法按摩手法，也就是以指壓方式針對斜方肌與三角肌進行按摩，最後再加上頭部穴道按摩以及深度的顱骨按摩。

治療結果

療程僅進行 4 次之後，亞倫的物理治療師就告訴他：無論他做了什麼，症狀已大為好轉，不需要再做物理治療了！他感到相當高興，並繼續前來進行了 3 次療程。

肌肉的功能

肌肉系統主要具有三種功能：進行動作、維持姿勢、產生熱能。即便人處於放鬆狀態，肌肉的某些部分也是收縮的狀態。

肌肉收縮時所使用的能量，主要是從血液中攜帶的肝醣轉換而來。血液中也帶有氧氣，可供肌肉燃燒肝醣使用。在正常的肌肉活動當中，肝醣會被分解為水分與二氧化碳，並被帶離肌肉組織。不過，當進行激烈運動時，肝醣會以無氧的方式分解，也就會形成乳酸。乳酸有可能不斷累積，影響肌肉彈性，並造成疲勞。

當肌肉要進行某些動作時，其中的一端必須牢牢固定住，而另一端則必須能自由活動。肌肉是透過相對的方式來進行活動。肌肉越溫暖，就越放鬆，也越容易活動，並且不易受傷。肌肉溫度如果較低，就容易僵直，可能造成拉傷或撕裂傷。理想的肌肉狀態應該觸感結實，如果肌肉狀態不佳，就會是鬆軟的。

芳香療法如何提供協助

精油用在肌肉系統可以降低疼痛，舒緩肌肉僵硬、肌肉痙攣、抽筋與扭傷。除此之外，精油還可以用來處理更嚴重的肌肉病症，例如肌肉萎縮（一種肌肉逐漸退化的疾病）、纖維組織炎（肌肉纖維組織發炎），以及頸部的揮鞭式損傷（whiplash，因突來的外力拉扯造成頸部組織受傷，例如車禍）等等。

芳療師必須充分了解芳香按摩和負責調節肌肉活動的神經系統，能為患者帶來哪些好處。當我們做背部按摩時，常常會發現緊繃的硬塊，這是壓力與疲倦所造成的。而當我們在這些部位使用精油，僵硬的區域會變得溫暖，組織也會鬆軟開來，因此能使被按摩者感到放鬆而舒服。消炎止痛的精油最能使人放鬆，調配成複方加在泡澡水中也會很有幫助。適合用來幫助肌肉系統的精油包括：

- 羅馬洋甘菊：舒緩、止痛、消炎。
- 快樂鼠尾草：抗痙攣。
- 甜馬鬱蘭：安撫、止痛。
- 迷迭香：特別適合用來為僵硬的肌肉止痛。
- 泰國蔘薑：止痛，同時也有清涼消炎的作用。
- 真正薰衣草：止痛、鎮靜、消炎。
- 薑：溫暖的止痛劑。
- 黑胡椒：促進局部血液循環，適合用在僵硬肌肉的止痛劑。

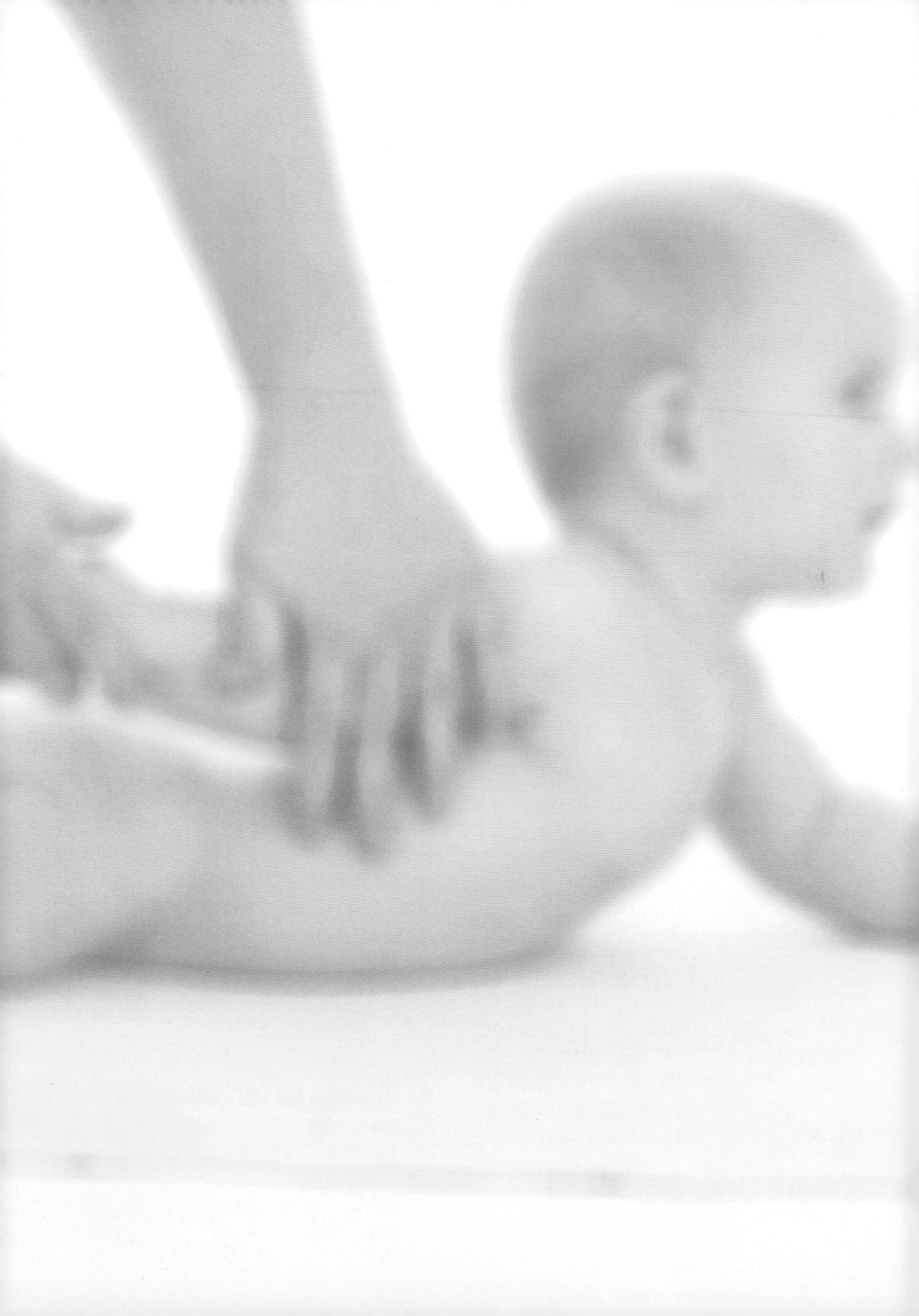

七、特殊族群的芳香療法

芳香療法既有多元的療效，療程進行的方式又相當溫和，因此無論是才剛出生幾週的嬰兒，或是年事已高的銀髮族，在生命的各個階段都適合使用。芳香療法可以減輕關節炎、背痛、孕吐等各式各樣的不適症狀，也能幫助正在醫院接受治療的病患緩解各種副作用和焦慮感，同時還可以撫慰龐大壓力之下疲憊的身軀與騷亂的情緒。

懷孕及生產前後的芳香療法

現代女性越來越希望能在生產過程中降低藥物用量與外力干擾，她們相信自己的身體有能力以最自然的方式完成生產。使用結合了芳香療法的整體療法，能讓媽媽們在自然順產的同時，也能平衡身體機能、紓緩懷孕期間的各種不適。

懷孕期間的身體變化

在懷孕期間，媽媽體內負責讓孕期順利進行、寶寶健康成長的荷爾蒙變化，會導致母體本身的身體系統也產生諸多改變，並在生理及情緒層面產生影響。

消化系統方面的變化，可能讓孕婦出現噁心、想吐、便祕與胃灼熱等症狀；而循環系統在懷孕期間的改變，則可能導致水腫和腿部抽筋。血流量的增加可能會引發高血壓，但孕婦的某些姿勢又可能導致血壓急遽降低，造成暈眩與昏厥。

當寶寶日漸成長，可能使母親的膀胱受到壓迫、易位，因而出現頻尿的症狀，並時常引發泌尿道感染。而陰道內部的酸鹼值變動，也可能使陰道遭受黴菌感染的侵襲。

韌帶鬆弛加上結締組織密度降低，有可能導致背痛與韌帶疼痛，尤其是骨盆周圍區域。

皮膚的轉變，包括現有皮膚問題的惡化，也會越來越明顯。隨著孕期的身形變化，孕婦也可能在腹部、乳房、大腿和臀部等部位出現妊娠紋。

在情緒上，由於體內荷爾蒙的變化，準媽媽們可能會經歷一波波多愁善感與易怒的情緒變化。這些情緒都會加重懷孕期間本來就容易產生的焦慮感。尤其是第一次懷孕的新手媽媽，面臨到突如其來的人母之責，原本多采多姿的小倆口社交生活又必須做出新的調整，同時在職場上可能地位降低、收入減少，再加上身材走樣等等，這些都是需要調適的面向。

以醫學角度來看，這些情緒只會對孕婦造成輕微的不適，但以準媽媽的角度來看，卻可能是相當嚴重的問題。

芳香療法如何提供協助

有些芳療師會覺得為孕婦調理身體並不容易，但這卻是一個能讓芳療師在紓緩心理與生理不適上大有作為的生命情境。不過，芳療師必須要了解治療孕婦與產婦的特定方式，並且必須接受過相關專業訓練才可以進行療程。

用在孕婦身上的精油種類和用量均有特殊限制，那是因為某些精油對身體的作用，可能會對母親與胎兒造成潛在的傷害，尤其是在寶寶成長的重要時期，也就是懷孕前 12 到 14 週。這就是為什麼詳細的客戶諮詢與仔細評估用油，是療程中至關重要的步驟，你必須向準媽媽說明你所選用的精油會在她身上發揮何種作用（關於在孕期不同階段或症狀下應避免使用的精油，也可參考第 217 頁的說明）。

就像為所有客戶進行療程一樣，為孕婦進行療程時，你同樣必須仔細地將相關資訊記錄下來，同時也必須確認客戶是否已知會過自己的醫師。這麼做是為了確保孕婦的所有診治單位都清楚她的治療情況，且能通力合作，並且無須擔心芳香療程可能與她接受的其他傳統療法有所牴觸。

基底油

對於接下來的精油配方建議，葡萄籽油會是比較適合用來稀釋的基底油，不過也可以根據個人偏好，用荷荷芭油、酪梨油或甜杏仁油來取代。所有的配方都是以 1% 的濃度比例來調合。

孕吐

孕吐（害喜）的症狀通常出現在懷孕前 12 週，但也可能持續更長的時間。某些孕婦的孕吐甚至可能持續一整天。以下是幾種有助於改善孕吐的精油，以及它們的功效。我同時也建議了一個複方精油配方，不過當你在為孕婦調製精油時，最好根據她們的喜好來決定，因為某些氣味可能使她們孕吐情況更為嚴重。

苦橙葉具有抗痙攣、除臭的效果，可以用來安撫胃部肌肉。

葡萄柚是能滋補消化系統的振奮劑。

檸檬能安撫消化系統、降低胃酸、消解胃腸脹氣、促進食慾，此外還能降低體溫。

甜橙有類似檸檬的作用，能安撫消化系統。

薑也有類似檸檬的作用，此外還能止吐、消除噁心的感覺。

建議配方（將下列精油加入 50ml 的基底乳液或是葡萄籽油中）

- 薑 3 滴
- 檸檬 3 滴
- 苦橙葉 4 滴

塗抹在位於手臂內側、手腕上方的穴位(參見第114頁)。

便祕

便祕的情況可能在懷孕的任何時期出現。除了提供飲食和飲水的建議之外，下列精油也能帶來幫助：

紅橘能改善消化與腸胃痙攣。

甜橙能消除脹氣、改善腸胃痙攣、幫助腸胃消化。

葡萄柚具有滋補與激勵的作用。

橙花能幫助消化與排氣。

建議配方

將以上任意兩種精油以 1% 的濃度調合，在下腹部輕柔地依順時針方向按摩。

消化不良／胃灼熱

孕期越接近預產期，就越常出現此類症狀。下列精油能幫助紓緩不適：

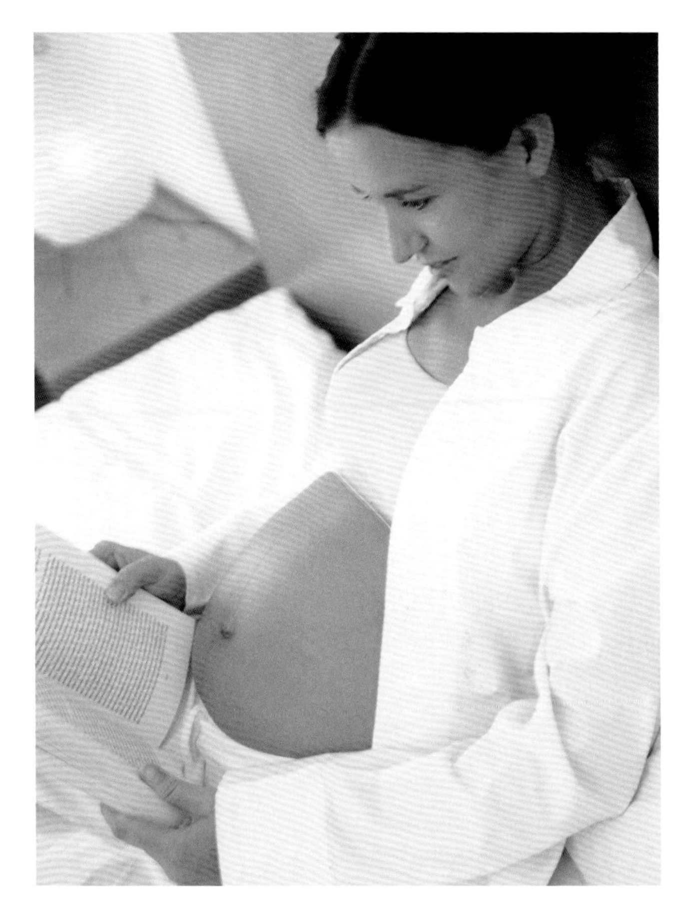

▲**雖然懷孕期間能使用的精油有限**，但即便是小心謹慎地使用，也能為準媽媽的身體與情緒帶來極大的益處。

紅橘能改善消化與腸胃痙攣。

甜橙能消除脹氣、改善腸胃痙攣、幫助腸胃消化。

苦橙葉具有抗痙攣與除臭的效果。

薑能安撫消化系統，幫助消解脹氣。

檀香有助於解除腸胃痙攣和脹氣的現象。

羅馬洋甘菊有類似檀香的作用，同時可以幫助消化。

真正薰衣草能緩解腸胃痙攣、消除脹氣，同時能去除毒素。

荳蔻有助於緩解腸胃痙攣、消除脹氣，並適用於常見的各種消化問題。

建議配方（將下列精油加入 50ml 的基底乳液、乳霜或基底油中）

- 荳蔻 2 滴
- 甜橙 4 滴
- 羅馬洋甘菊 4 滴

隨時視需要塗抹在太陽神經叢（橫膈膜以下至肚臍上方之處）。

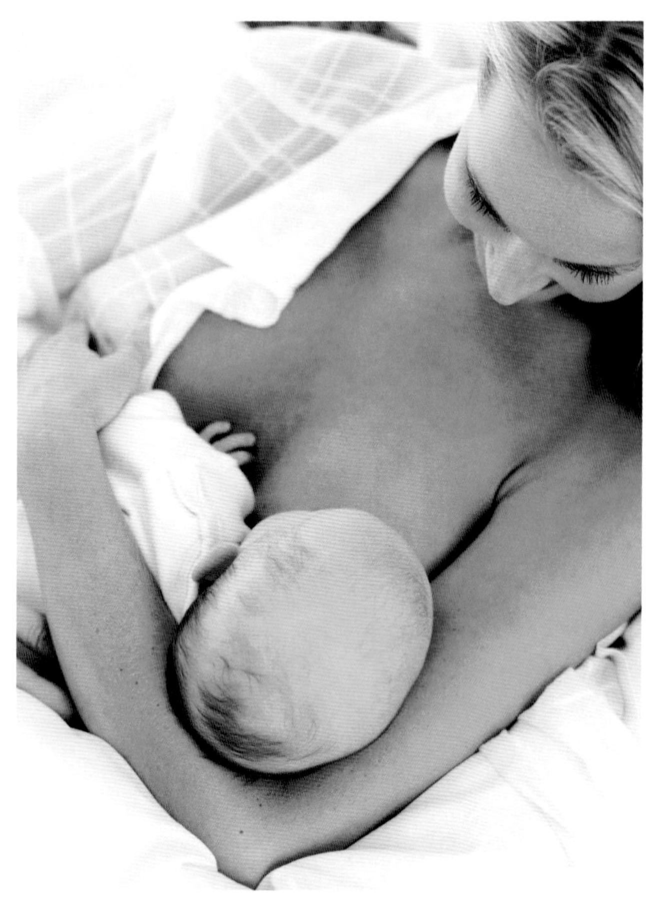

▲**當乳房在懷孕期間日漸腫脹**，就容易產生妊娠紋。同樣地，妊娠紋也容易出現在大腿和腹部。

失眠／壓力

在遇到這類情況時，很重要的是要尋找問題的原因。失眠可能是由生理因素或心理因素所造成，或者兩者並存。下列精油能幫助緩解失眠與壓力的症狀，但無法處理最根本的原因。你應該向客戶說明以上限制，並提供其他能幫助放鬆的建議和呼吸技巧。

紅橘能鎮靜安眠，同時有提振情緒的效果。
檀香能鎮靜安眠。
依蘭有抗憂鬱的作用，也能鎮靜安眠。
真正薰衣草有抗憂鬱、鎮靜安眠和化解毒素的作用。
羅馬洋甘菊有抗憂鬱的作用，也能鎮靜安眠。
甜馬鬱蘭能鎮靜安眠，也有助於修復身體機能。
岩蘭草能鎮靜安眠，並有助於處理神經系統的問題。
纈草是強大的助眠劑。

急救配方（將下列精油加入 50g 的基底乳霜中，僅使用 1 週，接著在評估情況後更換配方使用）
- 纈草 1 滴
- 薰衣草 4 滴
- 羅馬洋甘菊 4 滴

入夜之後，隨時視需要塗抹在前臂內側。

一般配方（將下列精油加入 50ml 的無香泡泡浴基底液中）
- 紅橘 5 滴
- 依蘭 5 滴

睡前加在水中泡澡，同時配合呼吸調息與放鬆練習。

妊娠紋

妊娠紋是在懷孕期間因肌膚纖維的拉扯而產生的，在體積變化最大的腹部最常見，但也可能出現在乳房與大腿。橙花與紅橘是極佳的潤膚用油，而真正薰衣草可以緩解皮膚組織深處的刺激與不適感。

建議配方（將下列精油加入 50g 的基底乳霜或 50ml 的葡萄籽油中）
- 真正薰衣草 4 滴
- 橙花 3 滴
- 紅橘 3 滴

輕輕塗抹在腹部、大腿或乳房。

皮膚疹

將 10 滴羅馬洋甘菊調入乳液基底中塗抹，或是用放涼的洋甘菊茶冷敷，都能有效紓緩症狀。

泌尿道感染

泌尿道感染是懷孕所有階段都經常出現的症狀，所以務必先確保孕婦已向助產士或主治醫師進行諮詢。下列精油都具有止痛的效果，並有助於緩解時不時出現的惱人泌尿道症狀。

羅馬洋甘菊能抗痙攣。
綠花白千層能消滅細菌。
檀香能抗痙攣、安撫紓緩，並具有抗菌特質。
尤加利能安撫紓緩，同時有抗病毒、消滅細菌的作用。
佛手柑能抗痙攣。

建議配方

以上精油隨意選取共 4 到 6 滴，以基底油稀釋後加入熱水中泡澡。或者也可以用坐浴的方式，選取共 2 到 3 滴精油，以基底油稀釋過後加入水中進行坐浴。

懷孕期間避免使用的精油

某些精油用在孕婦身上可能會產生不良的效果。其中，某些精油只需要在特定期間或特定情況下注意避免使用，但有一些精油無論在什麼情況下都不應該使用在孕婦身上。（以下列出的精油如果未註明拉丁學名，表示可以在本書第 57 至 109 頁的精油指南中找到相關資訊）

高血壓是懷孕期間容易自然發生的現象，所以我們並不建議使用可能增加血壓的精油，因為這有可能會干擾輸送置胎盤的血流，並對媽媽與寶寶產生不良影響。有可能提高血壓的精油包括：

- 迷迭香
- 白色百里香
- 牛膝草
- 黑胡椒
- 鼠尾草

有些精油會**影響荷爾蒙**，可能會干擾雌激素生成，或刺激母乳分泌，因此會打亂自然的孕期規律，使身體機制感到混亂。這些精油包括：

- 絲柏
- 羅勒
- 白千層（*Melaleuca leucadendron*）
- 歐白芷根（*Angelica archangelica*）
- 山雞椒（*Litsea cubeba*）
- 檸檬香茅
- 甜茴香
- 小茴香（*Cuminum cyminum*）

有些精油具有通經的作用，必須等到孕期 20 週過後才能使用，即使懷孕超過 20 週，使用時仍然需要小心留意。懷孕前期需要避免使用的精油包括：

- 胡蘿蔔浸泡油（*Daucus carota*，並可參見第 46 頁基底油的說明）
- 真正薰衣草
- 羅馬洋甘菊
- 甜馬鬱蘭
- 胡椒薄荷
- 白松香（*Ferula galbaniflua*）

下列精油能促進子宮收縮，因此有助產的作用，這些精油只有在接近**自然分娩**的時期（懷孕超過 38 週）才可使用：

- 綠薄荷（*Mentha spicata*）
- 快樂鼠尾草
- 香蜂草
- 洋茴香（*Pimpinella anisum*）
- 肉豆蔻（*Myristica fragrans*）
- 月桂（*Laurus nobilis*）
- 茉莉
- 乳香
- 杜松漿果
- 沒藥
- 玫瑰
- 蒔蘿（*Anethum graveolens*）

下面這三種精油對孕婦各自有不同的不良影響，不應在**懷孕期間**使用：

- 大蒜（*Allium sativum*）會刺激消化道蠕動。
- 芹菜（*Apium graveolens*）具有強烈的利尿效果。
- 天竺葵會影響荷爾蒙，同時有利尿和抗凝血的效果。

安全須知

在懷孕前 12 到 14 週，必須避免使用具有墮胎、通經、滋補／激勵子宮效果的精油，或是任何有可能影響子宮或荷爾蒙（尤其是雌激素）的精油。尤其應避免以按摩的方式直接接觸精油，特別是在陰部與薦骨區域。懷孕 14 週之後，某些精油只需注意使用，而某些精油則是整個懷孕期間都不可使用。

其他需要注意的是，如果孕婦過去曾經出現深部靜脈栓塞，按摩小腿部位時必須謹慎小心，此外腳跟部位以及身體上可能會刺激到子宮與鄰近器官的指壓按摩點都不可用力過重。 最後，如果孕婦曾經出現陰部出血，便不建議進行腹部按摩。

生產期間與產後的芳香療法

在生產期間使用芳香療法，能幫助產婦應對生產的過程，並能與其他的幫助機制協力合作。芳香療法主要的作用在於紓解壓力與焦慮感，同時能紓緩陣痛過程的不適，並協助子宮收縮。

分娩的各個階段

分娩一般會發生在懷孕的第 37 到 42 週之間。分娩的開始是一陣陣規律的子宮收縮，接著會進入分娩的第 1 階段，也就是持續的陣痛，直到子宮頸完全張開為止。分娩的第 2 階段是寶寶通過產道出生到這個世界的過程。而在分娩的最後一個階段，胎盤則會從母親體內排出。整個分娩過程前後可能長達 24 小時之久。

醫學界到目前還無法確定觸發分娩的原因。目前已知的是，母親的性荷爾蒙會有所變化，黃體酮會下降，雌激素上升，而催產素升高也會致使子宮收縮。

當寶寶的腺體發育成熟，也會出現自己的荷爾蒙變化，因而促使分娩發生。所以，似乎寶寶才是出生時機的最佳決定人。

精油	作用（可參見第 59 頁的名詞說明）	注意事項
真正薰衣草	抗痙攣、鎮靜／安撫、止痛、滋補子宮、降低血壓	不可在有服用止痛藥配西汀（pethidine）或施打無痛分娩（epidural）的狀況下使用，也不能與刺激子宮收縮的催生劑（oxytocin/pitocin）同時使用。
快樂鼠尾草	抗痙攣、滋補子宮、抗憂鬱、使人欣快愉悅、降低血壓、助產	同上，並且可能使身邊的人也進入欣快愉悅的狀態，可能會加速產程。
橘（桔）	抗痙攣、鎮靜、止痛、提升情緒	具有光敏性。
檸檬	提升情緒、清爽提神、抗痙攣、降低血壓、止血、激勵免疫	不可在有服用止痛藥配西汀（pethidine）或施打無痛分娩（epidural）的狀況下使用。具有光敏性。
胡椒薄荷	退燒（降低體溫）、清爽提神、祛痰、止痛、緩和頭部不適、抗痙攣	當孕婦嘔出膽汁時，不宜用來止吐。
羅馬洋甘菊	消炎、紓緩／安撫、抗痙攣、抗過敏、止癢	
乳香	消炎、祛痰、鎮靜／安撫、滋補子宮	不能與刺激子宮收縮的催生劑（oxytocin/pitocin）同時使用。
茉莉	抗憂鬱、放鬆、滋補子宮、止痛、消炎、鎮靜	同上。
玫瑰	抗憂鬱、放鬆／安撫、安神、抗憂鬱、止痛、滋補子宮	同上。

芳香療法如何提供協助

這個階段的芳香療法，必須在孕婦懷孕超過 37 週、寶寶的頭部朝下，並且子宮當中只懷有 1 個孩子的條件之下，才可以使用。這個階段的精油濃度一樣使用 1%。如遇以下情況，建議向專業醫師諮詢並提高警覺：

- 出現不是分娩陣痛的疼痛感。
- 如果察覺到潛在的病理症狀。
- 先前有過迅速完成生產的經驗。
- 羊水破裂後未出現子宮收縮。

在生產時，如果孕婦未要求按摩，可以提供她合適的精油配方，讓她滴在化妝棉或紙巾上隨時嗅聞。

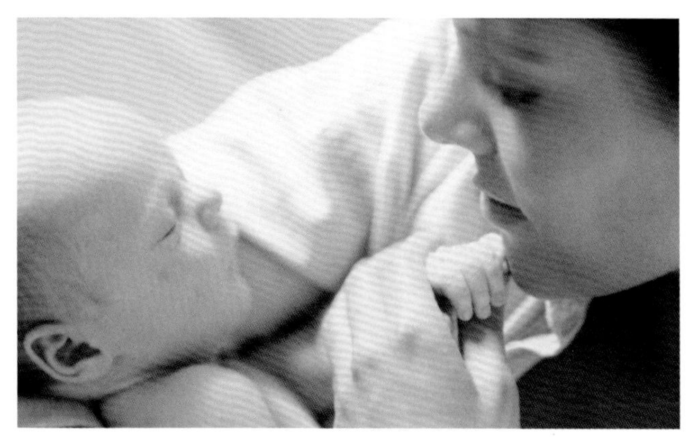

▲芳香療法能為產後的媽媽們提供許多協助，包括緩解痠痛、疼痛感、促進乳汁分泌，以及提振心情、平衡情緒等等。

背痛與分娩按摩

在懷孕後期和分娩過程中，許多孕婦都會出現嚴重的骨盆不適與下背疼痛。下列精油配方可以用在紓緩不適。在 50ml 的葡萄籽油中，加入：

- 真正薰衣草或醒目薰衣草 4 滴
- 羅馬洋甘菊 3 滴
- 紅橘 3 滴

降低分娩過程的焦慮感

下面這個配方所使用的精油，能讓產婦進入愉悅而亢奮的狀態，並鼓勵身體釋放出女性與生俱來的天然止痛劑。乳香能夠阻斷腎上腺素和導致恐慌的身體物質分泌。在 50ml 的無香泡泡浴基底液中加入：

- 快樂鼠尾草 4 滴
- 乳香 6 滴

在符合以上精油使用禁忌的狀態下，當分娩徵兆開始後，加入 15ml 上述配方泡個熱水澡。

生產過後

寶寶順利出生之後，使用的劑量就可以調高到 2%。在某些婦產科的常見做法是讓剛結束生產的產婦用薰衣草泡澡（取 6 到 8 滴真正薰衣草精油，用基底油稀釋後加入泡澡水中）。這麼做的原因如下：

- 真正薰衣草能消除細菌，助於維持會陰部位清潔。
- 真正薰衣草能止痛，緩解會陰及肌肉的痠痛。
- 真正薰衣草泡浴有助於「釋放」會陰部位瘀滯的血液。
- 真正薰衣草能讓母親心情更平靜、放鬆。

其他能以芳香療法協助的情況包括：

痔瘡

在用力將寶寶推生出來之後，產婦常會出現痔瘡。此時可用絲柏調入乳霜或敷布來緩解症狀。

乳頭痠痛或破皮

將 2 到 3 滴茶樹精油加入裝有溫水的、符合乳房形狀的容器中，在餵奶過後，浸泡乳頭 5 分鐘。

泌乳不足

將茉莉調入按摩油中按摩乳房，有助於促進乳汁分泌。不過記得確保乳頭周圍沒有殘留的精油。

產後憂鬱症

這也是產婦常見的症狀，可能因荷爾蒙失調或者其他壓力。他們需要的是提振心情，而不是平撫情緒。適用的精油包括：佛手柑、天竺葵、香蜂草與玫瑰。

以上只列出了幾種最常見的產後症狀，也可考慮使用能平衡情緒與荷爾蒙的精油，來幫助新手媽媽度過各種不同的情緒階段，並適應身為人母的全新身份。對此，我建議將天竺葵與歐白芷根精油列入考慮。

嬰幼兒的芳香療法

人一生中經歷的第一次按摩，就是當嬰兒順利通過產道來到世間的那一刻。從這一刻開始，撫觸就成為人類生命當中非常重要的一部分。法國婦產科醫師弗德里克．勒伯耶（Frederick Leboyer）在他的嬰兒按摩書《關愛之手》（Loving Hands）中曾經寫道：「擁抱、碰觸與撫摸對嬰兒的重要性就如同食物一樣，就像是礦物質、維生素與蛋白質那麼重要。」

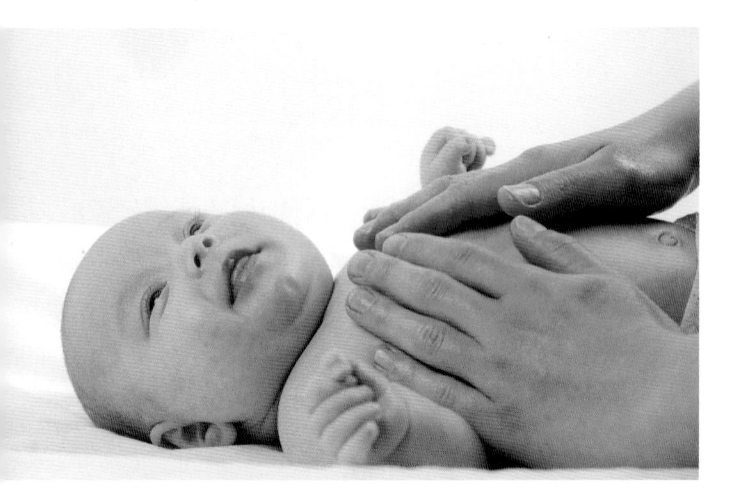

皮膚構造

新生兒的皮膚非常嬌嫩，並且比大人單薄許多。寶寶的肌膚需要花上幾年的時間才會發展成熟，並具備完整的功能。

早產兒的皮下組織較少，因此皮膚較為鬆弛，表面有皺褶。他們的皮膚角質層較少，於是皮膚的滲透性較高，但這也表示，阻止體內水分與體溫散失的屏障較為稀薄。除此之外，由於表皮與真皮的連結並不是非常完善，所以早產兒的皮膚也容易出現水泡。

足月出生的嬰兒皮膚發展較完全，但還是很容易出現乾燥的問題。寶寶年齡越大，皮膚功能就越活躍。當角質層逐漸發揮它的功能，皮膚保濕性也就越好。

芳療師的角色

芳療師扮演著協助家長（或寶寶的其他照護者）的重要角色，包括和家長一起討論出在家也能進行的方法，讓家長在每次治療結束之後，也能繼續為寶寶做後續的輔助照護。這麼一來，或許能建立出一個使用芳香療法的良好基礎，當寶寶在接下來的人生路上感到需要的時候，可以持續透過芳香療法來改善。請注意你應與其他的專業醫療人士共同合作，並永遠將寶寶的需求擺在第一位。

嬰兒與年幼的兒童並不具有用語言溝通的能力，所以很重要的是，要了解當孩子在接受一種新的概念與碰觸方式之前，會先經歷幾個不同的階段。這就是所謂的互動程序（interactive sequence），當你加以了解，便能依照孩子的步調更順利地進行。孩子的互動程序如下：

1. 抗拒（不確定／猶豫）
2. 忍耐
3. 被動接受
4. 享受
5. 合作
6. 期待
7. 模仿（模仿按摩動作）
8. 主動行動（通常會希望透過付出來回報）

為嬰兒進行芳香療法與按摩的好處

- 撫觸能幫助寶寶溝通、發展和成長。
- 幫助循環。
- 能活動關節，增加柔軟度。
- 能清潔肌膚，帶走老廢的細胞。
- 幫助消化。
- 增強免疫。
- 能建立起寶寶與照護者的連結。
- 精油有助於緩解某些不適症狀，在寶寶與媽媽身上都能發揮作用。

注意事項

如遇以下情況，請不要使用芳香療法和按摩：

- 當孩子不悅或痛苦（用肢體語言表現「不要」）。
- 當孩子在 48 小時之內施打過疫苗。
- 皮膚上有傷口或瘀傷的部位，或是在傷口剛復原的新生疤痕組織上。
- 當孩子處於驚嚇狀態。
- 當孩子罹患心臟疾病。
- 孩子剛吃飽時或感到飢餓時。
- 孩子皮膚受感染，或是有其他嚴重的皮膚症狀。
- 當孩子身體不舒服，或是身患傳染性疾病。

當孩子長了濕疹或水痘時則是例外，因為此時精油可以發揮極大的紓緩作用（請見下一段落的說明）。

選擇精油

新生兒的肌膚單薄、吸收度較強，無法像成人肌膚應對外來物質。研究顯示洗衣精的某些化學成分，可能是嬰兒罹患濕疹及皮膚問題的元兇。所以在寶寶出生的 6 週內，建議連嬰兒專用的洗劑都少用，最好只用清水清洗。尤其在寶寶剛出生的幾週內，都不應直接接觸精油。

寶寶出生滿 6 週後，直到 1 歲前，建議使用的劑量濃度都是 0.5%（也就是在 10ml 的基底油當中加入 1 滴精油）。對於 1 到 8 歲的兒童，則可將濃度提高到 1%。

建議使用的基底油包括葵花籽油、葡萄籽油、甜杏仁油、荷荷芭油，或是酪梨油（最好選擇有機產品）。永遠記得先用貼布進行過敏測試，確保皮膚沒有過敏反應。一般來說，孩子年紀越小，使用的精油就必須越溫和。以下列出最適合幼兒使用的幾種精油：

真正薰衣草

真正薰衣草具有鎮定安撫的功效，同時也被認為有安神的作用，所以最適合用來處理睡眠問題。也有止痛和抗痙攣的效果，可以在肌肉抽筋時使用。其他適用的症狀包括：牛皮癬、長牙與氣喘。真正薰衣草搭配羅馬洋甘菊使用，可處理濕疹及其他皮膚症狀。

羅馬洋甘菊

羅馬洋甘菊有紓緩、鎮定的作用，可以幫助孩子放鬆，所以也很適合用來處理睡眠問題。它既能抗過敏，又有紓緩和保濕的特質，可以用來安撫像濕疹或水痘等騷癢的皮膚。它也能止痛、抗痙攣，處理常見的長牙、腹痛和花粉症（過敏性鼻炎）等問題。

甜橙與橘（桔）

這兩種精油都具有抗痙攣和安撫消化系統的作用，用在便祕與腹痛時效果極佳。

茶樹

茶樹能激勵免疫系統，同時具有抗病毒、抗微生物、消滅細菌 / 黴菌的作用，在許多情況下都能使用，尤其是在咳嗽或感冒的時候。

乳香

乳香能放鬆呼吸道，讓呼吸更深長，同時具有安撫、促進消化、鎮定心神的作用，所以特別適合用在氣喘、咳嗽與感冒症狀時使用。

尤加利

尤加利有清涼（退燒）的效果，同時也能抗病毒、抗充血、發揮鎮定效果，因此用在氣喘、花粉症（過敏性鼻炎）、咳嗽、感冒與鼻竇問題時，都能發揮作用。

香桃木（*Myrtus communis*）

香桃木有安撫、鎮靜的作用，同時可以祛痰，因此適合在咳嗽或感冒時使用。

依蘭

依蘭助於放慢呼吸速度，尤其在孩子受驚嚇、恐慌時，特別能發揮作用，有鎮靜和紓緩氣喘的效果。

芳香羅文莎葉（*Ravensara aromatica*）

這是一種溫和的精油。它既可激勵免疫系統，也是強效的抗病毒用油，它能抗微生物、抗感染、抗痙攣，並且祛痰。在發生咳嗽、感冒、耳朵痛、細支氣管炎與支氣管炎時都很適合使用。尤其能有效對抗水痘，可以直接塗在患部來降低搔癢與疼痛感，注意使用不同的化妝棉以降低交叉感染和症狀擴散的機會。

像失眠或皮膚搔癢等情況，可能是消化系統出現問題。所以芳療師很重要的職責之一，是與照顧孩子的其他專業醫療人士共同討論觀察到的所有症狀。最後，休息是孩子成長、發展和常保健康的不二法門。

嬰兒按摩

第一次幫寶寶按摩時，很可能無法完成以下所有步驟，不過請保持耐心，慢慢建立起習慣與默契，讓寶寶帶領你。記得持續與寶寶互動，保持眼神接觸，並和寶寶多說話。注意雙手必須塗抹按摩油，並一直維持在油潤的狀態。

前置準備

開始按摩之前，先確保房間溫暖而無冷風吹入，室內光線溫和不刺眼。準備一個柔軟、溫暖而乾淨的位置讓寶寶躺著，最好是在地板上。如果房間夠溫暖，且寶寶也願意裸身，可以一開始就褪去他身上的所有衣物。如果狀況相反，那麼一開始先在寶寶穿著衣服的情況下幫他按摩，接著在按摩腳部時脫去尿布與下半身衣物（步驟 2），再在按摩腹部時褪去上半身衣物就可以了（步驟 7）。

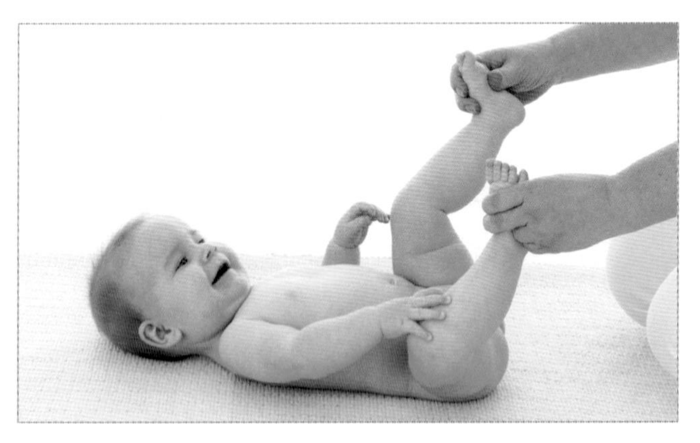

1 一開始先握住寶寶的雙腳，問他是否願意開始按摩。接著輕輕撫摸腳底，用大拇指與食指揉捏腳部頂端。將腳趾頭逐一伸直，可以配合這個動作設計簡單的押韻口訣或遊戲來進行。

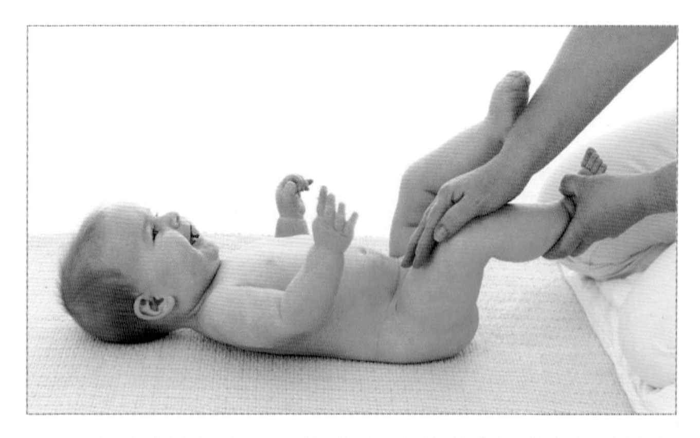

2 在手心補充按摩油，接著用手輕輕地從大腿到腳底撫摸寶寶的腿，並順勢拉直，兩隻手交替進行。進行大約 1 分鐘後，輕輕抖動寶寶的腿，然後換到另一隻腿進行。

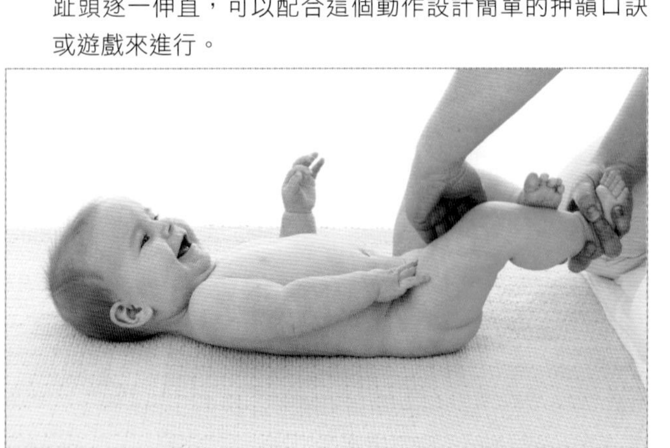

3 右手抓住寶寶的右腿，然後以左手按摩寶寶的大腿。接著用同樣方式按摩另一腳的大腿。繼續用同樣方式按摩兩隻小腿。

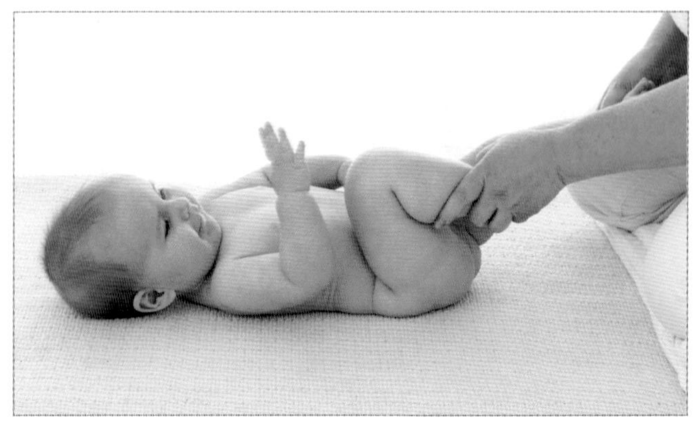

4 寶寶依然躺著，用雙手輕輕握住寶寶的兩個腳踝，確認寶寶的腿是放鬆的，接著用手拉著寶寶的腿，做幾次「腳踏車」動作。此時你可以搭配著動作一邊唱歌。

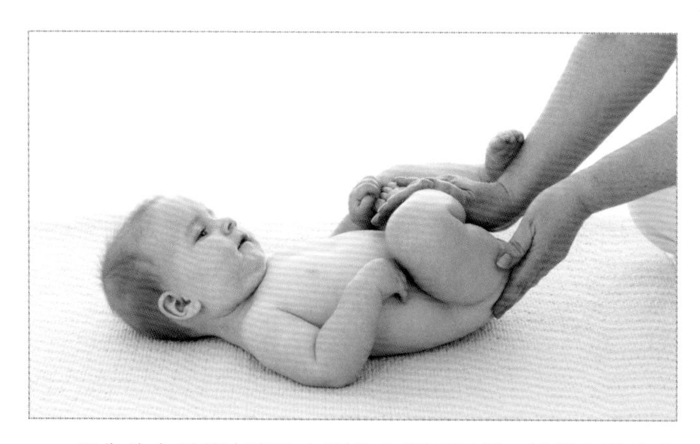

5 用你的右手將寶寶的右腿往上移到腹部，然後左手按摩寶寶的右臀。接著換邊進行。

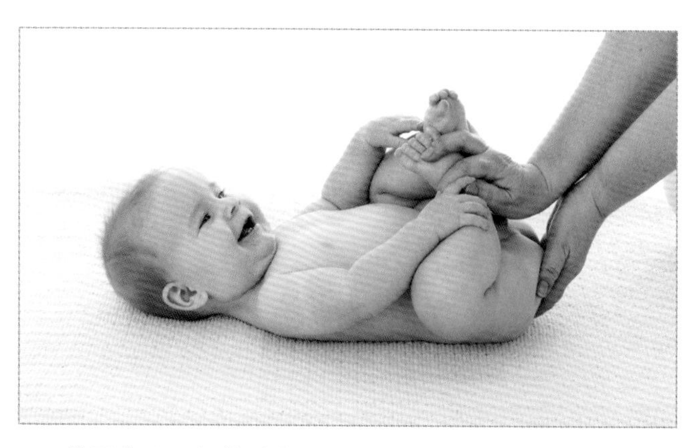

6 將兩隻腳一起抬到腹部，然後按摩寶寶的薦骨區域。接著，可以再一次跟寶寶一起玩腳踏車的遊戲。

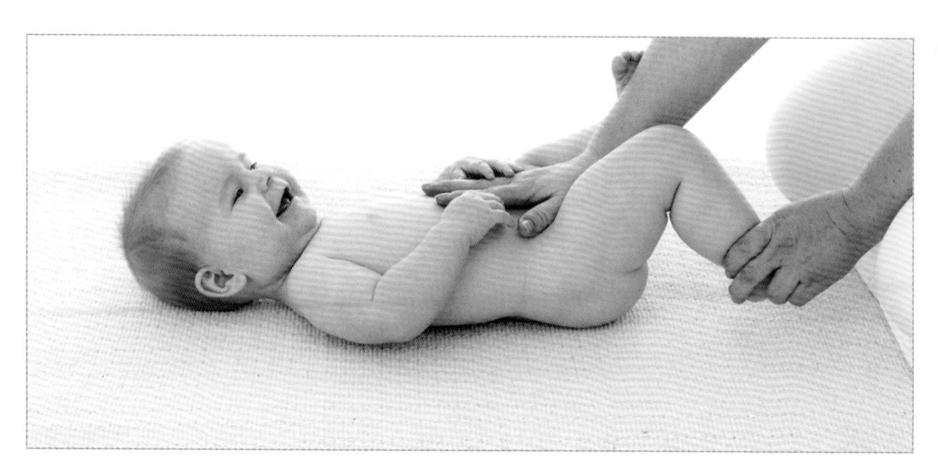

7 將你的手放鬆地放在寶寶的肚子上，以順時針方向（朝向寶寶的左手）幫寶寶按摩。

8 按摩寶寶的前胸、肩膀，然後手再向下移回胸部，就像在畫一個心形一樣。注意補充按摩油，維持手部油潤。

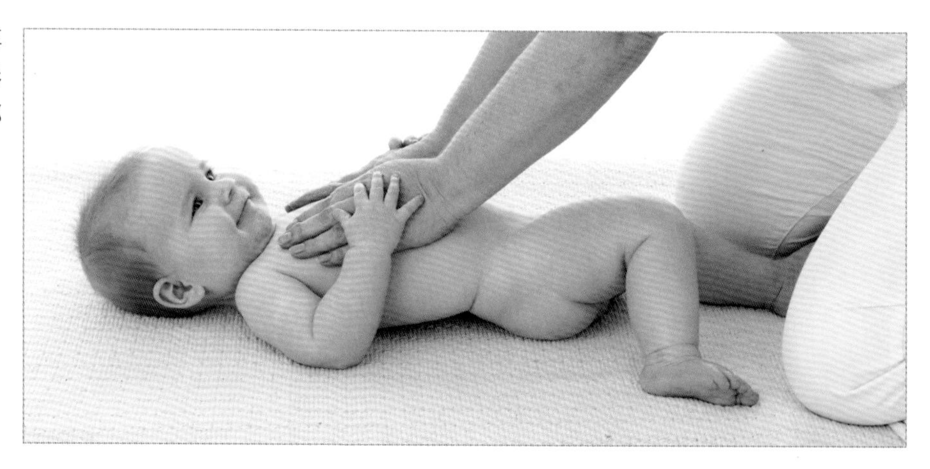

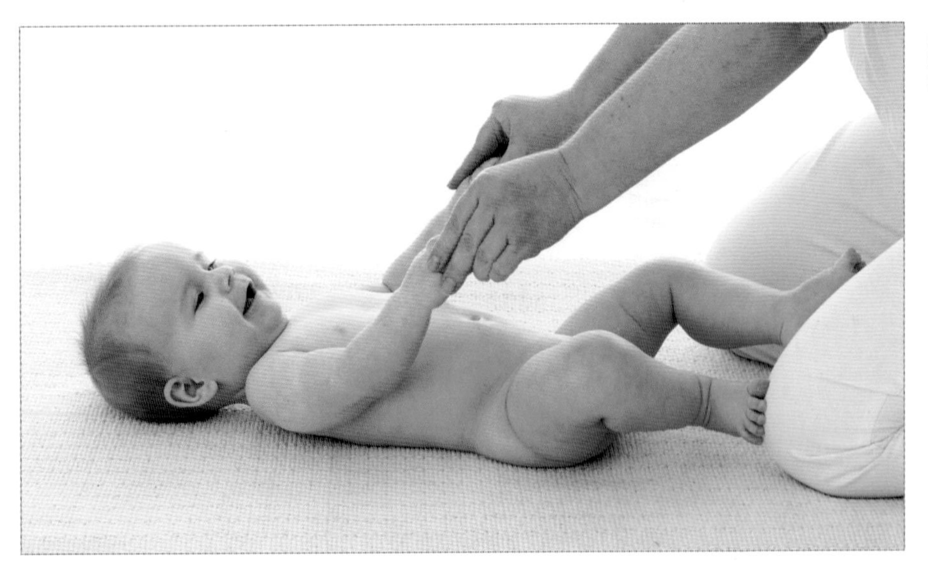

9 繼續做這個動作，不過這次向下時按摩手臂到手掌的部位。

10 接下來可以和寶寶一起玩「做蛋糕」（pat a cake）的互動遊戲，然後，如果寶寶願意的話，將他的手臂向外攤開。重複幾次，（同樣，必須在寶寶願意的情況之下），每一次向外攤開時，都讓雙手更靠近頭部一些。

※「做蛋糕」（pat a cake）是西方常見的互動童謠順口溜，類似國人熟悉的「一角兩角三角形，四角五角六角半⋯」，在唸誦的同時，根據童謠內容搭配相互擊掌或其他特定的動作。

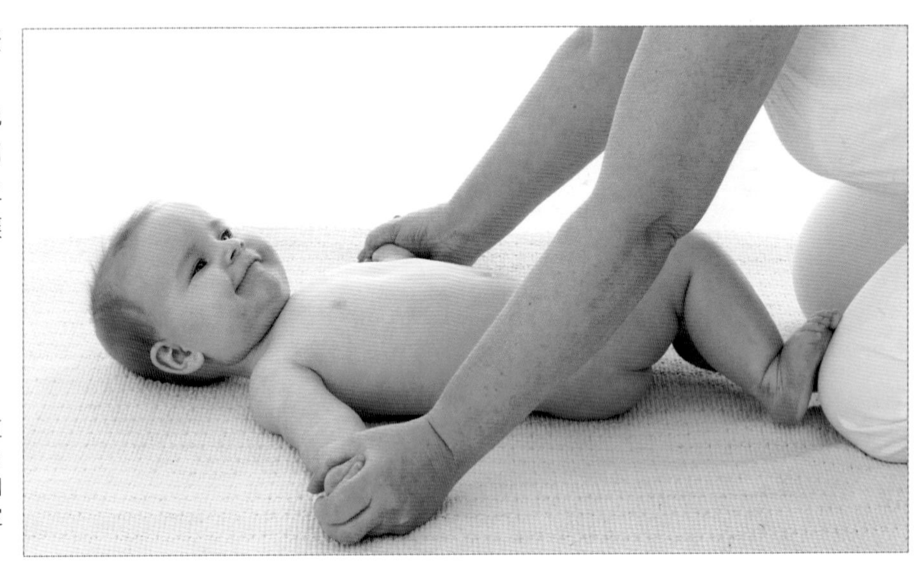

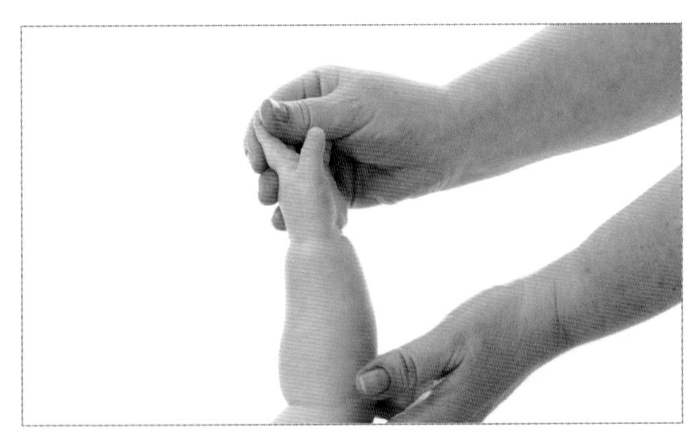

11 按摩寶寶的小手，將他的掌心攤開，手指伸直。

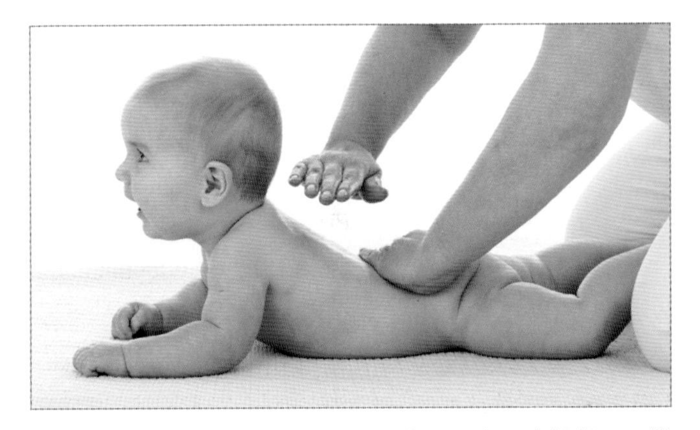

12 如果寶寶願意配合的話，將他翻過來，腹部朝下。雙手輪流從上往下撫摸整個背部。

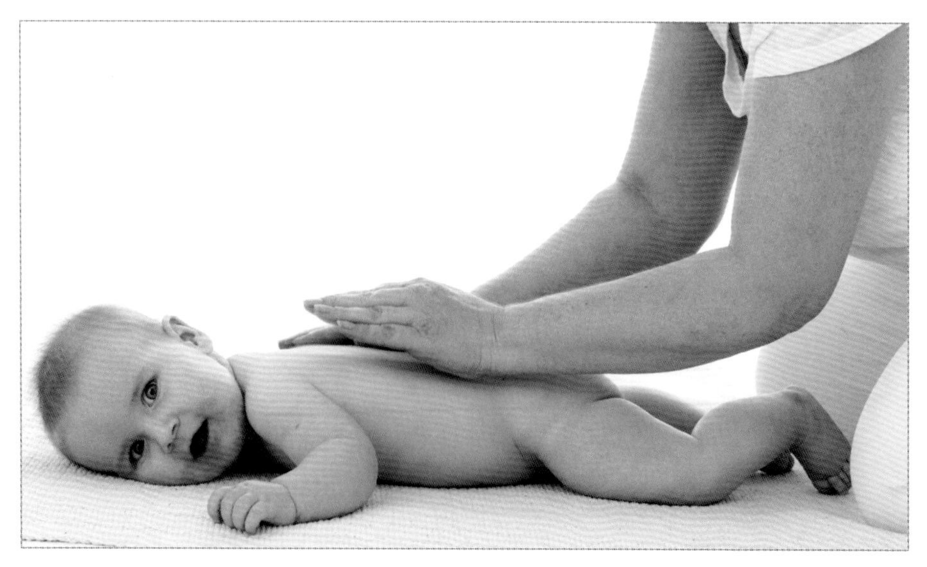

13 雙手微微拱起，輕輕拍一拍寶寶的上背部（胸背）。

14 如果寶寶能在趴著的時候，用手或手臂將自己的上半身撐起來的話，就可以試著用以下動作幫助他伸展胸腔、強化脊椎：先為你的雙手補充按摩油，然後從寶寶的胸口滑向某一邊的肩膀，再到手臂，接著拉住寶寶的手，維持在胸部的高度。重複幾次，然後換邊做。

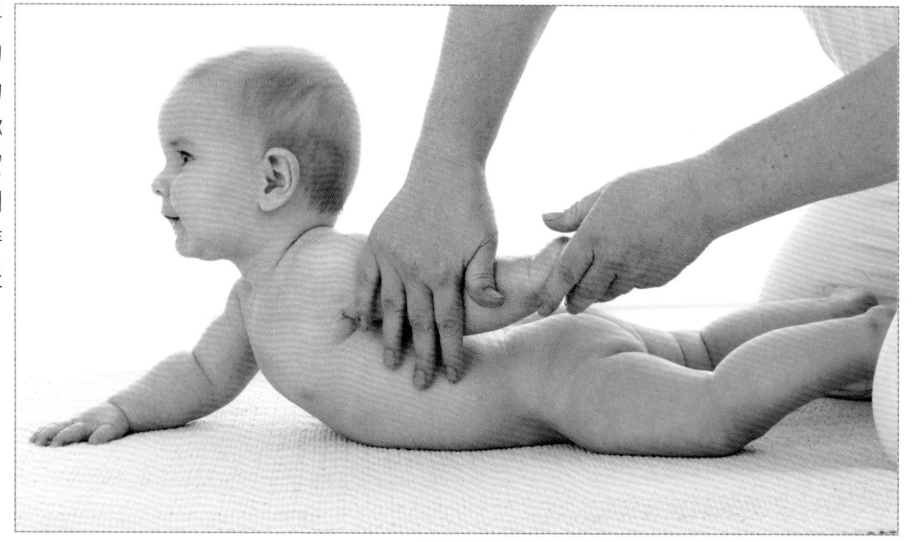

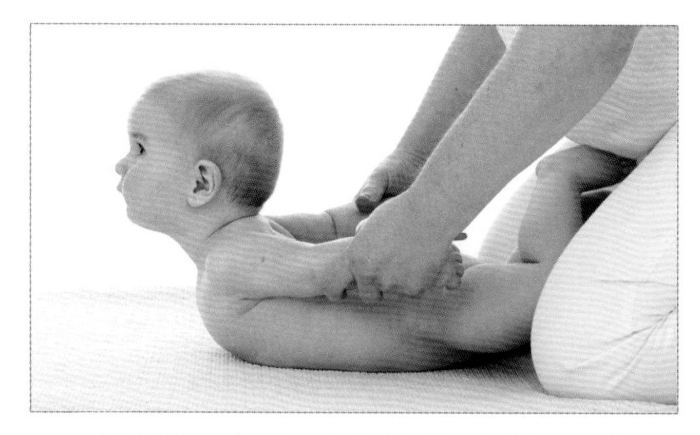

15 接著做同樣的動作，但這次兩邊一起進行。非常輕柔地用掌心滑過寶寶的小手臂。注意不可用強拉的方式讓寶寶完成這個動作。

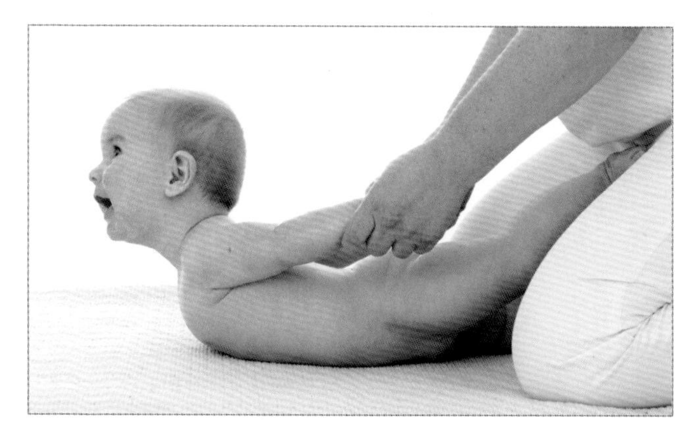

16 到這裡按摩就完成了，將寶寶翻過來，抱抱他，跟他說謝謝。

用芳香療法幫助學習障礙人士

溝通的形式可以有很多種，當我們試著接觸用不同方式感知這個世界，或是無法以語言進行溝通的人們時，觸覺與嗅覺將能提供強大的幫助。

找到正確的頻率

首先，和在你面前的這個人製造交流的機會。看著他的眼睛，用溫暖、輕柔的語氣對他說話，並輕輕地碰觸他（注意你的手應是溫暖而乾燥的）。維持態度平和，並注意肢體語言是放鬆的，肩膀鬆弛而不緊繃，動作溫和緩慢。無論對方有什麼感受，你都應該表現出開放而接受的態度：用你全身的肢體語言和所有感官，讓他感受到這一點。接下來你為他做的按摩將不只是按摩，而是讓你能與另一個生命個體真正產生連結的特殊時刻。

先向他介紹你自己，然後進行一次完整的諮詢，或許他身邊的家人或社工人員會提供協助。就算對方無法暢所欲言地表達，也務必要在對話過程中盡可能讓他不被冷落。你必須確認自己已經清楚所有可能發生的狀況，也就是說，你已經做好心理準備，在療程當中可能會突然出現大小便失禁或癲癇症發作……等突發狀況。（舉例來說，如果對方患有癲癇症，你便需要詢問什麼症狀是你得特別留意的。癲癇症有九種不同類型，並不是每一種癲癇在發作時都會全身發抖或失去意識。）

▼**手部按摩**是讓新的患者或朋友了解芳香療法的一個好辦法。除了手部按摩以外，也應該同時進行一次完整的諮詢，讓對方感到舒坦放鬆。

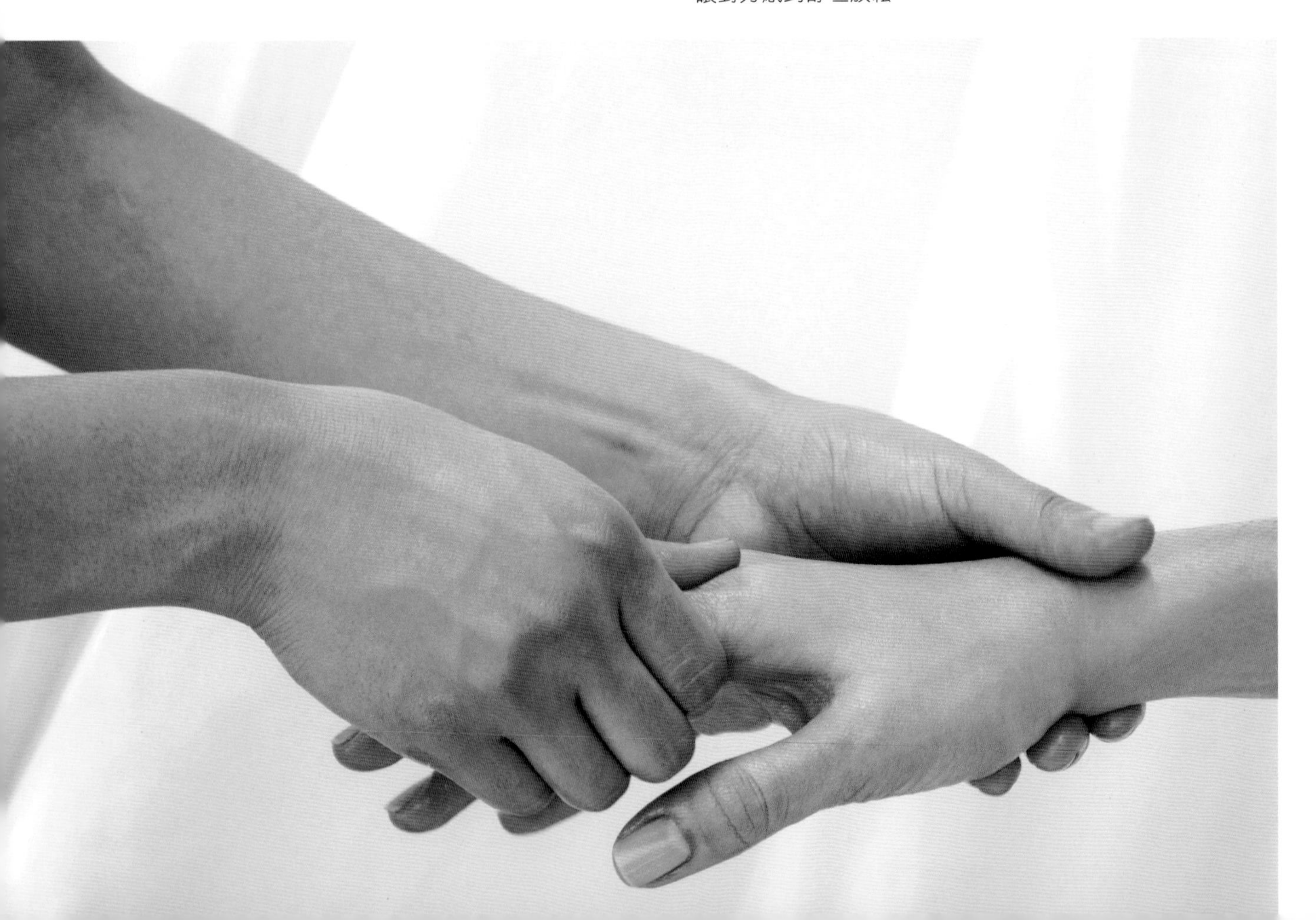

同時也要詢問他們喜歡的事物與行為，討論什麼事物會讓他們出現正面反應與負面反應（參見方格說明）。

諮詢的最後，為對方進行一次簡短的手部按摩，對方熟悉的親友或社工人員也應在他身邊。告訴他，下次見面時，你將會為他做更多的按摩，請他回去之後想一想，自己希望哪裡被按摩？是手、腳、腿部或背部呢？

營造氣氛

療程應該在一個對方感到舒服且不會被中途打斷的場所進行：最理想的地方就是他的臥室。對方或許能躺上按摩床，但在他自己的床上或是輪椅上會感覺更自在。對方舒適與否固然重要，不過你也必須確保自己能以良好的姿勢進行按摩：你的職業生涯還很長，所以你應該要像照顧客戶一樣，好好照顧你自己。確保你的背部能夠挺直，並且不需要因為床的高度而彎腰。你可以在地上用穀物枕、小塑膠凳、椅子或枕頭來協助按摩，只要能讓你們兩人都感覺舒適就可以。

燈光是能調整心情的重要氣氛營造工具。你可以運用圓形的裝飾燈（bubble lamp）將光線調低，或是用彩色燈泡、裝飾串燈等工具，只要能讓對方在按摩之前和按摩過程中都感到放鬆。

音樂是另一種改善情緒的方法。你可以建議對方的家人在你到訪之前（及抵達之後）播放平和舒緩的音樂。音樂也可以用來當作訊息的傳達工具，讓對方知道按摩時間到了。如果對方的聽覺很敏銳，可以在你每次出現時都播放同一首樂曲，讓對方習慣伴著音樂按摩的感覺。

建議與指引

- 如果可以的話，詢問對方的家人是否能在你到訪前為他泡澡或淋浴，因為這不僅能在情緒上發揮極大的平撫效果，也將使皮膚更容易吸收油分。
- 試著找出對方喜歡的香氣，不過別一次提供太多選擇，使他無所適從。最多讓他試聞 3 種香味，讓你的客戶與你一起選擇使用的精油，但別逼迫他做決定。
- 在你離開時，留下一個小精油瓶作為代表你的物品。對方的家人或社工人員可以用這個精油瓶（如果你想要的話，可以留一些精油在裡面）當作具體可見的指涉物，提醒對方為你的來訪做好準備。
- 永遠不強迫任何還沒準備好的人接受按摩。如果他們在按摩途中移開自己的手或腳，請面帶微笑坐回原位，等他們重新向你伸出手或腳，再繼續按摩。
- 你的工作只是協助他們放鬆。就算一開始你吃了許多閉門羹，請堅持繼續探訪下去，不過可以試著用各種不同的方式來按摩。用心聆聽對方的需求，試著感受他需要從你身上獲得的是什麼。
- 值得注意的是，患者身邊的照護者及家人朋友也同樣需要心理上的支持，你也可以使用某些精油來為他們提供幫助。

挑戰的行為（challenging behavior）

如果你事先知道你的患者會做出挑戰的行為，試著找出與對方相處時應採取的應對方式，並且時常使用它。先問清楚，如果對方變得激動，你應該留意的徵兆有哪些，以及在當下你應該如何說、怎麼做。

隨時注意確保你的自身安全。對客戶過去的行為歷史進行了解，確認你們可以安全地獨處。進到房間以後，你應該位在距離門口最近的位置。確保社工人員或患者的家人知道你身在何處，並且在你需要幫忙的時候，他們能立即提供協助。

如果你在患者身上感受到的是激動不安的情緒，而不是放鬆與接納，那麼一開始你可以先將手收回來，讓你們之間保持一些空間。此時，千萬不可強迫對方繼續接受按摩，或許你甚至有必要暫時離開房間。如果對方開始做出傷害自己的行為，你必須立刻尋求幫助，尤其當你的精油瓶還留在房間裡的時候。注意保持冷靜，並使用溫柔沉著的語調，如果你的說話聲音提高，也可能讓對方更加躁動。

如果對方變得激動，千萬不要認為一定是你的錯。當生活充滿許多不便，意味著挫折感很可能隨時會排山倒海而來。通常患者的挫折感都是來自自身，或者是某些自己也無法控制的因素，但他們會朝你發洩，只因你是當時最靠近他們的人。所以，別放在心上，並且千萬別輕易放棄！

選擇精油

選擇具有安撫和穩定效果的精油，例如岩蘭草、檀香、雪松、依蘭、乳香與玫瑰。也可以用具安撫性的精油，例如羅馬洋甘菊、杜松漿果與真正薰衣草。如果對方看起來情緒低落，甚至出現憂鬱的情況，建議使用提振情緒的精油，例如橙花、佛手柑與香蜂草。

濃度只需要 1-1.5%，尤其對於有在持續服藥的患者更是如此。使用具有激勵效果的精油時必須謹慎，尤其當患者有挑戰的行為傾向。通常這類患者也會患有癲癇症，必須避免使用迷迭香、牛膝草或茴香。

放鬆儀式

對於生活不方便或有某些障礙的患者來說，熟悉的事物就是令人安心的慰藉。一個小小的儀式可以幫助你建立出熟悉的模式，進而讓對方更容易聯想到愉悅的感受。儀式的內容可能是固定的治療程序，或是加入某些特別的元素，例如與他一起哼唱歌曲。

基於衛生因素，在進行療程之前我們都會洗手，不過洗手也可以當作是象徵療程即將開始的儀式動作。在你清洗自己與客戶的雙手時，療程就以觸動感官的方式開始了，而且撫觸的方式是對方並不陌生的洗手動作。如果你接下來只會進行足部按摩，那麼在按摩之前，用茶樹純露與濕紙巾來清潔腳部就可以了。客戶通常都很喜歡看到純露瓶噴出噴霧的樣子，這也是在你們兩人共處的那段特殊時光中一個小小的樂趣。

重複行為

你可能會遇到某些喜歡搖動自己身體的客戶。有時你也可以在按摩的時候以同樣的韻律一起搖動，這將幫助你更加了解他們，也會讓他們感受到你正嘗試進入他們的世界，為他們提供幫助。不過另一方面，你也可能因為模仿他們的動作而激怒對方，所以當你要使用這個技巧時，請務必留心觀察對方的反應是更放鬆還是更煩躁。

如果你感覺對方是因為煩躁不安才搖動身體，你可以提醒他們，這是一段讓他們放鬆的時間，可以不需要搖動身體。這麼做能讓他們更放鬆、更平靜，你能感覺到他們僵硬的肌肉都逐漸放鬆下來。

另外一種常見的重複行為是哼唱或發出聲音。同樣地，加入他的行列為一種關係加溫的方式。

療程長度

多數患者可能沒辦法忍受半小時以上的療程。隨著治療次數增加，你也可以試著慢慢拉長時間，不過在剛開始接觸患者時，考慮到患者的容忍度與集中度，療程應儘可能簡短進行。

進行療程時，你也應該儘量放鬆，並忠實地做你自己。能為需要幫助的人帶來一段放鬆和被寵愛的時光，是一種榮幸。如果對方願意讓你進入他私密的個人世界，就算時間短暫，也值得珍惜。

▼**有些顧客可能會在按摩時搖動自己的身體。**你可以跟著他們用同樣的韻律一起搖動，但不同的客戶反應也可能不一樣，有些人會感覺受到安慰，有些人則反而因此惱怒。

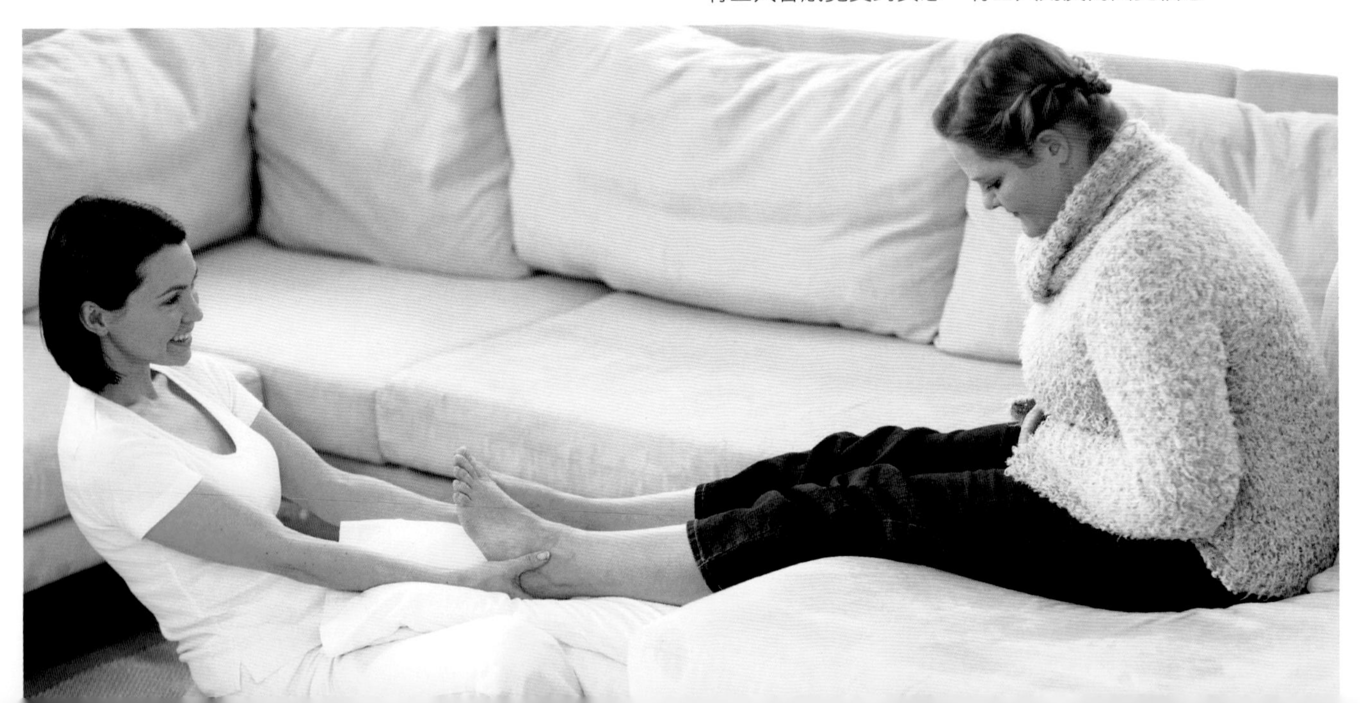

用芳香療法紓解壓力

芳香療法對身體的化學作用及生理機制雖然能造成強大的影響，但它對心情與情緒的影響力更是巨大。雖然現代人的物質條件普遍獲得改善，但生活卻變得越來越複雜。無論在職場或是個人生活中，我們常常被賦予更多需要一肩扛起的責任。而這一切的結果，就是龐大的壓力。

認識壓力

壓力已經成為我們每天掛在嘴邊的字眼，醫生們為了醫治壓力造成的疾病，安排的手術與工作量也多到幾乎難以負荷。但壓力究竟是什麼？承受壓力代表處於高度緊張的狀態，如果情況未加以控制，最後就會演變成更嚴重的身體或心理疾患。我們每個人時不時都會接收到壓力，但那是能為人生增加樂趣的「正向」（healthy）壓力，還是讓人生失去光明的「負面」（unhealthy）壓力呢？

壓力反應

對壓力的反應包括行為、情緒與生理上的改變。如果不健康的負面壓力只是偶爾出現，身體很快就能調整回和諧的狀態，但如果壓力持續存在，就會以許多不同方式影響我們的身體與心理狀態。

面對不同壓力時，每個人的反應也不盡相同。壓力並不是來自事件本身，而是來自於我們採取的態度。我們無法改變這個世界，但卻可以改變我們的態度。舉例來說，當聽到一則壞消息時：

A 的反應可能是大叫、大哭，或甚至生氣（以誇張的方式表現出大量情緒），那麼他就容易出現高血壓、心血管問題、肥胖等症狀。

B 的反應可能是冷靜自持地緊抿著上唇（沒有表現出生氣或悲傷的情緒），但這種把一切藏在心裡的習慣，更可能引發感染性疾病、風濕，或甚至癌症，因為當神經系統經年累月受到無止盡的侵襲，將會影響身體能量的流動。

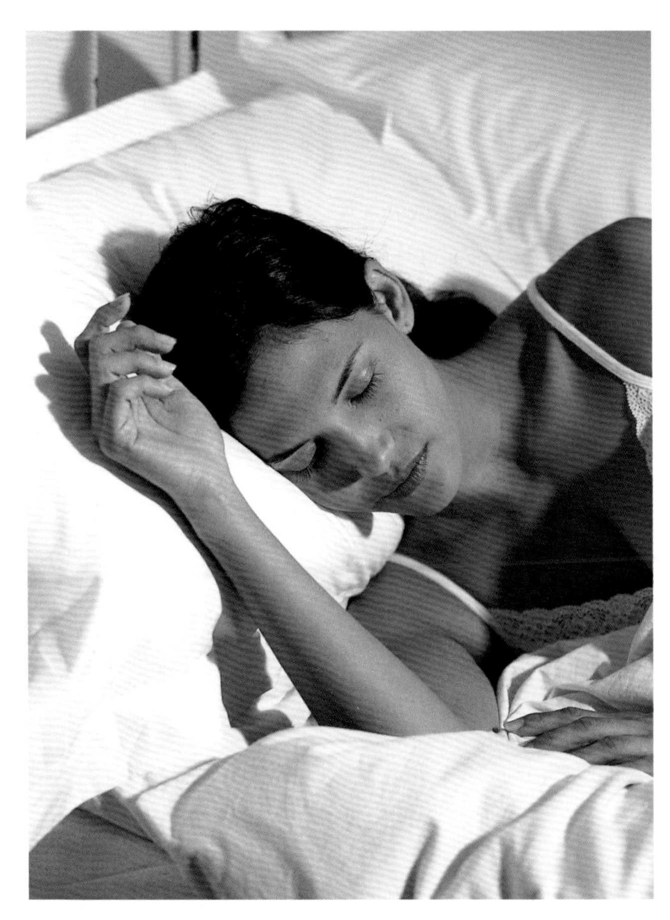

▲**每個人在壓力下的反應都不盡相同**，但許多人都會出現睡眠困擾。在睡前使用芳香療法能幫助身體和心靈放鬆。

還有一些人的反應介於這兩種極端之間，面對壞消息時能夠完全冷靜而不受影響，他們一點兒也不驚慌，反而相當鎮定地看著事情自然發展。這類人是懂得拒絕壓力侵擾的幸運兒！

整體來說，女性的抗壓性比男性更強，她們能屈能伸，並且早已習慣面對各種衝突或矛盾的狀況。因此當女性面臨變動的情勢時，能非常嫻熟且快速地做出反應和調整。

壓力對生理機能的影響

當我們身處於令人恐懼或壓力龐大的情境時，我們的身體機能會為了迎擊挑戰而自動調整狀態，準備好對付威脅我們身心的任何事物。我們的心跳、呼吸與肌肉都會提高戒備，讓我們隨時能打上一架，或是抱頭逃跑。腎上腺素會啟動體內儲存的能量，血液會集中到可能隨時需要用上的肌肉部位，並遠離皮膚，這麼一來，當我們受了傷也不會流太多血（身受重傷的患者在當下通常不會意識到傷口的嚴重性）。無論是用來抵禦威脅，或是逃之夭夭，當我們的危機感消除，身體就會回復到正常狀態，身上多餘的精力通常早已耗盡。

簡單來說，就算你面臨的「威脅」不是實際可見的威脅，身體同樣會全力以赴：它會讓我們的思考反應更靈活，不僅幫助我們在時間緊迫的狀況下如期交出成果，也在我們參加賽跑或其他比賽時，助我們一臂之力。

不過，如果我們的身體一直停留在警覺的狀態，而我們既沒有打上一架，也沒有逃跑，那麼高度緊張的狀態就會持續下去，我們會越來越忽略身體的警訊，那麼要回歸到「原位」（原本的狀態），就需要花上更多的時間。壓力對身體造成的影響會日積月累，因為身體會將這點點滴滴都儲存在記憶庫當中。壓力造成的典型生理症狀包括：

- 胃潰瘍：這是當無法尋得適當的平衡，並對所有事情感到擔心、焦慮時，主要會出現的身體症狀。
- 呼吸速度改變，使身體無法接收到新陳代謝所需的足夠氧氣。呼吸系統在身體淋巴循環過程中扮演著重要的角色，除此之外，呼吸時肋骨的張合能按摩肝臟，並進而影響心臟運作。
- 因為腎上腺素分泌過多導致血糖降低，這也將危害到神經系統的運作。
- 循環不良：長期處在高度的壓力之下，會導致血液中的脂肪開始「堆積」在動脈中，致使血壓升高。

身體徵兆	壓力引發的情緒	心理層面的影響	壓力造成的成癮慰藉
心跳加速	焦慮／擔憂	自我批評	甜食／餅乾／蛋糕
血壓升高	固執／鑽牛角尖	缺乏清明的思緒	汽水
流向肌肉、肺部與腦部的血液增加	煩躁／易怒	猶豫不決	香煙
呼吸變得快而短淺	容易生氣	自尊低落	茶／咖啡
末梢微血管緊縮	不安全感	記性差	酒精
肌肉僵硬	憂鬱	反覆無常	毒品
紅血球增加、白血球減少	容易哭泣／感到悲傷	無法專心集中／思考反應慢	藥物
腎上腺素亢進	感到孤單	覺得生活失去目標與方向	
消化功能降低	擔心害怕	無法正確地聆聽	
肝臟使血糖上升	過度敏感或過於遲鈍		

此時如果荷爾蒙也無法讓血流更順暢地循環，那麼身體抵抗疾病與感染的能力將會大幅降低。

某些特定的疾病似乎會與不同的情緒產生連結。舉例來說，根據目前的觀察，癌症病患通常比較難以表露自己的內心，或是不容易放手。有許多個案資料都顯示，癌症能透過冥想來改善，因為冥想能釋放心中積累的壓力。只要我們願意傾聽，在病痛真正爆發之前，我們的身體就會傳達出訊息。

壓力的化學反應

當我們身處壓力情境之下，身體的化學作用也會改變。大量的訊號會急速地刺激腎上腺分泌腎上腺素（參見第 198 頁）。在我們搞清楚究竟發生了什麼事之前，呼吸就已經變得急促，心跳也變快了，葡萄糖被釋放到血液中，眼睛的瞳孔也會放大。腎上腺素讓身體做好了「或戰或逃」的準備：例如當你在夜裡聽到聲響而從夢中醒來，或是當你與家人發生爭執，脾氣一上來，血壓也跟著怒氣升高了。身體在這些壓力情境中釋放的能量，都是為了危急時刻所做的準備。這些能量之所以能產生，是因為身體將日常進行的維持與修復等工作都先放到了一邊，暫時中斷了將某些養分和維生素供給到身體細胞的動作。

我們都知道，對女性來說，開口談論自己的煩惱是比較容易的：她們必須這麼做，因為男性身體分泌的血清素本來就比女性多，用談話來討論煩惱能增加身體血清素的濃度，這就是為什麼女性總是透過聊天來解壓。

所以，如果你的客戶在療程期間打開了話匣子，別去打斷她，因為這能幫助她釋放壓力與心理上的負荷。

芳香按摩如何提供幫助

對全身進行芳香按摩能讓身體感到完整，並達到有益的深度放鬆狀態。同時，全身芳香按摩也可以重新平衡身體的能量，讓因毒素累積而產生的病痛部位重新回到和諧的狀態。

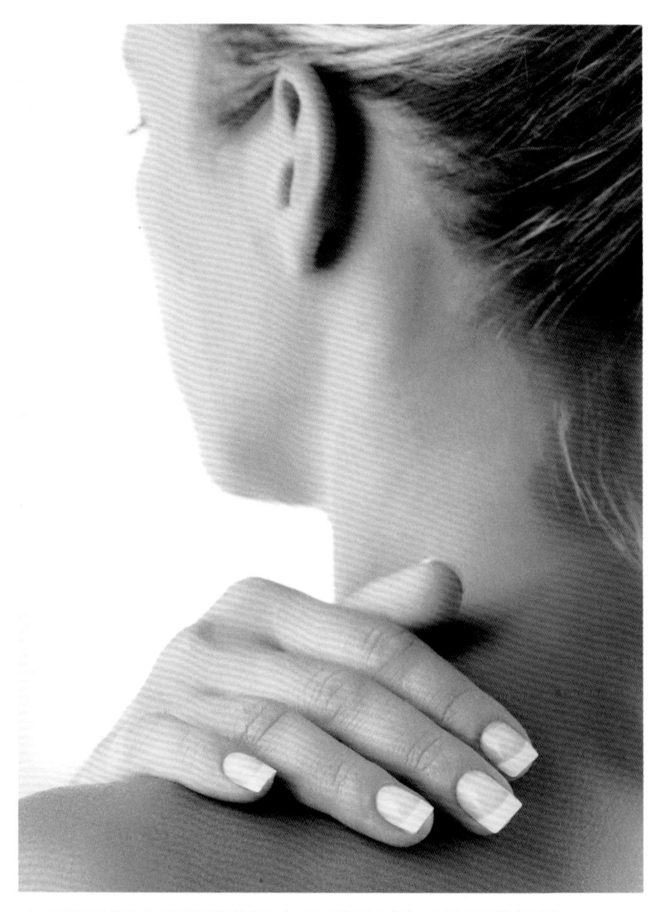

▲**用精油幫自己按摩**能馬上紓解壓力造成的肩頸僵硬。

脊椎兩側的按壓點可以說是一連串小小的能量發電站。所以按摩能讓身體釋放出壓力，你將看到僵硬結塊的組織與肌肉，是如何在你的指尖下逐漸疏通、軟化。在太陽神經叢用逆時針的方向按摩，能放鬆神經中心，有助於釋放內心的壓力。每週一次的療程，能有效阻止壓力累積。

典型的壓力症狀

- 慢性疲倦、倦怠感、對娛樂活動失去興趣
- 難以集中
- 頭痛、胃部不適
- 肌肉僵硬
- 睡眠困擾
- 酒精攝取量增加
- 與家人朋友疏離
- 煩躁易怒
- 失去幽默感
- 越來越悲觀
- 自我懷疑

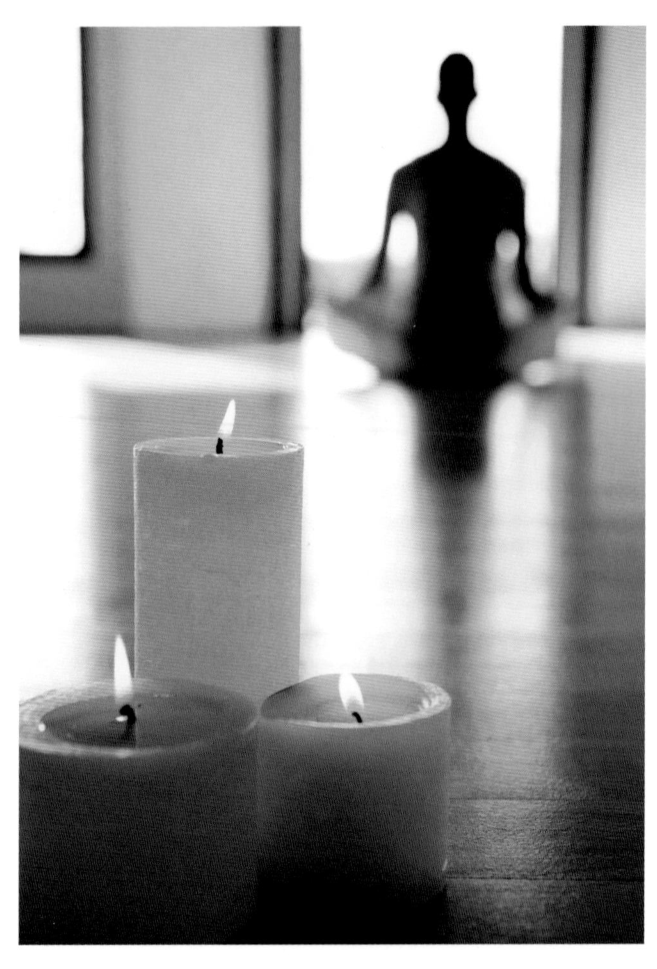

▲**在睡前冥想或靜心**是兩個能降低壓力層級的簡單方式。微弱的光線，以及平和與寧靜的氛圍都能有助於放鬆。

如何用精油紓解壓力

精油的影響力很大，不只能影響生理層面，更包括心理、情緒與靈魂層面。在對抗壓力的過程中，精油是個強大的盟友，無論是透過嗅聞香氣或經皮膚吸收，都能產生作用。

選擇具有安撫、平衡特質的精油，包括：佛手柑、天竺葵、洋甘菊、真正薰衣草、甜馬鬱蘭、玫瑰、橙花、橘（桔）與苦橙葉。泡浴時可以加入岩蘭草，岩蘭草對鎮定情緒很有幫助，此外也別忘了用歐洲赤松支持免疫系統。在本書的精油指南（第 56 頁）還有許多其他的精油建議與介紹。

諮詢與建議

當遇到難以排解壓力的客戶，芳療師會用一套特殊的方式來幫助客戶放鬆，並重拾和諧的生活。透過這樣的方式，我們希望客戶能學著去對付影響生活的某些特定壓力。注意了解客戶對壓力的評估與描述，能讓芳療師更有效地提供幫助。

諮詢是相當重要的過程，透過諮詢的過程，我們能與客戶一起評估主要的壓力來源為何。討論本身就能減輕壓力，而與客戶一起分析壓力情境，也有助於釐清他的思緒。芳療師也可以向客戶解釋持續的壓力累積可能對身體造成哪些影響，這麼做或許也會有所幫助。

芳療師不是專業的心理諮商師，但對客戶提出以下某些建議，或許能幫助他用簡單的方式來紓解、降低壓力。

- 每週用一個「療癒之夜」來犒賞自己，為自己充電：晚上吃簡單的輕食，接著用精油做芳香泡浴，然後享受一段平和的靜心時光，可以聽聽音樂或閱讀，記得早早上床就寢。
- 如果可以的話，在工作時固定抽出時間，讓自己短暫地休息、放鬆，打破例行的日常程序。
- 絕對不帶著怨氣和怒火入眠，因為它會在潛意識繼續運作，對整個人造成負面的影響。
- 冥想。
- 多聽音樂，或接觸色彩療法（color therapy）。
- 做運動，例如瑜珈或游泳。
- 建立起安排明日事項的習慣，這麼做可以避免出現臨時抱佛腳的恐慌。
- 有的時候只需要非常簡單的一兩件事，例如喝杯花草茶，或是深呼吸，就能紓解緊張和壓力。

各種情緒狀態下適用的精油

恐懼	檀香、乳香、荳蔻
罪惡感	茉莉、依蘭、西洋蓍草
憤怒	菩提（椴花）、玫瑰、德國洋甘菊
易怒	依蘭、真正薰衣草、快樂鼠尾草、羅馬洋甘菊
憂鬱	佛手柑、橘（桔）、荳蔻、萊姆
躁鬱	天竺葵、玫瑰、乳香
焦慮	真正薰衣草、羅馬洋甘菊、岩蘭草
悲傷	安息香、玫瑰、甜馬鬱蘭
困惑	羅勒、胡椒薄荷、迷迭香、真正薰衣草
冷漠	黑胡椒、薑、荳蔻、胡椒薄荷、檸檬
情緒崩潰	玫瑰、檀香、真正薰衣草、快樂鼠尾草
創傷	橙花、乳香、雪松
懊悔	玫瑰、歐洲赤松、廣藿香
孤單	安息香、玫瑰、菩提（椴花）
排斥／厭棄	茉莉、葡萄柚、黑胡椒
好辯	甜馬鬱蘭、真正薰衣草、檀香、茉莉
恐慌	依蘭、橙花、乳香
壓抑	茉莉、廣藿香、荳蔻
懷疑	羅勒、乳香、葡萄柚
猶豫不決	檸檬、葡萄柚、玫瑰
自尊低落	佛手柑、天竺葵、橙花、乳香、依蘭
需要放手	西洋蓍草、廣藿香、玫瑰
需要自信	佛手柑、天竺葵、乳香、檀香、依蘭
身體壓力	真正薰衣草、洋甘菊、甜馬鬱蘭、天竺葵
工作壓力	橙花、羅勒、迷迭香

老年人的芳香療法

年紀漸長對老年人的影響不只是身體變得衰弱或不方便（例如視力與聽力的模糊和行動力減退），還意味著隨時必須面臨親友離世、失去地位和自主能力，以及不再靈活敏銳的思考反應。芳香療法可以幫助老年人緩解身體上的不適，同時，透過仔細挑選精油，也能改善憂鬱或焦慮的情緒，並減少坐立不安或是「失智症」（wandering ）症狀。

骨性關節炎與類風濕性關節炎

關節的退化性疾病有可能以幾種形式出現。骨性關節炎是最常見的一種關節炎，症狀是軟骨流失、軟骨下骨發生改變。它最常見的形式是「磨耗後功能衰退」（wear and tear）（65 歲的人口當中有 80% 會出現骨性關節炎的徵兆，但其中只有 25% 的人會實際出現相關症狀），但也有可能因身體外傷而造成，例如手術、骨折、關節表面受傷，或是因為身體肥胖導致關節壓力過大而受損。

類風濕性關節炎則主要影響手部的指關節，以及手腕、手肘、膝蓋與腳等部位，它並不像骨性關節炎一樣，容易侵害到髖關節。目前已有證據顯示，類風溼性關節炎是一種自體免疫性疾病，而不是身體壓力或外力壓迫所造成的。身體在惡劣的狀態下，會試著保護自己，而當身體以抗體來對抗關節組織，就會出現發炎的症狀。而身體究竟是被什麼因素所觸發，目前為止仍是未解之謎。

▼**為年長者按摩**時必須非常輕柔，因為它們的身體更為脆弱、對於力道更敏感，並且很可能有關節方面的不適。

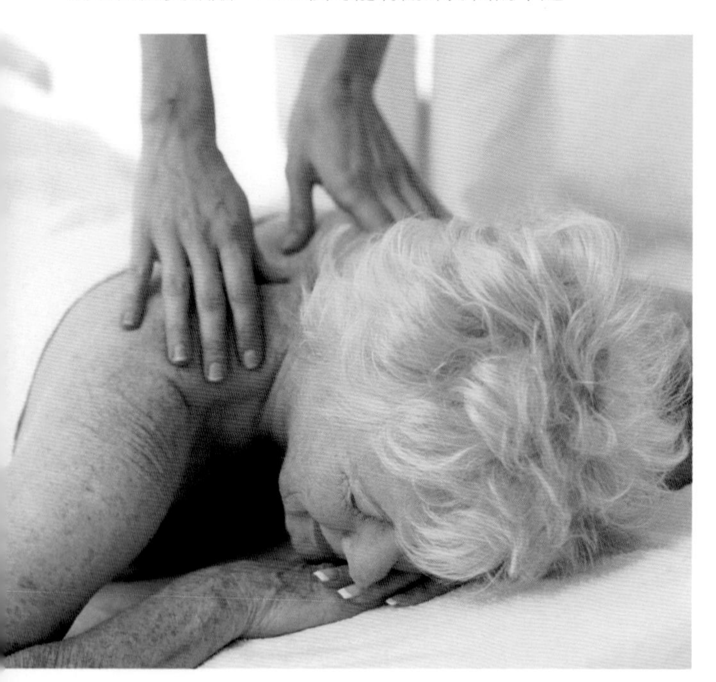

芳香療法如何提供協助

為了幫助身體排出毒素，選擇具有排毒效果的精油是很重要的，例如杜松漿果、絲柏、甜茴香與檸檬。這些精油可以加在按摩油中使用，或用來泡澡。

此外，也可使用止痛或消炎的精油，例如德國洋甘菊、尤加利、薑、穗花薰衣草、甜馬鬱蘭與迷迭香，使用方式可以用來泡澡，或是在疼痛的關節部位使用敷布或進行按摩。具有充血效果的精油則能促進局部血液循環，例如黑胡椒、薑與甜馬鬱蘭。

骨性關節炎比較不會出現灼熱感，但使用芳香療法的治療原則與類風溼性關節炎類似，你可以多加一些具有止痛和充血效果的精油，例如黑胡椒、薑、真正薰衣草、甜馬鬱蘭、迷迭香與百里香。

注意：當用溫熱的方法處理疼痛而僵硬的關節時，很重要的是在治療過後必須馬上活動關節，否則熱能有可能導致關節部位充血雍塞。

骨質疏鬆症

骨質疏鬆症就是骨頭消瘦的表現。骨骼的大小雖然不變，但它的結構卻越來越脆弱，因為老廢組織衰竭汰換與新生物質的生成替補失去了平衡。

骨質疏鬆症最常見的原因就是年齡增加。所有的骨骼上了年紀以後，都會面臨這樣的情況。不過，骨質的密度也會受飲食影響，例如攝入的鈣質或蛋白質不足，長時間缺乏活動或荷爾蒙失調也都是可能的原因。

雖然年長者罹患骨質疏鬆症的比例非常高（50 歲以上的男性當中，每 12 人中就有 1 人罹患骨質疏鬆症；而 60 歲以上的女性當中，每 4 人中就有 1 人出現骨質疏鬆症），但很少會出現惱人的症狀，除非骨質疏鬆發生在脊椎骨。嚴重的背痛與因持續壓迫而日漸脆弱的脊椎，將使患者越來越彎腰駝背、身高降低。女性在更年期後的荷爾蒙變化，會使骨質疏鬆症更容易發生。通常都是在病患不慎跌倒，骨骼因脆弱而輕易斷裂時，才會發現到骨質疏鬆的狀況。

芳香療法如何提供協助

許多能止痛（紓解疼痛）的精油都能有所幫助（參見第 57-109 頁的精油指南），從這類精油中選擇一種客戶喜歡的氣味，或是調合成複方，能為客戶帶來極佳的紓緩效果。

▼預防措施與自我幫助

骨質疏鬆症雖然一旦發生就無法轉圜，不過我們仍然能透過下列方式來維持良好的骨質密度：

- 透過飲食攝取豐富的鈣質與蛋白質（如果需要可以額外服用補充鈣質的保健食品）。
- 定期做溫和的運動。

女性比男性更容易出現骨質疏鬆的問題，在更年期後或許能透過荷爾蒙補充療法（HRT）來改善這樣的問題。所有的年長者在運動時都應該格外謹慎，尤其小心跌倒，因為骨骼一旦破裂，就需要很長時間來復原；而曾經骨折的部位，在未來就會是格外脆弱的地方。

什麼是失智症？

失智症指的是一個人喪失了獨立進行日常活動的能力，並且伴隨記憶力與認知能力的衰退。失智症患者可能也會失去情緒控制與社交的能力，如計算、思考、語言能力等，或喪失動機、無法進行較複雜的大腦功能 。失智症有很多類型，包括阿茲海默症與血管性失智症等，都是其中的例子。但無論是哪一種失智症，已經在腦部出現的變化都是無法復原的。失智症的出現不僅令人挫折，也會帶來恐懼。患者通常會經歷憂鬱症、焦慮與情緒上的痛苦，這些狀況有可能使患者出現非典型的攻擊性行為、或是在夜裡難以成眠。

▼定期溫和的運動有助於幫助年長者維持骨質密度，並且能緩解各種因骨質疏鬆而造成的疼痛。

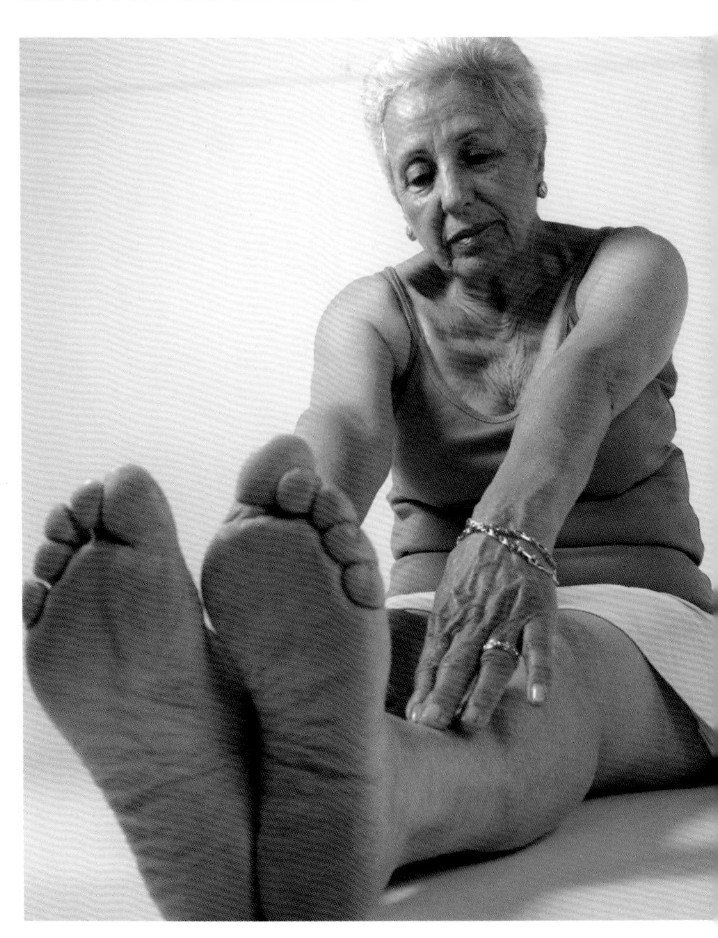

心理方面的困擾

遠離工作壓力的退休歲月雖然可能更為平靜祥和，但「變老」本身就是一種壓力的來源。經濟上的憂慮、孤單寂寞的感受以及面對親友離世等等，都可能令人難以承受，而住在養老院的年長者更可能因為日復一日的固定行程而感到百無聊賴，同時還必須承受缺乏個人空間、失去身分地位或是群體生活的困擾。

除此之外，還有失智症的威脅 (參見第 235 頁右上方格說明)。罹患失智症的老年人可能會經歷可怕的低潮，因此必須小心分辨是否出現憂鬱症的現象。失智症是無法治癒的疾病，但芳療師具同理心的溫柔照護，將可以緩解許多伴隨失智症一起出現的問題。

憂鬱症也常出現在退休後的銀髮族身上。可能是輕微、中度，甚至是重度的憂鬱，通常憂鬱症會伴隨心理、生理和社交上的徵狀，舉例來說，可能出現焦慮、悲傷、無助與社交活動減少（與朋友失去聯絡）的狀況。憂鬱症有許多不同的複雜成因，不過可能的觸發因素包括生活中令人沮喪的事件，例如親人離世、身體疾患、親密關係／人際關係觸礁，或金錢上的問題。許多憂鬱症患者會轉而向替代療法或芳香療法尋求協助。

▼有時最簡單的方式就是最好的治療。握住對方的手，與他們一起哼唱歌曲，或是輕柔地撫觸，就能帶來很大的安慰。

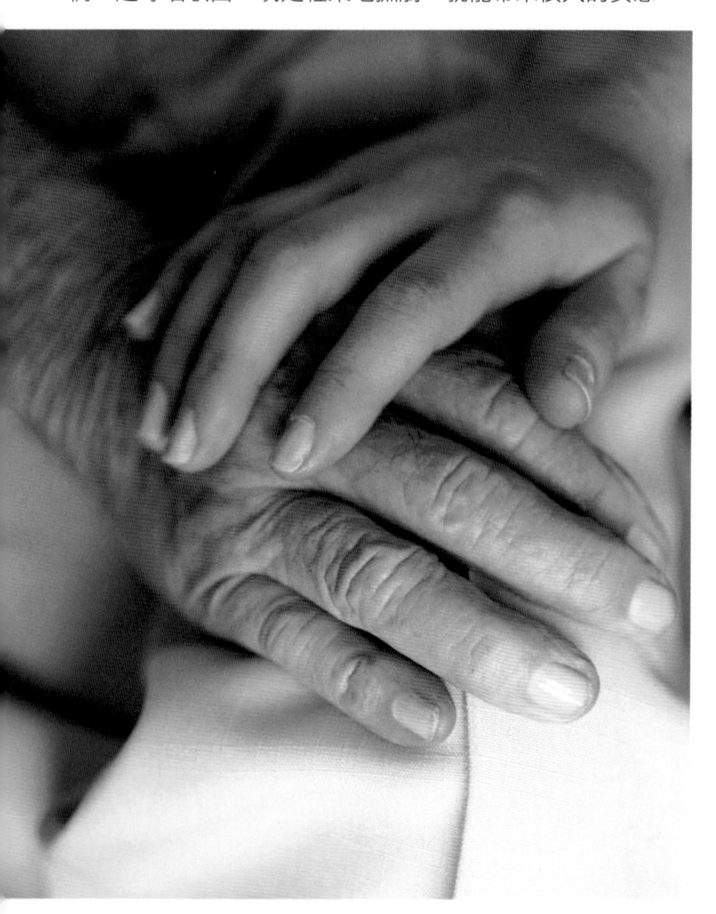

重溫過去的時光

很多醫院都已發展出許多極為優秀的計畫，例如其中有一項就是透過精油的香味來進行。薰衣草的香氣能讓年長者直接聯想到他們的花園與過去的時光。許多人聞了薰衣草之後，會想起他們祖父母的花園，然後開心地回憶起自己兒時的趣事。另外有一些人會想起製作薰衣草香包、乾燥花束，以及用叉子將薰衣草籽從花梗上篩落到碗裡的情景。患者們一開始駝背僵硬的姿勢慢慢放鬆下來了，大家都異常清醒，卻又無比放鬆。（香氣的記憶是一個有趣的議題：對英國的老年人來說，英國薰衣草的香氣相當有效果，令我不禁思考，對其他國家的人來說，能喚起記憶的又是什麼樣的香味呢？）

芳香療法如何提供協助

對於喜歡簡短按摩的客戶來說，為他進行一小段按摩就是最好的幫助方式。如果狀況允許的話，你還可以提供一瓶複方精油，讓他在泡澡或室內擴香時使用，這麼一來，客戶就可以在療程之餘自己使用精油。年長的客戶或病患通常也會喜歡溫柔的撫觸、唱歌 / 哼唱，或甚至只是握著他們的手。

利用精油與擴香器具在房間裡擴香，對於紓解焦慮有很好的作用：在早上可以使用提振情緒的葡萄柚或檸檬，之後則適合用快樂鼠尾草、天竺葵或真正薰衣草來安撫和平衡情緒（煩躁的心情通常會隨著時間而累積增加）。橙花與茉莉也很適合用來對抗焦慮。

透過芳香療法與精油的使用，能帶來放鬆的感覺，因此有益於建立良好的睡眠作息。真正薰衣草與甜馬鬱蘭能幫助處理失眠，建議取 1-2 滴精油滴在紙巾或被單上、加在晚上的泡澡水中，或是透過按摩與撫觸的方式擦在身上。

佛手柑、真正薰衣草、橙花與玫瑰都有助於降低坐立不安的煩躁感，如果你的客戶除了坐立不安之外，還有暴躁易怒和難以入眠的問題，那麼會更建議使用羅馬洋甘菊、快樂鼠尾草、真正薰衣草、檀香與依蘭。如果客戶總是感覺疲累嗜睡，那麼建議試試佛手柑、天竺葵、香蜂草與玫瑰。

有趣的是，有許多科學研究都指出，雖然憂鬱症患者具有辨識不同氣味的能力，但憂鬱症本身似乎會使患者的嗅覺能力減弱。無論你的客戶嗅覺狀態是否正常，在選擇精油時都應該將他的偏好考量在內。客戶的選擇能幫助你了解他在情緒與需求上的轉變：客戶所喜歡的，通常就是當下他最需要的氣味。

不論何時，你都應該仔細選擇讓客戶挑選的精油：對焦慮、易怒和難以入睡的客戶來說，鎮靜安撫的精油會更合適，但這類精油就不適合總是感覺疲倦不堪的客戶使用。有鑑於此，仔細了解患者的憂鬱症狀類型是很重要的。

迷迭香對於提升記憶力有很好的幫助，但我認為如果患者有高血壓的傾向，使用迷迭香會有點冒險。你可以試著找出對方喜歡的音樂類型，然後陪著他一起聆聽，這將使他們感到放鬆。此外，歌曲的旋律或文字也可以讓你們一起進入重溫過去的「時光隧道」，令對方感受到尊嚴和幸福感。

身體症狀建議用油

在使用精油之前，注意查閱精油的所有注意事項與使用禁忌（參考第 57 頁的精油指南）。如果出現嚴重的身體症狀，或你感到稍有疑慮，都請向專業醫師進行諮詢。一般來說，當我們為老年人進行按摩時，只建議使用一般濃度比例的一半，例如 1% 的濃度。有時只需要在枕頭上滴幾滴精油，或是使用精油擴香，就能產生效果，這也可能是對方更喜歡的方式（請別忘記擴香也會同時影響到房間內的其他人，如果對方身在療養院等環境，便有可能產生問題）。

下表中的 * 表示是最建議使用的精油。

身體症狀	建議用油	建議使用方式
關節炎／關節腫脹	真正薰衣草、杜松漿果、甜馬鬱蘭、洋甘菊、絲柏	泡浴、敷布、用按摩油或蘆薈膠按摩／塗抹患部。
瘀傷	* 真正薰衣草、茶樹	泡浴、敷布、將 1 到 2 滴精油滴在化妝棉上輕輕塗抹。
黏膜炎（鼻）	雪松、尤加利、乳香、各種薄荷、真正薰衣草、檸檬	嗅聞、泡浴、敷布。
循環不良	絲柏、杜松漿果、檸檬、甜馬鬱蘭、橙、* 迷迭香	泡浴、用按摩油按摩或塗抹。
便秘	* 甜馬鬱蘭、各種薄荷、橙、橘（桔）、依蘭	泡浴、用按摩油以順時針方向按摩或塗抹腹部。
康復／調養	快樂鼠尾草、橙花	泡浴、按摩、空間擴香。
咳嗽／感冒／流行性感冒	雪松、香桃木、尤加利、甜馬鬱蘭、檸檬、真正薰衣草	用按摩油按摩或塗抹喉嚨與胸腔、空間擴香。

癌症病患的芳香療法

對多數人來說，發現自己罹患癌症的當下，就等於遭遇了一個嚴重的心理危機：癌症可能是人生中面臨到最大且最艱難的挑戰。芳香療法是替代療法的一種，它不但對於紓緩身體症狀扮演著重要的角色，也同時能緩解心理上的壓力，使患者進入全然放鬆的狀態，並帶來平靜與祥和。只要患者的生活品質能獲得改善，無論程度多寡，都是彌足珍貴的進展。

用替代療法取代西醫治療

癌症是一種極難治療的疾病，不僅因為治療結果難以預測，也因為病患的恐懼和焦慮心理有可能會使治療的副作用程度增加，同時還可能放大患者自身接收到的疼痛與不適感。在這樣的情境下，患者需要的是在一個安全而具支持性的環境當中讓自己放鬆，而替代療法就扮演著重要的角色。替代療法能讓人們找回自己對生命情境的主控權，讓他們能以更佳的方式應對自己並不熟悉的患病經歷，以及隨著病情出現的焦慮感。因此，現在已經有越來越多的醫生與醫院，歡迎專業的芳療師為患者提供協助。於是，最重要的第一步，就是先與負責治療患者的癌症治療團隊接洽，並取得他們的同意。

▼**罹患癌症**使人感覺陷入危機。芳香療法能幫助處理常伴隨震驚一同出現的恐懼、怒氣、否認與絕望等情緒。

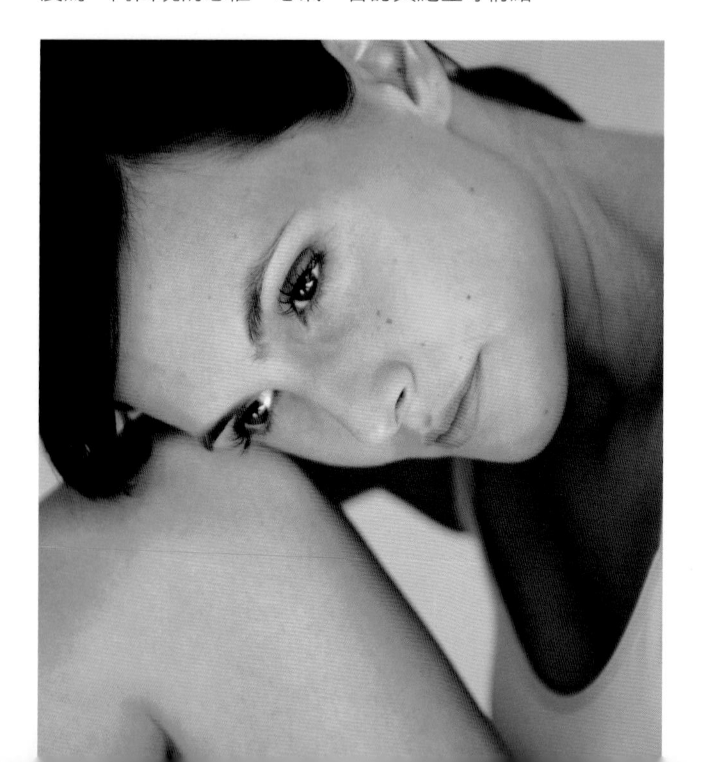

在你與病患和醫療人員進行溝通時，務必確認患者身上的哪些部位可以接受按摩。目前還沒有任何科學根據證明按摩會對腫瘤產生好或不好的結果：腫瘤並不會只因碰觸就轉移。不過，還是不建議直接在腫瘤部位進行按摩，因為患者可能會感到相當疼痛。一旦確認了適合的按摩部位，你就知道哪些部位需要避開，也因此能決定按摩的程序。

進行按摩的時候，注意使用輕柔而不具侵略性的撫觸技巧，並盡量使療程時間簡短一些。經歷過手術的患者可能不願意完全裸身，化療過後的女性患者也可能不願意取下假髮。請記得你在治療的不是癌症病情本身，而是患者這個人。

注意：請勿在下列部位與發生下列情況時進行芳香療程

- 不可直接在人造口、傷口敷料與導尿管上進行。
- 不可在癌症骨轉移[29]（bony metastases）的影響區域進行。
- 除非經過特殊訓練，否則不能在出現淋巴水腫的四肢或其他水腫部位進行。
- 不可在病患受到感染或出現嘔吐症狀時進行。
- 不可在出現深層靜脈栓塞（DVT）、靜脈炎或靜脈曲張的部位進行。
- 不可對心臟疾病患者（例如不定時心絞痛或其他臨床疾病）進行。
- 請特別注意患者在更衣時的隱私，尤其是曾動過手術的患者。

29. 癌細胞轉移到骨骼內，成為新的腫瘤。

放射線治療

在接受放射線治療的期間、治療後的 4 到 6 週內，或者當患者皮膚仍然感到疼痛時，必須避開治療進行的區域，包括入口與出口附近部位。你應該鼓勵患者聽從放射線技師或醫師的建議來保養治療部位的皮膚。留意患者身上的副作用，例如消化系統的問題。此外，疲倦也是放射線治療常見的副作用，但患者卻很少主動提及。

化學治療

雖然目前尚未有科學證據顯示化療期間不能接受其他治療，但一般來說會建議患者，讓身體一次只專注於一件事。於是，芳療按摩必須在化療之前，或是化療完成至少 24 小時之後再進行。如果患者需要連續進行多個化療療程，一般比較建議芳香療程先暫緩進行，不過有些醫護人員表示，將 1 滴稀釋後的精油塗在前額與肩膀上，能有效提振患者的精神，並且與化療並不衝突。

注意化療的幾種副作用，包括：噁心、嘔吐、疲倦、免疫低落、血球數目減少（主要是血小板與白血球，這會使得患者容易瘀傷或受到感染）、皮膚乾燥脫屑、消化狀況不佳、感官知覺的變化以及落髮等等。

精油的選擇

選擇嬰幼兒也可以使用，安全且溫和的精油（參考第 221 頁），除非特殊情況，否則只用大約 1-2% 的濃度比例。

選擇能紓緩並提振精神的精油，讓患者對未來懷抱正向的態度，並強化免疫系統。特別注意氣味對感官的影響：某些氣味可能會讓患者噁心想吐，所以比較建議一次使用一種精油，並且事後與患者確認對該氣味的容忍度。

如果患者的皮膚非常乾燥，也可以將下列建議的按摩油加在乳液或乳霜中使用。我更建議使用蘆薈，無論是新鮮蘆薈或是蘆薈膠都可以，不過注意要先對患者進行測試。不可在受損肌膚上塗抹精油。

按摩用油

真正薰衣草、橙花、乳香、檀香、葡萄柚、橘（桔）或柑（tangerine）、玫瑰草。

紓緩疼痛

羅馬洋甘菊、甜馬鬱蘭、真正薰衣草、橙花。也可以使用快樂鼠尾草，不過在子宮或卵巢癌症患者身上須避免使用。濃度用 1% 就可以了。

放射線治療之前

綠花白千層。在法國相當推崇這樣的用法，不過還未有廣泛的研究資料佐證。

止吐

薑、胡椒薄荷、花梨木應該都能發揮良好的效果，或是香蜂草也可以。

改善疲倦

葡萄柚、橙花、檸檬、橘（桔）。

注意事項

- 不可對癌症病患使用迷迭香、鼠尾草或牛膝草，因為這些精油目前已知可能產生神經毒性。
- 如果患者罹患的是荷爾蒙相關的腫瘤，例如乳癌、卵巢癌與前列腺癌，請避免使用會影響雌激素的精油，尤其是天竺葵與甜茴香。
- 具有光敏性的精油要格外小心使用，例如佛手柑。

為癌症病患進行芳香療法的目標

- 改善患者生活品質。
- 降低症狀不適。
- 幫助患者放鬆。
- 消除緊張、壓力與焦慮感。
- 透過照料和撫觸，讓患者感到舒服和安全。
- 提供一個環境，讓患者能帶著自信與人單獨暢談。
- 付出時間與同理心來照顧患者的需要，無論需要的時間有多長。
- 用整體療法觀點評估患者可能出現的任何一種需要。
- 讓患者能用自己的方式來理解任何事物，無論他們的觀點為何，都不做評斷。
- 用香氣和撫觸為患者提供愉快而微妙細緻的體驗。
- 強化免疫系統。
- 幫助患者釋放憤怒與恐懼，幫助他們接受事實。
- 對患者的家人提供支持：幫助在悲慟中失去親人的家族成員。

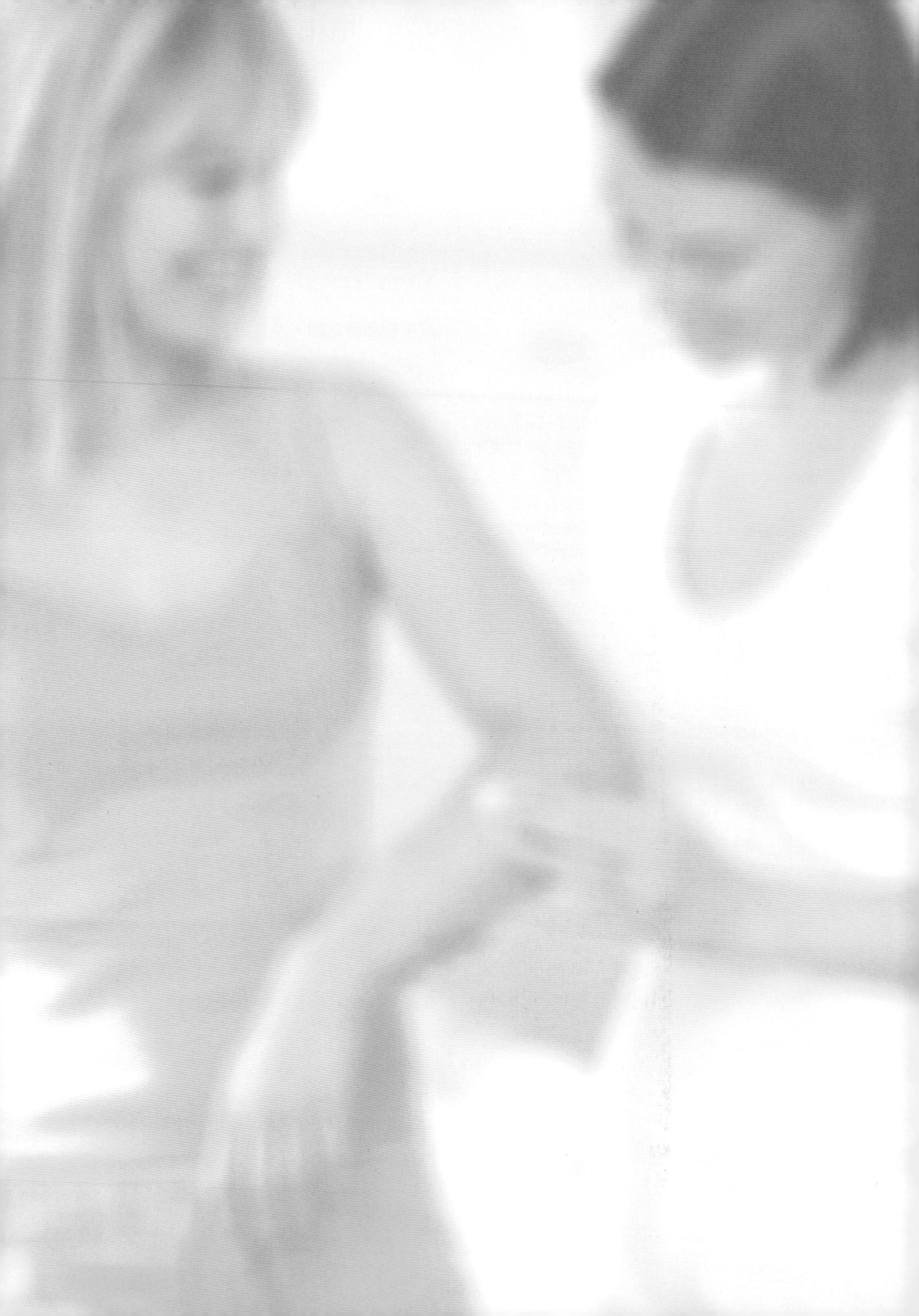

八、如何成為成功的芳療師

當你完成了專業訓練，成為合格的芳療師，並對芳療滿懷熱情，迫不及待想快點開始自己的芳療事業……這時，你會怎麼做呢？取得證照只是這條道路的起點，並不代表已經大功告成。你會開始問自己一連串的問題：我希望怎麼工作？跟誰一起工作？在哪裡工作？經營一份事業意味著需要做商業規劃、預算控制、廣告宣傳、文書紀錄，以及許多其他實際面的工作，同時，你還需要為客戶進行治療。

成為執業芳療師

合格的芳療師並不缺就業機會，你的個人情況、個性與偏好會決定你選擇在哪裡、以何種方式工作。你的決定可能會隨著時間與經驗的累積而改變。

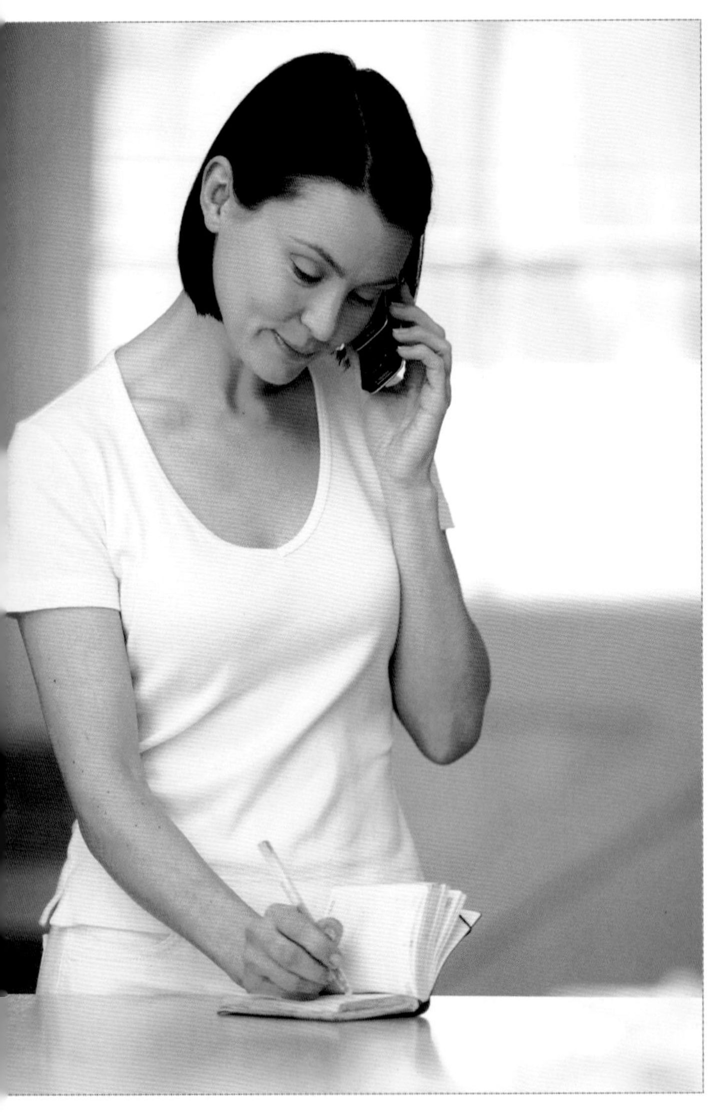

▲無論你在哪裡工作，都需要保持良好的電話禮儀。
在為客戶進行療程預約時，這一點格外重要。芳療師應該是永遠保持友善、並能提供幫助的專業人士。

可能的工作機會

芳療師可能在各式各樣的場所工作，包括：

- 自家的房間
- 與他人一起在治療機構工作，例如替代療法診所。
- 成為行動芳療師，到客戶的家中進行服務。
- 自己開業當老闆，或許還能聘僱員工。
- 在一般的診所或醫院中工作。
- 在美容按摩機構、休閒娛樂場所，或是美容保養沙龍中工作。

這些選項並不互斥：舉例來說，自由的個人工作者可能每週有一天在醫院工作，其他日子到客戶家中服務。

在治療機構工作

如果你覺得自己還無法自立、需要支援，在治療機構工作會是一個好的開始。不同的診所與芳療師之間可能有各自不同的合作方式：芳療師有可能受雇為員工、以身分獨立的方式合作、入股成為股東，或只是向診所租借一個可以進行療程的空間。如果與診所合作的話，通常會有協助進行療程預約的櫃檯人員，這對你來說會是很大的幫助，同時，萬一生病或遇到緊急情況，診所的其他芳療師也能互相幫忙代班。

當你向家裡附近的診所探詢就業機會時，記得了解診所的組織架構、客戶族群，以及你能享有多大的自由度。比如說，你能為自己在外宣傳嗎？或是，你是否能自己決定療程時間，有什麼需要配合的限制呢？

在醫院或開業醫師的診所工作

收容所或老人安養院也包括在這個選項當中。一般來說，如要進入類似的場域工作，最好能先有一定的相關經驗，不過如果芳療師本身具有醫療或護理背景，應該早已習慣與病患接觸。有些醫院很歡迎志願者到院進行療程服務，不過可能需要經過一定的申請程序才能被核准。你需要先決定自己希望服務的機關團體，然後打聽關鍵聯絡人的姓名與職務，再與他取得聯繫。

自立門戶

芳香療法是一個很適合自己開業進行的工作，不過成立工作室的過程可能會遭遇許多困難（參見第 244 頁）。其他的可行方法，是在自己家裡或前往客戶住家提供療程服務。

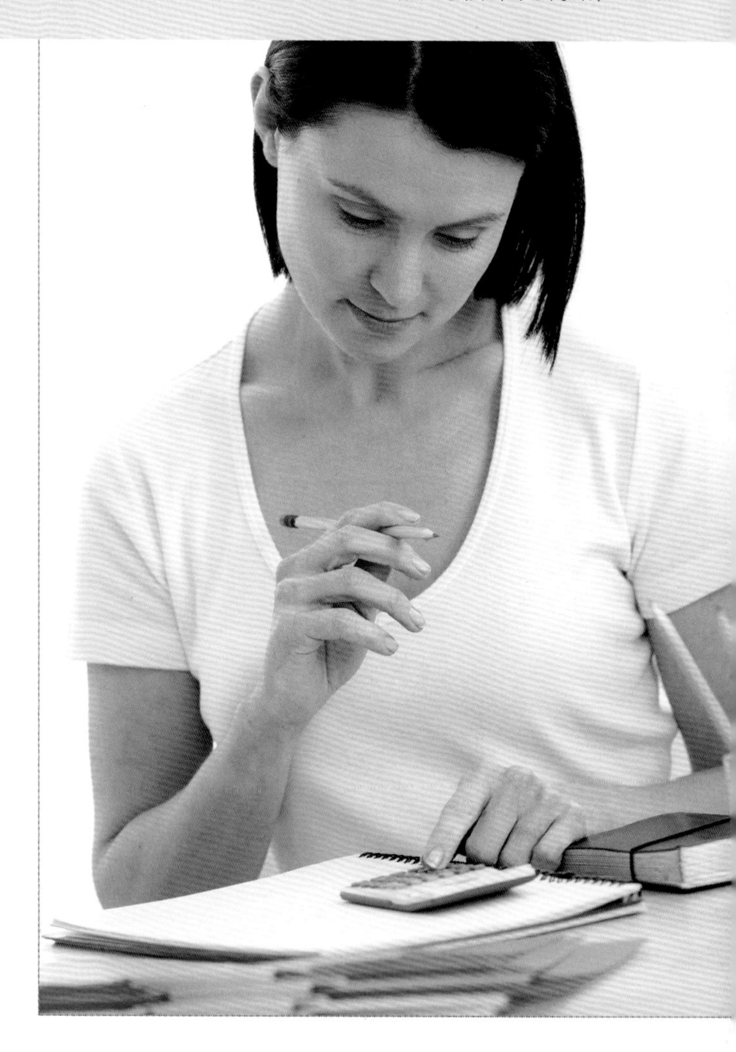

在自己家裡工作

自家工作的芳療師數量相當可觀。只要家裡有多餘的空間可以用來進行療程，那麼就比另外租用單獨的場地來得輕鬆許多，同時還可以讓工作與你的生活型態完美結合。當然，這樣的工作方式也可能因為無法與同儕討論特殊的客戶狀況，而顯得比較孤單。自立門戶表示你會需要控管支出、健康、安全與稅務。你還需要考慮以下幾點：

- 添購專業設備，包括一張按摩床，以及足夠的毛巾等等（參見第 245 頁）。
- 如果要在自家執業，在法律上是否需要具備特殊的營業許可或執照。
- 保險。
- 家中不能有幼兒或易吠叫的狗，以免打擾療程。

前往客戶住家工作

如果你計畫以到府服務的形式工作，就需要準備一張可攜帶的按摩床，它的體積不輕巧，另外也需要有條不紊的把所有你可能用到的物品都準備齊全。你也需要考慮你的服務範圍能到多遠（這可能會與你所在的區域以及附近的開業芳療師數量有關），以及你的交通費與花費的時間將如何收費。如果可以的話，儘量將位在同一地區的客戶療程預約在同一天，這麼做能大大降低來回的交通時間。

除了到客戶家裡服務之外，還有一個選項是到他們的工作場所提供療程。「就地」（on-site）的行動按摩服務現在越來越受到歡迎，尤其是整天坐在電腦前的上班族、客服中心的服務員或結帳收銀員等族群，都會特別喜歡這樣的服務。企業組織也越來越能接受這樣的做法，不過你可能還是需要賣力地向企業老闆推銷自己的服務，同時讓他們了解芳香療法能對員工帶來什麼樣的益處。（本書第 154 頁示範了行動按摩服務時可以進行的坐式按摩步驟）

在實際採取行動之前，先問問自己以下問題：

- 你真的能在任何地方工作嗎？還是你因為某些牽絆而不能離開自己的住家或特定區域？
- 你想要全職工作嗎？還是你希望能兼顧芳療工作與其他人生目標，例如陪伴家人或學習深造？
- 你準備好要自己創業了嗎？
- 你喜歡團體熱鬧氣氛，還是寧可獨自工作？
- 你對於芳療的主要興趣是在於輔助專業醫療團隊，還是美容與保養的領域呢？（或許你目前的經歷還不足以讓你明確地回答這個問題）

以上問題的答案沒有所謂的對與錯，但很重要的是，在你選定一種芳療工作形式之前，應該先誠實地思考什麼才是最適合自己。

成立自己的工作室

這會是很令人興奮和期待的一件事，但過程中也需要縝密的計畫，以及做出各式各樣的決定。首先，你會需要找好工作室場地、添購設備，並為自己的芳療服務展開宣傳。

市場研究和評估

如果你的工作室所在區域已經有許多從業芳療師進駐，甚至達到飽和，那麼你將很難再吸引到新的客戶。不過，同樣地，如果你進入一個完全沒有芳療服務的區域，那麼要開拓市場也沒有那麼容易。找到你的可及區域（catchment area），調查當地的競爭狀況，以及當地是否有其他的替代療法機構，並決定你希望吸引的客戶族群為何。別忘記所有的治療機構、醫院與辦公室當中，都有你的潛在客戶。

一旦你確認自己的芳療工作室有生存的機會，或甚至已經找好了可以進駐的場地，那麼就開始規劃你的事業藍圖吧！找一個態度友善並且能提供專業建議與協助的銀行經理或櫃台人員，來討論你的創業計劃。記得在談話中提到你的專業能力與認證資格，加上你的收費規劃，或是與競爭者的收費進行比較。

合適的場地

雖然容易抵達的交通位置對你的事業會有重要的幫助，但工作室的環境需要夠安靜，也就是不會有任何令人分心的噪音，才能讓療程過程寧靜且祥和。注意停車是否方便、是否有任何限制，以及利用大眾交通工具是否容易到達。一個合適的工作室佔地坪數並不需要很大，但按摩室至少要可以容納以下設備：

- 按摩床，並且周圍需要有能讓你自由移動的空間。
- 按摩時供你使用的凳子或椅子。
- 一個放置精油、毛巾與其它雜物的移動推車。
- 供客戶休息用的椅子，最好還能再放一張桌子，這樣在進行客戶諮詢的時候，你們都能坐得舒服，也方便你做文字紀錄。

除此之外，工作室也應該有方便使用的洗手間，同時要有一個冷熱水兼備的洗手台，洗手台最好就在按摩室裡面，方便你在療程途中使用。

規劃你的工作室空間，包括仔細思考電路與水管應該如何分配。當然，一切不見得總能如你所想，所以要將所有可能的花費規劃在預算中，包括裝潢、改裝與重新鋪設地板的費用等等。

工作室建置成本	工作室營運成本
場地的改裝與裝潢費用	場地租金
家具與設備的購置費用（見第 245 頁說明）	庫存補充的花費
第一次的消耗品添置費用（見第 245 頁說明）	保險（場地險或職業責任險）
廣告與宣傳費用	帳單（水費、電費、電話費……等）
	此外可能還包括： 交通費用 清潔費／乾洗費 雇用櫃台人員或行政人員的費用

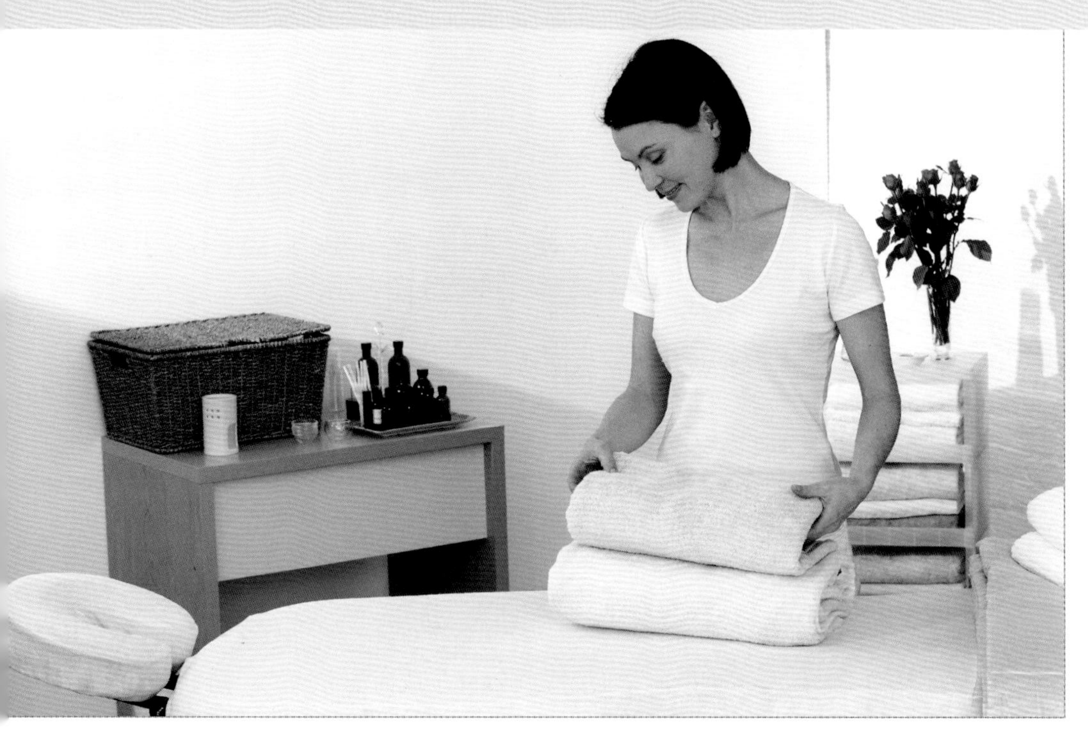

◀**你的工作室氛圍**應該是容易親近、專業且友善的，同時應該具備療程需要的所有設備，並且為所有可能在健康或安全方面出現的緊急狀況做好應有的準備。

色調與燈光

選擇一個讓人放鬆的色調，尤其注意天花板別是容易反光的亮白色（別忘了在療程中，有一段時間客戶都是盯著天花板的）。同時也要注意避免在頭的正上方有直射的光線，最好使用不刺眼的暖光或自然光。

溫度

室內的溫度不可太熱也不能太冷。暖氣倒容易調整，值得思考的是在天氣很熱的時候如何降溫：打開窗戶可能無法隔絕外來噪音，但冷氣的聲響也可能造成困擾。房間的通風狀況應該良好，但當然風口不可直接對著客戶。

背景音樂

要不要播放音樂是因人而異，不過大部分的治療師都認為播放紓壓的輕音樂能幫助客戶放鬆。不過還是要注意，有些客戶反而希望不要有背景音樂的干擾。柔軟的地毯或許能提供奢華的觸感，並降低走動的音量，但事實上可能並不實際。

保險

無論是為了你的事業或是為你自己著想，保險都是很重要的。工作室的場地本身需要保場地險，同時你也需要為你自己與你的客戶投保保險。如果你隸屬於專業的芳療組織，那麼你的組織應該能根據你的個人情況，來提供職業責任險及其他的保險選擇建議。

工作室的設備及材料清單

- 按摩床：必須堅固而舒適，同時有專為臉部設計的挖空處。
- 沙發座或椅子
- 供客戶歇息的椅子
- 小推車或小茶几：如果有抽屜可以收納更好。
- 懸掛外衣的衣櫃或置衣架
- 協助客戶踏上按摩床的小凳子
- 毛巾與棉布
- 毯子
- 枕頭
- 免洗式的按摩床鋪巾（如果需要用到的話）
- 精油
- 基底油
- 玻璃製的液體測量容器
- 玻璃製的攪拌用容器
- 玻璃製的攪拌棒
- 化妝棉
- 紙巾
- 聞香紙
- 清潔用品
- 洗面乳與純露
- 調合精油需要的深色玻璃瓶
- 標籤

廣告與宣傳

有些人對於招攬客戶樂在其中，有些人則避之唯恐不及，只希望客戶能自己找上門來。不過，如果想跨出事業的第一步，仍然需要透過宣傳闖出知名度，無論使用的是公開或低調的方式。

名片與宣傳單

你的名片可以只簡單附上你的姓名、專業資格與聯絡方式即可。也或許你會想要為工作室取個名字，或是在名片上加註能說明服務特色的標語，例如像是「放鬆、平衡、尋回活力」之類的短句。

你也可以考慮利用宣傳單或小手冊，來介紹你的服務內容或甚至是收費方式，印刷的成本並不會很高。你的宣傳品與名片最好使用同樣的色調風格。

廣告

購買廣告空間，或甚至在地區報紙或雜誌中下廣告，都可能得花上一筆不小的費用，所以務必慎選你的宣傳方式，最好選擇最能有效觸及目標族群的媒介。你也可以利用折扣來宣傳促銷，例如初次體驗享有 9 折優惠。除了購買廣告之外，另外一個做法是邀請記者前來體驗，或許這能誘使他自發性地寫出一篇免費的報導。

除此之外，另一種更省錢的廣告方式，是在本地商店中寄放經過精心構思的小卡。

人際網絡

你也可以在工作室舉辦「茶敘／酒會」，邀請你的親朋好友與商業夥伴來參加。在聚會中發送你的介紹小冊或是價格表，就算當事人並沒有這方面的需求，也可以請他們向有需要的朋友引介你的服務：口碑是宣傳的最佳利器。

根據你設定的目標族群特質，或許你也可以與休閒娛樂中心、健身／高爾夫球俱樂部、本地藥房、醫師診所、圖書館……等機構進行接洽。

創造知名度

從人際網絡再向外跨出一步的做法，就是對外演講。而且有非常多的組織機構都相當歡迎芳療師前來演講，包括慈善機構、敬老餐會，到婦女機構與本地社福機構等等。你可以先從小型的非正式團體開始，隨著自信心增加，就能向更大的群眾進行演說。

如果你不習慣對著聽眾演講，一開始可能會感到困難重重。但對芳療師來說，最好的助手就是精油本身。在你簡單介紹自己之後，可以先簡述芳香療法的歷史，解釋什麼是精油，接著邀請聽眾一起互動。帶上幾種接受度最高的精油，然後將精油滴在做好標示的試香紙上，接著在你解釋這幾種精油的特性與用法時，將試香紙傳下去，讓聽眾一邊能嗅聞精油的香氣。聽眾們會樂於比較各種精油的不同氣味，同時香氣也會使你的說明更加活靈活現。你也可以用表格或植物圖片等視覺素材作為輔助，讓你的演講更有趣味性，並讓聽眾留下更深刻的印象。

你可以在小卡上寫下演講各階段的重點，用它做為提點將會很有幫助，不過可千萬別寫出演講稿來照著念。先在家裡演練你的演講內容，用計時器來幫助你掌握時間，同時別忘了面帶微笑，並且在演講最後預留聽眾發問的時間。

潛意識宣傳

一開始你的顧客可能是受到廣告吸引前來，但他們是否會一再光顧、甚至向朋友推薦你的服務，就取決於他們體驗後的感受了。當然，你的專業能力與切身的療程服務是最重要的關鍵，但通常我們卻很容易忽略顧客潛意識中接受到的正面或負面訊息：例如溫暖而蓬鬆的毛巾、備受尊寵的待遇能增加正面的感受，而小道雜誌或刊物則會降低你的格調。

第一印象

第一印象十分關鍵，如果你的工作室設有櫃台，千萬注意要營造出友善的氣氛，同時，客戶也應該要在療程進行之前就能感覺放鬆。舒適的座椅、精心挑選過的雜誌與新鮮的花朵，都能打造出正確的環境氛圍。放置擴香也是個不錯的點子，但要注意香氣不能擴散到按摩室，以免干擾療程使用的精油氣味。

如果你自己有聘僱櫃台服務人員，或是你的診所設有櫃台，別忘記他們將是接觸客戶的第一線工作人員：櫃台人員友善的微笑與談話風格，對你的事業來說至關重要，甚至還可能勝過療程本身。櫃台人員也能透過以下方式幫助你更有效營運事業：

- 客戶預約資料的建立與紀錄。
- 掌控庫存。
- 維持接待區的整潔與布置。

維持專業水準

專業水準應該體現在芳療工作的各個層面當中，包括實際操作層面的環境整潔與守時觀念，到注重客戶隱私，以及妥善安排財務支出。

客戶資料

每一次諮詢都必須留下完整且正確的紀錄，包括電話中的諮詢也是一樣，每一次的療程諮詢更是不可輕忽。客戶資料的建立方式在本書第 5 章已經介紹過（參見第 110 頁）。客戶資料的紀錄是一個需要持續更新的工作，不是第一次見過面後就完成的差事。在每一次療程開始之前，都必須確認過去記錄的客戶資料，並留下新的評估資訊。從客戶資料也能看出你的專業程度，這些紀錄能幫助你在規劃療程時做出正確的判斷，並且在必要的時刻，使你免於遭受客戶抱怨。

對客戶提出任何問題時，都要展現出周到與細膩的敏感度，並讓客戶放心知道，他的個人資訊不會遭到外洩。將客戶的個人資料隨意亂放，或出現在他人可見的地方，是一種不專業的表現。

記帳

無論你是自立門戶，或與其他人合夥發展事業，仔細記帳都是必要的工作。你會需要記錄你的所有收入與支出項目，包括收據、發票、銀行帳單、預約紀錄等等，都是這份事業的印記。

最好在創業的初期就諮詢專業人士的建議。專業的會計師能在稅務上提供建議和幫助，除此之外也能幫助你清算年度總帳。

日常維護

你應該時常確認庫存狀況，確保所有需要用到的物品都狀態良好並且數量充裕。在客戶進入療程室之前，就應該選定使用的精油並準備就緒。

你所使用的設備與工具必須定期檢查，確保狀況良好。出入通道必須整潔，桌面與布料都必須是乾淨的，且所有的設備都應能正常運作並無安全之虞。你必須儘你所能，避免客戶或你自己有任何受傷的可能性。

健康與安全

確保你的工作場所符合現有的健康、安全與衛生相關法規。不同國家的法規內容有所不同，此外每年也可能出現修改或新增的條例。

防火設施

- 注意遇難時的疏散路線。
- 建立使用明火時的注意規範，包括蠟燭、線香等等。

急救措施

- 工作場所必須備有急救箱。
- 確保急救箱放在顯眼的位置。
- 熟悉急救的技巧。
- 在所有電話附近貼上緊急聯絡電話與相關資訊。

專業倫理

專業的組織對於治療師與客戶，以及治療師與其他專業治療師之間的關係，有著嚴格的規範。這些規範不僅包括實際操作層面，也包括倫理上的考量。

治療師與客戶之間的界線守則

- 絕不濫用治療師與客戶之間的關係。
- 與其他領域的醫護專業人員必須互助合作。
- 了解客戶希望進行治療的真正原因，以及他們對於療程的期待。
- 在療程開始之前，務必向客戶說明療程內容以及收費方式。
- 重視客戶機密：在取得客戶的書面同意之前，絕不可隨意洩露客戶資訊，除非牽涉到法律要求。如果你需要在療程之前或之後向客戶的專業醫師進行諮詢，務必先取得客戶同意。

- 絕對不可對任何病症妄下診斷，也不可宣稱自己能治癒疾病，或在未取得專業資格的情況下提供相關領域的建議。
- 要有心理準備可能會遇到挑剔又苛求、不願配合、過度情緒化，或罹患憂鬱症的客戶。
- 舉手投足都必須符合專業準則，永遠以禮貌而尊重的方式對待客戶。
- 為疾病患者進行療程之前，應該要取得主治醫師的同意。如果客戶正在其他醫療單位接受治療，你可以請他以書面方式簽下願意接受芳香療法的同意書，這是完全合理的舉動。
- 確保你的所有宣傳文字都維持高度的專業性。
- 設下明確的工作時間，並讓所有顧客清楚哪些時段是你的工作時間。
- 如果客戶在緊急狀況下來電尋求協助，請理解他在當下的急迫性，並在許可範圍之內調整現有的預約來為他服務，同時別加收額外費用。
- 將工作與個人生活區分開來。

保護自身安全

- 當你在搬動設備或協助客戶移動時，請注意自己的身體姿勢，並使用有技巧的方式來抬移，避免身體受傷。
- 了解急救箱的所在位置，並取得最新的專業急救資格證書。
- 在每次療程開始之前與結束之後，務必清洗雙手。
- 了解芳香療法的注意事項和禁忌，並注意遵守。

保護客戶安全

- 提供安全而乾淨的出入通道，同時必須維持明亮。
- 如有需要的話，在客戶上下按摩床時提供協助。
- 確保客戶不會對產品過敏或感到刺激。
- 請勿抱病或在感染時為客戶提供按摩服務。

零售販賣

許多芳療師都會販售自己調配的複方精油、自製護膚品或其他香氛產品。在療程中向客戶銷售他們需要的產品，與向大眾進行公開販賣是有區別的。販售給大眾的產品必須符合許多不同的法律規定，而這些法規有日漸複雜的趨勢，因為產品標示與相關法規已經由政府強制監管，每個國家的規定也有所不同。

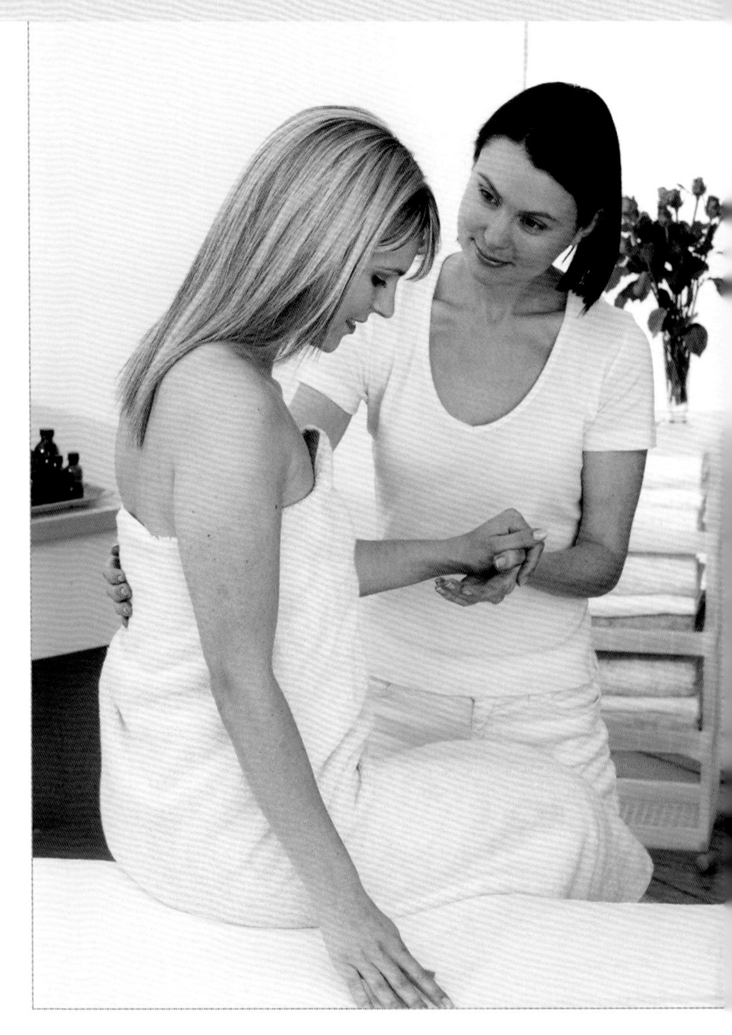

▲**幫助客戶上下按摩床**，不僅能確保安全，也是一種用心照顧的表現。

- 避開開放性的傷口與嚴重的疼痛部位。
- 用正確的程序來處理疾病與傷口。如果症狀變得嚴重，務必建議客戶前往適當的醫療機構接受診治。

持續專業發展（Continuing professional development，CPD）

如果你想持續進修，或是達到你專業認證機構所要求的 CPD 點數，參加研討會與學術會議是建立並擴展專業知識的好機會。此外，你也能找到針對特定主題開設的訓練工作坊，例如淋巴排毒、阿育吠陀療法、澳洲保雲按摩療法（Bowen techniques）、坐式指壓按摩等等。這些技巧都能與芳香療法產生相得益彰的效果，而各式研討會則是你認識其他芳療師的好機會，去結交一些新的朋友，交流彼此的意見和心得吧！

謝辭

本書獻給一直熱愛寫作的我已故丈夫菲利浦（Philip）。也獻給我的女兒，黛比（Debbie）和珊米（Sammi）。

首先我要感謝幫助我完成這本書的新聞工作者莎拉・威爾森（Sarah Wilson）。也感謝梅根・卓依絲（Megan Joyce）在電腦文書與實際操作面的協助，同時也謝謝她撰寫了幫助學習障礙人士的單元。還要感謝給予我鼓勵的 IFA 芳療師寶琳・艾倫（Pauline Allen）。

謝謝蘇・幕斯里（Sue Mousley）撰寫了懷孕及生產前後的芳香療法使用章節。感謝英國奇平諾頓鎮 Essentially Oils 精油公司的查爾斯・威爾斯與珍・威爾斯（Charles and Jan Wells）讓我沿用了該品牌的精油安全使用說明。我還要感謝我的朋友格蘭妮絲・班尼特（Glenys Bennett）讓我稍微多學會了一點電腦使用技巧。此外我也要感謝諸多好朋友的支持，尤其是安・曼寧（Anne Manning）、莎拉・赫琴絲（Sarah Hutchings）、金妮・艾倫比（Genie Allenby）、寶琳・道塞特（Pauleen Dowsett），以及所有在英國吉爾福德市活泉癌症中心（The Fountain Centre）的朋友們在此書撰寫期間給我的鼓勵。

如果沒有從尚・瓦涅醫師（Dr. Jean Valnet）到瑪格麗特・摩利夫人（Marguerite Maury）等芳療前輩的耕耘，便不可能有本書的出現。不過，其他近代芳療專業人士的研究成果也使我獲益良多，包括已故的我的老師兼心靈導師米雪琳・阿契爾（Micheline Arcier），以及派翠西亞・戴維斯（Patricia Davis）、茱莉亞・勞勒斯（Julia Lawless）、羅伯・滴莎蘭德（Robert Tisserand）、瓦勒莉・安・沃伍德（Valerie Anne Worwood）、雪莉・普萊斯與廉・普萊斯（Shirley and Len Price）、皮埃爾・法蘭貢（Pierre Franchomme）與丹尼爾・潘威爾（Daniel Penoel）。

國家圖書館出版品預行編目 (CIP) 資料

英國 IFA 芳香療法聖經：IFA 前主席 Joanna Hoare 傳授成為芳療師的最完整芳療課程 / 喬安娜 . 霍爾 (Joanna Hoare) 著 ; 鄭百雅翻譯 . -- 初版 . -- 新北市：大樹林，2015.12　面；　公分 . -- (自然生活 ; 14)
譯　自：The complete aromatherapy tutor : a structured course to achieve professional expertise
ISBN 978-986-6005-46-6(平裝)
1. 芳香療法 2. 香精油
418.995　　104013901

Natural Life 自然生活 14

英國 IFA 芳香療法聖經

IFA 前主席 Joanna Hoare 傳授成為芳療師的最完整芳療課程

作　者 / 喬安娜‧霍爾 (Joanna Hoare)
總編輯 / 彭文富
編　輯 / 黃懿慧
翻　譯 / 鄭百雅
校　稿 / 温貴花
排　版 / April
封面設計 / IF OFFICE
出版者 / 大樹林出版社
地　址 / 新北市中和區中正路 872 號 6 樓之 2
電　話 / (02) 2222-7270
傳　真 / (02) 2222-1270
網　站 / www.guidebook.com.tw
E- mail / notime.chung@msa.hinet.net
Facebook / www.facebook.com/bigtreebook
總經銷 / 知遠文化事業有限公司
地　址 / 新北市深坑區北深路 3 段 155 巷 25 號 5 樓
電　話 / (02)2664-8800　‧傳　真 / (02)2664-8801
本版印刷 / 2019 年 5 月

First published in Great Britain in 2010 by Gaia, a division of Octopus Publishing Group Ltd
Carmelite House, 50 Victoria Embankment, London EC4Y 0DZ

定價：480 元　　ISBN / 978-986-6005-46-6

Natural Life 書系

史上最簡單！精油調香聖經

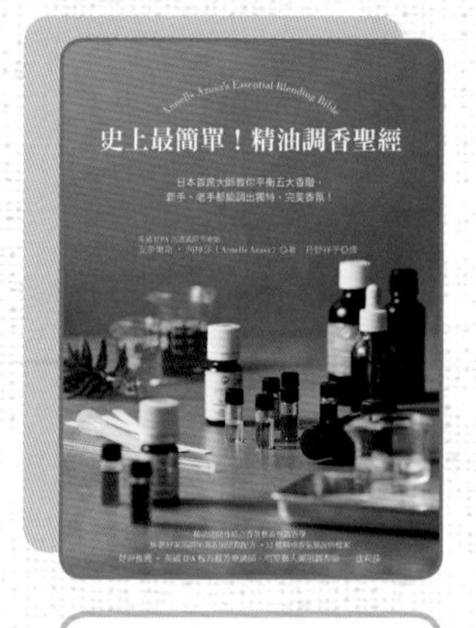

日本銷售第一的芳香療法聖經

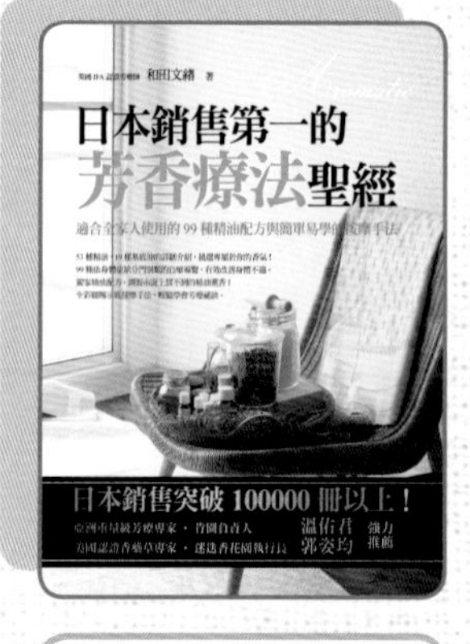

純露芳療活用小百科

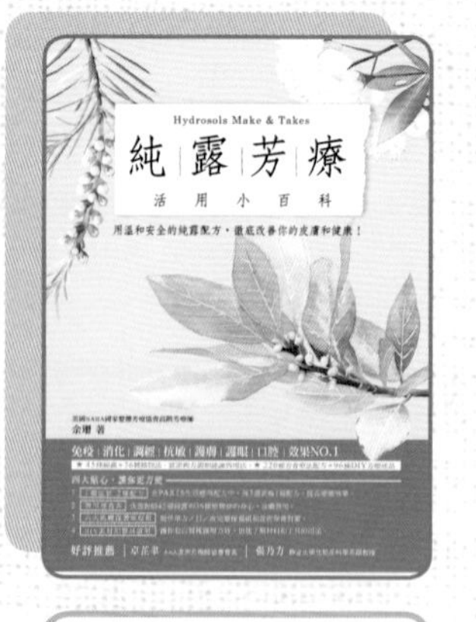

情緒療癒芳香療法聖經

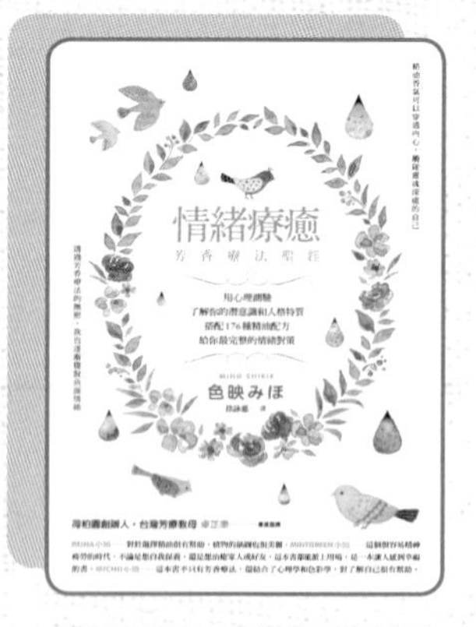

情緒芳療

巴赫花精情緒療癒聖經

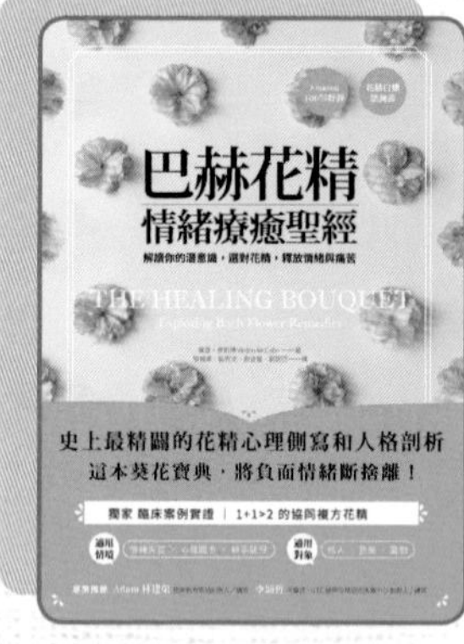

情緒紓壓：英國巴赫花精療法

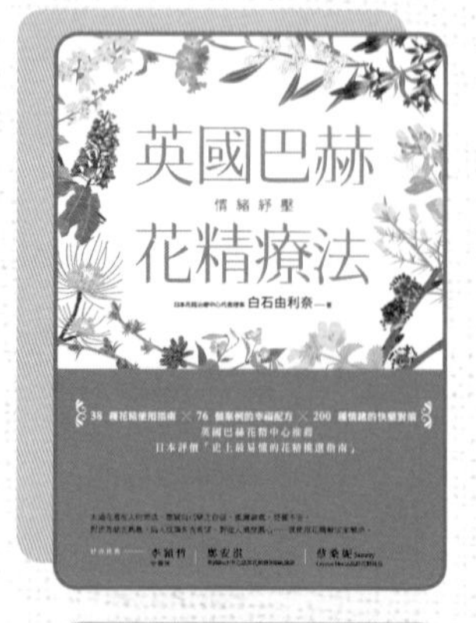

塔羅卡・摸香卡

神聖芳療卡

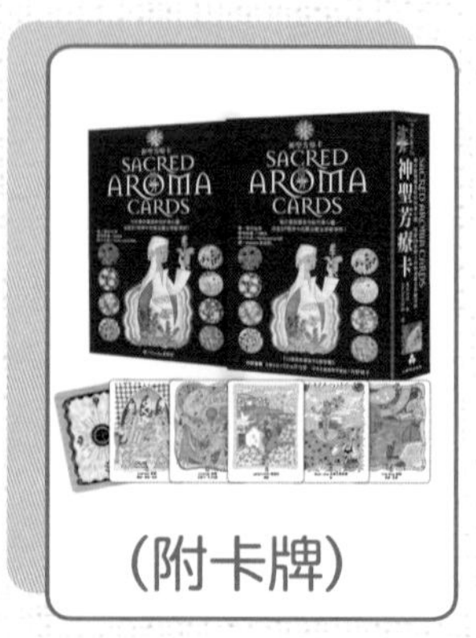

（附卡牌）

精油摸香讀懂你的心

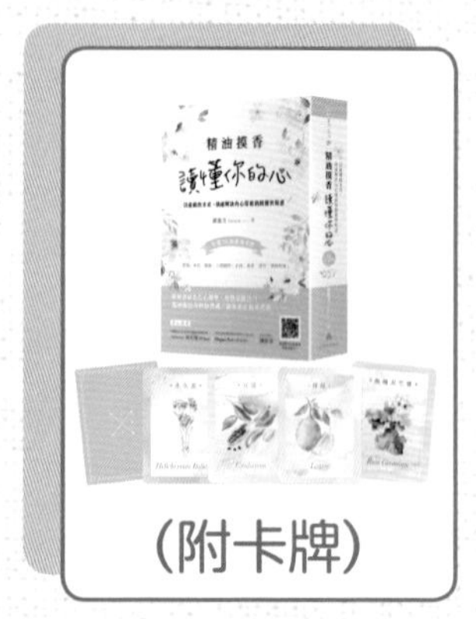

（附卡牌）

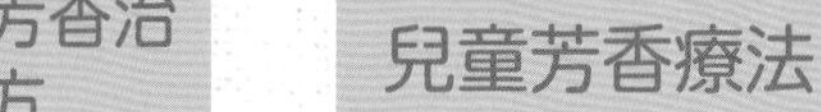

專業指南

破解精油

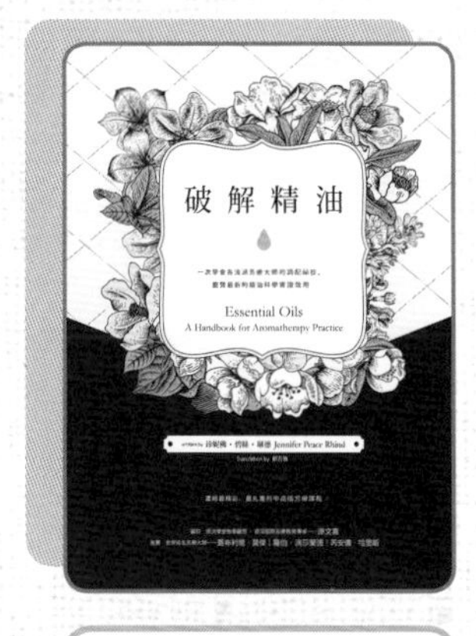

成功調製芳香治療處方

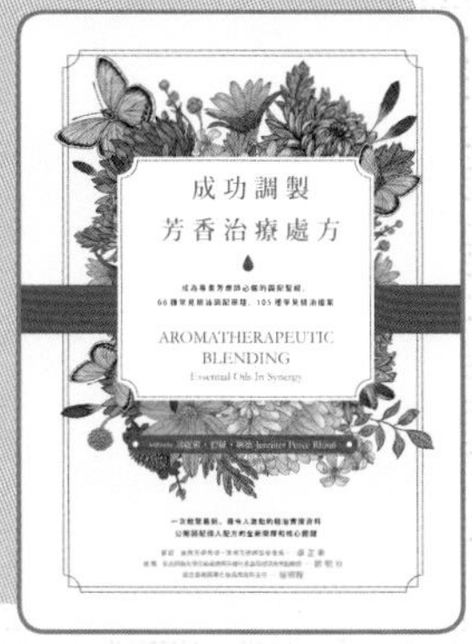

兒童芳療

兒童芳香療法

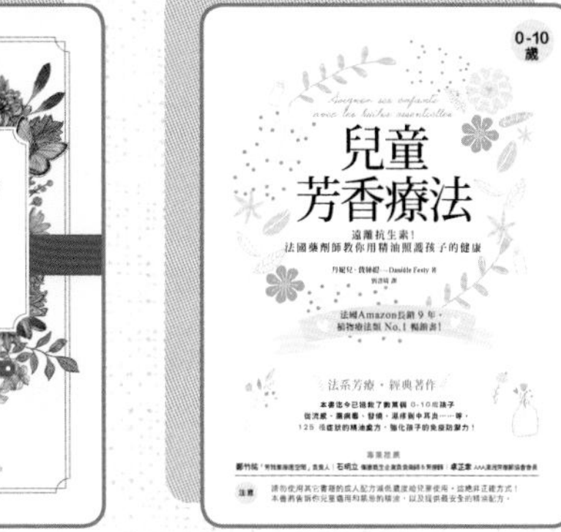

兒童中醫芳療

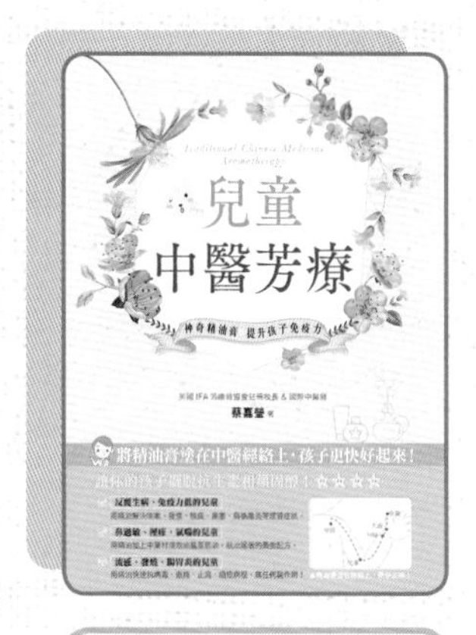

調養體質

零基礎學漢方芳療

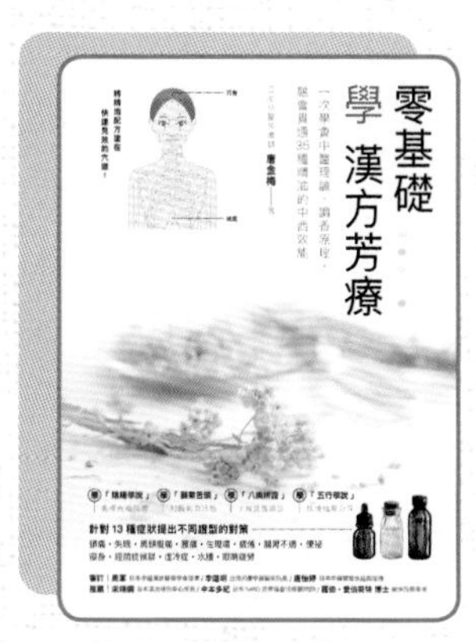

24 節氣・經絡芳療自癒全書

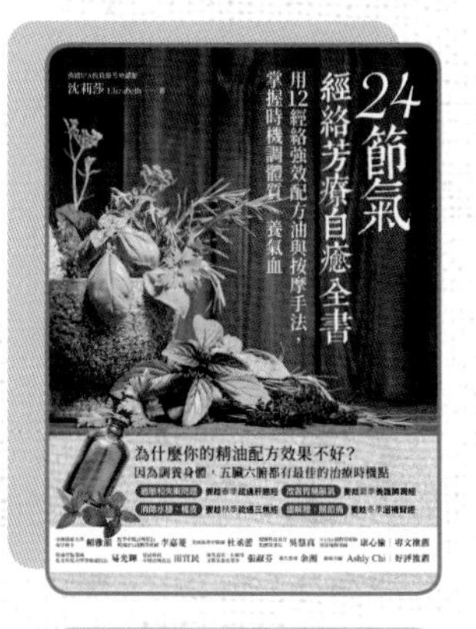

快速學會中醫芳療

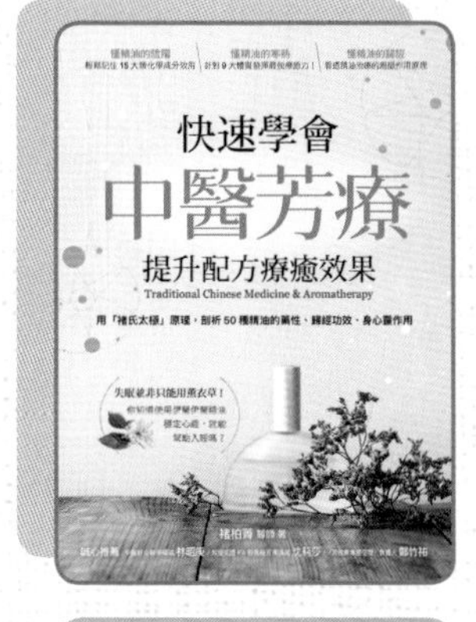

精油療癒全書

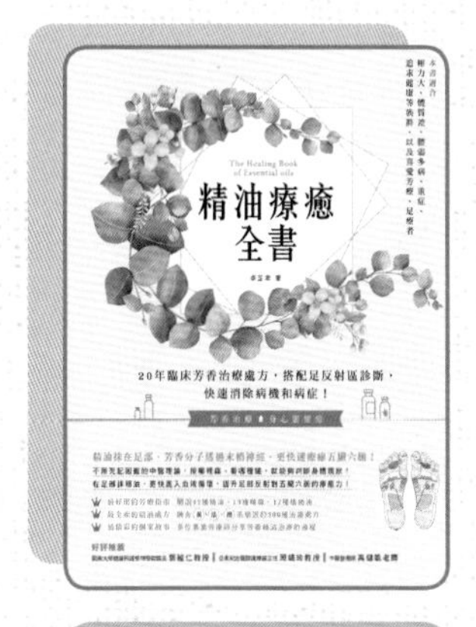

英國IFA芳香療法聖經

讀者專用回函

Natural Life 自然生活

您真誠的建議，讓我們可以做得更好！
進而把更多豐富的資訊傳遞給所有讀者。

讀者資料～

姓　　名：________________ 性　　別：□男 □女

出生日期：_____ 年_____ 月_____ 日

教育程度：□研究所(含以上) □大專 □高中職 □國中 □國小(含以下)

職　　業：□商 □工 □學生 □公家機關 □自由業 □其他__________

通訊地址：□□□ ______________________________________

聯絡電話：________________________ E-mail：____________________

書籍資訊～

1. 您在何處購得本書？
   □金石堂(金石堂網路書店) □誠品 □博客來 □TAZZA 讀冊生活
   □iRead 灰熊愛讀書 □其他：
2. 您購得本書的日期？_____ 年_____ 月_____ 日
3. 您如何獲得本書相關訊息？
   □逛書店 □親友介紹 □廣播 □廣告 DM □網路資訊 □其他：
4. 您購買本書的原因？
   □喜歡作者 □對內容感興趣 □封面設計吸引人
5. 您對本書的內容評價？
   □豐富 □普通 □應再加強 □很失望
6. 您對本書的設計評價？
   □都很好 □封面吸引人，內頁編排有待加強 □封面不夠吸引，內頁編排很不錯
   □封面及內頁編排都有待加強
7. 您對精油芳療的認識程度？
   □很陌生 □學習新手 □資深人士 □認證師

對本書及出版社意見～

1. 您希望本社為您出版那些類別的書籍？(可複選)
   □醫療保健 □美容保養 □占卜命理 □餐飲美食 □精緻手工藝
   □女性生活 □彩妝沙龍 □其他：
2. 您的寶貴建議：

大樹林出版社

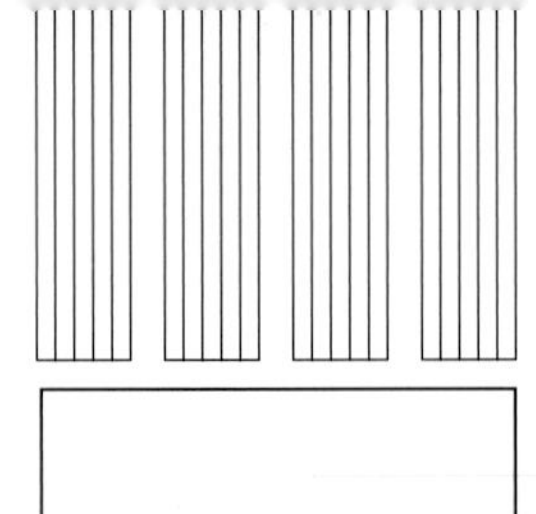

請貼 5 元郵票

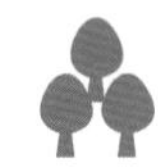

大樹林出版社
BIG FOREST PUBLISHING CO., LTD.

23557 新北市中和區中山路 2 段 530 號 6 樓之 1
讀者服務電話：(02)2222-7270
讀者服務傳真：(02)2222-1270
郵撥帳號：18746459　戶名：大樹林出版社

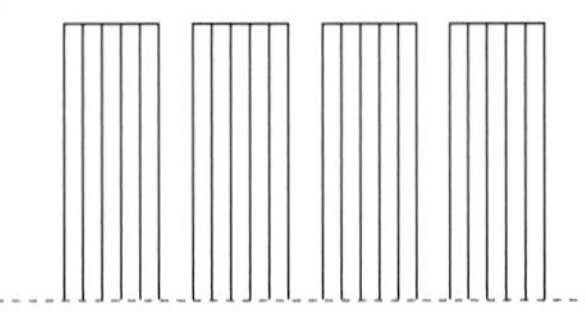

★填妥資料後請寄回，即可成為大樹林會員，不定期收到 email 新書快訊及優惠活動！

請沿此虛線剪下，對折黏貼寄回謝謝！